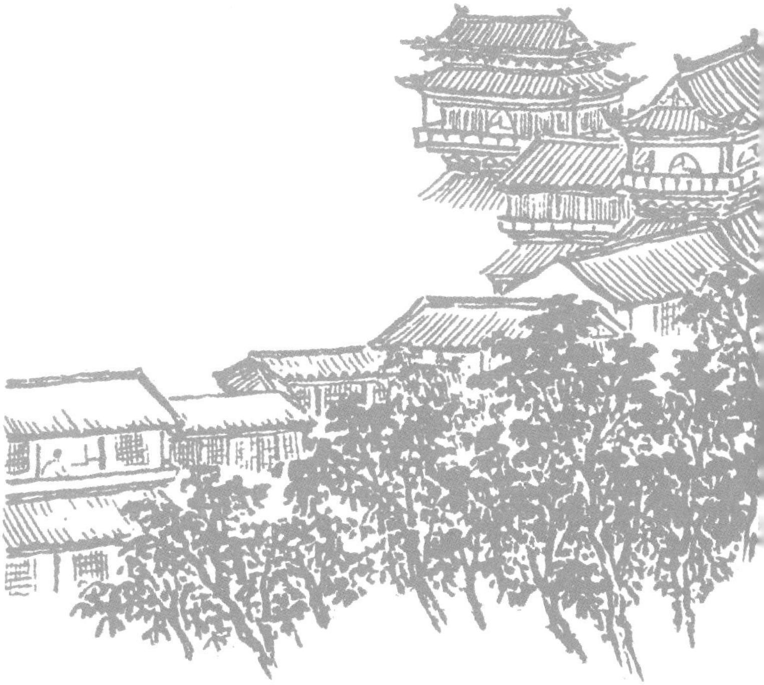

"十三五"国家重点图书出版规划项目　中医流派传承丛书

齐鲁医派

QILU YIPAI

ZHONGYI LIUPAI CHUANCHENG CONGSHU

名誉总主编————颜正华　周仲瑛
总　主　编————陈仁寿　王　琦　分册主编————李玉清

Qilu yipai
Zhongyi Liupai Chuancheng Congshu

湖南科学技术出版社·长沙

中医流派传承丛书

齐鲁医派

编委会名单

分册主编：李玉清

分册副主编：何　永　田　虎　丁彦敏　张诗敏

分册编委：李　哲　杨天琪　崔瑞静　田明慧　曹　丹
潘光潮　尹华美　张程程　高百佳　高　鑫
于全君　袁　浩　耿欣杨　任一丛　易　柯
许艳妮　贺　平　秦聪聪

总序

《说文》释“流”曰：“水行也。从㳄㐬。㐬，突忽也。”段玉裁谓㐬之本义乃“不顺忽出也”。派者，“别水也”，故左太冲有“百川派别”之谓。则流派者，即百业之突忽别流可知。历史上的中医流派众多，灿若繁星，以其划分方式不同，而有学说、世家、地域之分。

中国地大物博，地情、民情、病情复杂，故中医讲究“因地制宜”。各地先贤常因各地风物人文不同，而各有所长，诊疗手法各具特色。经过长期的进取开拓、发展传承，孕育出了一大批地域流派，吴门、孟河、新安、海派、浙派、燕京、川蜀、湖湘、岭南……不胜枚举，如同星宿分野九州。这些地域流派将中医原有的理论实践基础结合当地的具体情况，若水之别流，突忽分出，有所发展，有所延伸。又如支流汇聚，百川入海，从而丰富了原有的内容，扩展了原有的实践，维护着各地人民群众的健康，同时推动着中医不断向前发展。因此对于流派的研究挖掘，既是传承的一环，又是发展的一环。

中医流派的形成，与人、地、传、文化等因素密切相关，每个人对经典理论与医疗技术的认识不同，不同的地域能造就不同的人-病-药-效之间的关系，不同的历史、地理环境与人脉形成不同的流派，文化程度与文化特色能造就不同的中医流派，所以研究中医流派是一件十分有意思、有价值的事情。通过流派的研究，可以挖掘中医学中不同的学术思想、临床经验、用药特色、传承模式等，特别对于当今发展中医，做到“传承精华，守正创新”具有深远的现实意义。

今湖南科学技术出版社策划的国家“十三五”图书出版项目，邀请南京中医药大学陈仁寿教授担任总主编，上海中医药大学、浙江中医药大学、山东中医药大学、湖南中医药大学、首都医科大学、苏州市中医医院等单位在中医流派研究方面有建树的专家学者共同编纂这套“中医流派传承丛书”，可以全面展示不同地域中医流派的历史脉络、医人医著、学术思想、临证经验、发展现状，对于多视野、多维度地了解我国各地中医药的发展历史具有文献价值和实用价值。

这套丛书目前包括了十个有代表性的地域流派，各册主编都是在全国中医文献与流派学科领域具有相当影响力的著名专家。每个分册的内容安排，既有历史回望，又有当代现状与未来展望；既有浅显易懂的历史文化科普，又有专业学术的医论医理探讨，我认为可称得上是古今贯通、深浅得宜。通过这套丛书，不论是中医爱好者，还是从事临床研究工作的同志，相信都能有所收获。

近年来，党和政府越来越重视中医药事业的发展，中医文献与流派研究得到了广泛的支持和重视，并取得了可喜的成就。这套丛书的问世，可以说是承天时、地利、人和于一身，本身既是对近年来中医流派研究成果的汇总和展示，又将会对中医流派的继续研究有所帮助，对中医事业的传承有所贡献。

中医流派的内涵十分丰富，本丛书第一辑仅出版十个中医地域流派，希望后续有更多的地域流派分册著作不断问世，更希望还能有中医学术流派等方面的系列著作涌现，从而掀起学习和研究中医流派的高潮，将中医各个具有特色的流派展示给世人。以供人们学习、借鉴和研究。

故乐为之序！

颜正华

2020 年 12 月

总前言

唐代诗人张文琮的《咏水》有曰："标名资上善，流派表灵长。"

所谓流派，是指在学术与学问的传承过程中，形成的不同派别，如水之流动必有支出，山川溪水各有风格，中医也不例外。

中医流派是中医学术思想和临床经验代代传承的主要载体之一，在绵延数千年的祖国医学历史长河中，中医流派络绎纷呈，许多流派对中医的传承和发展做出了巨大贡献。我们把中医流派主要概括为3种类型：地域流派、学术流派、世医流派。其内涵与外延各有不同，但有交叉。地域流派是指一个地区众多医家长期行医而形成的极有影响的中医流派，以地方命名为主，如吴门医派、孟河医派、海派中医、新安医派等；学术流派是由于学说观点不同而形成的中医流派，以中医学说理论或医家命名为主，如伤寒学派、河间学派、易水学派、温病学派等；世医流派是指某种学术观点和诊疗方法代代相传而形成的中医流派，以中医世家及其医疗技术命名为主，如苏州葛氏伤科、南京丁氏痔科、无锡黄氏喉科等。通过对中医流派的研究，可以挖掘中医药学术思想精华，梳理中医药传承脉络，提炼中医药创新思路，指导中医药临床应用。为此有必要进行系统总结，以供中医药临床、教学、科研及中医药文化传播参考。

中医流派研究是一个系统工程，所涉及内容广泛而丰富。本丛书主要选择部分地域流派进行研究和编纂，以揭示地域流派中的历史与人文、人物与著作、学术与临证、传承与创新等内容。

地域流派的形成，与当地的历史、地理、文化及习俗等地域因素密切相关，包含着人文与科学的双层内涵。地域流派强调其医家同处于某一地区，虽医家之间可能学术观念不完全一致，也不一定均有相同的传承关系，但由于同受当地文化熏陶培育，必然可以在文化上找出共性特征，从而基本符合地域流派的条件。在以地域冠名其医学流派之时，其必然强调自身对地方文化的认同，有利于加强当地中医界的凝聚力，并且可以促进更全面深入地挖掘和传承地方名医经验。同时，有利于获得地方政府和社会各界对当地中医更多的关注与更大的支持。

目前，中医学界对地域流派研究主要涉及吴门医派、孟河医派、新安医派、海派中医、岭南医派、龙江医派、钱塘医派、八桂医派、山阳医派、川派中医、燕京医派、湖湘医派、永嘉医派、盱江医派、齐鲁医派、长安医派等。

本丛书第一辑选取了具有代表性的10个地域流派进行编写，分别是吴门医派（苏州）、孟河医派（常州）、新安医派（安徽）、海派中医（上海）、龙砂医派（无锡）、浙派中医（浙江）、川派中医（四川）、岭南医派（广东）、齐鲁医派（山东）、湖湘医派（湖南），每一个流派作为一册，共计10册。每册分别从地域历史、人文基础、代表医家及著作、历史遗存、学术思想及其影响、传承和研究情况等方面将每个地域流派的内涵与风貌进行介绍。各册分别由苏州市中医医院欧阳八四主任医师、南京中医药大学陈仁寿研究员、安徽中医药大学陆翔教授、上海中医药大学梁尚华教授、首都医科大学张净秋教授、浙江中医药大学郑洪教授、四川省中医药学会杨殿兴会长、山东中医药大学李玉清教授、湖南中医药大学周德生教授、无锡市中医医院陆曙教授等担任主编。

在编写过程中，主编们带领各自的团队，在丛书总体策划与编写原则要求下，积极与地方中医药教育、科研、医疗以及民间机构、学者取得联系，就其当地的地域流派研究现状、传承情况等方面进行咨询；与目前地域流派中的代表医家进行交流，就其学术思想、传承建议等方面展开探讨；通过实地走访采风，对流派现存的历史遗迹、医药文献等进行拍摄、录像。力求使本丛书集目前地域流派研究之大成，具有里程碑的意义，对今后地域流派的研究具有重要的参考价值。特别是其中的名家学术思想与临证经验，对临床医生具有指导意义。

为了使体例基本一致，但又要保持各自特色，编写过程中多次召开编写讨论与交流会，大家各抒己见，相互学习，相互借鉴。因而各册既符合丛书的总体要求，但又各有千秋，体现了中医流派本身所蕴含的异同、特性与交融。

希望通过本丛书的出版，引起中医学界对中医流派的重视，同时提高广大中医同行对中医流派的认知，并从中吸取精华，服务于当代中医教学与临床，推动当今中医的传承与创新。

希望读者们对本丛书的编撰提出宝贵意见，指出其中存在的错误，并对我们今后的中医流派研究工作提出建设性建议。

陈仁寿

2020 年 12 月于南京

目录

第一章

历史回声

第一节 齐鲁的历史变迁

中华文明，绵绵数千年，薪火相传，源远流长。齐鲁地区是中华文明的主要发源地之一，不仅有悠久的历史文化，更为中华文化的孕育、成长、成熟和发展做出了不可磨灭的历史贡献。

早在四五十万年前，齐鲁地区就有人类活动。新石器时代，齐鲁地区先后出现后李文化、北辛文化、大汶口文化、龙山文化等繁荣的早期文明，这些文明前后相继、传承发展，成为齐鲁地区早期文明萌芽。农业、制陶、手工业、青铜文化、文字、早期医学等文明成果，在这里留下了深刻的成长印迹，为中华文明的成长成熟奠定了坚实的知识和技术基础。被后世认为与中华早期文明发展有着密切关系的最重要的历史人物，如伏羲、神农、黄帝、蚩尤、少昊等，均有在齐鲁地区活动的文献记载和历史遗存。

自夏朝开始，齐鲁地区逐渐进入奴隶制社会，社会阶级分化日趋明显。由于齐鲁地区早期近乎四面环水，地理环境相对独立，在大汶口文化、龙山文化、岳石文化等早期文化的融合发展孕育下，产生了众多氏族文明，商族便是其中最为强大的一支。在商前期，齐鲁地区一直是商族繁衍发展的中心区域。商朝建立后的八次迁都之中，有三次建都于山东境内。大量的考古发现证明，商朝六百年间，在山东建立了大批方国，一直处于其统治的中心地区。武王灭商之后，齐鲁地区的氏族方伯，也是反抗周朝统治的主要力量。

周朝建立后继续实行传统的“封邦建国”之策，在剿灭了齐鲁地区主要反抗力量之后，封太师姜尚于齐，封周公姬旦于鲁，以加强对该地区的统治。另外还陆续封建曹、滕、卫、谭、莒、宿、邾、薛、郯诸多封国。在众封国之中，齐鲁两国实力最强，存在时间最长，在政治、经济、军事、文化等方面取得的成就最多，因而对后世的影响最大。

齐国建立以后，建立尊贤尚功的国策，讨平了山东半岛商朝封国，先后任用管仲、晏婴等政治家、经济学家、思想家、军事家管理国家事务，不断地变法图强，使齐国成为春秋时期最为强盛的国家，九合诸侯，一匡天下，具有强大的政治、思想和文化影响力。到战国时期，更因为建立了最早的官办高等学府——稷下学宫，开创了“百家争鸣”的学术大发展局面，大大丰富了中华文明思想宝库，有力地推动了中国历史进步发展。

鲁国在周朝所封诸国之中最为特殊。周公是周武王的亲兄弟，曾经在周成王年幼时代替他管理过国家，平定三监之乱，保证了国家政权的顺利过渡，为巩固周王朝统治做出了突出贡献。因此，鲁国在建国之初，便获得了周王授予的不同于其他诸侯国的各种特权，比如郊祭文王、奏天子礼乐、享有征伐大权、为东方诸侯之宗国、藏有全套周朝礼乐典籍之副本等，成为教化民众，传播周朝礼乐文化的中心，在齐鲁地区诸国中具有重要的政治文化影响。春秋时期，鲁国出现了以孔子为代表的儒家群体，他们周游列国，发展教育，传承和不断丰富中华文化，在以后的两千多年的中国历史进程中，持续产生了巨大影响。

春秋时期，诸侯之间的兼并战争开始变得越来越频繁，到了战国时期，齐鲁两国疆域不断拓展，基本控制了整个齐鲁地区。随着两国交流的相互联系逐步增强，形成了有别于华夏中原、燕赵、秦晋、吴越、荆楚等区域性文化圈的齐鲁地区文化圈。

《论语·雍也》首先将齐、鲁联系起来：“齐一变，至于鲁；鲁一变，至于道。”强调了齐、鲁两国在思想文化方面的联系和区别。《春秋左氏传》引孔子语云：“齐、鲁之故，吾子何不闻焉?”将齐、鲁两国并列，强调了两国之间存在礼法的共同关联。战国后期，“齐鲁”才真正组成一个词，成为含有统一文化特点的地域概念。荀子最早把“齐鲁”作为地域概念使用，《荀子·性恶篇》云：“天非私齐鲁之民而外秦人也。”荀子将“齐鲁”与秦相对，用于说明齐鲁两国统治区域与秦国统治区域在文化上的差异。从此，“齐鲁”作为一词便经常出现，作为齐鲁地区的地域概念，也是齐鲁文化的主要影响范围。

秦始皇统一六国，建立了中央集权的政治体制，全国实行郡县制，在齐鲁地区及周边设立了齐、琅琊、济北、胶东等十一郡。秦朝将齐国贵族豪富迁居咸阳、巴蜀等地，修筑直通咸阳的驰道，促进了齐鲁地区与全国各地的经济、文化融合和人员交流。秦朝时期奉行法家文化，对儒学文化进行了一定的压制。但是齐鲁地区的文化影响力依然很强，如秦朝的丞相李斯就是来自齐国，当时齐人淳于越、薛人孙叔通、孔子八世孙孔鲋等都在咸阳做博士官。齐地的神仙方士文化，因秦始皇追求长生不老，在这一时期得到了较大的发展。秦始皇曾先后五次出巡，其中三次来到齐鲁地区，表达了他对齐鲁文化的重视及对长生不老梦想的不懈追求。

汉朝时期，由于汉武帝推崇儒学，鲁国的儒家思想得到了进一步发展。同时，齐国地区的文化也逐渐与儒家思想融合发展，使齐鲁文化由地域文化演变为官方文化和主流文化，成为中华传统文化的主干。此后，齐鲁地区的文化一直保持了其独特的魅力和活力。无论是三国时期的战争，还是南北朝时期的分裂，都没有打断齐鲁文化的传承和发展。儒学成为学问正宗，汉代开始，对儒学著作的研究考据长盛不衰，齐鲁地区涌现出一大批名士大儒，如郑玄（127—200）、何休（129—182）、仲长统（179—220）、王肃（195—256）等，尤其以郑玄与王肃的著作对后世儒学的发展影响最大。

隋唐时期，齐鲁地区经济发达，人口众多，人才辈出，齐鲁文化已经形成较为统一的地域文化属性，是当时的主要文化中心之一。齐鲁文化崇尚入世有为、重视农事、尊崇文化、俭朴温厚、讷言敏行等价值观念，注重道德礼乐的建设和行政法规的完善。齐鲁地区的文化也得到了广泛的传播和发展。唐朝时期的齐鲁地区，在诗歌、散文、书法、绘画等方面都取得了卓越的成就。

宋金元时期，齐鲁地区承受的封建剥削尤重，并不断遭受外来的侵扰和野蛮统治，经济发展整体上呈衰退状态。人民对封建统治和异族入侵的反抗此起彼伏，人口数量锐减。即使在这种情况下，齐鲁文化仍然在齐鲁地区继续占有其重要地位。北宋重视儒学，儒学发源地齐鲁地区的文化也得到了进一步传承和发展，出现了石介、邢昺、孙奭等大儒，这对后来宋明理学的形成和发展具有重要影响。

金元时期，齐鲁地区因为战乱和异族统治，人口减少，齐鲁文化发展面临着困难的局面。

明朝初年，齐鲁地区由于地广人稀，经济落后，明政府一方面迁入人口充实齐鲁地区，另一方面大力鼓励农业生产，齐鲁地区的经济快速得以恢复，齐鲁文化也随之获得新生和发展。明朝中期，王阳明心学盛行，齐鲁地区也受其影响，产生了一批著名的学者，如穆孔晖、张后觉、孟秋等，充实和发展了齐鲁文化内涵。明清时期，京杭大运河的贯通和疏通，使得齐鲁地区的运河文化得到了极大的发展。特别是聊城，作为齐鲁地区的重要城市，毗邻省内济南、泰安与济宁等商业城市，又与河南省、河北省隔河相望，得天独厚的地理位置使其成为商业和文化交流的重要地带。大运河的漕粮货运功能为齐鲁地区带来了商业发展的机会，促进了齐鲁地区经济发展。经济的繁荣促进了文化的繁荣。齐鲁文化在这一时期也更多呈现出世俗化和商业化倾向，产生了如蒲松龄等著名的文学家。

在近三千年的历史发展过程中，齐鲁文化滋养和培育了无数杰出的思想家、科学家、政治家、军事家、文学家和艺术家。在传统思想方面，有孔子、孟子、墨子、淳于髡、邹子、荀子、田骈、慎子、申子、接子、季真、环渊、彭蒙、尹文子、田巴、儿说、庄子、郑玄、仲长统等；在政治军事方面，有管仲、晏婴、司马穰苴、孙武、吴起、孙膑、李斯、戚继光等；在历史研究方面，有左丘明、华峤、崔鸿等；在文学创作方面，有东方朔、孔融、王粲、徐干、左思、鲍照、刘勰、李清照、辛弃疾、张养浩、李开先、蒲松龄、孔尚任等；在艺术方面，有王羲之、颜真卿、李成、张择端等；在科学技术方面，有鲁班、甘德、何承天、王朴、贾思勰、王桢等；在医学方面，有扁鹊、淳于意、王叔和、钱乙、董汲、黄元御等。他们在各自领域取得的成就，既是中国传统文化的重要内容，也是齐鲁文化的代表之作，对中华民族的文化发展具有重要而深刻的影响。

第二节 齐鲁医派的起源与发展

我国地大物博、空间辽阔，在漫长的历史发展过程中，由于自然、社会和技术条件限制，不同地域发展呈现不均衡和多样性，不同地域之间在经济、思想、物产、文化、风俗等方面存在差异。因此，在文明发展史上，在许多领域出现因地理位置不同产生的区域性学术和艺术流派。

近年来，随着中医学术研究的深入开展，中医学的区域性流派研究越来越引起政府、科研机构和学者的高度重视。邓铁涛教授在1986年中华医学会广东医学史分会成立大会上，作了《略谈岭南医学之特点》的学术报告，开创了中医学区域性流派的现代研究。到了21世纪初，地域性中医学派研究开始成为当今中医药学研究的热点领域。

地域性医派在中医学发展史上并不陌生，如宋代的永嘉医派，明清时期的新安医学、吴门医派、钱塘医派、孟河医派、岭南医派等。不同医派之间也常常开展学术研究和论争，为中医药学术思想发展注入了动力和活力。

齐鲁医派是指根植于齐鲁文化，形成于齐鲁大地的具有地域性特色的医学流派和学术群体。齐鲁医学源远流长，从新时器时代开始积累医学实践经验，并达到相当的学术水平。

一、齐鲁医派的起源

50万年前，齐鲁大地就有沂源猿人生活居住。齐鲁先民在认识自然、改造自然的生存斗争过程中，了解和掌握了一定的医学知识和医学经验。

考古人员在北辛文化（距今7300—6300）山东汶上县贾柏遗址中，发现多枚用于治疗疾病的针刺用骨针。在大汶口文化（距今6500—4500）山东宁阳堡头遗址古墓群遗址，发现我国最早的牙制骨梳，梳子花纹雕刻十分精致。在大汶口文化遗址出土的文物中，还有一种数量颇多的锥形砭石，专家经研究认为是用于治病的砭石。平阴县朱家桥遗址出土无孔骨针，泗水之滨发现砭石原材料，龙山文化（距今4500—4000）日照两城镇遗址发现锥形砭石，此可印证《素问·异法方宜论》“砭石者，亦从东方来”的说法。

考古人员在对龙山文化遗址发掘中，发现了明显的蓄排水设施，房屋建设避湿就干，避寒就温。说明在当时人们已经注意到环境卫生对防病保健的重要作用，并将这一认识用于公共设施和居住房屋的建设中。

夏商之际的莘国（今山东曹县）人伊尹，既精于烹调，又通晓医学。《史记·殷本纪》称他“负鼎俎，以滋味说汤，致于王道”。他发明了汤液，是为医方鼻祖。《吕氏春秋·先己》引伊尹曰：“用其新，弃其陈，腠理遂通。精气日新，邪气尽去，及其天年。”他对药性也有总结性认识，《吕氏春秋·本味》引伊尹语云：“凡味之本，水最为始，五味三材，九沸九变……时疾时徐，灭腥、去臊、除膻，必以其胜，无失其理。”对于伊尹在中医药方面的贡献，《汉书·艺文志·方技略·经方》记载的“《汤液经法》三十二卷”，据传作者为商代的伊尹，又名《伊尹汤液》。晋·皇甫谧《针灸甲乙经》序云：“伊尹以亚圣之才，撰用《神农本草》以为《汤液》。……仲景论广《伊尹汤液》为数十卷，用之多验。”《资治通鉴》说：“（伊尹）作《汤液本草》，明寒热温凉之性，酸苦辛甘咸淡之味，轻清重浊，阴阳升降，走十二经络表里之宜。”儒家宣扬伊尹助汤灭夏，忠于国家，辅佐三主，是儒家推崇的圣人。医家则称伊尹作《汤液本草》，明草木药性，加工用药之法，是中医汤液治病的鼻祖。

二、齐鲁医派的奠基时期

春秋到秦汉时期，是我国古代政治、经济、思想、文化剧烈变革发展时期。从春秋开始，国家间的兼并越来越迅猛，官学开始向民间传播，使得不同社会地位和阶层的人都有机会接受教育。这种文化教育对象的扩展，经过几百年的酝酿，到战国时期形成了“百家争鸣”，学术空前繁荣的局面，推动了当时自然科学和社会科学几乎所有领域的巨大进步。医学也在这一时期开始构建其理论基础，为医学从经验学科上升为科学学科提供了充分的条件。到了汉代，以《黄帝内经》为代表的经典著作成书，标志着中医基本理论的成熟。

在这一时期，齐鲁医学有了开创性进步，涌现出一批具有齐鲁医派特色的著名医学家。

汉代司马迁的《史记·扁鹊仓公列传》首次为医家作传，文中记载的扁鹊和仓公两位医家，以及他们的业师和弟子，几乎全部生活在齐鲁地区，代表当时齐鲁医派的最高学术水平，表明在这一时期的齐鲁医学非常发达，学术影响极大。

扁鹊是春秋战国时期医家，齐国卢邑，即今济南市长清区人氏，生卒年不可确考。传世文献中存有相当多关于他的记载和传说，是古代神医的代表人物。据《史记·扁鹊仓公列传》记载，扁鹊是一名医术精妙的全科医生，不仅精于内科，而且擅长五官科、妇科、小儿科等。他行医的范围遍及大半个古代中国，每到一地都能在当地急需的医学专科领域取得显著成就，成就了他“名闻天下”的名医称号。从《史记·扁鹊仓公列传》中记录的3个医案可知，其医术十分精湛。

扁鹊的医学造诣非常精深，学术思想体系完整而全面，其中对中医学发展贡献最大的是在针刺疗法与脉学方面。《史记·扁鹊仓公列传》记载扁鹊救治虢太子尸厥时，凭借丰富的临床经验和脉学，迅速给出了精确的诊断，采用针刺治疗外治为主结合内服汤药的方法，迅速使虢太子苏醒康复。扁鹊采用的针刺治病的病例是传世文献中记载最早的针灸治疗法的临床应用，因此他被后世尊为“针灸祖师”。脉诊是中医学辨识病证性质、明确邪正关系、决断预后吉凶的重要依据，是中医学的特色诊病方法。司马迁在《史记·扁鹊仓公列传》中指出，至汉代言说脉学的，均源于扁鹊，可见扁鹊对脉学发展及贡献是极为巨大的。

古人对医学十分重视，古籍里有许多关于上古名医神农、黄帝、岐伯、俞跗等事迹的传说，但由于年代过于久远，文献不足，其真实史迹难以确考。司马迁为扁鹊作传，考文征献，叙述扁鹊姓名、籍贯、生平、医术成就等，使其成为史学上和文献学上可知的医学之祖。扁鹊医学体系塑造了齐鲁医派的基本形态，对以后齐鲁医派的发展成熟做出了开创性的贡献。扁鹊还周游列国，传授医学，教授弟子，使他的医学成果得以广泛传播，对推动中医学学术体系的发展完善发挥了重要作用。

2012 年在四川省成都老官山三号汉墓出土了一批西汉早期的医简和一个人体经络髹漆人像，医简包括《敝昔诊法》《诊治论》《六十病方》《诸病》《十二脉（附经脉之过）》《别脉》《刺数》等医学著作。这些医书被众多学者确认为扁鹊学派的重要著作。

相较于前代的扁鹊，《史记》对另一位汉代医家仓公的记载更为详细和真实，此与司马迁参考了西汉当朝的史料有关。

仓公名淳于意，临淄人，因担任齐国都城管理粮仓的主官，故人们称他为仓公。他喜爱医学，师从公乘阳庆学习黄帝、扁鹊脉书，望色诊病和药性的理论。三年而有成，为人治病，预断死生，多能应验。淳于意不但医术精湛，而且非常重视积累临证经验，遇到典型病例，都要详细记录患者姓名、居所、病候、脉象、治法等。他将这种病例记录称为“诊籍”，也是后代医案和病历的前身，对中医学临床经验积累和理论发展具有深远影响。《史记·扁鹊仓公列传》中收录的 25 则仓公诊籍，是世界医学史上最早的医案。

扁鹊师承长桑君，授业于徒弟子明、子豹、子同、子阴、子游、子仪、子越等人。淳于意师承公孙光和公乘阳庆，授业徒弟宋邑、高期、王禹等人。形成了以扁鹊为创始人，延续千年的齐派医学。

此一时期，齐鲁医派撰写和保存了大量的医学著作，包括《禁方书》《传语法》《方化阴阳》《扁鹊脉书》《黄帝脉书》《上经》《下经》《五色诊》《奇咳术》《揆度》《药论》《石神》《接阴阳禁书》《五诊》《经脉上》《经脉下》《奇络结》《论俞所居》《论药法》《定五味》《和齐汤法》《四时应阴阳重》《案法》《逆顺》等。这些医学著作的大部分内容，在西汉末年，刘向主持的我国第一次官方文献整理中，由侍医李柱国分别汇编于《黄帝内经》《黄帝外经》《扁鹊内经》《扁鹊外经》《白氏内经》《白氏外经》《旁篇》七部医经和《五藏六府痹十二病方》等十一家经方文中。

三、齐鲁医派高光时期——门阀名医

魏晋南北朝时期国家经历了四百多年的分裂，政权频繁更迭，政治黑暗残暴，割据此起彼伏，战争连年不绝。持续的动乱，给医学的发展带来了严重的影响。许多医家在这一黑暗时代摸索前行，继续深入开展中医学的研究。隋唐时期国家重新统一，政治安定，经济繁荣，学术文化得到了巨大的发展，中医学在这一时期进步迅速。齐鲁医派在这一时期门阀名医辈出，他们或位居高官，兼及医学；或是在太医院等机构任职，继续引领中医学的发展。

魏晋时期的齐鲁医家中对医学贡献最大的是王叔和。王叔和，名熙，山阳郡高平（今山东省微山县西北）人，曾任太医令。他的贡献主要有：一、整理编次张仲景《伤寒杂病论》问世后，旋即散失，幸王叔和将此书重新整理，方得传世。二、编撰《脉经》，为脉学专著之首创。《脉经》在总结前代脉学的基础上，确立了脉法规范及原则，沿用至今，具有重要的临床实用意义。该书传播极广，先传入朝鲜、日本，后又传入中东和欧洲，不仅对我国诊断学发展的影响深远，而且在世界医学史上具有重要地位。

南北朝时期，齐鲁医派出现了一个东海徐氏医学世家。此医学家族的开山人物徐熙，东莞（今山东沂水）人，官至濮阳太守。其医术相传八代，历时200余年，青史有名的医家有13人：徐熙、徐秋夫、徐道度、徐叔响、徐文伯、徐嗣伯、徐謇、徐雄、徐践、徐之才、徐之范、徐敏齐、徐复。自唐初至宋，徐氏家族隐而不显，自元代始至清代，徐氏家族又名医辈出。徐氏医学世家历时之长，名医之多，医术、药性研究之精，著述之宏富，在我国医学史上十分罕见。

南北朝时还有高阳许氏世医家族，其中最著名的是许智藏，其为临淄高阳人。生于世医之家，他少习岐黄之术，长仕陈，陈亡后入隋。担任过隋炀帝御医。

又如羊欣，字敬元，泰山南城（今山东泰安）人。博览群籍，喜好黄老之学，兼善岐黄之术，撰有《医方》十卷、《羊中散杂汤丸散酒方》一卷、《羊中散药方》二十卷，这些医著中的许多内容在孙思邈编撰的《千金方》、王焘编撰的《外台秘要》中有所收录。

又如李修，字思祖，北魏阳平馆陶（今山东冠县）人，北魏太医令。从其父学医，因治帝疾多良验，甚受宠遇，《北史》有传。

唐朝开国名臣徐懋公，本名徐世勣，曹州离狐（今山东省菏泽市东明县）人。因避太宗讳，改名李勣，封“英国公”。李勣在唐初担任《新修本草》总监。与清平吕才、曲阜孔志约等齐鲁医家共同完成这一部承前启后的重要本草著作。该书也是我国第一部政府颁行的国家药典。

四、齐鲁医派兴盛发展时期

宋金元时期是我国历史上的大变动时期，南北两宋崇文弱武，导致国家武备不彰，屡受北方辽金元和西方西夏的侵略。靖康之变，北宋灭亡，朝廷南迁。金国占领北方大片领土，山东也在沦陷之列。蒙古大军南下，灭金亡宋，建立了第一个少数民族大一统政权。中医学在这一时期经历了自形成以来的最大变化。《四库全书总目提要》说：“儒之门户分于宋，医之门户分于金元。”中医学至北宋之后医学分科方为完备，为医学各分支学科的发展打下基础。金元时期还涌现了许多中医学术流派，在医学领域形成百家争鸣的局面，推动了中医学的全面发展。此一时期，齐鲁医派医家也大量涌现，做了许多开创性的工作。

如钱乙，北宋末年郓州（今山东东平）人，字仲阳，自幼随姑父吕氏学医，博览群书，诸子百家、史书杂说、天文地理、社会人事无所不晓。他勤勉好学，医术迅速精进，年轻时即享誉远近。后因给皇家诊治疾病，多有效验，授翰林医学、太医丞等职。其著《小儿药证直诀》，是现存最早最完整的儿科专著。该书实乃其弟子闫孝忠汇辑其著述、医案、医方而成。钱乙在书中论述小儿生理病理及创制方剂，如六味地黄丸、导赤散、泻白散等，均为后世所推崇和习用。由于他在儿科学方面的学术造诣极高，对儿科学走向成熟影响极大，故被人们尊称为“儿科鼻祖”。

董汲，字及之，北宋末年东平人。与钱乙同时代，也是同乡。董汲亦善治小儿疾病，尤精于痘疹，著有《董氏小儿斑疹备急方论》及《旅舍备要方》各一卷。他与钱乙相交甚深，在学术上相互借鉴学习。

成无己，金代聊摄（今山东聊城）人，生于北宋末年，后为金人。成无己精于《伤寒论》的研究，著有《注解伤寒论》十卷、《伤寒明理论》三卷、《伤寒明理药方论》一卷，以阐发仲景学理。剖疑解难，开创了全文逐条注解研究《伤寒论》的先河，对传承发展仲景学术做出巨大贡献。

纪天锡，字齐卿，金代泰安人，纪天锡集注的《难经》具有较大学术影响。他早年从进士业，后习医术，以医名世，授医学博士，也是一位儒医。

金元的著名道家人物，宁海（今山东牟平）人马丹阳、栖霞人丘处机对道教医学及养生学颇有贡献。马丹阳精医术，善针灸，发明天星十二穴，选用上下肢穴位治疗周身疾病，沿用至今。丘处机精医理，善养生之术，著有《摄生消息论》，对后世养生学的发展具有极大影响。

五、齐鲁医派平稳发展时期

明清时期是中国封建社会经济文化高度发展的时期，明代中后期出现了资本主义萌芽，有力地推动了对外交流、科学技术和文化发展，医学水平有了显著提高。明清时期的官方尊崇儒学仁孝观念，医学被视为实践儒学理想的重要途径，科场失意的儒生，大量涌入医学领域，提高了医生的总体文化素质。到清代中期，中医学理论和学术体系经过长期的历史检验和积淀，已臻于完备，其临床疗效在当时处于世界领先水平。在这一时期，齐鲁医派名医迭起，著作如林，《中国分省医籍考》收载的齐鲁医家中，仅清代可考的就有300余位，著作450余部，远超过明代以前齐鲁医家总和，进入平稳发展时期。较著名的有以下诸家。

黄元御，昌邑人。黄元御因目疾为庸医误治，导致左目失明，仕进无门，遂改志以医济世。他精研《内经》《难经》《伤寒论》《金匮要略》等典籍，医术精湛，名闻乡邑，蜚声海内。乾隆年间，因治愈皇帝之疾，御赐“妙悟岐黄”匾额，成为医学界一代宗师。黄元御毕生著书甚丰，有《四圣心源》

《四圣悬枢》《素问悬解》《玉楸药解》等11部经典诠释类著作，阐释精审，对医林贡献极大。

翟良，博山人。诊技超群，为人治病，诊察精准，屡试不爽。他经常以“医以救人之术，适足杀人者盖多”，来警示激励自己，不断精研医术。

王象晋，桓台人，官至浙江布政使。其去职后，闭门习医，济世活人，著有《保安堂三补简便验方》《救荒成法》《二如亭群芳谱》等医药著作。

刘奎，诸城人。嘉庆时曾在京师、长安等地行医，为当时名医。晚年归乡，集平生学验辑成《松峰说疫》，是重要的温病学著作。

臧应詹，诸城人。医术精妙，当时被人们视为神医，医术与黄元御齐名。其著有《伤寒论选注》《类方大全》《外科大成》等医书。

孔继菼，滕州人。道术精深，每治沉疴重症多有奇验。晚年积平生经验，撰为《医鉴草》（又名《一见草》《孔氏医案》）四卷，对临症有极高的指导价值。

岳含珍，博山人，精通岐黄之术，尤擅针灸推拿。其积平生经验，著医书达10余种，今存《经穴解》（又名《针经考穴精义》）《针灸阐岐》《幼科阐岐》3种。

总之，齐鲁医学源远流长，为中医学的奠基、发展均做出了重要贡献。

第三节 齐鲁医派的思想基础

齐鲁文化积淀深厚，钟灵毓秀，上承三代，下启百世，以孔子为代表的儒家文化，更是中国传统文化的主干，兼容并包，将中华数千年文化传统融为一体并不断发展，表现出强大的凝聚力、创新性和生命力，其仁孝思想及中和理论对中医学影响极大。战国时期，齐国的稷下学宫开启了百家争鸣的学术大发展的局面，是当时的学术文化中心。儒家思想、道家思想、名家学问、精气学说、阴阳五行学说等朴素的辩证唯物主义哲学，共同构建了齐鲁文化的思想内核，成为齐鲁医派产生和形成的思想根基。

一、儒家思想及其对中医学的影响

上古时期，学在官府，百官世袭守职，各有所主。为了实行有效的国家管理，百官按其职守，对政治、经济、农业、天文、气象、地理、水文、军事、卫生、疾病、动植物等诸多方面进行管理，百代积累，使得官学包罗万象，无所不有。故《史记·太史公自序》云："夫阴阳、儒、墨、名、法、道德，此务为治者也。"官学既繁，需从中取舍，总其所成之学，这便是后代儒学前身的主要任务，以此为基础发展起来的儒学，是我国古代治国理政学问的核心部分，是中国传统学术的正宗。春秋以后，诸侯兼并，部分贵族沦落民间，遂兴办教育，传授各自所掌的官学，使学术流入民间，成为先秦诸子百家思想争鸣的种子，也为齐鲁医派的产生奠定了思想基础。

鲁国是儒家文化的主要发源地。鲁国一方面是周公的封地，享有其他诸侯所没有的许多礼法待遇，另一方面，周公将政权交还给周成王后，回到自己的封地，同时，将《周礼》等文化典籍带回了鲁国。这些因素为儒学的诞生提供了物质条件。

孔子是儒家学派的开创者、儒家思想的集大成者，孟子对孔子极为推崇，极力赞颂孔子对文化的巨大贡献，并进而发展孔子所创立的儒家学派思想体系。孔子和孟子对儒学的创立发展完善均做出了巨大贡献，故后世常“孔孟”并称，将儒家思想称为“孔孟之道”。

孔孟之学德泽华夏，流芳百代。自汉代董仲舒提出“罢黜百家，独尊儒术”后，儒学开始在思想领域占据统治地位，成为影响我国整个封建社会的最主要思想意识形态。因此，在不同的历史阶段，儒家思想在不同程度上影响了中医学理论和学术体系，这为中医学烙上了儒家思想的烙印。

儒学对中医学的影响主要体现在仁爱观、致中和和“天人合一”思想三个方面。

（一）仁爱观对中医学的影响

仁爱观对中医学的影响主要表现在两大方面：一是“医乃仁术”的中医学自我认识和价值观念；二是“知医为孝”的儒家纲常思想。对中医学的发展有着积极和消极两方面作用。

儒家认为仁是人的所有品德中的最高层次，仁的行为是最为高尚的行为。“医乃仁术”给中医学家学医治病的行为进行了价值定性，行医的本质是发扬人类之间的同理心和责任感，因而行医是美德，医生要有高尚的职业道德。《素问·宝命全形论》强调：“天覆地载，万物悉备，莫贵于人。”唐代孙思邈在《备急千金要方》中强调：“人命至贵有贵千金，一方济之，德逾于此。”具体到医生对患者普同一等，全心救治患者，正是实践医为仁术、仁者爱人的儒家仁爱观念。东汉名医张仲景在《伤寒杂病论·序》明确提出：“精究方术，上以疗君亲之疾，下以救贫贱之厄，中以保身长全，以养其生。”正如孙思邈在《备急千金要方》中所提出的：“若有疾厄来求救者……不得瞻前顾后，自虑吉凶，护惜身命……勿避昼夜寒暑，饥渴疲劳，一心赴救。”正是儒家仁爱观在中医学方面的具体体现。

重视“知医为孝”的伦理思想：《孟子·离娄上》说“仁之实，事亲是也”。古人讲究“忠孝两全”，孝以事亲，能疗君亲之疾是尽忠孝的最好表现。《针灸甲乙经·序》曰：“夫受先人之体，有八尺之躯，而不知医事，此所谓游魂耳。若不精通于医道，虽有忠孝之心，仁慈之性，君父围困，赤子涂地，无以济之。”《备急千金要方·序》曰：“君亲有疾不能疗之者，非忠孝也。”“知医为孝”之说，经宋代程颢、程颐阐释与发挥，对人们的思想观念产生了极大影响。程颢说：“病卧于床，委之庸医，比之不慈不孝。事亲者亦不可不知医。”范仲淹说：“不为良相，便为良医。”这些言论让当时的儒生均认同习儒者不可不知医的观念，这也让许多科场失意的儒生，转而投身学医行医，争当良医。

但是仁孝思想对中医学的发展也有负面作用。《孝经·开宗明义》曰：“身体发肤，受之父母，不敢毁伤，孝之始也。”随着儒家思想成为唯一正统思想，孝在观念上逐渐统治了人们的思想，当时人们对自身形体的完整性格外重视，无法接受对人体形态结构的破坏。这就使得汉代以后的医家，无法突破自身观念和社会道德礼法的限制，对人体的形态结构和功能进行更深一步的研究，这在很大程度上制约了中医学的发展。

（二）儒家致中和思想对中医学的深刻影响

“中庸”的概念出现较早，孔子以后的儒者，对“中庸”反复进行了阐述和发挥，《礼记·中庸》曰：“中也者，天下之大本也；和也者，天下之达道也。致中和，天地位焉，万物育焉。”使中庸和中和成为儒家认识世界、对待人生的基本价值观念。中庸之道包含有丰富的辩证法思想，认为事物的发展变化存在着某些要素必须适度的问题，要素的度太过或要素的度不及，都会使事物走向愿望的反面。这一哲学思想广泛地渗透于中医学的生理、病因、病理、诊断、治疗及养生学说之中，并对其产生了深刻的影响。

1. 在生理病理方面，中和是最佳的生理状态，失中和则是疾病病理状态

《素问·生气通天论》曰：“凡阴阳之要，阳密乃固，两者不和，若春无秋，若冬无夏，因而和之，是谓圣度。”《素问·调经论》曰：“阴阳匀平，以充其形，九候若一，命曰平人。”儒家的“中和”思想对中医生理学的影响在历代医药学著作中都有呈现并不断得以继承和发扬，如宋代严用和的《济生方·制方》：“论曰：一阴一阳之谓道，偏阴偏阳之谓疾。……如阴阳得其平，则疾不生。”章楠在《医门棒喝》卷之三中说：“夫致中和，天地位焉，万物育焉。……中和者，阴阳两平，不偏不倚。”他明确地将人体“阴阳两平，不偏不倚”作为中医学认识人体病理生理现象的根本，是“中和”和中庸思想的具体体现。

2. 在疾病的诊断方法，中和是诊病的依据

中医诊病的基本思路是以阴阳平衡的健康人与阴阳失调的患者对比，从而发现患者自身的病理改变、明确病变部位和病变性质。通过以表知里、以观过与不及之理等方法，做到诊断明确，进而治愈疾病。

3. 在治疗方面，致中和是所有治疗方法和手段的根本目的

阴阳失调，通过“补其不足，泻其有余”，恢复阴阳的相对平衡，使之达到“阴平阳秘”的治病目的，从而治愈疾病，是中医治疗疾病的根本大法。根据此原则，后世又形成许多具体治法，如《素问·至真要大论》所载：“寒者热之，热者寒之，温者清之，清者温之，散者收之，抑者散之，燥者润之，急者缓之，坚者软之，脆者坚之，衰者补之，强者泻之。”这些治则明显承袭致中和的思想方法。在选方上，要通过合理配伍，调其偏胜，制其毒性，改变或增强其原来的功用，缓解或消除其对人体的不利因素，发挥其相辅相成或相反相成的综合作用。在用药上要求三因制宜，合理用药，以平为期，防止出现过犹不及的情况。《素问·至真要大论》曰：“谨察阴阳所在而调之，以平为期。”正体现了儒家中庸之道在当时的核心指导价值。

儒学先后经历了先秦子学、两汉经学、魏晋玄学、隋唐佛学、宋明理学、清代朴学等不同历史阶段的历史演变，其面目虽已多次大变，但仁学一直是历代学者传承的核心思想，中庸之道也一直是指导引领儒学发展的认识论和方法论。儒学文化渗透于齐鲁医派的思维方式中，对齐鲁医家的人格素质、中医药理论体系的形成等均产生了重要影响。

（三）“天人合一”思想对中医学产生的影响

先秦时期，儒家的“天人合一”思想就有论述，如《孟子·尽心上》云：“尽其心者知其性也，尽其性则知天矣。”西汉武帝时期董仲舒进一步发展了先秦以来的“天人合一”观，提出了“天人感应”学说，认为天人一体，天能干预人事，人的行为亦能上感于天帝。

中医学吸取了儒家“天人合一”的思想，形成了中医理论的整体观念。观念认为人自身是不可分割的有机整体，人与自然、社会环境之间也是统一的。这种整体观可体现于中医各个方面。生理上，中医学认为人体是有机的整体，人体的各个组成部分在结构与功能上是完整统一的，形体与精神相互依附、不可分割，且人体生理随季节、气候、昼夜、地域的变化而做相应的适应性调节。分析病理时，医者将局部与整体、外部与内部联系起来，即所谓“有诸内，必形诸于外”。各脏腑之间，形神之间生理上协调统一，病理上相互影响；在诊断疾病上，通过观察分析形体、官窍、色脉等外在病理表现，推测内在脏腑的病理变化；在治疗疾病方面，调整阴阳，扶正祛邪，因时因地制宜，均是在整体观念指导下确立的治疗原则。中医学的这种整体观念，在齐鲁医派学术中均有体现，使得齐鲁医学形成之初便具备了鲜明的中医学术特点，并且传承至今。

二、稷下学宫与稷下学说对中医学发展的影响

稷下学宫，又称稷下之学，是战国时期田齐的官办高等学府和议政议事机构。学宫位于齐国国都临淄（今山东省淄博市）稷门附近，故有此名。稷下学宫存在150余年，是当时海内百家学术争鸣的中心，全盛时期曾容纳当时“诸子百家”中的几乎全部学派，其中主要的有道、儒、法、名、兵、农、阴阳诸家。凡到稷下学宫求学的学者，无论其学术派别、思想观点、政治倾向，以及国别、年龄、资历等如何，都可以自由发表学术见解，从而使稷下学宫成为当时各国的学术中心。在学术争论中，各学派不仅充分展示了各自的理论优势，而且发现了各自的理论弱点，促使他们不断创新、完善、发展自己的学说。稷下学宫是战国时期诸子争鸣的重要阵地，对中华文化的

发展产生了深远而广泛的影响，它不仅促进了中华文化的兴盛繁荣，更推动了中华民族精神的形成。

稷下学宫的学术论争，进一步完善和发展了传统的精气学说和阴阳五行学说，对中医学理论体系的构建和完善影响极大。

（一）精气学说对中医学的影响

《管子》是春秋战国时期的一部重要著作，由稷下管仲学派的学士整理和创作而成。

《管子》中的精气学说是当有所本，《管子·内业》云："凡物之精，比则为生。下生五谷，上为列星。流于天地之间，谓之鬼神；藏于胸中，谓之圣人，是故名气。"天地万物是由精气相互作用而形成的。又云："凡人之生也，天出其精，地出其形，合此以为人。合乃生，不合不生。"可见，《管子》书中认为气既是万物之源，也是生命的本源，精气不仅是构成万物的最基本材料，也是万物一切功能属性的唯一来源。精气具有运动不息的特性，能够在运动中不断变化，正是精气自生不息地运动变化而产生了万物。精气充满于人体之中，能使身体充满生机，就会产生深入的思考，智慧便由此而生。精气一旦停止运动或消散，事物便面临消亡。

精气学说对中医学具有深远的影响。中医学在开始构建自身学术理论之初，便将精气学说加以引进并发挥运用。《黄帝内经》中，将精气学说和医学理论内容有机结合起来，创立了具有独特内涵的中医精气理论。中医的精气学说认为，人体内的精或精气是人的化生之源，是构成人体和维持人体生命活动的最基本物质，是健康、疾病等一切生命状态变化的物质基础。人体的精气，依赖于天地之气以滋养。人的生命状态的变化，也可借助天地之间具有特殊性质精气的事物进行调整。中医学把万物的这一特性引入到对人体生理病理和治疗方法的分析中来。体内气机的升、降、出、入，起到了沟通内外、协调功能、畅达气机、推动血运、布散精微、排泄废物等作用。外物的升降浮沉特性，会通过影响人体气的运动产生治疗效应，从而发挥治疗疾病，维护健康，促进生长发育的作用。

（二）阴阳五行学说对中医学的影响

阴阳学说和五行学说起源于上古时期，经过长期历史进程的不断完善发展，实现哲学化、理论化，成为早期人们认识世界和改造世界的方法论和认识论，对中国的历史和文化发展产生了深远的影响。阴阳最初的含义是指日光的向背，向着阳光的一面为阳，背着阳光的一面为阴。后来引申为相互关联的两个事物之间或一个事物内部相互对立的两个方面对立统一的关系。阴阳是对蕴藏在自然规律背后的、推动自然规律发展变化的主要矛盾因素的描述，是各种事物产生、发展、成熟、衰退乃至消亡的根本动力，是奠定中华文明思维逻辑基础的核心要素。

五行最早见于《尚书·洪范》："五行，一曰水，二曰火，三曰木，四曰金，五曰土。水曰润下，火曰炎上，木曰曲直，金曰从革，土爰稼穑。润下作咸，炎上作苦，从革作辛，曲直作酸，稼穑作甘。"这里的五行，强调的是五种物质各自的自然属性，它既不涉及五行内部的生克关系，也没有划分分类，配属五行的思想。所以《尚书》五行所体现的只是一种原始朴素的五行观念。

《管子》中对五行的类比推衍，进而推动五行学说的发展做了初步的工作。分别按照木、火、土、金、水的顺序，指出了许多事物和现象的属性，如四季、五方、天象、人体组织器官、五色、五味、五音、五气等。尽管有些事物和现象的属性与现在的认识不同，但仍体现了五行学说发展演变的轨迹。

阴阳五行学说经战国晚期邹衍等人的整合发展，至汉代已经成为当时的主流思想，而这一时期正是中医学理论体系的创建时期。当时的医家，自然而然地使用阴阳五行学说这种思想武器，对长期积累起来的医学经验进行分析推演、归纳概括，来阐释人体的生理、病理现象，指导临床诊断和疾病治疗，从而成为构建中医学理论体系的主要哲学基础。对于早期的齐鲁医派来说，更是直接将阴阳五行学说拿来，运用到临床经验总结和医学理论的探索中，许多医著，如《五色诊》《接阴阳禁书》《定五味》《四时应阴阳重》等，都是用阴阳五行学说的核心内容命名。

总之，几千年来，齐鲁医学涌现了一大批医学名家和代表人物，如夏商时期的伊尹，春秋战国时期的扁鹊，秦汉时期的公孙光、公乘阳庆、淳于意、高期、冯信、王禹、楼护，晋唐时期的王叔和、李修、羊欣、徐之才、许智藏，宋元时期的钱乙、董汲、成无己、纪天锡，明清时期的黄元御、翟良、臧应詹、王象晋、岳含珍等，他们的医学成就在极大推动中医理论与临床发展的同时，又具有齐鲁医学的地域性文化特点。

第二章

千秋前贤

第一节 齐鲁医派

一、伊尹学派

（一）伊尹其人

伊尹，己姓，伊氏，名挚，尹为官名。夏末商初人，商朝开国元勋，是杰出的政治家、思想家、军事家，有“神州第一宰相”“中华厨祖”等美誉。伊尹原先为有莘国（今山东曹县西北莘冢集）奴隶。后作为媵臣来到商国，因其精通治国之道，受商汤重用，被任命为相，助汤灭夏，就此开启中国历史上第二个奴隶制王朝。商汤去世后，外丙、仲壬相继继位。至第四代太甲继位，因其一味享乐，昏乱暴虐，违背法度，导致朝政混乱。伊尹百般规劝无果，遂将其放逐到商汤墓地附近的桐宫（今嵩山西麓的偃师区西南），令其反省，自己摄政当国。太甲居桐宫三年，悔过自责，伊尹复还政于太甲，史称“伊尹放太甲”。沃丁八年（公元前1550），伊尹病死，享年百岁。

《吕氏春秋·本味篇》记载了伊尹以“至味”说汤的故事，意在说明任用贤才，推行仁义之道，方可得天下而享用人间美味佳肴。此外，伊尹主持建造了偃师商城，规范了甲骨文，政治上主张“居上克明，为下克忠”，强调“任官惟贤才，左右惟其人”，经常用“明德则天下存，失德则天下亡”等哲理教育商王，对商的创立及巩固有着重大作用。

伊尹的事迹见于《尚书》《论语》等多部前秦古籍，《尚书·君奭》云：“我闻在昔成汤既受命，时则有若伊尹，格于皇天。”《史记·殷本纪》载“伊尹去汤适夏。既丑有夏，复归于亳。入自北门，遇女鸠、女房，作《女鸠》《女房》”“既绌夏命，还亳……伊尹作《咸有一德》”“帝太甲元年，伊尹作《伊训》，作《肆命》，作《徂后》”“帝太甲修德，伊尹嘉之，乃作《太甲训》三篇”。其中，今本《尚书》仍载有《咸有一德》《伊训》《太甲训》三篇，《汝鸠》《汝方》《肆命》《徂后》则只存篇名和序文。其中讲述了大量为政为人的至理名言，譬如“弗虑胡获？弗为胡成”“慎终于始”等，深刻体现了伊尹所具有的生命智慧。《汉书·艺文志·诸子略》“道家者流”首篇即是《伊尹》五十一篇，班固注曰：“汤相。”足见后世对伊尹历史地位评价之高。

（二）伊尹学派传承情况

1. 伊尹与《汤液经法》

伊尹不仅是一名杰出的军事家、政治家，他另一个极为重要的身份是巫师。根据历代文献以及出土的大量甲骨文可知，商代十分崇尚鬼神，国家大事小情皆要占卜观测，因此巫师在当时具有崇高的社会地位。上古时期，巫医职能大多合二为一，如《山海经》中便记载有巫彭、巫咸等十巫善医药与占卜。伊尹亦不例外。《说文解字》释“尹，治也”。康殷先生曾指出，“（尹）象手执针之状，示以针刺疗人疾病”；官名尹“同样是医疗治调之意的引申、转化”。晋代皇甫谧曾言：“伊尹以亚圣之才，撰用《神农本草》，以为《汤液》……仲景论广伊尹《汤液》为数十卷，用之多验。”陶弘景盛赞伊尹为：“昔神农氏之王天下也，画易卦，以通鬼神之情；造耕种，以省杀害之弊；宣药疗疾，以拯夭伤之命。此三道者，历群圣而滋彰。文王、孔子，彖、象、繇、辞，幽赞人天；后稷、伊尹，播厥百谷，惠被生民。岐、皇、彭、扁，振扬辅导，恩流含气。并岁逾三千，民到于今赖之。”明代李梴称其：“伊尹殷时圣人。制《汤液本草》，后世多祖其法。”上述言论所提及的《汤液》《汤液本草》当是《汤液经法》一书，后人大多认同此为伊尹所作。

《汤液经法》首见于《汉书·艺文志》：“《汤液经法》三十二卷……右经方十一家，二百七十四卷。经方者，本草石之寒温，量疾病之浅深，假药味之滋，因气感之宜，辨五苦六辛，致水火之齐，以通闭解结，反之于平。

及失其宜者，以热益热，以寒增寒，精气内伤，不见于外，是所独失也。故谚曰：‘有病不治，常得中医。’”《汉书·艺文志》是东汉史学家班固根据西汉经学家刘歆所撰《七略》修改而成。《七略》是中国第一部官修目录和第一部目录学著作，然而在唐末佚失。班固沿袭其六艺、诸子、诗赋、兵书、数术、方技的六略分类体系，并撰辑略成总序于志首，叙述了先秦学术思想源流。此为中国现存最早的目录学文献，为《汉书》“十志”之一。这也是《汤液经法》一书在当时学术价值的体现。

《汉书》将《汤液经法》归为经方类著作。然惜此书于唐代之后失传，《隋书·经籍志》《旧唐书·经籍志》均未见此书有关记载，具体内容便不得而知。然而《汉书》并未将《汤液经法》归为伊尹所著，此说乃是源自晋代皇甫谧《针灸甲乙经》序文，其云：“伊尹以亚圣之才，撰用《神农本草》，以为《汤液》。”南宋王应麟《汉艺文志考证》注云：“皇甫谧曰仲景论伊尹《汤液》为十数卷。”其亦认同皇甫谧云之《汤液》即为《汉书·艺文志》所云《汤液经法》。

自此，后世诸多医家在《汤液经法》的基础上予以应用发挥，使得伊尹一派的医学脉络得以流传百世。

2. 张仲景与《汤液经法》

张仲景为东汉末年医学家，被后人尊称为“医圣”，其所著《伤寒杂病论》对中医辨证论治体系的形成影响深远。笔者导师张灿玾教授认为《伤寒杂病论》方有三个来源：一来源于其师张伯祖，一来源于《汤液经法》，一来源于其临床实践所得。

3. 陶弘景《辅行诀脏腑用药法要》与《汤液经法》

陶弘景（456—536），字通明，自号华阳隐居，谥贞白先生，丹阳秣陵（今江苏南京）人。南朝齐、梁时道教学者、炼丹家、医药学家。陶弘景为南朝士族出身。少时便有养生之志，倾慕隐逸生活。梁武帝萧衍多次派人请其出山入仕，拒不收受。无奈之下，梁武帝常与其书信来往商讨国家大事，时人称陶弘景为“山中宰相”。陶弘景将老庄之学与葛洪的仙学思想融合凝练，主张道、儒、释三教合流。在医学方面，亦是贡献卓著。他全面整理了《神农本草经》，增收魏晋名医所用新药，著成《本草经集注》七卷，共记载有药物七百余种，然而原书已佚，现仅存敦煌残卷。

（1）《辅行诀脏腑用药法要》的发现

而陶弘景与《汤液经法》的渊源则要从《辅行诀脏腑用药法要》一书谈起。1974年年初，河北中医张大昌将其祖父张偓南所购敦煌古医书《辅行诀脏腑用药法要》的抄本和一封信件寄给了中国中医研究院。马继兴先生看过后，认为该抄本所据原书，在其所保留与引用的古俗写、讳字、古药名、药量、古经方名与其组成药味，所引古医书与篇目、佚文、古医家字号、别名、古病证名称，以及方剂配伍特征、文章结构与风格等多方面内容，可以确定绝非近世或今人仿造赝品，因而其成书年代下限绝不晚于北宋初期以前，值得重视，并进行深入研究。王雪苔先生认为，此书最初确是出自陶弘景之手，但已经过后人重新整理，因此在流传过程中有过不同版本。

（2）《辅行诀脏腑用药法要》与《汤液经法》

《辅行诀脏腑用药法要》（以下简称《辅行诀》）载："商有圣相伊尹，撰《汤液经法》三卷，为方亦三百六十首，上品上药，为服食补益方，百二十首，中品中药，为疗疾祛邪之方，亦百二十首，下品毒药，为杀虫、辟邪、痈疽等方，亦百二十首，凡共三百六十首也，实万代医家之规范，苍生护命之大宝也。"这便是将早已佚失的《汤液经法》的方剂内容与分类简要列出。全书大致可分为五个部分，其一为辨五脏病证文并方，包括五脏大小补泻方计二十四首（其中辨心脏病证文并方八首）；其二为救诸病误治泻五脏方五首；其三为救诸劳损病方十首（其中大补汤五畜入药方五首）；其四为治外感天行二旦四神汤计十二首（其中正阳旦汤方较救劳损建中补脾汤，少芍药三两，且无条文主治，故不复计）；其五为开五窍以救卒死中恶方五首。全书共计五十六首，法度分明，皆合《汤液经法》之意。

在《辅行诀》正文中有以下三段文字涉及《伤寒杂病论》的撰写依据。更是将《汤液经法》《伤寒论》《辅行诀》三书串联在一起。

"汉晋以还，诸名医辈，张机、卫汎、华元化、吴普、皇甫玄晏、支法师、葛稚川、范将军等，皆当代名贤，咸师式此《汤液经法》，愍救疾苦，造福含灵。其间增减，虽各擅新异，或致新效，似乱旧经，而其旨趣，仍方圆之于规矩也。”

“弘景曰：外感天行，经方之治，有二旦、六神大小等汤。昔南阳张机，依此诸方，撰为《伤寒论》一部，疗治明悉，后学咸尊奉之。”

“张机撰《伤寒论》，避道家之称，故其方皆非正名也，但以某药名之，以推主为识耳。”

以上三段文字虽然简短，却包含着历代医家没有明晰的许多信息，大致可分为如下三点。

1. 自张仲景以来的众多医学名家皆是师承伊尹《汤液经法》，虽然各家都在《汤液经法》经方的原方基础上加以变化，增减药味，然而万变不离其宗，仍是对伊尹医学思想的继承与发展。

2. 《伤寒杂病论》方剂来源主要是《汤液经法》中的“二旦、四神方”。即：小、大阴旦汤，小、大阳旦汤，小、大青龙汤，小、大白虎汤，小、大朱雀（鸟）汤，小、大玄武汤，共十二方，皆属于东汉以前古佚经方的一种。值得注意的是，在《辅行诀》出现之前，《伤寒论》中只有小青龙汤、大青龙汤、白虎汤、真武汤这四个方名。然而中国古代历来便有“四象”之说，即青龙、白虎、朱雀、玄武。《礼记·曲礼上》载：“前朱鸟而后玄武，左青龙而右白虎。”由此推断，《伤寒论》中亦当有青龙、白虎、朱雀、玄武四类大小方，才可谓完整。而《辅行诀》的问世则弥补了《伤寒论》这一空白，书中完整记载了以四象命名的方剂，包括主治、药味药量、煎药方法，且有大小之分。

3. 张仲景在选用《汤液经法》中的方剂时没有沿用原名，而是以方中的某药为方剂命名。王淑民先生推测原因大概有二：一是当时以药名代方名已流行；二是受黄巾起义的影响，仲景畏惧曹操大权独揽，为保全性命，避嫌而改道家之称。

据此可知，张仲景勤求古训、博采众方，所用之方并非全部自己所创，部分经方也有源头，即伊尹所著《汤液经法》。现以马继兴先生《敦煌古医籍考释》为参考，将《汤液经法》中的“二旦、四神方”与《伤寒杂病论》

相关方剂加以比对（表2－1、表2－2）。

表2－1 《辅行诀》二旦汤与《伤寒杂病论》对比

《辅行诀脏腑用药法要》方名与组成		《伤寒杂病论》方名与组成	
小阳旦汤	主治：天行，发热，自汗出而恶风，鼻鸣干呕者 组成：桂枝三两 芍药三两 生姜三两 甘草二两，炙 大枣十二枚	桂枝汤	主治：太阳中风，阳浮而阴弱。阳浮者，热自发，阴弱者，汗自出。啬啬恶寒，淅淅恶风，翕翕发热，鼻鸣干呕者 组成：桂枝三两，去皮 芍药三两 甘草二两，炙 生姜三两，切 大枣十二枚，擘
大阳旦汤	主治：凡病汗出不止，气息惙惙，身劳力怯，恶风凉，腹中拘急，不欲饮食，皆宜此方。若脉虚大者，为更切证也 组成：黄芪五两 人参 桂枝 生姜各三两 甘草二两，炙 芍药六两 大枣十二枚 饴一升	黄芪建中汤加人参	主治：虚劳里急，诸不足 组成：桂枝三两，去皮 甘草三两，炙 大枣十二枚 芍药六两 生姜二两 胶饴一升 黄芪一两半
小阴旦汤	主治：天行，身热，汗出，头目痛、腹中痛，干呕，下痢者 组成：黄芩三两 芍药三两 生姜二两，切 甘草二两，炙 大枣十二枚	黄芩汤加生姜	主治：太阳少阳合病，自下痢者 组成：黄芩三两 芍药二两 甘草二两，炙 生姜三两 大枣十二枚，擘
大阴旦汤	主治：凡病头目眩晕，咽中干，每喜干呕，食不下，心中烦满，胸胁支痛，往来寒热 组成：柴胡八两 人参 黄芩 生姜各三两 甘草二两，炙 芍药四两 大枣十二枚 半夏一升，洗	柴胡桂枝汤	主治：伤寒六七日，发热，微恶寒，支节烦疼，微呕，心下支结，外证未去者 组成：桂枝（去皮）一两半 黄芩一两半 人参一两半 甘草一两，炙 半夏二合半，洗 芍药一两半 大枣六枚，擘 生姜一两半，切 柴胡四两

表2－2 《辅行诀》四神汤与《伤寒杂病论》对比

《辅行诀脏腑用药法要》方名与组成		《伤寒杂病论》方名与组成	
小青龙汤	主治：天行，发热恶寒，汗不出而喘，身疼痛，脉紧者方 组成：麻黄三两 杏仁半升，熬打 桂枝二两 甘草一两半，炙	麻黄汤	主治：太阳病，头痛发热，身疼腰痛，骨节疼痛，恶风无汗而喘者 组成：麻黄三两，去节 桂枝二两，去皮 甘草一两，炙 杏仁七十个，去皮尖

表 2-2（续）

《辅行诀脏腑用药法要》方名与组成		《伤寒杂病论》方名与组成	
大青龙汤	主治：天行，表不解，心下有水气、干呕、发热而喘咳不已者 组成：麻黄，去节　细辛　芍药　甘草炙　桂枝各三两　五味子半升　半夏半升　干姜三两	小青龙汤	主治：伤寒表不解，心下有水气，干呕发热而咳，或渴，或痢，或噎，或小便不利，少腹满，或喘者 组成：麻黄，去节　芍药　细辛　干姜　甘草炙　桂枝各三两，去皮　五味子半升　半夏半升，洗
小白虎汤	主治：天行热病，大汗出不止，口舌干燥，饮水数升不已，脉洪大者方 组成：石膏如鸡子大　知母六两　甘草二两，炙　粳米六合	白虎汤	主治：伤寒脉浮滑，此以表有热，里有寒 组成：知母六两　石膏一斤，碎　甘草二两，炙　粳米六合
大白虎汤	主治：天行热病，心中烦热，时自汗出，舌干，渴欲饮水，时咳嗽不已，久不解者方 组成：石膏如鸡子大一枚，打　麦冬半升　甘草二两，炙　粳米六合　半夏半升　生姜二两　竹叶三大握	竹叶石膏汤去人参加生姜	主治：伤寒解后，虚羸少气，气逆欲吐 组成：竹叶二把　石膏一斤　半夏半升，洗　麦冬一升，去心　人参二两　甘草二两，炙　粳米半升
小朱鸟汤	主治：天行热病，心气不足，内生烦热，坐卧不安，时下痢纯血如鸡鸭肝者 组成：鸡子黄二枚　阿胶三锭　黄连四两　黄芩　芍药各二两	黄连阿胶汤	主治：少阴病，得之二三日以上，心中烦，不得卧 组成：黄连四两　黄芩二两　芍药二两　鸡子黄二枚　阿胶三两
大朱鸟汤	主治：天行热病，重下，恶毒痢，痢下纯血，日数十行，羸瘦如柴，心中不安，腹中绞急，痛如刀刺 组成：鸡子黄二枚　阿胶三锭　黄连四两　黄芩　芍药各二两　人参一两　干姜二两	黄连阿胶汤加人参、干姜	主治：少阴病，二三日不已，至四五日，腹痛，小便不利，四肢沉重疼痛，自下痢者，此为有水气。其人或咳，或小便利，或下痢，或呕者 组成：茯苓三两　芍药三两　白术二两　生姜三两　附子一枚
小玄武汤	主治：天行病，肾气不足，内生虚寒，小便不利，腹中痛，四肢冷者 组成：茯苓三两　芍药三两　白术二两　干姜三两　附子一枚，炮，去皮	真武汤	主治：太阳病，头痛发热，身疼腰痛，骨节疼痛，恶风无汗而喘者 组成：麻黄三两，去节　桂枝二两，去皮　甘草一两，炙　杏仁七十个，去皮尖

表 2-2（续）

《辅行诀脏腑用药法要》方名与组成		《伤寒杂病论》方名与组成	
大玄武汤	主治：肾气虚疲，少腹中冷，腰背沉重，四肢清，小便不利，大便鸭溏，日十余行，气惙力弱者 组成：茯苓三两　白术二两　附子一枚，炮　芍药二两　干姜二两　人参二两　甘草二两，炙	真武汤加人参、甘草	主治：伤寒表不解，心下有水气，干呕发热而咳，或渴，或痢，或噎，或小便不利，少腹满，或喘者 组成：麻黄，去节　芍药　细辛　干姜　甘草炙　桂枝各三两，去皮　五味子半升　半夏半升，洗

《汤液经法》虽已佚，但其对中国医学发展的影响是非常重大的，敦煌残卷《辅行诀脏腑用药法要》的重见天日，令世人得以窥见伊尹、张仲景、陶弘景等医家学术传承的脉络。

二、扁鹊学派

《汉书·艺文志·方技略》将方技类文献分为医经、经方、房中、神仙，其中医经类记载有《黄帝内经》《黄帝外经》《扁鹊内经》《扁鹊外经》《白氏内经》《白氏外经》《旁经》等，可知汉代至少存在黄帝学派、扁鹊学派、白氏学派等医学学派。扁鹊学派是其中十分重要的学派。

扁鹊医术高超，在妇科、老年病及小儿科等方面均是专家，在赵国邯郸，听闻当地重视妇人，因此专妇人科；行至洛阳，听说当地敬老爱老，就做专治老人耳聋眼花及四肢关节痛的医生；到了咸阳，闻知咸阳人疼爱儿童，就做治小儿科的医生。扁鹊在脉学的总结、继承、发展等方面贡献很大，“至今天下言脉者，由扁鹊也”。其传人有子阳、子同、子仪、子游等人。

扁鹊学派的学术思想还曾远传四川，经专家研究，天回汉墓医简与扁鹊传人有关。

2012 年 7 月，成都地铁在施工过程中，挖掘出汉代墓室，其后，成都文物考古研究所和荆州文物保护中心组成联合考古队对这些墓室进行了抢救性挖掘，确定墓葬群的年代是西汉景帝、武帝时期。该墓葬群出土了针灸漆人及许多与医学有关的竹简，内容涉及脉象、诊法、病因病机、本草、内科、外科、妇科、耳鼻喉科等。以柳长华教授为首的整理小组将 M3 医简定名为

《脉书·上经》《脉书·下经》《治六十病和齐汤法方》《刺数》《逆顺五色脉臧验精神》等。其中《脉书》中有“敝昔曰”，武家壁对此进行考证，认为敝昔为鷩䧿的省写，意为头戴鷩冕的雉鹊。柳长华、李继明等专家均认为“敝昔”为“扁鹊”二字之通假字。

黄龙祥曾将扁鹊的特点总结为五色脉诊、阴阳与藏象学、针灸治疗，《脉书》中关于五色诊之内容正是扁鹊医学的重要特色。柳长华教授等指出《脉书》中出现关于“五色脉诊”的文献，如其曰：“‘人一息脉二勭（动），曰平。人一息脉三勭（动），曰参擅，参擅者夺精。’此简文可与《难经·十四难》《脉经》‘诊损至脉’及《素问·平人气象论》篇首的内容互参。”以上均表明出土的脉书与扁鹊有关。

扁鹊死于秦国咸阳，其著作是如何来到成都的呢？李继明指出：“自战国时秦惠王十一年（公元前327）灭蜀后置蜀郡，封闭的蜀国开始了与中原地区的交往，天府之国丰富的物产，如药材、丝绸等，源源不断地运至中原。中原地区的文化输入，也使蜀地的政治、文化逐渐与中原融为一体，所以战国时期蜀地与中原已有频繁的交往，尤其是与秦国的交往。据《史记》记载，扁鹊行医并不限于一地，而是遍历各国，或入虢，或在赵，或在周，最后死于秦国。秦太医令李醯因嫉妒而生恨，于是派遣刺客将扁鹊杀害。扁鹊死后，其弟子自当效法师尊，继续于各处行医。其中有某一弟子或再传、三传弟子由秦入蜀，最后寓居于成都，为当地的人诊疾问病，也是合乎情理的事。”即认为扁鹊的著作由其弟子带入蜀地，留在了成都。李继明推测墓主人可能是一名医者，去世时将扁鹊的著作随葬。

迨至汉初，扁鹊学派的传人中，较为著名的是仓公。仓公，名淳于意，西汉临淄人，淳于意曾任齐太仓令，因此被称为仓公，是历史上著名的“缇萦上书”中的人物。淳于意从公乘阳庆学黄帝、扁鹊脉书。《史记》太史公评价“扁鹊言医，为方者宗，守数精明，后世循序，弗能易也，而仓公可谓近之矣”。太史公将仓公视为扁鹊的传承者。

柳长华教授考证了成都老官山出土的医学竹简的学术渊源，如竹简047号载：“敝昔曰：脉句至者曰病出心，心曰善悲，得之忧，上□□。”柳长华教授指出：《扁鹊仓公列传》中载淳于意为齐王最小的儿子诊病时云：“此悲心所生也，病得之忧。”与敝昔（扁鹊）所云有相似之处。柳长华教授还将本案中仓公所议病案之语与敝昔所言做了对比，认为本病案引《脉法》之内容“脉来数疾去难而不一者，病主在心”“脉来数疾去难而不一者，病主在心”与敝昔所言的经文义同，指出“天回医简中所引‘敝昔曰’的内容，当为仓公所‘受读解验’之《扁鹊脉书》”。

柳长华教授还对竹简681号“逆顺五色脉臧验精神”进行了研究，认为“恰与仓公所传书《逆顺》《五色》相合。《史记·扁鹊仓公列传》诊齐王侍医遂病时，仓公曰‘扁鹊虽言若是，然必审诊，起度量，立规矩，称权衡，合色脉表里有余不足顺逆之法，参其人动静与息相应，乃可以论’。论曰：阳疾处内，阴形应外者，不加悍药及镵石。仓公所论，与本篇内容恰可对照，可视为理解本书之纲领”。总之，柳长华教授亦认为淳于意是扁鹊学派之传人，与司马迁之说相同。

南北朝时期，扁鹊学派最著名的传人是徐氏家族。世医徐氏之崛起源自徐熙，徐熙从医之道颇具神话色彩：他从道士手中得到《扁鹊镜经》，道士预言其后人当以道术救世，并会得到二千石的高位，后果如其言，故徐氏家族亦应是扁鹊学派之传人。但本书专列世医家族一节，故将徐氏医学世家移至后面。今将扁鹊医派的传承情况分述如下。

（一）长桑君

扁鹊的医术来源于长桑君。长桑君，春秋时人，他曾行医于齐，客居于一家旅店中。扁鹊时任旅舍舍长，因其恰恰在旅店中工作，于是有了接触长桑君的机会。扁鹊看到长桑君气度不凡，于是十分恭敬地侍奉他，长桑君也对扁鹊极为欣赏，将他的医术全部传给了扁鹊。扁鹊得到医术之后认真学习，并在长期的行医生涯中刻苦钻研，学识与医术达到了出神入化的境界，在春秋各国均享有盛誉，最终成为扁鹊学派的开创者。

（二）扁鹊

扁鹊，姓秦，名越人，是我国春秋战国时期著名的医学家。《史记》载其为渤海郡鄚人，即今山东长清人。

司马迁《太史公自序》中记载“扁鹊言医，为方者宗”。“方”在古代指的是“方技”，即“医学”，“为方者宗”就是医家之祖、医学之宗。扁鹊学医的经历颇有传奇色彩。《史记·扁鹊仓公列传》载，长桑君对扁鹊说：“我有秘藏的禁方，我年老了，想传给你。”并将一种药给了扁鹊，让扁鹊以上池之水送服，并送给他禁方书。扁鹊依言而行，三十日后，他拥有了透视功能，可以看到隔墙之后的人，也能看到患者五脏中的症结，为其调理患者病情提供了极大的便利。但他表面上还给患者把脉，用来掩饰他的透视五脏的功能。

扁鹊四处游历行医，曾治愈虢国太子的尸厥病。当虢国上下认为太子已死时，扁鹊令弟子子阳磨好针，为太子针灸三阳经，又令子豹使用熨法，用八减之剂和煮之后，来熨太子两胁下。用熨法之后，太子已可以起坐。扁鹊又使用汤剂为太子治疗，太子服用药物二十日之后身体恢复如常。从此之后，天下之人均认为扁鹊能够使人起死回生。

扁鹊还有二位兄长从医。一次，他路过魏国时，魏文侯问扁鹊他们兄弟三人之中谁的医术最好，扁鹊回答：大哥医术最好，二哥次之，我的医术最差。扁鹊大哥能够在病还未发生时，将之消灭在萌芽状态，他的医术最高明，但他的名声不出于家。扁鹊二哥能够在疾病刚刚发生的时候，将其治好，但乡里之人认为他只能治疗一些小病，所以他的名声不出乡里。而我诊病则需要诊脉，用砭石、针灸刺入皮肤及血脉，还用方剂，方法多样。百姓们很佩服其医术，他也因此名闻诸侯。但扁鹊认为其医术是三兄弟之中最差的。魏文侯对此很是感慨。

扁鹊使用望、闻、问、切的诊断方法，对继承与发展中医学理论起到了关键的作用。扁鹊还专门提出“信巫不信医”的观点，使得医学与巫术有了明确的区分。司马迁称扁鹊“为方者宗”，尊其为医宗，是为一代宗师。

据《历城志》记载，济南腊山在城北十五里，扁鹊曾在此炼丹。《长清志》记载，扬子云说，扁鹊是卢人，而卢地多医生，因此世上有“卢医”之称。今历城北有鹊山、鹊湖，皆为古迹。长清卢地有扁鹊墓。

（三）子阳

子阳为扁鹊之弟子，曾跟随扁鹊用砭石治虢太子暴厥病。子阳当时善针砭之术。

（四）子豹

子豹为扁鹊之弟子，曾跟随扁鹊用熨法及汤剂治虢太子暴厥病。子豹当为精于熨法及药剂的医生。

（五）子同

子同为扁鹊之弟子，见于《韩诗外传》。《韩诗外传》载其参与扁鹊治虢太子暴厥病，曰："子同捣药。"子同当为善制药者。

（六）子明

子明为扁鹊之弟子，见于《韩诗外传》。《韩诗外传》载其参与扁鹊治虢太子暴厥病，曰："子明灸阳。"子明当为善灸法者。

（七）子仪

子仪为扁鹊之弟子，见于《韩诗外传》。《韩诗外传》载其参与扁鹊治虢太子暴厥病，曰："子仪反神。"贾公彦引《中经簿》有《子仪本草经》一卷，经尚志钧先生考证，此书非子仪所著，当是汉人伪托之作。

（八）子游

子游为扁鹊之弟子，见于《韩诗外传》。《韩诗外传》载其参与扁鹊治虢太子暴厥病，曰："子游按摩。"子游当为善推拿按摩者。

（九）子越

子越为扁鹊之弟子，见于《韩诗外传》。《韩诗外传》载其参与扁鹊治虢太子暴厥病，曰："子越扶形。"

（十）公乘阳庆

公乘阳庆，西汉临淄（今淄博市临淄区）元里人，事迹见于《史记·扁鹊仓公列传》。郑樵《通志·氏族略》收载。其注云："（公乘），古爵也，久居是爵者，子孙氏焉。"商鞅变法之后，将春秋时期的"公、侯、伯、子、男"五等爵位改为二十级爵位，分别是：一级公士，二级上造，三级簪袅，四级不更，五级大夫，六级官大夫，七级公大夫，八级公乘，九级五大夫，十级左庶长，十一级右庶长，十二级左更，十三级中更，十四级右更，十五级少上造，十六级大上造，十七级驷车庶长，十八级大庶长，十九级关内侯，二十级彻侯。此二十级爵位，不论出身如何，只要有相应的军功，即可晋升。久居公乘爵位的人家，其子孙遂以此为氏名。

公乘阳庆家境殷富，不愿行医，故其名不显。他能根据面色诊病，知人生死，决嫌疑，定可治。其家中藏有黄帝、扁鹊之脉书、药书等许多医书。

淳于意年轻的时候喜医方，曾用过公乘阳庆的方子，效果非常好。但他最早的老师是菑川唐里公孙光，学习数年之后，淳于意已将公孙光的医术全部领会，与公孙光谈论医道时，其见识颇得公孙光的赏识。当淳于意请求公孙光再传授精良医方时，公孙光表示他的医术已全部传授给了淳于意，以淳于意当前的水平，普通的医生已不能胜任其师，只有医术高超的公乘阳庆才可以胜任他的老师，遂将其推荐给公乘阳庆。公孙光说当初自己也想拜师公乘阳庆，但其挚友杨中倩不同意，认为其不是适合的人选，所以公孙光并未拜师公乘阳庆。公孙光认为淳于意是适合跟随公乘阳庆学习的人选，因此，愿意推荐淳于意给公乘阳庆。

公乘阳庆家中富足，只因他喜欢淳于意，所以想把自己收藏的秘方和书全教给淳干意。他认为淳于意以前所学均非正道，让其将以前所学知识尽皆抛弃，重新学习。公乘阳庆教授其"《脉书》《上经》《下经》《五色诊》《奇咳术》《揆度》《阴阳》《外变》《药论》《石神》《接阴阳禁书》"，淳于意学习三年之后，即达到治病精妙的程度。

从淳于意所学习的书籍来看，内容涉及脉诊、听诊、望诊、本草、砭石、咳嗽、房中术等秘藏书籍。

（十一）仓公淳于意

淳于意（公元前215—前155），西汉初齐临淄（今山东淄博）人。曾任齐太仓长，故又称仓公或太仓公。少时喜好医术，初从公孙光学医，汉高后八年（公元前180），在公孙光的推荐下，跟随公乘阳庆学习医术。其时公乘阳庆已七十多岁，没有儿子，他对淳于意很欣赏，于是让淳于意把此前学的医方全部抛开，并传授给他黄帝、扁鹊的脉书。公乘阳庆教他通过观察面部青赤黄白黑不同颜色来诊病，尽得所传。学习三年之后，为人治病，预断死生，多能应验。

淳于意经常游走于诸侯之国，但他有个缺点：有时不肯为人治病，所以病家多有怨之者。一次，因得罪权贵，遭人诬告而入狱。其小女缇萦，表示愿意随父去国都长安申辩，并直接向汉文帝（公元前179—前157在位）上书，陈述父亲之冤，并说父亲医技精湛，恳求以身赎父。汉文帝为其诚意所感动，释放了淳于意。汉文帝还下诏，询问淳于意关于他治病的相关情况，淳于意写成奏章，谈到自己治病的情况，着重叙述25个医案，后人称为“诊籍”，内容包括患者的姓名、籍贯、职业、症状、诊断、病理分析与治疗预后等内容。司马迁写作《史记·扁鹊仓公列传》时将奏章的内容撰写到著作中。司马迁无意中保存了我国现存最早的医案，也为保存珍贵的早期医史文献做出了贡献。

（十二）宋邑

宋邑，临淄人。宋邑跟随淳于意学习一年多，淳于意教授他五诊之法。

（十三）高期、王禹

高期、王禹是济北王派到淳于意处跟随其学习医学的。淳于意教他们经脉高下及奇络结等内容，还教授俞穴所在之处，气机运行上下出入之路线，病情的邪正逆顺，如何处以镵石、砭石、灸治之处等内容。高期、王禹跟随淳于意学习一年多。

（十四）冯信

冯信是太仓长，他是淄川王派遣来淳于意处验正医方的。淳于意教他如何辨明疾病的逆顺，药物方面的理论，如何定药物的酸、苦、甘、辛、咸五味及调制汤剂的方法。

（十五）杜信

杜信是高永侯家丞，他非常喜欢脉学，于是跟随淳于意学习。淳于意教他上经、下经以及五脏脉的诊法。杜信跟随淳于意学习两年多，是跟随淳于意学习时间最长的学生。

（十六）唐安

唐安是临淄召里人。淳于意教授他五脏脉诊法、上经、下经以及奇咳术，四时阴阳脉气变动的辨证，他跟随淳于意学习还未出师，就被齐王征召为侍医。

（十七）王叔和

王叔和，名熙，字叔和，以字行世。其生平事迹未见于正史之中，只于《针灸甲乙经》《医心方》《太平御览》等医籍著述中散见。

1. 王叔和名熙

王叔和以字行世，其名不显，世人不知者多。叔和名、字同现首见于日·丹波康赖《医心方·卷二十九》：“《养生要集》云：高平王熙叔和曰……”此后，日·丹波元胤于《中国医籍考·卷十七》中引证：“按，丹州公《医心方》引《养生要集》，有‘高平王熙叔和曰’语，据此，叔和名熙，以字行者也。”《医心方》所引叔和之言与唐·孙思邈《备急千金要方》录卫汛引叔和言及《太平御览》引《养生论》言大致相同。《备急千金要方·食治》：“河东卫汛记曰：高平王熙称食不欲杂，杂则或有所犯，有所犯者或有所伤，或当时虽无灾苦，积久为人作患。”《太平御览·方术部一》：“王叔和，高平人也。博好经方，洞识摄生之道。尝谓人曰：食不欲杂，杂则或有所犯。当时或无灾患，积久为人作疾。”以上，王叔和名熙当无疑义。

2. 王叔和生卒年

王叔和之生卒年，古时史传典籍未有载录，今人考证，侧重不一，结论有异，至今未定。如宋大仁先生考证为180—270年，田思胜教授等编著《齐鲁医学与文化》中提及王叔和生卒年时亦循此观点；宋向元先生认为叔和生于约180年，卒于260—263年；朱承山先生认为王叔和生卒年约为201—280年，李嘉庚教授考证亦持此观点；张年顺先生则持210—280年的观点；另有学者提出其生卒年为177—255年。各家立论，所据不同，又不乏推测臆断，因此叔和之详具生卒年份尚待更有力的史实资料印证。

3. 高平王叔和

王叔和之里籍，是为高平无疑，然有山东古高平与山西高平之争。清以前皆认为是山西高平，乾隆三十九年（1774）《高平县志·卷之十四·艺术》将王叔和辑录其中，并注明是唐·甘伯宗所著《名医传》中有相关记载。唐时高平为山西高平（于北魏时设置），而山东高平在隋建立时即废；若为山东高平，则应冠以“古高平”等字眼加以区分。至近代，余嘉锡先生（1884—1955）方对“山西说”提出质疑，嘉锡先生考证认为“建安七子”之一的王粲（字仲宣）为汉太尉王龚一脉，而王龚为山阳高平人，因此推测：“叔和既籍高平，又与仲宣为同时人，疑是其群从子弟。”后宋大仁先生据此认为，王叔和所属之高平为山阳高平，即山东古高平，此后陆续有学者进一步考证山阳高平即现山东邹县附近。1986年，“王叔和里籍论证会”在邹县召开，全国十余省三百多人与会，对叔和里籍进行论证，最后一致认为，王叔和的里籍是今邹县西南部郭里乡至微山县西北两城乡一带。至此，王叔和里籍为山东古高平为多数人所认知。

4. 师于仲景，与卫汛熟识

王叔和或曾受业于仲景。王仲宣为王叔和同族，而仲宣与张仲景熟识，仲景曾劝药于仲宣，皇甫谧《针灸甲乙经·序》载：“仲景见侍中王仲宣，时年二十余。谓曰：君有病。四十当眉落，眉落半年而死，令服五石汤可免。仲宣嫌其言忤，受汤而勿服……后二十年果眉落，后一百八十七日死。”王叔和或因此结识仲景，受其指导，得以参阅仲景著述，并于仲景逝后整理编次其遗论。

卫汛为仲景弟子，《太平御览·方术部三》载："张仲景方序曰：卫汛，好医术，少师仲景，有才识。"《备急千金要方·食治》有引卫汛之言："河东卫汛记曰：高平王熙称食不欲杂。"可知卫汛对叔和的称呼为"高平王熙"。在古代，对长辈或先贤应称其字，平辈或呼名或称字，呼名者通常关系较为密切，而对晚辈亦可呼其名。据此分析，卫汛与叔和应为熟识好友，或卫汛稍长于叔和，二人或于从师时相识。

5. 太医令王叔和

王叔和为太医令之记载首见于皇甫谧《针灸甲乙经·序》："近代太医令王叔和，撰次仲景遗论甚精，指事施用。"清代以前医家多从林亿"叔和，西晋高平人"之言，认为叔和为晋太医令，至清孙鼎宜、章炳麟等人方对此提出疑义。如余嘉锡先生于《四库提要辨证》中言："仲宣之于表，为通家子弟，故举族依之……疑叔和亦尝至荆州依表，因得受学于仲景，故撰次其书。其后刘琮以荆州降，乃与仲宣同归曹操，遂仕于魏，为其太医令。此虽无明文可考，然可以意想而得之者。"此后，现代医家宋大仁、宋向元、万方等纷纷就此进行考证，认为叔和为魏太医令。

另有日本人丹波元简认为叔和非魏太医令，而是吴太医令；当代范行准先生从荆州归属的角度分析，亦认为叔和为吴太医令；后有学者从避讳角度分析支持吴太医令之观点。

吴、魏之论各有所据，然持魏太医令观点者居多。且不论所属何朝，太医令总为众太医之长，是掌管医药的最高官职。太医令一职使叔和在编修仲景遗论和撰写《脉经》之时，能够最大限度地收集当世资料，并大量收录秦汉时代佚文，为其著述奠定坚实的文献基础。

三、齐鲁养生学派

齐鲁养生学派的代表人物既有儒家孔子、孟子，也有道家萧静之、丘处机等人，他们的养生思想对后世产生了巨大的影响。此外，还有注重饮食养生的崔浩、段文昌，其养生内容与百姓日常相关，现分述如下。

（一）孔子

孔子，名丘，字仲尼，鲁国陬邑（今山东省曲阜市）人，祖籍宋国栗邑（今河南省夏邑县），中国古代伟大的思想家，儒家学派创始人。

齐鲁号称“一山一水一圣人”：一山指泰山，一水指黄河，一圣人指孔子。孔子还是著名教育家，他删定六经，开创私人讲学之风，倡导仁义礼智信，培养了一批优秀学生。孔子的思想核心为“仁”，其谓“夫仁者，己欲立而立人，己欲达而达人”“己所不欲，勿施于人”。他开创的儒家思想体系，被汉以后历代君王所尊崇，如西汉元始元年（1），汉平帝追封孔子为公爵，称“褒成宣尼公”；唐开元二十七年（739），唐玄宗李隆基加给孔子谥号“文宣”；宋大中祥符元年（1008），宋真宗“诏加谥曰玄圣文宣王”，后为避讳，于大中祥符五年（1012），宋真宗改尊孔子为“至圣文宣王”；元大德十一年（1307），元武宗加称孔子为“大成至圣文宣王”；明嘉靖九年（1530），嘉靖皇帝尊孔子为“至圣先师”；清顺治二年（1645），顺治皇帝更尊其为“大成至圣文宣先师”。

孔子强调道德品质对长寿的作用，指出仁者寿、德者寿。《礼记·中庸》引孔子：“故大德……必得其寿。”即道德崇高者，怀有仁爱之心，胸怀宽广的人容易长寿。其思想影响了历代士大夫及民众的修身养生观。

（二）孟子

孟子，名轲，邹（今山东邹县）人，约生于周烈王四年（公元前372），约卒于周赧王二十六年（公元前289），寿至八十四岁，被后人尊为“亚圣”。

孟子是鲁国贵族三桓之一孟孙氏的后裔。孟孙氏权势衰微之后，退出了鲁国的政治中心，有一支从鲁迁居到邹，此为孟子的祖先。在学业方面，据《史记·孟子荀卿列传》记载，孟子受业老师为子思之门人；孟子对孔子的学说极为尊崇，以未得孔子亲自教诲而为憾。孟子的母亲对其教育极为严格，为了让他有好的教育居住环境，曾三迁住址。孟子的母亲也曾三断机杼，来警醒孟子做任何事要持之以恒，不应半途而废。

孟子学成之后，曾经游历齐、宋、滕、魏、鲁等国，对各国国君阐述他的政治主张。但由于孟子所处的时代是战国中期，周天子已经失去了应有统治与控制秩序的能力，各国诸侯为了土地与利益发动兼并战争。春秋时代有一百多个小国，到了战国中后期，许多小国被灭，孟子阐述的仁爱治国的模式并不被各国国君所接受。如孟子来到齐国，见到齐宣王，齐宣王对齐桓公及晋文公的霸业感兴趣，但孟子却给齐宣王讲王道，劝说其以仁政使天下归心。齐桓公虽对孟子尊重有加，也给其赏赐大量的财物，但并不打算以孟子的方式治理国家。

孟子游历列国前后有二十多年，但未实现自己的政治抱负。孟子弟子众多，周游列国时，跟随他的有车辆数十辆，从者数百人。虽然各国的国君不接受孟子的治国理念，但对孟子尊崇有加，目的是为自己博取美名。因此孟子游历各国，均被赠予丰厚的财物，所以许多人跟随孟子，也受到供养。

孟子年老回到邹地居住，一方面教授学生，另一方面编撰《孟子》一书，他提出“性善论”“民为贵，君为轻”等思想。其中，与养生有关的是“存心养性”“养浩然之气”“倡寡欲，守中和”等内容。

（三）张湛

张湛，字处度，东晋高平人（今山东邹平西南），著《养生要集》。张湛《晋书》无传，然《晋书·范宁传》中提到张湛，谓：“张湛，字处度，高平人，出身宦门，仕至中书郎”。

张湛出身官宦之家，家中为书香门第。《列子注·序》曰：“先父曰：先君与刘正与傅颖根皆王氏之甥也。并少游外家。舅始周，始周从兄正宗、辅嗣，皆好集文籍，先并得仲宣家书，几将万卷。傅亦世为学门。三君总角竞录奇书。”张湛提到其家族与王氏家族有姻亲关系，其祖父与刘正、傅颖根均是王始周之外甥，王始周与其堂兄王正宗（王宏）、王辅嗣（王弼）均好收集藏书，其家还得到王仲宣（王粲）家的藏书，有万卷之多。其祖父张嶷与刘正、傅颖根在总角时，即在外祖家“竞录奇书”。

按：此王氏家族是指高平（县名，今山东微山县西北）王氏，是汉魏之际有名的世家大族。王仲宣曾祖王龚在汉顺帝时官至太尉，祖父王畅在汉灵帝时官至司空，都曾位列三公。父亲王谦是大将军何进的长史。王仲宣与孔融、陈琳、徐干、阮瑀、应玚、刘桢并称“建安七子”，其成就在“建安七子”中较为突出，又与曹植并称“曹王”。王仲宣因其才能而受到文坛泰斗蔡邕的器重，蔡邕家中有书近万卷，他曾将数车书籍送与王粲。王粲死后，相国掾魏讽谋反，王粲二子与其同谋，事败被杀，王粲绝嗣。后以王业为继嗣，故其藏书尽归王业（王宏、王弼之父）。张湛的祖父张嶷之外祖家藏书甚富，张嶷儿时即手录奇书，这些藏书亦为其打开了广阔的视野。故张湛亦是诗书传家。

张湛是东晋玄学的重要代表人物，其代表作为《列子注》，其注文中亦能体现其部分养生思想。其养生方面的著作为《养生要集》，该书已佚，但尚存部分文献体现了其养生思想。

（四）王微

王微（414—453），字景玄，琅琊临沂（今山东省临沂市）人。太保王弘之侄，父亲王孺，官至光禄大夫。王微所在的琅琊王氏，是中古时期中原最具代表性的名门望族。

王微好学，擅长写作、书法、绘画，又兼通音律、医方、阴阳术数。王微淡泊名利，十六岁时，州里举荐他为秀才，任衡阳王刘义季的右军参军，他推辞不就。朝廷又征召他做司徒祭酒，后转任主簿，先后担任始兴王刘浚的后军功曹、记室参军，官至太子中舍人。王微后因父亲去世辞去官职，服丧期满后，任南平王刘铄的右军咨议参军。王微不欲做官，称病不去就职。朝廷仍任命他为中书侍郎，又打算让他做南琅琊、义兴太守，他都谢绝了。

王微的弟弟王僧谦亦才华出众，患病后，王微亲自为他诊治，但王僧谦因服药过量而死亡。王微非常内疚痛苦，于王僧谦走后四十日自己也去世，时年三十九岁。

据《宋书》卷六十二《王微传》载：王微生平好服上药，即仙药。他身体状况较弱，自年十二时即病虚证，故常服食药物。今《服食方》已佚。

（五）萧吉

萧吉，字文休，出身兰陵萧氏家族。著《帝王养生方》二卷。

兰陵萧氏是世家大族，南北朝时期与王、谢、袁三家并立，是当时的四大家族之一。《隋书·萧吉传》称萧吉为梁武帝兄长沙宣武王萧懿之孙。萧吉的祖父萧懿是梁武帝的长兄，南齐一代名将。

关于兰陵萧氏之渊源，《梁书·武帝纪上》及《开沙萧氏族谱》均言兰陵萧氏家族为萧何之后，其中提到出身兰陵萧氏家族的齐太祖高皇帝萧道成是“汉相国萧何二十四世孙”。《南齐书》载，萧何居沛地，其孙萧彪被免官后，居东海兰陵县东都乡东都里，此为兰陵萧氏兴起之始。据以上记载，萧吉当为萧何的第二十八世孙。

兰陵萧氏的南迁则与萧整有关。西晋末年，五胡乱华，许多北方士家大族均南迁，时任淮阴令的萧整率萧氏族人迁至晋陵武进县（今江苏省常州市武进区）的东城里。因为此县聚集了许多南迁的萧氏族人，所以也被称为“南兰陵”，以与兰陵郡之兰陵相对应。居南兰陵的萧氏家族因与刘宋皇族联姻，加之立有战功，因此地位迅速崛起。兰陵萧氏的萧道成及萧衍分别是南齐与南梁的开国皇帝，兰陵萧氏家族地位在齐梁间达到顶峰。

萧吉历经四朝，分别是梁、魏、北周、隋，至隋进上仪同，以本官太常考定古今阴阳书。《隋书·萧吉传》载，萧吉“博学多通，尤精阴阳算术”。因隋文帝杨坚好征祥之说，故萧吉利用自己在阴阳历算等方面的特长，投杨坚所好，因此受到重视。《隋书·经籍志》记载萧吉的著作为：《金海》三十卷，《相经要录》一卷，《宅经》八卷，《葬经》六卷，《乐谱》十二卷，《帝王养生方》二卷，《相手版要诀》一卷，《太一立成》一卷。

从萧吉的著作可以看出，萧吉精于相术、音律、养生，故《隋书·萧吉传》称萧吉“博学多通，尤精阴阳算术”，绝非虚语。

（六）萧静之

萧静之，兰陵（今山东枣庄）人，性颇好道。

萧静之科举落第，就扔掉书本，辟谷炼气，结庐于漳水之上。十余年后，某日照镜子，发现自己容貌憔悴，齿发凋落，十分生气。于是迁居邺下，跟随商人谋利。数年后资用丰足，乃置地建房，掘得一物，状如人手，肥而且润，其色微红。于是将其烹食之，感觉味道很美。一个多月后，齿发再生，力壮貌少，而不知其原因。

萧静之偶游邺都，遇见一道士。道士看着他惊讶道："你气色如此之好，必定是吃了仙药。"道士为其诊脉后说道："你所吃的，是名叫肉芝的仙药。得食后寿同龟鹤。你应当隐居山林，潜心修道，不可自混于浊世之间。"萧静之听信道士之言，舍弃家业，竟不知其去处。

（七）羊欣

羊欣，字敬元，南朝宋泰山南城（今山东费城）人。官至中散大夫、义兴太守。羊欣以善书法而出名，其书得法于舅父王献之。他还对养生有研究，著有《药方》等著作。

羊氏为泰山名门望族，羊欣曾祖羊忱，曾任晋朝徐州刺史。祖父羊权，任黄门郎。父羊不疑，任桂阳太守。

羊欣年轻时即性格沉稳，不与人争强斗胜，言笑和美，容貌举止俱佳。阅读书籍广泛，书法亦佳，尤其擅长隶书。羊欣十二岁，其父任乌程县令时，正值王献之任吴兴太守，偶得王献之指点后，羊欣书法日益见长。

羊欣为人淡泊，不羡权势，任官期间不堪拜伏，便以各种理由推辞不参加朝觐。高祖、太祖都以没见过他为憾。因其能力才华出众，被多次封以重要官职，但赴任后大多以病为由辞官归家。

羊欣最初出仕，任辅国参军，军府解散后又回到家中。隆安年间，朝政逐渐混乱，羊欣则不再入仕为官，于家中悠闲度日。会稽王世子司马元显每回索求羊欣的书法，羊欣均礼貌辞谢，并不遵从。元显愤怒不已，任命他为自己后军府舍人。此职务本应由寒门担任，所谓"上品无寒门，下品无士族"，由出身高贵的羊欣担任后军府舍人，是对他的侮辱。但羊欣欣然接受，并未因高门任寒职而怒形于色，也因此获得了广泛赞誉。

后值桓玄辅佐朝政，任平西将军，便任命羊欣为平西参军，又转为主簿，参预机要事宜，后又被任命为楚台殿中郎。但羊欣就职几日后便称病辞职，隐居里巷，十余年未出仕。义熙年间，刘裕重新任其为其右将军刘藩司马，又转为长史，后又出任新安太守。他在郡四年，以政治宽仁深受百姓爱戴。羊欣担任新安太守前后共十三年，其间游山玩水，很有怡情养性之趣。后转至义兴任太守却不喜此地。不久，又称病重，辞官归家，被授予中散大夫。

据《宋书·羊欣传》记载，羊欣素好黄老，有病不服药，只是采用饮用符水的方法治疗。他除善书法外，兼善医术。《古今图书集成·医部全录》载："按古今医统，羊欣，字敬元，好文艺，敦方药，莅事详审，治疾尤精，能以拯济奇功。"可见，羊欣还为人治病，医术甚精。

（八）崔浩

崔浩，字伯渊，清河武城（今山东武城县）人，是北魏前期最有影响力的政治家。太宗初拜博士祭酒，赐爵武城子。始光年间（424—428），晋爵东郡公。历太常卿、侍中、特进抚军大将军、左光禄大夫、司徒，位列三公，权倾一时。太平真君十一年（450）被诛。

崔浩少好文学，博览经史。玄象阴阳，百家之言，无不关综，研精义理，时人莫及。他善服食养性之术，著《食经》一书。

崔浩《食经》叙言载，其自小至大，耳闻目睹母亲、伯母、诸位姑姑均修习妇功，其中包含酒食制作。她们朝夕奉养公婆，四时供祭祀，皆亲自制作，从不假手僮仆。后遭丧乱，饥馑仍臻，仅用粗粮蔬菜糊口，手中没有制作的食材，十多年间不再制作。他的母亲怕时间长了忘了如何制作，后辈又没有见过这些食材，食材的制作之术丢失可惜，于是口授食材制作方法，由崔浩记录而成，共九篇，以垂来世。

（九）段文昌

段文昌（773—835），字墨卿，一字景初，唐初名将段志玄玄孙，著《食经》。

段文昌祖籍齐州（今山东淄博），自幼客居荆州（湖北省荆州市），为人仗义疏财，不拘小节。节度使裴胄知其博学却不加以任用。贞元十七年（801），入蜀，依剑南节度使韦皋，表授为校书郎。元和元年（806），朝廷因西川节度副使刘辟讨要节度使之位，命大将高崇文征讨西川。高崇文攻入成都，将刘辟槛送长安，并向朝廷推荐房式、韦乾度等归降的西川参佐。段文昌也在归降官员之中，虽受高崇文重视，但并未得到举荐。元和二年

（807），段文昌在李吉甫担任忠州刺史时前往拜谒，因此得到提拔，被擢升为登封县尉、集贤校理，后历任监察御史、补阙、祠部员外郎。后来，唐宪宗欲授段文昌为翰林学士，但被宰相韦贯之阻挠。元和十一年（816），韦贯之罢相。段文昌得授翰林学士，并升任祠部郎中，获赐绯色官衣。元和十二年（817），宰相裴度平定淮西之乱。刑部侍郎韩愈奉诏撰写《平淮西碑》，大力歌颂裴度的功勋。李愬在平乱时功居第一，在碑文中却甚少提及，因此愤愤不平。其妻韦氏向皇帝申诉，称碑文内容不实。唐宪宗遂命人将韩愈的碑文磨去，让段文昌重新撰写。元和十四年（819），段文昌又加知制诰。元和十五年（820），唐穆宗继位。段文昌被召入思政殿，以备顾问，不久便被拜为宰相，授为中书侍郎、同中书门下平章事。不到一年，上表请辞相位，授为剑南西川节度使、同平章事。段文昌素知蜀地民情，到任后虽治政宽仁，却法纪严明，深受蛮夷畏服。云南蛮族侵入黔中，朝廷接到黔中观察使崔元略的奏疏，非常担忧，诏命段文昌严加防备。段文昌派使者前往谈判，蛮族退兵而去。长庆四年（824），唐敬宗继位。段文昌被征拜为刑部尚书，后改任兵部尚书，并代理尚书左丞。宝历二年（826），唐文宗继位，段文昌升任御史大夫，进封邹平郡公，后又出镇淮南，授检校尚书右仆射、平章事，节度淮南。唐文宗调段文昌为荆南节度使，改授检校左仆射。太和六年（832），段文昌再次出任西川节度使。太和九年（835），唐文宗派宦官到西川赏赐春衣。段文昌可能因此兴奋过度，刚刚受宣完毕便突然去世，时年六十三岁，被追赠为太尉。

段文昌身处贫贱之时，遭遇不甚如意。至其发达之后，扬历显重，出入将相，身居高位二十年。其生活奢侈，对食品要求很高，于饮食一道颇有心得，遂自编《食经》五十卷。因其曾被封为邹平郡公，此书又被称《邹平公食经》。

（十）马丹阳

马丹阳（1123—1183），初名从义，字宜甫，后师从王重阳，改名为钰，字玄宝，号丹阳子，世称丹阳真人，山东宁海（今山东烟台牟平）人，为金代著名道家代表人物、针灸家。大定二十三年（1183）十二月，仙逝于莱阳游仙观，享年六十一岁。与丘处机、谭处端、王处一、郝大通、刘处玄和孙不二并称“全真七子”。与长春子丘处机、长真子谭处端、长生子刘处玄、玉阳子王处一、广宁子郝大通、清静散人孙不二合称“全真七子”。

马丹阳先祖为陕西扶风县人，因避战乱，后迁徙至山东宁海定居，在其《渐悟集》“还乡”中言：

> 先祖兄弟四人，因唐末去山东，一居莱阳，一住黄县，一在文登，一居牟平。
>
> 祖住云阳，嵯峨山下，自来生计之乎者。却因唐末去东牟，到今三百余年也。数世衰荣，不堪重话。我今因遇家缘舍。水云游历入潼关，超然显个还乡马。

马家世代业儒，居于海宁城内，富甲一州。马丹阳自幼资质聪颖，与众不同，后学通经史，《牟平县志·卷十》“马丹阳传”记载：丹阳子为汉伏波将军后，名钰。生时，母梦麻姑以丹一丸吞之，为儿时，诵乘云驾鹤诗，李无梦见而其奇之，曰：“额有三山，手垂过膝，真仙才也。”

马丹阳于金代贞元年间（1153—1156）中进士，《福山县志稿》中的“创建马真君碑亭记”有云：“壮岁，以儒书刀笔之能，选充本州吏，权总六曹，德服众望。”又有记载“真人虽登第，不乐仕进，雅志抱元守一”，说明虽在官场，但名利之心十分淡薄，不喜为官。

大定七年（1167），马丹阳与好友相聚于怡老亭，酒酣之时赋诗曰“醉中却有那人扶”。后遇王重阳，其言“不远千里，来扶醉人”，丹阳大惊为何王师可知心中所念。席间两人谈论道术，马丹阳邀王重阳还居家中，以师礼待之，在此期间，马丹阳深受度化。大定八年（1168），其四十五岁时，将家事托付于其三子——庭瑞、庭珍、庭珪，跟从王重阳出家学道，更名钰，字玄宝，号丹阳子。次年二月，入昆仑山，以烟霞洞为其修真之所。后其妻孙不二，亦于大定九年出家学道。大定十八年（1178），马丹阳结束闭关，其道行已经大成，故往西北云游，开始了行化传教之路。

马丹阳为儒生出身，六艺无所不通，且精于医术，尤善针灸。并从人体数百穴位中，归纳精选出十二要穴，作《天星十二穴杂病歌》。

（十一）丘处机

丘处机（1148—1227），或作邱处机，字通密，号长春子，登州栖霞（今属山东）人，全真教龙门派开创者。1148 年农历正月十九，生于栖霞滨都宫，1227 年，羽化于宝玄堂，殡于白云观处顺堂（今北京白云观丘祖殿）。

丘处机出身显族，自幼颖悟强记，八九岁便博览儒、医、佛、道家著作，尤其酷爱道家学说。丘处机十九岁出家为道，二十岁正式拜师于全真教创始人王重阳，追随左右，潜心修道。1170 年，王重阳染病羽化于开封，丘处机将师父遗体护送并安葬至终南山刘蒋村王重阳故居。王重阳逝世后，丘处机居陕西磻溪历时六载，又在龙门山（今宝鸡市东南）隐居潜修七年。在前后十三年苦修中，丘处机潜心修道，著书立说，于龙门悟道成正果，因此其门徒称为龙门派。

1219 年，丘处机迁居莱州（今属山东烟台）昊天观，南宋及金先后遣使来召，欲为己所用。但丘处机只为百姓，不为官场，因此均未应诏。同年五月，元太祖自乃蛮（今蒙古人民共和国境内）遣使者持诏召请，丘处机权衡之后毅然前往，此时已逾七十岁。丘处机不远万里回应召见，成吉思汗颇为赏识，并设仪式正式召见。回到燕京后，元太祖赐以虎符及玺书，命其掌管天下道教，诏免道院和道人的一切赋税差役，并先后在燕京建立八会，于各地建立宫观。一时道侣云集，教门四辟。

1228 年，丘处机羽化于长春观宝玄堂（后更名为白云观）；1269 年，元世祖诏赠“长春演道主教真人”；1310 年，元武宗又加封为“长春全德神化明应真君”。天下百姓为纪念“丘神仙”的无量功德，遂定其生辰正月十九为燕九节，岁岁庆祝至今，现已成为京津地区的著名风俗之一。

丘处机作为全真教弟子和领袖坚持全真教宗旨，游历世间救济百姓，不仅从宗教的角度思想渡人，还利用所学的养生和医学知识救人性命。他通过大量吸取前代道医经典中的养生观，把中医的脏腑理论和五行相克理论结合起来，写出了《摄生消息论》。

《摄生消息论》其思想主要来源于《素问》《千金方》《黄庭内景五脏六腑图》《四气摄生图》《混俗颐生录》等医药养生典籍，结合前代医家的养生理论，根据自身的行医实践，丘处机重新阐释了四时养生与脏腑防治的相关医理，其养生之道对当代仍具有指导意义，值得深入研究。

四、齐鲁本草研究学派

齐鲁本草研究学派有孟诜、萧炳、王象晋等人，现分述如下。

（一）孟诜

孟诜（621—713），《新唐书》称其为汝州梁人，即今河南临汝人。考诸有关文献，可知其当为山东德州平昌人，汝州梁当是其祖籍。

考《德平县志·科甲》，载孟诜父孟曜、孟诜曾孙孟简等中进士及历任官职情况，其谓：

唐孟诜，明经孟曜子，少敏悟，博闻多奇，举进士，拜长乐尉，迁凤阁舍人，累官至同州刺史。

孟简，字几道，诜曾孙，工诗，尚节义，进士及第，通过博学宏辞科考试，累迁仓部员外郎。

《新唐书·列传第八十五》称：孟简，字几道，德州平昌人。曾祖诜，武后时同州刺史。

按：德平县治的出现是在五代，后唐割安德县东北境及平昌地合一县，两地各取一个字，名为德平县。该县治存在一千余年，1956 年，山东省撤销德平县，将其辖地并入周围县内，其中，平原部分并入临邑县。由《德平县志》《新唐书》可知，孟诜父孟曜是明经进士，其中明经进士的籍贯即已是平原籍。《山东中医药志》载：“孟诜，唐，汝州梁人，寄居平昌。”

孟诜为唐代中期著名医药学家，早年奉进士，曾任台州司马、同州刺史等职。年轻时喜好医药及炼丹术，长于饮食疗法、养生之术，曾师事孙思邈，向其学习阴阳术、推步、医药。

孟诜去探望因病卧床的中书侍郎刘讳之时，看到喝酒所用盛器为金碗，吃惊地说：“这是药金制作的，并非石中所出。”刘讳之说：“皇上所赐，当非假金。”孟诜便说：“药金是用仙方合成的，这个一点也不假。药金如果燃烧，会出现五色烟雾。”于是刘讳之用火烧金碗，果然出现五色烟雾。刘讳之将此事上奏皇上，武则天心中很不高兴，说近臣不应当关注旁门左道，将孟诜贬为台州司马。垂拱元年（685），孟诜连续升迁至中书一职。后又在都城长安补皇子侍读，睿宗帝又授他为同州（今渭南一带）刺史，并加封银青光禄大夫。神龙初年（约705），孟诜回到伊阳（今河南汝阳），专心研究药物饮食之法。孟诜曾说："若能保身养性者，常须善言莫离口，良药莫离手。"睿宗登上帝位后，把他又召回京都，准备重用他，可他却以年老力衰不堪作为借口坚决推辞。睿宗景云年间（710—712），再次下诏赏赐他百件物什，并颁布诏命令每年春、秋两季，按时赐给孟诜羊肉、酒醋、糜粥等。孟诜根据自己几十年的实践经验，编撰《补养方》三卷，后经张鼎增订，改名《食疗本草》，专论食物疗疾。

《食疗本草》见载于《旧唐书·艺文志》，原书早已经散佚，仅有佚文散见于《证类本草》《医心方》等书中。至敦煌莫高窟珍贵藏书现世，其中即有《食疗本草》古抄残卷，此书被英人掠走，现存大英博物馆。1927年，东方医学会誊录《食疗本草》古抄残卷出版。

孟诜还撰有《家》《祭礼》各一卷，《桑服正要》二卷。去世时，享年九十三岁。

（二）萧炳

萧炳，五代时期兰陵（今山东兰陵）人，精通医术，且医书无所不读。他终生隐居，没有出仕。

萧炳取本草药名，每上一字，以四声相从，定《四声本草》五卷，以便旁人借阅，盖前人所未有者。其书已佚，在《嘉祐补注神农本草经》《政和经史证类本草》《本草纲目》《名医类案》等书中偶见摘录。如《名医类案》卷三载：

> 古有患胸痹者，心中急痛如锥刺，不得俯仰。蜀医为胸府有恶血故也。遂取生韭数斤，捣汁，令服之，即果吐出胸中恶血，遂差（瘥）。又萧炳谓小儿初生，宜与韭根汁灌之，吐出恶血，长则无病。验韭能归心气而去包中恶气，治胸中也。

《四声本草》虽已佚，但仍通过一些文献保留了部分内容，幸甚。

（三）王象晋

王象晋（1561—1653），字荩臣，又字子进，号康宇，自称明农隐士、好生居士，山东新城（今山东桓台县）人。明代园艺学家，文人，且旁通医药。王象晋出身新城王氏家族，王氏家族是跨越明、清两朝的文学与官宦世家，初以农为业，后因历代家业积累，经济条件逐渐好转，后代子孙可入私塾读书。自王象晋曾祖王麟起，王氏家族便踏上了入仕为官之路。

王象晋曾祖王麟于成化二十年（1484）考取贡生，官至颍川王府教授；王象晋祖父王重光，嘉靖二十年（1541）进士，官至户部湖广主事；王象晋之父王之垣，嘉靖四十一年（1562）进士，官至户部侍郎；王象晋长兄王象乾，字子廓，隆庆五年（1571）进士，官至兵部尚书，赠太师，是新城王氏官品最高、政治影响最大之人。

王象晋，万历二十二年（1594）举人，万历三十二年（1604）进士。初授中书舍人，癸丑考选时，其同乡居高位者拟推荐其担任台省之职，进入权力核心，按例可任职翰林。但其兄王象乾多年任蓟辽总督，声震九边，于万历二十二年（1594）被提拔为右佥都御史，巡抚宣府。而明廷有制度规定“父兄官内阁及六卿者，子弟无得居言路”。为避嫌，王象晋主动要求平调至礼部，任仪制司主事。万历四十五年（1617），齐党因拉拢王象晋不成，遂寻由欲将其除之。先是以察典为由，将其贬官外调至江西任按察司知事。王象晋虽并未赴任江西，先后任礼部精膳司员外郎与本部仪制司员外郎二职，但最终仍因齐党中伤去官回乡。万历四十五年至天启六年（1617—1626），王象晋去官回乡。回乡后王象晋未受去官影响，以侍农为乐，闲暇时王象晋广集植物知识并结合自身劳动种植经验，《群芳谱》也正是于此时得以著成。

天启七年（1627）八月，惠王朱常润离京就藩荆州府，王象晋受召扈从惠王就藩，正式起复，并于奉使途中作《剪桐载笔》。天启七年（1627）至崇祯十年（1637）的十年间，其先后任礼部仪制司主事、按察司副使、河南按察使、浙江右布政使等职。

王象晋为人泰然持重、体察民情、廉洁奉公，入仕期间先后处理了通州民众叛乱，肃清常熟不良风气，使当地漕运恢复正常。王象晋对友人亦深情仗义，为解时任浙江左布政使姚永济的牢狱之祸，不惜自己受到牵连。随后加之其兄的离世，王象晋再次请辞归故里。不久，王象晋经历了一生中最为动荡的时期，即明清交际。王氏家族殉难、殉节多人，其中就包括王象晋之子王与朋、王与胤，孙王士熊、王士雅等人。崇祯十七年（1644），明朝灭亡，王象晋深感国亡子丧之痛，遂闭门谢客，自号明农隐士，居乡不出。其间，王象晋订补《简便验方》《增补简便验方》残稿并加新著成《三补简便验方》。顺治六年（1649），王象晋著《救荒成法》；顺治八年（1651）左右，王象晋刊刻《字学快编》；顺治十年（1653），王与敕为王象晋整理著作残编，增入其晚年所做诗文，合成《赐闲堂集》四卷并付梓刊刻。顺治十年（1653）十月，王象晋卒于家，享年九十三岁，乡人私谥康节先生。王象晋另有养生著作《清寤斋心赏编》一卷，刊行于明崇祯六年（1633）；医药著作《保安药石》《卫生铃铎》《神应心书》，但现已佚。另据《明史·艺文志·卷一百三十五》载，王象晋另著有《简便验方》一卷。

王象晋生于官宦世家，优越的经济条件及良好的家风影响，为他习书读经及考取功名奠定了坚实基础。其入仕为官，不染官场俗气，心怀天下，政事之余，格外修习农学与医学等方面知识，还乡后依然不忘著书立说，将毕生所学用于天下黎民。王象晋为人顺时安命，不求荣华与名位，但求苑囿内满目青葱，能满足日常八口温饱即可。正是其淡泊秉直之性，才可将精力用于学习著书，方可有如此成就。

《群芳谱》包含了天文学、农学、植物学及药学诸多内容，其价值意义也并非仅一部指导农业开展的工具书，更是明代不可多得的一部博物学著作。《群芳谱》药谱中明确了植物的药用价值，还记载了救荒植物食用之方法，丰富了古代《救荒本草》的内容，也为现代中药食疗的开发提供了参考。

五、齐鲁东平医派

宋金元时期，齐鲁东平一带名医辈出，有儿科名家钱乙、董汲，还有针灸名家李浩等，李浩曾教授出窦默等著名医家。东平医家及传人的学术思想在中国医学史上均有重要地位。

（一）钱乙

钱乙，字仲阳，他本来和吴越王钱俶有宗属关系，祖籍浙江钱塘，后祖父北迁，遂为东平郓州（今山东郓城县）人。钱乙是中国医学史上第一个著名儿科专家。《小儿药证直诀》是钱乙的学生阎孝忠整理编次钱乙儿科的相关医论、医方和医案而成，是中国现存的第一部儿科专著。它第一次系统地总结了小儿辨证施治法，使儿科自此发展成为独立的一门学科。后人视《小儿药证直诀》为儿科的经典著作，把钱乙尊称为“儿科之圣”“幼科之鼻祖”，《四库全书·总目提要》称“钱乙幼科冠绝一代”。

关于钱乙的生卒年，所见书刊有三种说法，有云钱乙生卒于约1032—1113年，还有人说生卒于1033—1113年，而较多的看法是钱乙生于景祐二年（1035），卒于政和七年（1117）。河间刘跂所撰《钱仲阳传》写得非常明确：“乙……自诊，知不可为，召亲戚诀别，易衣待尽，享年八十二岁，终于家。”《宋史·方技传》亦云：“乙末年挛痹寝剧，知不可为，召亲戚诀别，易衣待尽，遂卒，年八十二。”以后清代医家曹禾撰《医学读书志》及日人冈西为人所编《宋以前医籍考》亦都遵此。经张俊明等人考证，得出钱乙当生于景祐四年（1037），卒于宣和元年（1119），享年八十二岁。

钱乙曾为长公主的女儿治好了疾病，因此被授予翰林医官院中“医学”的官职（等级为从九品）。后又用黄土汤治愈了神宗皇帝之子，被提升为太医丞，赐给他饰金的鱼符和紫衣（四品官服）。

《宋史·钱乙传》中记载：

> 钱乙，字仲阳……父颢善针医，然嗜酒喜游。一旦，东之海上不反。乙方三岁，母前亡，姑嫁吕氏，哀而收养之。长，诲之医，乃告以家世。即泣请往迹寻，凡八九反，积数岁，遂迎父以归。时已三十年矣。乡人感慨，赋诗咏之。其事吕如事父。吕没，无嗣，为收葬行服……长公主女疾，授翰林医学，皇子病瘛疭，乙进黄土汤而愈。神宗召问黄土所以愈疾状，对曰：“以土胜水，水得其平，则风自止。”帝悦，擢太医丞，赐金紫。自是公卿宗戚，家延致无虚日……乙本有羸疾，每自以意治之，

而后甚叹曰：“此所谓周痹也，入藏者死，吾其已夫！”既而曰：“吾能移之，使在末。”因自制药日夜饮之，左手足忽挛不能用，喜曰：“可矣！”所亲登东山，得茯苓，大逾斗，以法啖之，尽由是，虽偏废，而风骨悍坚如全人，以病免归不复出。乙为方不名一师，于书无不窥，不靳靳守古法合，时度越纵舍，卒与法会。尤邃《本草》诸书，辨正阙误，或得异药，问之必为言生出本末、物色、名貌差别之详，退而考之皆合。末年，挛痹浸剧，知不可为，召亲戚诀别，易衣待尽，遂卒，享年八十二。

至于钱乙的祖籍，刘跂已经明确指出，钱乙为钱塘（今杭州）人，钱乙家与吴越王钱俶有家族关系，978 年，吴越王钱俶降于北宋时，钱乙的曾祖父钱俶随吴越王北上，家址北迁，对此，《宋史》《医学读书志》及冈西为人的《宋以前医籍考》中均持此见。张俊明等经考证，认为钱乙的家址在北宋时的郓州。

有关钱乙的从医时间，所见文书均认为钱乙专攻或专业儿科凡四十年，张俊明等经考证认为，钱乙从医或专业儿科应当为六十年。

钱乙自幼跟随吕氏学医，精勤好学，认真钻研《黄帝内经》《伤寒论》《神农本草经》等。特别是《神农本草经》，他阙误辨正，所下功夫很深。有人拿了不同的药请教他，他总是从“生出本末”到“物色名貌”的差别，详详细细地解答。事后一查本草书，果然一致。此外，他把古今有关儿科的资料一一采辑，加以研究。在钱乙之前，有关治小儿病的资料不多。据《史记》所载，扁鹊曾为小儿医，东汉卫汛著有《颅囟经》，惜已失传。巢元方的《诸病源候论》，孙思邈的《千金方》，也有关于儿科病的记载。到宋初，有人托名古代师巫撰《颅囟经》二卷，谈到了小儿脉法，病证诊断和惊痫、疳积、火丹（即丹毒）、杂证等治疗方法。钱乙对这部书反复研究，深有启发，并用于临床，收到疗效。钱乙还受《颅囟经》中“小儿纯阳”之说的启示，结合自己的临床实践，在张仲景总结的辨证施治的基础上，摸索出一套适合小儿用的“五脏辨证”法。因此，阎季忠评价他是“治小儿，该括古今，又多自得”。

（二）董汲

董汲，字及之，生卒年不详。北宋东平（今山东东平县）人，是钱乙的同乡晚辈，二人同为儿科名家。

董汲幼年学儒，进士落第后急于养亲，加上自幼体弱多病，放弃功名而从事医学。他广泛读《素问》《灵枢》及各种方书、本草著作，治疗多获奇效，医名卓著，尤其擅长儿科诸病，精于痘疹诊疗，在医学史上与“儿科鼻祖”钱乙齐名。董汲医术高明，尤重医德，对患者的痛苦能够感同身受，凡人之疾苦，如己有之。往来于病者之家，虽严寒酷暑亦不辞辛劳，遇有贫困患者还常出钱资助周济。著有《小儿斑疹备急方论》一卷，《脚气治法总要》二卷。此外还撰有《旅舍备要方》一卷。

董汲医著在宋代就备受重视，如《小儿药证直诀》《幼幼新书》等都不同程度引用他的成果，后代医家和著作对他的学术成果引用发挥颇丰，对中医儿科学发展具有重要影响。

（三）李浩

李浩，金末元初人。祖籍山东曲阜，祖父在滕县一带为官多年，后安家滕县。世代以儒学显名。而李浩不图显贵，喜医方术，慕仓公之为人。元初常往来东平间，为人治病，疗效显著。著有《素问钩玄》《仲景或问》等医书。

窦默声名未显时，曾学医于李浩。李浩授其铜人针法，为窦默撰写针灸名著《标幽赋》打下基础。后窦默受到元世祖重用，为朝廷重臣，封太师，谥号文正。窦默官居高位，没有忘记自己的老师，于是向元世祖推荐李浩。但当时李浩年事已高，已不能任职。但皇帝对李浩十分优待，令地方官每年赐其衣米。

李浩晚年将医学知识传授给其子李元。李元留京为官，掌御药局，以医侍元世祖。

（四）窦默

窦默，字子声，初名杰，字汉卿，金元间广平府肥乡（今河北省邯郸市肥乡县城西村）人，其生年众史籍资料未予以明确记载，但《元朝名臣事略》记载："……是岁卒，年八十五。"《嘉靖广平府志》："至元十七年秋七月十二日昭文馆大学士、正议大夫，以疾薨于京师。"《元史·列传》记载："……十七年加昭文馆大学士，卒年八十五。"顾炎武在《日知录》里提出："今人以岁初之日而增年，古人以岁尽之日而增之。"明末习惯把新年的第一日认作新增一岁的节点，而至元十七年即1280年，故可推断窦默生于1196年。窦默是元代名臣、名医、名儒，历任翰林院侍讲学士、昭文馆大学士、正议大夫等。去世后被赠太师，封魏国公，谥号文正。在医学、理学等领域均有较高成就。

窦默自幼好学，喜读儒书。"窦默幼知读书，叔祖旺时为郡功曹，欲使改肄刀笔。公不肯就，仍习儒业。"会元兵伐金，窦默被俘，同俘者30人中有29人皆被杀害，唯窦默逃脱归乡，家破母独存，"惊怖之余，母子俱得疾，僵卧困惫中，重罹母忧，扶病槁瘗。而大兵复至，遂渡河而南，依母党吴氏以居"。遇到当时清流河名医王氏，服丧期满，入赘到王家。王翁劝其从医，并授以方脉之术，使其业医，窦默稍习之，壬辰（1232）年授馆西华，以教读为业。可见王翁是窦默业医的第一任老师，但古籍记载窦默以教读为业，并未全继王氏"业医术"。《嘉靖广平府志》及《窦公神道碑》中均载有王翁"授公以方脉之术，公由是从容安居而生理赡足，平昔义理之学益得所养而日进于高明矣"。值元兵再犯河南之前其有关义理之学的研究更甚于医术，同年河南又遭兵乱，窦默其家人又皆亡毁，于是转入蔡州，遇到了同来避难同时也是对其医学研究产生深远影响的山东滕县名医李浩及其子李元。《道光滕县志》中记载："元李浩，其先曲阜人，五世祖官于滕，因家焉，大父义、父玉，皆以儒显。而浩喜医方术，慕仓公为人也，元初，常往来东平间，为人治病，决死生，其验如神。所著有《素问钩元》（《中国医籍考》称李浩著有《素问钩玄》，为避清圣祖玄烨讳）、《仲景或问》（二书均亡佚），诸药论甚精。窦默幼从其子元学，荐之元世祖，而老不可征，诏有司岁给衣米，终其身。"对于窦默是否跟随李元学习，其他古籍记载颇有争议，但窦默未入蔡州已步入中年，所以"幼从李元学"不甚准确。而《宋元学案》等典籍中均载有"转客蔡州，遇名医李浩，授以铜人针法"。窦默随李浩学习"铜人针法”及43穴。窦默《流注通玄指要赋》自序：“后避屯于蔡邑，方获诀于李君，其人以针道救疾也，除疼痛于目前，愈瘵疾于指下。”李浩在其从医生涯中，尤其在针灸之术这一方面产生了极为深远的影响。“乡人好学者来问经书，疾病者来求医药，率皆欣然应答。”

元世祖忽必烈即位前屡次召窦默入朝，窦默改名自晦，避而不受。元使巧施计谋，让窦默友人前去拜访，而其本人微服踵其后，默终不得已接受了任命。忽必烈向其请教治国之道，窦默用“三纲五常”对答，并强调：“帝王之道，在诚意正心，心既正，则朝廷远近莫敢不一于正。”后来更是一天多次召见，常伴左右，“俄命皇子真金从默学，赐以玉带钩”。令金见钩如见父。元世祖继位后，召窦默回上都（今内蒙古自治区锡林郭勒盟正蓝旗境内），请荐治国之臣，窦默举荐了许衡、史天泽等人，后因痛斥奸臣王文统并且举荐许衡为相，帝不悦而此事就此作罢。王文统很忌讳窦默，于是请命让窦默担任太子太傅，窦默以太子位号未正不敢先受太傅为由推辞，后称病回乡。没过多久奸臣王文统伏诛，皇帝回忆窦默的话，对近臣说：“言王文统不可用者惟窦汉卿一人，向使更有一二人言之，朕宁不之思耶。”于是召还窦默，每有大的政策都征求窦默的意见。“帝常谓侍臣曰：‘朕求贤三十年，惟得窦汉卿、李俊民二人。又曰：‘如窦汉卿之心，姚公茂之才合二为一斯可谓全人矣’。”窦默之受重用可见一斑。

窦默在元为官，以治国为业而颇受忽必烈汗重用，去世后谥文正。其子履也被授予了集贤大学士。为官期间不以医为主业，而是推荐他的老师李浩于元世祖，浩年老不可征，而“李浩子李元……奉旨卒父业，召至京师，赐宴万安阁，俾掌御药局”。以至于各种史志多是记载歌颂其治国之文韬武略，而其医学上的造诣成就反被其国相的光辉所掩盖。但其医学成就不仅在当世颇高，且深刻影响后世医家。

窦默针法精湛，用高深的医术造福黎民百姓。“人无贫富贵贱，视之如一，针石所加，医药所施，病辄痊安……久之，道誉益重。”其医学上的造诣及针法成为当世主流思想。凡谈论针刺的医家，均以得窦太师法而认为正宗，甚至有医者为了吸引病患，自称是窦太师的门人，足见其医学造诣在当世之影响极为深远。

窦默乐于收徒，亲炙及私淑弟子众多，从而使窦氏医学得到进一步推广发扬，福荫黎民。

刘执中是窦默的大女婿，“女三人，长适中顺大夫、淮西道宣慰副使刘执中”。他跟从窦默学习医理及针法，颇有成效。《元故少中大夫吉州路总管刘侯墓志铭》中记载：“少负志节，而长益骞，积学绩文，以裕所蕴。同里窦文正公奇之，妻以子。既从窦公，悉得其学，余力所及，犹能以针医名天下。”刘执中既为窦汉卿之婿，又为窦汉卿之徒，他继承窦氏针法，凭借窦氏针法医人而扬名天下。可见得窦氏医术针法之妙，便可活人扬名，实为高妙之术。

罗天益，字谦甫，早年是李东垣的高徒，尽得其真传，医术精妙。其在元为官期间，曾于窦默处学习针灸之法。罗天益于元丙寅春遇国信副使病脐腹冷疼、完谷不化……重灸及多次灸气海、三里、阳辅等穴却仍见灸处干而不出脓。在随朝承应，冬屯于瓜忽都地面，学针于窦默，借机询问腧穴。窦默曰：“凡用针者，气不至而不效，灸之亦不发。大抵本气空虚，不能做脓，失其所养故也。更加不慎，邪气加之，病必不退。”罗天益采用窦先生之理治疗，至元戊辰春，副使除益。又遇都府判得风疾，医生用续命汤复发其汗，结果体内津液重度亡失，病情更重，罗天益因此病更深入理解了窦默所言失其所养之理。罗天益虽不是窦默的亲传弟子，但窦默的医学思想对其产生了极为深远的影响。罗天益于《卫生宝鉴》中记载其与窦默讲论：“因视见《流注指要赋》及补泻法，用之多效。今录于此使先生之道不泯云……”足可见其对窦默的钦佩之情。罗天益的著作《卫生宝鉴》一书，其理论及临床价值对后世产生了深刻影响，不仅警醒后世不要滥用药物，也对后世进行临床研究产生了启示作用。

王开，字启元，号镜潭，兰溪县纯孝乡人。《钦定四库全书》中明代徐一夔《始丰稿·卷十》记载：“我先人在元至元初，以羁孤之迹至燕，获事窦文正公默，得其铜人针法。用医官起家，稍迁江西官医提举，后签太医院事……未老而谢官……负病踵门者不远千里而来。”这里的“先人”指的就是王氏。王氏，号镜潭，其子瑞，号玉泉。王镜潭继承了窦默诊病按腧穴求经络之贯属，以验气机。人谈王氏父子生人之死不可殚纪，其积世德如累金。

王镜潭父子继承窦氏医学，并将窦默医术发扬光大，造福百姓。著有《重注标幽赋》《增注针经密语》等，均已亡佚。但其子王国瑞子承父业，撰有《扁鹊神应针灸玉龙经》，对针灸学发展产生了积极的影响。

滑寿，元代著名的医学家，字伯仁，晚号撄宁生，著有《读素问钞》《难经本义》。滑寿医术高超，悬壶济世。谢肃《密庵集》中记载了滑寿私淑窦氏："金华周玄启，读书好医方术。学于撄宁滑先生。先生生中州，儒而医也。其用药绝似刘河间，而针法则本窦大师。凡所砭疗，莫不奇中，名闻朔南。是则玄启固有所受之矣。玄启尝以二室曰药曰针，遇人有疾，针可已者砭之，药可愈者疗之。亦往往以奇中有声，硕岂辱于师门邪。虽然，玄启之于撄宁亲炙者也，撄宁之于窦刘私淑艾者也。"滑氏行医五十年，江、淮、吴、甬间，尊之为神医。滑氏所到之处人争延致，以得撄宁生一决生死为无憾。其本窦太师针法，用针如神。《绍兴府志》载："一妇孕患腹痛，呻吟，滑氏隔垣闻其声，曰：此蛇妖也。以针砭之，产数蛇，得不死。又一妇临产而死，视之曰：此小儿手捉其心耳。以针砭之，即苏，少顷儿下，大指有砭迹。"滑寿不仅用针如神，普救黎民，而且在经络、针刺的推广方面做出了贡献。

郑瑱，字子玉。许有壬在《至正集》第三十九卷《一真堂记》中详述："太师窦先生之未遇也，怀其学无所施，悯人札瘥，针法极其妙。施诸治疗，莫不即愈，兵荒中活人不知其几。及见世皇，陈三纲五常之道，人道既立，相安而并生，其为活人又十百千万于针矣……博文之师，教授郑瑱子玉者，尝馆太师于家，真得其传。而博文则亲传于子玉者，源之正，流之不淹。故施于用，其效可必也……有堂扁曰一真。请为之说，真之为义大矣哉！针法得其真则治病不谬，诊病识其真则用针不忒，制药得其真则施用不悖，无所往而不一于真，而又始终济之以一心之真，则活人之功又岂下于相哉。"郑瑱得窦汉卿真传，后又传到张博文。张博文医术精湛，力求一真。传承了窦氏针法及其悯人之德。

许衎，字仲和，号潜斋。许衎命途多舛，元兵渡河，其父母兄弟相携艰难，结果失散，又赶上大饥荒，灾民难民食人肉充饥。许衎被抓，差点被谋杀，成为他人口中餐。幸得藏匿古墓以蓬翳其口，得以逃脱。又被掠夺至河南石抹元帅处，许文正公听说其弟在河南石抹处，往来河洛间几半载，哀恳备至，最终得以携弟归于大名。许衎极为聪敏，始小学未逾时而终篇，而且刚直勤学。许衡又劝他从医，许衎墓志记载："文正公尝曰：我扰攘之际，以医卜免。遂受针术于窦汉卿太师，辄得心传之妙，以之治患，捷于影响，疾病者扶杖而来，弃杖而往，不望其酬。"许衎在许衡的影响下跟随窦汉卿学习针术，得窦汉卿真传，治病效果极为灵验，且不计酬劳，既凸显了窦汉卿针法高妙，又反映出窦默高尚的医德。

窦默年轻时以教读为业，素喜传授自己的知识理论，无论好学者还是疾病者，凡来求教医药者率皆欣然应答。窦汉卿既是伟大的医学家，又是一名好的教育家。无论亲炙和私淑弟子，均能倾囊相授，不仅教其活人之术，而且授之医人之德，其思想产生了深刻的影响。

六、齐鲁伤寒医派

（一）成无己

成无己，世称金代聊摄人，为现存全文注释《伤寒论》的开创者，有关《注解伤寒论》撰注年代、成氏生平及其著述情况，历来说法不一，今特就此一问题根据现有文献聊为考证。

关于成无己之生卒年代，一般以张孝忠之说为据，以为成公生于嘉祐、治平年间。然笔者通过考察发现，成公当生于庆历至至和年间。现详述如下。

1. 生卒年代考

今存《伤寒明理论》张孝忠后跋曾云："成公当乙亥、丙子岁，其年九十余，则必生于嘉祐、治平之间。"此说对后世有较大影响，《四库全书·总目》《郑堂读书记》、宣统《山东通志》、《读书敏求记》等均宗其说。如《四库全书总目》云："无己，聊摄人，生于宋嘉祐、治平间，后聊摄地入于金，遂为金人，至海陵王正隆丙子，年九十余尚存，见开禧元年历阳张孝忠跋中。"

详张孝忠跋中云成氏生年之说，似非是。考张氏跋作于开禧改元，即1205年，上距"靖康之难"80余年；且张氏为南宋人，成氏为金人，从宋金交兵、南北阻隔的历史背景及成、张二人相距的时间来看，张氏不可能亲见过成无已，故其成氏生年之说当属推断之语。又《注解伤寒论》刊刻于大定十二年（1172），而正隆乙亥、丙子岁分别为1155年、1156年，上下相距十七八年。检王鼎后序，知其在临潢见到成氏，成氏已九十余岁，而王氏自临潢“既归，又十七年，一乡人自临潢遇恩放还，首遗此书（《注解伤寒论》），不觉惊叹”。王氏至此方才得到此书，后历经多年，始予刊刻。由1155年、1156年逆推，九十余年即为嘉祐、治平年间。可见，张氏之说是以王鼎得到此书后，即刻予以刊行为前提的。考王鼎后序所云，张氏之说有误。曰：“欲力自刊行，竟不能就，今则年逾从心，晚景无多，兼公别有《明理论》一编，十五年前，已为邢台好事者镂板，流传于世，独此书沉堕未出，仆是以日夜如负芒刺，食息不遑，遂于辛卯冬（大定十一年，即1171年），出谒故人，以干所费，一出而就，何其幸也。”据此序可知，王氏因经济能力有限，得书后，并未能即刻刊行，后思年过七十，晚景无多，遂请求故人资助，使该书得以付梓。

笔者又从魏公衡序中可明确得知王氏得到此书至刊刻之时间。曰：“退翁即爱重其书，且愤旧书之浅陋芜杂也，遽欲大传于世，顾其力有所不赡，又不忍付非其人，苟以利为也。每用郁悒，事与愿违，俯仰逾纪，近因感念，慨然谓所知曰：吾年逾从心，后期难必，诚恐一旦不讳，因循失坠，使成公之志湮没不伸，吾亦报恨泉壤矣，遂断意力为之，经营购募，有所不避，岁律迄周，功始克究。”考纪字，古代以十二年为一纪，如《尚书·毕命》：“即历三纪。”孔传：“十二年曰纪。”可见，王氏得到此书后，历经十二年之久仍未能刊行，且其年事已高，故日夜如负芒刺，食息不遑。若如张氏所说，得到书后即付梓，则王氏不当有寝食不安的情绪，故张氏之说有误。

由1172年逆推12年，可知王鼎从其乡人手中得到此书之时当为海陵王正隆五年（1160）左右。由此推算，在此十七年前，即王鼎在临潢见到成氏的时间，当在皇统三年（1143）左右，此时，成氏已九十余岁，据此，则成氏生于1044—1052年间，即庆历末年至皇祐末年，而非嘉祐、治平年间。故靖康之后，聊摄陷金时，成公至少已是七十余岁的白发老翁矣，其大半生是在北宋度过的。

成公之卒年，无确切资料可考。严器之于皇统甲子年（1144）写序时，并未提到成氏谢世，拟可推测，成公于皇统甲子年尤在人世。由此可知，张孝忠所谓成氏至海陵王正隆乙亥、丙子尤存之说有误。又魏序云："未及刊行而成君不幸去世。"即 1172 年，《注解伤寒论》刊行时，成氏肯定已经去世。

2. 生平概况

《医林列传》称成氏为聊摄人，聊、摄，是春秋战国时的小国，即战国齐、西二地。《左传·昭公二十年》"晏子曰：聊摄以东"杜注："聊摄，齐西界也。"《战国策·齐策》："燕将守聊城。"汉置聊城县，故城在今山东聊城县西北十五里，宋涉今治。明清皆为山东东昌府治，民国为山东东临道治。摄：平原聊城县东北有摄城，在今山东博平县西，由此可见，成公为聊城附近人士。

《医林列传》称成氏"家世儒医，性识明敏，记问该博"，严器之亦称成氏"议论该博，术业精通，而有家学"。可见，成氏世代业医，且于儒学亦稍有造诣，故可称为"儒医"。王鼎后序称成氏为"前宋国医"，详国医之意有二：一为御医，宋代赵升《朝野类要·二·国医》中称国医为："此名医中选，差充诊御脉，内宿祗应，此是翰林金紫医官。"二为国内著名的医生。如《宋史·二八八·高若衲传》云："因母病，遂兼通医书，虽国医皆屈伏。"检史料未见成氏为御医之说，王氏称成氏为国医，似指其为北宋国内名医，非御医也。

王氏后序称成氏"为权贵挈居临潢"，即成氏是被胁迫去临潢的。临潢，辽置，为上京，即辽之首都，金灭辽后，改为北京，后又改为临潢府，后置北京临潢路。故城在今热河林西县，即巴林左翼之波罗和屯，以临潢水为名。《大清一统志》云："今巴林东北，当乌尔图绰农河会和戈图绰农河处，有波罗城址，内有三塔，久毁，当即古之临潢。"按《清会典·新舆图》，乌尔图绰农河即绰纳河，东流经博罗和屯东南，博罗也，女真勃兴后，荡辽戡宋，占领了燕云及黄河流域的大片土地，他们数次大规模掳掠人口。如靖康元年（1126），金破东京城开封府，掳去徽、钦二帝，宫嫔、亲王、帝姬、驸马千余人，百工伎艺千人及杂工匠、伶人、医官等，男女被驱赶赴北者无虑十余万，又如"天辅六年（1122），既定山西诸州，以上京为内地，则移其民实之……二月，尽徙六州氏族富强工技之民于内地”（《金史·食货一》）。严器之亦为被掠至临潢的医家。详严器之二次为成公作序，一署名“洛阳严器之序”，一署名“锦屏山严器之序”。查锦屏山凡四处可见：一在河南宜阳县南，指传唐武后幸此赐名；一在甘肃崇信县南，县城据其麓，繁花木，花开时绚烂如锦屏，一名花山；一在四川屏山县治北，原名大洪山，突起一阜，状若屏障，县因以名；一在四川阆中县南，即阆中山，两逢连互，壁立如屏，四时花木，错杂如锦，与郡治对峙，故名。在四川、河南、甘肃几省中，河南离洛阳最近，锦屏山应为河南宜阳县内之锦屏山，故严氏当为河南宜阳人。其被金人从河南胁迫至临潢，然其具体于何时被挈居临潢，无证可考。

又据前文考知，靖康之时，成公至少已七十余岁。金人因其医术迥出于众人之上，特将其带往临潢，此由王鼎氏序称：“仆曩缘访寻舍弟，亲到临潢，寄迹鲍子颙大夫书房，百有余日，目击公治病，百无一失。”亦可证。

考诸史料可知，金人掳掠中原人为工匠及农户开垦土地之用者，多作奴婢，《金史·太宗本纪》卷三云：天会七年三月“壬寅，诏军兴以来，良人被略为驱者，听其父母夫妻子赎之”。《金史·百官志·四·百官俸给门》：“诸因灾伤或遭贼惊却饥荒去处，良民典雇，冒卖为驱，遇恩官赎为良分例，男子一十五贯文，妇人同，老幼各减半。”据《金史》载：世宗二十三年，“是年八月，奏猛安谋克户口、垦地、牛具之数……口六百一十五万八千六百三十六，内正口四百八十一万二千六百六十九，奴婢口一百三十四万五千九百六十七”。世宗即位前自称：“正隆兴兵时，朕之奴婢万数，孳畜数千。”是则可知，金朝是靠战争、掠夺建立起来的国家，实行奴隶制度，从此一侧面可知，被掳之人，无人身自由，从成公九十余岁尚在临潢，以及《注解伤寒论》在临潢辗转流落于王鼎乡人之手看，成公客死于临潢，至死也未能回乡。此亦为成公老死于临潢，不得南归家乡的原因。

又据有关文献所记，被掳之人的待遇是很悲惨的，但成公作为医生，受到的待遇稍好一些。从洪迈《容斋三笔·卷三·北狄俘虏之苦》一条可见一斑，其书称：“元魏破江陵，尽以所俘士民为奴，无问贵贱，盖北方夷俗皆然也。自靖康之后，陷于金虏者，帝子王孙，宦门仕族之家，尽没为奴婢，使供作务。每人一月支稗子五斗，令自舂为米，得一斗八升，用为糇粮。岁支麻五把，令缉为裘，此外更无一钱一帛之人。男子不能缉者，则终岁裸体，虏或哀之，则使执爨，虽时负火得暖气，然才出外取柴，归再坐火边，皮肉即脱落，不日辄死。惟喜有手艺，如医人、绣工之类，寻常只团坐地上，以败席或芦藉衬之。遇客至开筵，引能乐者使奏技，酒阑客散，各复其初，依旧环坐刺绣，任其生死，视如草芥。先公在英州，为摄守蔡寯言之，蔡书于《甲戌日记》，后其子大器录以相示，此《松漠纪闻》所遗也。"《松漠纪闻》乃迈之父皓所著书，宋高宗建炎三年（金太宗天会七年，即1129年），皓出使被羁，流涕冷山，复涉燕京，凡留金十五年。故其录金初奴婢之苦，见闻当为可信。又《靖康稗史七种》之《呻吟语》载："燕人尘云：天会时掠致宋国男妇不下二十万，能执工艺自食力者，颇足自存，富戚子弟，降为奴隶，执炊牧马，皆非所长，无日不攫鞭挞，不及五年，十不存一。"从"能执工艺自食力者，颇足自存"看，成公作为医生，有一技之长，较之一般的奴隶待遇要好一些。

根据上述诸端，仅可知成氏生卒年代及生平之梗概，至其详情，因限于史料，则不得而知。

明清时期注释《伤寒论》诸家所用的底本，大部分以成氏所著《注解伤寒论》为底本，仅有少数注释者以宋本《伤寒论》为底本。成氏还有《伤寒明理论》四卷，《药方论》一卷，《药方论》附于《伤寒明理论》之后。此书对后世的影响亦非常大，明代陶华著《伤寒明理续论》、清代陈尧道著《伤寒辨证》均受其影响。

（二）刘奎

刘奎，字文甫，取号松峰山人，山东诸城（今山东省高密市柴沟镇逄戈庄）人，为清代乾嘉年间著名瘟疫学家。约生于雍正末年，卒于嘉庆初年，享年八十四岁。《清史稿》有简要传略记载如下：

> 奎，字文甫，山东诸城人。乾隆末，著《瘟疫论类编》及《松峰说疫》二书，松峰者，奎以自号也。多为穷乡僻壤艰觅医药者说法。有性论瘟疫，已有大头瘟、疙瘩瘟疫、绞肠瘟、软脚瘟之称，奎复举北方俗

谚所谓诸疫证名状，一一剖析之。又以贫寒病家无力购药，取乡僻恒有之物可疗病者，发明其功用，补《本草》所未备，多有心得。同时昌邑黄元御治疫，以浮萍代麻黄，即本奎说。所著书流传日本，医家著述，亦有取焉。

刘奎出身名门，系东武刘氏家族第九世子弟。刘氏家族科举连捷，人才辈出，自清顺治年间第六世刘必显中进士起，至道光末年为止的两百余年中，七品以上的官员有73位，载入正史者6人，文艺事功均有卓然建树。享有“父子九登科”“三公两宰相”的盛况。康熙帝御赐“清爱堂”堂额，乾隆帝赐诗“海岱高门第”，嘉庆帝称誉刘家“洋洋表海东”，可谓清代山东世家望族之翘楚，更是有“南臧（枚吉）北黄（元御）中刘（奎）”之说。

刘奎成为一代名医，与其家学渊源密切相关。其父刘绶烺为康熙五十二年（1713）举人，授直隶唐县知县，敕封文林郎，为官清廉公正，兼精医理，常于官事之余，悬壶济世。刘奎从小耳濡目染，又富有天性，观之家藏医书，自有感悟，较其父更精于医学。《松峰说疫·自序》有云：“先大人引岚公，一生精于医理，南北宦游，虽簿书鞅掌，间闻人疾苦，莫不竭力拯救。余公聆庭训，非伊朝夕。且龆年善病，因得于暇日，取家藏岐黄书纵观之，故颇有会心处。”因自身体弱多病，且多次科举考试不利，刘奎中年绝意仕途，专攻岐黄之术。

刘奎自幼聪慧好学，才思敏捷，勤攻经史，学深识广，曾为监生。其友人刘嗣宗评价刘奎“赋性仁慈，与世无忤，为善唯日不足。抱不羁之才，读书目下十行，而又手不释卷……随父引岚公分守保郡，间关万里，晋接名贤，故其诗文颇具奇气，医道多所师承”。他工于诗文，有诗载于王赓言编著的《东武诗存》，著有《松峰诗略》《松峰文略》二书。

刘奎青年时，曾随堂兄刘墉到江苏学政衙署处理政务，闲余时博览群书，尤其是医学专著，学问和医术大为长进。后随叔父刘统勋至京，冀其同登云路，并点朝班，然士各有志，非必相同，刘奎心怀仁德，生平以孙思邈“不得于性命之上，卒而自逞俊快，邀射名誉”为格言，自作“救人疾苦，不在名省”为铭，终未入仕。在京期间，在刘统勋引见下随名医郭右陶学习，医术更加精进。

刘奎终岁穷究《黄帝内经》《难经》《伤寒论》，探索玄微，遍读金元大家和明代张景岳等历代名家著述，博采前贤，得以提高胸次，开阔视野。并针对时疫流行，许多百姓病死荒野的现实，吸收明末瘟疫学家吴又可等人的经验，荟萃群术，结合己见，融古出新，最终以其杰出的理论著述与实践被推举为医学史上的一代瘟疫学大家。他一生多奔波于京师、西安等地，悬壶济世，活人无数。晚年归乡，为民诊病，名噪当时，后隐居五莲松朵山下著书立说，山上苍松翠柏高耸，风光无限，奎乃自号松峰老人。晚岁医术更精，沉疴痼疾，多着手成春。五莲山区，潍河流域，久负盛誉。

刘奎共有四子二女。子秉锦、秉淦亦工医术，其中刘秉锦克绍家学，精核医理，是其衣钵的传承者，助其编撰《松峰说疫》《瘟疫论类编》等著作。刘奎生平信服吴又可的《温疫论》，在《瘟疫论类编·自序》中写道：

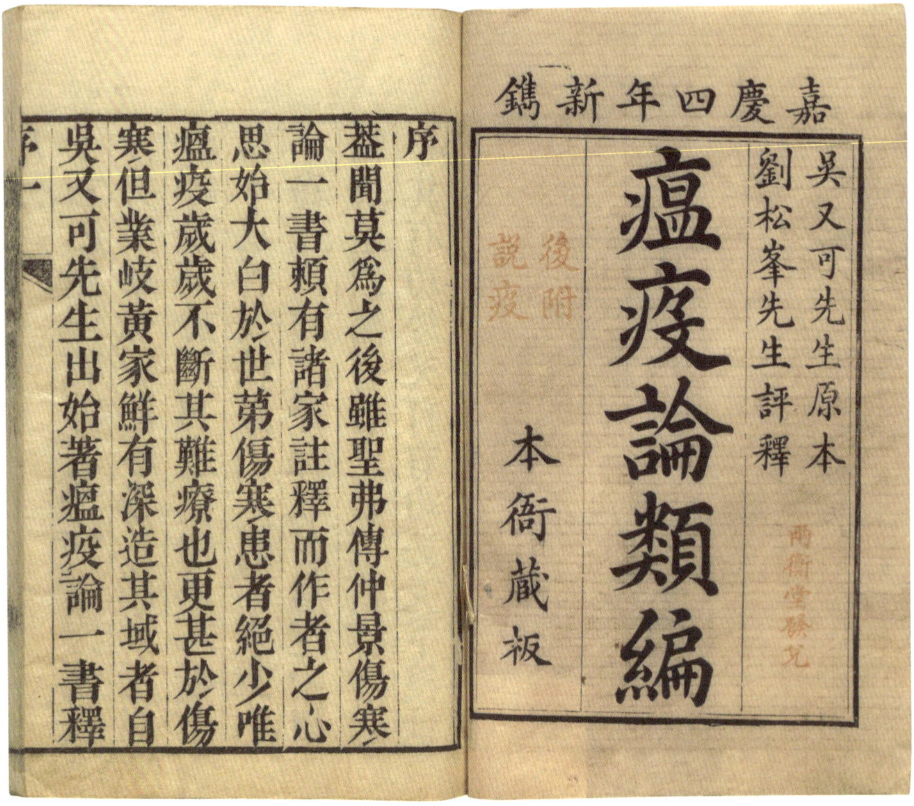
嘉慶四年新鐫
吴又可先生原本
劉松峯先生評釋
瘟疫論類編
後附說疫
本衙藏板

序
蓋聞莫爲之後雖聖弗傳仲景傷寒
論一書頗有諸家註釋而作者之心
思始大白於世第傷寒患者絕少唯
瘟疫歲歲不斷其難療也更甚於傷
寒但業岐黃家鮮有深造其域者自
吴又可先生出始著瘟疫論一書釋
序一

图2－1 《瘟疫论类编》书影

自吴又可先生出，始分伤寒与瘟疫为两途……则是有《伤寒论》于前，不可无《温疫论》于后。洵堪方驾长沙，而鼎足卢扁，功垂万世，当为又可先生首屈一指也。余读是书有年，观其识见高明，议论精卓，其于治瘟症，诚无间然矣。

然吴氏原书，质胜于文，编排次序紊乱，令人不堪卒读，为其学说的传播带来了极大的不便。而经刘奎父子编纂评释之后，吴又可的《温疫论》才在更大范围内传播开来，促进了吴氏学说的推广。

《松峰说疫》为其代表作，载病症140余种、方剂200个，分为“述古”“论治”“杂疫”“辨疑”“诸方”“运气”六卷。卷五“诸方”中有“避瘟方”一篇，总结历代中医以及民族医学中的瘟疫预防方法，对于瘟疫的预防具有很高的实用价值。他还在书中总结了疫病的诊断、治疗方法和主治方药，对于现代疫病的预防和治疗都有一定的参考价值。本书出版后影响巨大，翻刻不断，研习者众多，成为中国乃至东亚瘟疫防治必读之书。刘嗣宗称颂刘奎《松峰说疫》：

其尤妙者，析瘟疫之名义，分疫症为各种，皆发前人所未发。如所载瓜瓤软脚，赤膈黄耳，痧瘴诸挣等疫疠怪疾，各有简便良方，针灸奇术，皆能回春于瞬息，奏效于目前，真可以参变阴阳，起回生死。则是有《伤寒论》于前，不可无《说疫》书于后，直与《金匮》名编表里相成，参互尽变。将胥天下后世而仁寿之。即云与良相之业并垂千古，亦奚不可之有。

此外，尚有《松峰医话》《景岳全书节文》《四大家医萃》《濯西救急简方》等著作问世，极大地丰富了中医临床文献。

七、齐鲁扶阳派

（一）黄元御

黄元御（1705—1758），名玉璐，字元御，一字坤载，号研农，别号玉楸子，山东昌邑人。清代著名医学家，尊经派的代表人物；乾隆皇帝御医，乾隆皇帝亲书“妙悟岐黄”褒奖其学识，亲书“仁道药济”概括其一生。他继承和发展了博大精深的中医医学理论，对后世医家影响深远，被誉为“黄药师”“一代宗师”。

光绪三十三年（1907）《昌邑县续志·人物》载：

> 黄元御，字坤载，号研农，别号玉楸子。明太宝忠宣十一世孙。聪明过人，甫成童，为诸生，世推为国器。因目疾，为庸医所误，一目失明。发愤曰：不能为明相济世，亦当为名医济人。统汇医理，精益求精。考授御医，纯皇帝南巡，奉诏侍从，著方调药，皆神效。御赐“妙悟岐黄”匾额。

黄元御出身于书香门第，其自出生至从医之前的学习和成长经历，为其医学之路奠定了基石，是不可忽略的篇章。黄氏出身于山东昌邑的一户名门望族，祖辈当中有数名为官，其中，名声最大最有威望的为黄元御的第十一辈宗祖黄福，其为明朝一代良臣。因才能出众，被破格提拔，官任工部右侍郎，后兼管兵部，进阶光禄大夫。黄福为官清廉，以范仲淹“先天下之忧而忧，后天下之乐而乐”作为居官标准。黄福有一首著名的诗《书怀》：“不种桑麻不养蚕，莫将实学付空谈；王侯筋两无多重，有志男儿一担担。”这首诗对黄元御的影响很大，成年之后的黄元御作诗《咏风筝》就是与这首诗相呼应的。《昌邑县志》记载“福器重才敏，周练世务，忧国忘家，老而弥笃，卒之日家无百缗”；《后乐堂记》如此描述黄福：“历事五朝，四十余年，其心未尝一日不在天下国家，平昔言议未尝一语不在天下国家。论大臣以道，事君赤心报国，而不为私图者方今其一人焉。”其在当地很有威望，此报国之心对黄元御影响甚远。著成于1923年的《黄元御神道碑》记载黄元御“常欲奋志青云，以功名高天下”，效其先祖黄福，做出轰轰烈烈的勋业。

雍正二年（1724），甫近弱冠之龄的黄元御考中邑庠生（庠生，古代学校称庠，故学生称庠生，为明清科举制度中府、州、县学生员的别称。庠生也就是秀才之意，庠序即学校，明清时期称州县学为“邑庠”，所以秀才也叫“邑庠生”）。雍正十二年（1734），黄元御三十岁，因用功过勤，突患眼疾，左目红涩，白睛如血，不得已延医就诊。而庸医误用大黄、黄连等寒泄之剂，致脾阳大亏，数年之内，屡犯中虚，左目完全失明（《素灵微蕴·目病解》中详细记载了其得目病及诊治经过）。由于五官不正，黄元御的仕进之路被迫彻底断送。在哀痛之余，当地名医、好友刘太吉劝他学医，他发愤立志，“生不为名相济世，亦当为名医济人”，走上了弃儒从医的道路。

习儒出身的黄元御有着深厚的文化功底，同时又得到刘太吉倾囊相授，黄氏经数年奋斗，于医渐有所成，开始悬壶济世。在行医过程中他不断总结经验，医术精进，名噪一时，时人将其与诸城名医臧枚吉并称“南臧北黄”。黄元御医德高尚，《山东中医药志·黄元御传》记载：

> 元御之施治也，贫富贵贱一等。一次，三人同登堂延请，一乘轿者，一骑驴者，一步行者。元御别来之先后，视病之轻重。先诊步行者，次诊骑驴者，后诊乘轿者。事后，乡人交口称颂。

黄元御“上溯岐黄，伏读灵素，识其梗概，乃悟医源”。他奉仲景等四人为“医门四圣”。他认为“四圣”之外，历代名医持论多有偏失，以致误诊死人，其根本原因是“四圣”之书错简零乱，兼之历代传注谬误。因此发愿致毕生精力，对“四圣”之书，从源到流，重加考订，还其本来面目，以凭后世遵循。这也是黄氏终生致力于撰写医学专著的原因之一，黄氏一生著作等身，为医学的传承与发展做出了卓越贡献。

乾隆二十三年（1758），黄元御因长期劳累，旧病加重，溘然长逝，享年五十四岁。乾隆皇帝得知黄元御过世的消息后深感痛惜，亲书“仁道药济”四个字缅怀其一生的医术与医德。

由于黄元御在其著作中针砭当时医学之流弊，不时表达对当时医界颓风的悲愤，所以当时黄氏学说并未被主流学术界所接受；而《四库全书》出于政治目的，对黄元御极尽贬伐之能事，群医俗士对其人格进行诋毁，《四库全书总目》说“（黄元御）大抵自高位置，欲驾千古而上之，故于旧说多故立异同，以矜独解”“其说诋诃历代名医，无所不至……可谓之善骂矣”。

由于官方长达两百多年对黄元御的讨伐，直接累及其医术的传习。承继黄元御学术者，屈指可数，致其医术几成绝业。黄元御也深知其言行已经不顺庸俗之耳，自谓“吾将藏之深山，虚坐以待矣”。

杨必安查阅考证相关资料发现，黄元御思想在民间隐匿相传，主要有两种形式：一类是直接师承关系而传承其学术，一类是通过研习黄元御的著作而承继其学术。据现有文献记载，直接师承黄元御者有三系：黄元御亲传弟子毕武龄一系、于溥泽一系，及第四代传人李为、第五代传人麻瑞亭、第六代传人孙洽熙一系。此外，还有私淑黄元御学术者，如张琦、包诚、吴达等。

（二）于溥泽

于溥泽（1745—1804），字皆霖，又字芥林，号云巢，又号之莱山人。山东平度州古庄人。清代医家，他曾拜师昌邑黄元御，得到黄先生的指导。乾隆甲午举人，曾任滨州训导。

于溥泽于书无所不读，尤工词章。尚考据，著《群经错简》四十卷。其专精致力者，尤在于医学。凡奇难疑症，经手辄愈。著有《云巢医案》《要略厘辞》《医学诗话》《伤寒指南》。

于溥泽不像一般有学问有功名的儒医那样不给外人尤其是不给贫民诊治，而是完全放下了举人老爷的架子，以普通医生的身份诚心给广大民众治病。有一个流传至今的故事：新河某大姓人家的一个爱妾病了，派轿车来请，并以重金相许；与此同时，辛安村的一个年轻后生也慌急地走进门来，说他母亲得了急症，来不及备驴就跑着来请先生。于溥泽立即背起药囊，随着这个后生徒步前往辛安，及时将患者治好，见患者家境十分贫寒，便连药钱也不收了。事后，有人问他为何不先去富人家看病，他说富人家的妻妾常有无病呻吟、小病大养的，可以不急，一般误不了；穷人则不同，不到危急时刻不轻易求医，稍有延误，则非同小可。救人救急，这是医家的本分。由此可见他的医德高尚。

于溥泽既精于医理，又富有临床经验，善治疑难病症，尤精妇科和小儿痘疹科。其诸多起死回生之术的轶事，至今广为流传。例如：在北京，揭皇榜治愈公主疑症；在河南，一针救活母子二命；在潍县，制止一个庸医的错误开刀，治好一位患者的腰疽；在昌邑，用奇方把一个青年后生“舌头外伸不缩”的怪异顽症治好；等等。

于溥泽乐于授徒，不分内外，凡认真求教者，他都热心传授。不仅他的子孙后代中累世不乏名医，而且两百年来，平度西乡多名医，无不与他有师承关系。

于溥泽长年骑驴行医，为患者不惮车劳。嘉庆九年（1804），他因劳瘁过度而谢世，时年六十岁。

第二节 齐鲁御医

一、李　修

李修（？—500），字思祖，阳平馆陶（今山东省冠县）人。李修少年时，和他的兄长元孙一起随父亲李亮学习医术。

李修的父亲李亮是一位备受当地人尊敬的医生，少时学医未能深究，后太武时奔赴彭城（今江苏徐州），又从僧坦研习众医方和针灸。他用针灸、中药并重的方法给人治病疗效很好，徐州、兖州一带有很多经他救助的人。李亮为四方之人诊病，从不嫌路途遥远辛苦。而且，他心怀仁厚之情，患者若离世，其必施舍钱财买棺材让患者安葬。李修受到父亲医德医术的影响，略尽其术，刻苦钻研，医疗水平逐渐提高，并超过了父亲和兄长。

后来，李修离家，来到代京（是当时北魏的都城，在今山西大同市北），进入皇宫为帝后及百官们治病，曾任中散令一职。魏孝文帝于493年迁都洛阳，李修便随百官迁居洛阳，在孝文帝迁都洛阳后，李修仍常在皇宫中为帝后治病，还担任前军将军，领太医令。李修担任御医时，孝文帝、高祖文明太后身体常常抱恙，经李修用针灸或中药治疗，疗效都比较好，与徐成伯齐名。李修颇受皇帝、太后赏识，得到许多赏赐。

李修善于脉诊，诊断病情判断预后都很准确。前朝元老咸阳公高允，百岁高龄时身体仍很好，孝文帝和文明太后常叫李修为高允诊脉。一日，李修为高允诊完脉后，说高允的脉气已近枯竭，元气也已衰微，寿命不会长了。不久，高允果然去世了。

李修对于诊脉、针灸、中药都深有研究，在撰著医学著作方面也极有成就。他召集各科学士和善于书法者百余人，在东宫编撰了《诸药方》百余卷，并流行于世，这是南北朝时期由宫廷颁布的一部医书，书中记载许多首中药方，反映出当时临床医学方面的进步。该书问世后，当时的医家按书中介绍的方剂治病，多有疗效，解除了不少人的病痛。李修去世后，葬于洛阳，朝廷追授他为威远将军、青州刺史。

李修之子李天授亦承父业，精通医术，但医术较父亲略逊一筹。

二、刘　翰

刘翰，五代宋初沧州临津（今山东宁津）人，世习医业。初为护国军节度巡官，后周世宗显德年初，编纂《经用方书》三十卷、《论候》十卷、《今古治世集》二十卷，被周世宗柴荣特嘉之，擢升为翰林医官，其书交付给史馆出版，后又加封卫尉寺主簿。

宋太祖赵匡胤北征，命令刘翰从行。建隆初年（960），刘翰加封为朝散大夫、鸿胪寺丞。当时太祖有病求治，诊疗的步骤都要核实，因此医务人员必须医术精湛。乾德初年（963），令太常寺考校翰林医官的医术，刘翰为第一名，罢免了医术不精者二十余人。开宝五年（972），太宗在藩邸患病，太祖命令刘翰和马志前去诊病。太宗病愈后，刘翰被提拔为尚药奉御，赐银器、缗钱等。

刘翰曾奉诏与马志、翟煦、张素、陈昭遇、李昉、王祐、扈蒙等校订《开宝本草》二十卷，其中所包含的药物有：《神农本草经》三百六十种，《名医录》一百八十二种，《唐本草》先附的一百一十四种，有名称无用的一百九十四种，刘翰等人又新添加一百三十三种。新书编成后，皇上命翰林学士中书舍人李昉、户部员外郎知制诰王祐、左司员外郎知制诰扈蒙详细审查后上报。编纂修订《开宝本草》之后，刘翰被擢升为检校工部员外郎。雍熙二年（985），赵光义的爱将、镇守滑州的节度使刘遇患病，宋太宗赵光义命令刘翰前去滑州为刘遇诊治。刘翰诊治之后回到京城，说刘遇必会病愈。然而刘遇很快病逝，刘翰因此获罪，被贬职为和州团练副使。端拱初年（988），刘翰又被起用，重新担任尚药奉御。淳化元年（990），刘翰再次担任翰林医官使。逝世时七十二岁。

三、赵自化

赵自化，北宋名医，棣州（今山东平原）人。其高祖赵常为景州刺史。父亲赵知岩自学经方名药之术，遂成名医。后传授给儿子赵自正和赵自化。父子三人来到京城开封，皆以医术闻名于世。赵自化参加方技考试，被授予翰林医学的职位。

当时秦国长公主生病，有人推荐赵自化前去诊病。公主病愈后，她亲自上表推荐赵自化为医官院事，后被提拔为尚药奉御。淳化五年（994），赵自化被授医官副使。恰逢皇帝召见陈州隐士万适，万适平时身体很好，没有疾病，皇帝下诏任命万适为主簿。某日万适去赵自化家做客，赵自化发现万适面色异常，为其切脉诊病之后，说万适年命不久。没过几日，万适果然去世。

咸平三年（1000），赵自化被提拔为医官院正使。景德初年（1004），雍王元份和晋国长公主共同上表道：赵自化为人诊病养生有功，请求加封官阶，遥领外州。皇帝认为赵自化现已为医官院正使，太医之首，不应再加封其官。皇帝还令枢密院召赵自化予以警告。雍王因病去世，因赵自化未能治好雍王之病，被贬为副使。两年后，又恢复其官职。当年冬天，赵自化去世，享年五十七岁，遗下奏表将其所撰写的《四时养颐录》献给皇帝。宋真宗将此书改名为《调善摄生图》，并亲自作序。

赵自化平生喜作诗文，被贬郢州时，著有《汉沔诗集》五卷，宋白、李若拙皆为此书作序。赵自化还著有《名医显秩传》三卷。

四、谭昺煦

谭昺煦，字熙民，清代潍县东关乡（今山东潍坊市奎文区东关街道）人，庠生，供取鸿胪寺序班。

咸丰五年（1855）考为太医院院士。其子谭敬修也精于医术。

民国《潍县志》载：昺煦所抄录编辑的《伤寒歌诀》《意解新编内经详解》诸册，其子孙尚保存于家。

第三节 齐鲁仕医

一、楼　护

楼护，字君卿，西汉时期医学家，生卒年不详，齐人（今山东省），其家族世代为医。楼护少时便随父亲在京行医，因其父之医术而出入贵戚家。楼护能背诵医经、本草、方术达数十万字之多。贵戚对楼护的才能很欣赏，认为他不应淹没在医道，应该学习经学，走仕宦之路。于是，楼护不再学医，而是开始学习经学。他担任京兆尹一职多年，名声甚著。

汉成帝时期，外戚专权，王氏一族王谭、王根、王立、王商、王逢五兄弟同时封侯，勾心斗角。楼护因学识渊博且颇有辩才，被五侯奉为上宾，于五侯之中左右逢源。

他结交士大夫，大家都愿与他倾心交谈；与长者结交，他的态度亲切且尊敬，大家对他都很信服。他身材矮小而精明善辩，论议常依名节，听到的人均肃然起敬。他的母亲去世后，前来送葬的人所乘的车驾有二三千辆。

楼护历任官谏大夫、天水太守，封息乡侯。

二、王　显

王显（？—515），北魏医家，字世荣，阳平郡乐平县（今山东省聊城市莘县）人，自云东海郡郯县人，三国魏经学家王朗之后人。

其伯父王安上，刘义隆执政时授予其馆陶县令之职。世祖发兵南下讨伐时，王安上放弃县令职位，归顺朝廷，与父母一起迁居平城，升任广宁太守。王安上后来归乡还家，定居乐平县，跻身名士之流。王显的父亲王安道，年轻时与李亮师出同门，共同学习医药，对医术粗有研究，但不如李亮。

王显年轻时曾任本州刺史从事，他不仅精通医术，而且聪明敏捷，有决断的才干。文昭太后怀世宗时梦见被日所逐，化为龙而绕后，后寤而惊悸，遂成心疾。便召徐謇和王显进宫诊脉，徐謇言是微风入脏，应该进服汤药加针灸治疗。王显诊云：按三部，非有心疾，将是怀孕生男孩之象，后来果然如王显所言。许久以后，朝廷召用王显补任侍御师，尚书仪曹郎。世宗从小就患有小病，许久都未得痊愈，王显为其治疗后有明显效果，王显也因此逐渐受到赏识。

王显因立功升任游骑将军，授予廷尉少卿之职，仍在侍御之列，为皇帝进奉御药，出入宫禁之中。后来，王显请求回本州任职，世宗曾经应允过他，但过了多年都没有授任。王显便见人就说，当时皇帝已经有此旨意，会让他去当刺史。朝廷就真的授任他为平北将军、相州刺史。不久，皇帝下令让王显回京都，再次掌管御用医药，后又被派回相州。当时元愉叛逆作乱，王显出兵征讨不利。又回到朝廷，被授予太府卿、御史中尉。

王显先后任各种官职，每一任均处理冤狱诉讼之事，查究各色奸邪昏乱之人，不分内外都非常慎重，为国分忧如同持家一般。御史任上，对许多违法乱纪的官员进行弹劾追究，因而朝中百官对他十分敬畏。王显认为御史中尉的官职与他所履行的职责不完全相同，就委婉地请求皇帝更换官职。皇帝下令委派他选拔官吏，一定要做到人尽其才。但是王显所举荐的官员，有的是对他有所请托的，没有做到任人唯才，于是朝野舆论哗然，致使他的声望受到损害。后来，世宗下诏，命令王显撰写《药方》三十五卷，并将之向全国颁布，用于民众自行治疗疾病。

世宗册立了东宫太子以后，任命王显为太子詹事，他可以进出宫禁之中，仍旧给皇帝进奉医药。皇帝对他的赏赐不断增多，还为他建造了公馆，如此深厚的宠幸使他显赫一时。延昌二年（513）秋天，王显因疗治疾病有功，被封为衡南伯。

延昌四年（515）正月，世宗在某夜驾崩，由肃宗即皇帝位。王显同百官在一起哀悼哭泣先帝，心里颇感忧郁。王显蒙受世宗的重用和恩遇，又兼任执法之官，倚仗权势，显耀威风，被群臣所嫉恨。朝臣借口王显给皇帝治病不见疗效，将其逮捕，关进监狱，肃宗下令削了他的官爵。王显被捕时大呼冤枉，值勤的武官用刀环重击他的腋下，使他重伤吐血。他被送到右衡府，仅过了一夜即去世。

三、崔　彧

崔彧，字文若，南北朝时期北魏名医，清河东武城（今山东武城）人。《魏书》记载了他的事迹。崔彧少时游历青州，遇一僧人，教授他《素问》《针灸甲乙经》等书，遂精医术。中山王英子生病，诸医生皆不能医。崔彧尝试为其医治，针灸之后患者立刻痊愈。后来调任为冀州别驾，累迁为宁远将军。

崔彧性格仁厚，经常救治患者。广收门生，令其多治病救人。他的儿子崔景哲、崔率豪以及门下弟子清河赵约、渤海郝文海，皆以医术闻名于世。

崔彧之孙崔冏，自幼好学，博览经传，能传承家传医学，亦为当时名医。此外，他还工于相术。初仕于魏，任司空参军。后入齐时任尚药典御，终为鸿胪寺卿。

四、纪天锡

纪天锡，字齐卿，泰安人。《金史》记载："纪天锡，字齐卿，泰安人。早弃进士业，学医，精于其技，遂以医名世。集注《难经》五卷，大定十五年上其书，授医学博士。"由上可知，纪天锡早年弃进士业，专心习医，深研医技，以医名世。纪氏集注《难经》五卷，于大定十五年（1175）进献此书，被授予医学博士一职，掌管教授医学生。

滑寿《难经本义》曾提到纪天锡，其谓："纪天锡云：秦越人将《黄帝内经》疑难之义，八十一篇重而明之，故曰《八十一难经》。"纪天锡明确提出《难经》是解《黄帝内经》之作。

五、岳含珍

岳含珍，字玉也，号思莲子，博山县（今淄博市博山区）岳庄人，清代名医。曾从军几十年，官至昭勇将军。

岳含珍性聪慧，好读书，经史子集，无所不读，博览群书，并且触类旁通，擅长岐黄之术，尤擅针灸推拿，名贯博山和毗邻数县。十四岁补为博士弟子，虽身居乡里草野，却胸怀报国之志。岳含珍感慨道：古人曾说过，宁为百夫长，胜作一书生！于是他投笔从戎，被任命为山西潞安道中军，后调任浙江金华府都司。当时沿海省份经常有海寇作乱，岳含珍平定了这些叛乱，被提拔为陕西延绥靖边游击将军兼任定边副总兵，后又被任命为昭勇将军。含珍虽从军几十年，但从未忘业医济世活人之志。敕授昭勇将军未几，便乞骸骨归，重理医业。《博山县志》赞曰："以文学士而从戎，行置身通里，卒沐林泉，复理故业，以终其天年，亦可谓人杰也哉。"

陈祥甫认为，有清一代，针灸之学久湮，有关针经之穴名以及各穴之主治，多有知其然而不知其所以然。对于穴位命名之意义与治病之缘由，历代针灸诸书从未见有详细加以解说者，迨其见《经穴解》，不禁额手称庆，曰："是籍也，先得我心矣。即名为《针灸大成疏证》，以无不可。"

岳含珍医术高超，从《针灸阐岐》所载可见一斑。

辛酉，夏中贵患瘫痪之疾，不能行走。求治于医生何鹤松，但久治未愈。于是患者求诊于岳含珍，岳含珍曰："此疾一针可愈。"何鹤松惭愧而去。岳含珍遂针环跳穴，果能行走如常。

又如岳含珍先生外出，路遇一乡下村妇，背着一个年幼的男孩，男孩伏在母背上，呻吟不已。岳含珍急问其故，方得知此村妇居住在距此十余里远的地方，夫亡寡居，膝下唯独守此一子，孩子已腹痛三日，医治无效，心急如焚，欲去岳庄求岳含珍先生诊治。没想到路上恰遇岳含珍先生，村妇大喜。岳含珍先生就让村妇带孩子到附近的村庄诊治。先生诊后，遂取数穴针刺，男孩腹痛立止。

岳氏非独医术精湛，且施术端严，其在《幼科阐岐·附辨篇》云："有医置针于穴，略不加意，或谈笑，或饮酒，半饷之间又将针捻令呼几呼，仍复登筵以饮，然后起针，果能愈病否乎？曰：经云，凡刺之针，必先治神。又云：如待所贵，不知日暮。凡此数说，咸不遵依，意谈笑饮酒诬人孰甚，安能愈疾也耶，读者当深长思矣。"其操针施术之严肃谨慎可见矣。

岳含珍著书达十余部，包括《灵素区别》《针阐奇古方》《体用考分经》《本草大病论》《咳嗽论》《六一衡训》《针灸类证》《针灸阐奇》《幼科阐岐》

《针经考穴精义》等。惜其多已散失，现仅有《经穴解》《幼科阐岐》《针灸阐岐》（后两种为残卷）传世。读其遗著，知其医道颇深，尤以针灸推拿，更有独到之处。

岳氏晚年退居乡里，以医为业，济世活人为任。凡求医者，不分远近，不计贵贱，富者不索，贫者不拒，皆精心诊治，深受乡里民众爱戴。

六、时连茹

时连茹，清代医家，县庠武生，山东临沂人。

时氏善于撰写文章，精于医术，据其自序，其本为潍坊人，嘉庆初年（1796）川陕匪患起，连茹任沂州管马兵随大军剿匪，剿匪失利逃入山中，杳无人迹。忽遇异人，洞居不饮食，貌若五十余者，指示草木果实使其食之，得以不死。渐以医术传授之。一日对连茹说：“你非此山中人也。今四川省战事已平，善后事宜需督师主管。然其病极，外间无能治。子出使其愈之，可作为回归之计。”乃传授其医方遣其出山。至省，督师果然生病，连茹自荐，应手治愈督师。即自投伏罪，督师被其感动，推荐其为守备。后弃官归里，设药肆而退隐行医，病者得其治疗则愈。然其医术非时人所能理解。

有患者患痘已危，连茹命将其埋于雪中，须臾，热气蒸腾而愈。有九十老人病垂毙，连茹命于床前烹各种食物，病者嗅其气渐渐复苏，略进饮食，数日竟愈。其身上发生的奇异之事多类此。然其性殊怪癖，不轻施治，因一些事情与官司，才居住药肆。后其前往城南陷泥河筑台放鸭子，忽然得了异病，他不打算治疗，任由疾病发展。有人问其原因，他回复说：“我命尽于此，何须治疗？”遂不饮食，以求速死，果以病殁。

时连茹生平著书数十种，临殁全都焚毁。他说如果后人不善用其书，会导致贻害无穷，故而全部烧毁。为友人抄存者有《痘诊治略》二卷。

七、李敷荣

李敷荣，字春晖，清代历城（今济南市历城区）人。岁贡生，嘉庆十八年（1813）御赐举人，授海丰县训导。他学有本原，擅长书法，同时精通医术，擅治痘疹，全活甚众。著有《痘科救劫论》一书。

《痘科救劫论》刻成之后，有人认为此书有论无方，实为憾事，不如治痘的旧方。李敷荣想起自己曾著《经验随笔》一编，是书将其四十年来所见古今之方、屡用屡验者汇成一编。其中治痘疹诸方，除旧方外，还有其亲受其岳父艾公之指示、训诫及其所授之方。准之于古而不悖，验之于今而无失。亦裁《经验随笔》编中，于今将相关内容摘出，附于论后，名曰《痘科经验随笔》一卷，附于《痘科救劫论》一书之后。

《痘科救劫论》主要观点认为治痘应用“发、透、托”三法，并对当时流行的“攻毒消热”之说提出批评，其于序文中曰：“治痘之法只有三，曰发，曰透，曰托。痘宜畅达，故以发为常、其郁滞而难宣者，则兼透之，其气血不足以宣达者，则兼从内托之。”他认为自汉以历晋唐宋元以来，名医治痘，总不离此三法也。其后或有用此失宜者，以致毒热为害，而攻毒清热之说起。此说一起，而普天下之小儿尽入劫中矣。盖徒知毒热为害，而不知毒热不出始为害，更不知毒热之出而复回乃大为害也。至于不能灌浆以致带晕收靥，尤莫能挽也。顾家家受害而人不知，日日杀人而医不悟，岂非劫哉?

李敷荣还在书中总结他治疗失败的经验，其中包括自己子女患痘误治：“往年余亦曾在劫中，子女之以痘殇者特多，但是凡殇一儿，必思其治法之误，因知求极，久之而豁然贯通，以是下半世之子女顿出劫外，亲族之出痘者亦每参末议以全。不忍自秘，著之为论。”先生总结治验，找到了正确的治疗原则及方法，所以其下半生的子女及新族出痘之人，均因得到他的治疗及指导而保全性命。正因如此，李敷荣的亲族凑钱刊刻了他的著作《痘科救劫论》，盖承正法、续绝学于一线也。

李敷荣认为假如有人读了他的书仍执迷不悟，此人一定是应劫运而生：“尚有百千小儿登鬼簿，以待其人之屠戮，故虽痛哭哀告，代乞小命，不足动其恻隐也，而不然者，若此书之理明辞达，无义不剖，无疑不晰，虚心遍览，自当了然……攻毒清热之说不息，则发、透、托之正法不明，而大劫亦无时而出。”李敷荣的岳父济阳艾公雨村亦是名医，他的观点亦曾影响李敷荣。艾雨村尝谈论治痘之法，“如禹之治水，行所无事而已，湮之而为灾者，鲧也，决之以殃人者，圭也。盖远宗发、透、托之正法，而深戒攻毒清热之害也。其用药制方，亦必准此”。

总之，《痘科救劫论》发明治痘“发、透、托”三法，是经验之作。

八、孙荫孙

孙荫孙，字仲越，号棠庵。颖悟绝伦，经书文集无所不通。二十岁时补诸生，即食饩，以恩贡生的身份领北关，由大挑历任太和、天长、盐城县县令，调任直隶海州，在任期间多惠政伟绩。

孙荫孙精通岐黄之术，诊病多奇效，号称“伤寒圣手”。同时他胆识过人，城中有疑难之事，他都去调解，一两句话就能平定。

九、卢荫惠

卢荫惠，字东桥，号荷亭，清代德县（今山东德州）人。曾任四川、河南等地知县。

卢荫惠为人纯良，热爱学习。幼年从胶州张云嵋先生读书，乾隆四十二年（1777）举于乡试，乾隆四十五年（1780）考中进士，被选为四川巫山县县令，后调任河南渑池知县。渑池位于崤关和函谷关之间，是川陕门户之所在，土地贫瘠。卢荫惠到此之后，政崇宽简，与民休息。乾隆五十七年（1792），朝廷出征廓尔喀，大军在渑池经过，山路长袤，两次在此驻扎休整。他筹划为军队提供饮食，使得军队没有扰民。后来任职期满离开渑池，当地士绅百姓皆沿路相送。卢荫惠调任偃师邑（今河南偃师），为其先人旧治，百姓深受其先祖之恩，为其先祖修建的生祠至今仍保存完好。卢荫惠前往祠堂祭拜先祖，众人大悦。后调任孟县（今河南省孟州市）知县，教化百姓，五年孟人向化，所谓“久道化成者此也”。后因世道艰难，卢荫惠辞官回乡。家中仅有五间房屋，风雨晦暝，读书啸傲于其中，淡泊自甘，不复做出山之想。

卢荫惠曾因父母疾患而自学医术，精研岐黄之术，为人诊病施药，活人无数，乡人皆称赞他的盛德。

十、商成文

商成文，字斐然，清代广饶县人，清监生。后考授为六品医官，寿至九十六。

商成文精于医术，擅长脉诀。同乡里有一隋某，喝酒之后，戏请商来诊脉，商说："没有病，何来诊脉一说？"隋某还是坚定地要请商来。商仔细地给他切脉后慢慢地说："本来没有疾病，但是你喝醉了就应早点归家。"隋某走了后，商对众人说："隋君的脉象显示活不了多久。"众人不信，没过几日，盛传隋某死在路上。众人都很惊讶，以为神。

十一、顾曰琢

顾曰琢，字玉成，清代临淄县（今淄博市临淄区）人。

他跟随提督徐华清宦游福建，于西医处学习种牛痘之法。回乡之后，他广施种牛痘之法，从此当地儿童再也不用担忧天花的威胁。著有《引痘略》刊行于世。

第四节 齐鲁世医

一、徐氏医学世家

世医徐氏之崛起源自徐熙，徐熙因得到《扁鹊镜经》而从医，《南史·张邵传》载："熙好黄老，隐于秦望山，有道士过，求饮，留一瓠芦与之，曰：'君子孙宜以道术救世，当得二千石。'熙开之，乃《扁鹊镜经》一卷，因精心学之，遂名震海内。"徐氏医学世家为扁鹊学派之传人。鉴于徐氏医学世家在医学史上的影响较大，因此单独列出。

徐氏源于颛顼，为徐偃王之后，春秋时徐国为楚文王所灭，遂以国为姓，《元和姓纂》载："颛顼之后，嬴姓。伯益之子，夏时受封于徐，至偃王为楚所灭，以国为氏。"徐熙等所在徐氏亦源出于此，徐之才墓志有载："夫妫姜肇族，子姒命宗，近取诸身，遥取诸物。曰若君王之得姓也。高阳斯降，奄宅徐方，胙土开家，秉珪承国。""高阳"即颛顼，此段大意为徐之才所在宗族源出颛顼，是徐偃王之后。

世医徐氏祖籍东莞姑幕。《北史·徐謇传》："徐謇，字成伯，丹阳人也，家本东莞。"《北齐书》相关内容与《北史》几近相同，不予赘述。徐之才墓志载："王讳之才，字士茂，东莞姑幕人。"徐之范墓志亦载："公讳之范，字孝规，东莞姑幕人。"墓志一般内容真实，为可靠史料，因此徐氏医学世家祖籍东莞姑幕当为无疑。至于《南史·张邵传》所称"东海徐文伯"，其他相关史籍文献未有提及，有学者认为"东海"为"东莞"或"东阳"之误；而现当代文献中所提及的"东海徐氏"，则多指封公拜相的南朝徐羡之及以文名世的徐勉、徐陵一脉。

关于徐氏祖籍东莞姑幕在今何处，学者有不同的说法。如黄登欣，任小行等人认为在今安丘。据《安丘县志》载，姑幕遗址位于“安丘市南部石埠子镇石埠子村，总面积约0.75平方千米”。《中国古今地名大辞典》载：“姑幕县，汉置……故城在今山东诸城县西南五十里。”亦有许多学者认为在今沂水县内。按：东莞，汉置，晋时属慕容燕，魏改为南青州，隋改为沂水，即今山东沂水县治。《沂水府志》《沂水县志》《重修莒志》均载有徐謇，则徐氏祖籍似当在今沂水县境内。总之，无论徐氏祖籍在沂水、安丘抑或诸城，终究位于齐鲁大地，徐氏世医是齐鲁医学影响最大的世医家族。

徐熙后代业医者沿袭六世，总七世，史书典籍中可见的主要有：徐熙之子徐秋夫；徐秋夫之子徐道度、徐叔向；徐道度之子徐文伯、徐謇（字成伯），徐叔向之子徐嗣伯；徐文伯之子徐雄，徐謇之子徐践、徐知远；徐雄之子徐之才、徐之范等；徐之才之子徐林（字少卿）、徐同卿，徐之范之子徐敏行（有学者考证，古籍中所见徐敏、徐敏齐、徐敏斋皆为徐敏行之误）、徐敏恭等。

（一）唐以前徐氏家族历代名医

1. 一世：徐熙

徐熙，东晋至南朝宋间人，字仲融，或简称融，祖籍东莞姑幕（今山东安丘市南、诸城西北一带），官至濮阳太守。徐熙素好黄老之学，生平颇具神话色彩，其隐居秦望山时曾逢一道士，道人与之言：君子孙宜以道术救世，当得二千石。并赠予《扁鹊镜经》一卷。徐熙精研习之，后声震海内，且其后世果然习医者多，绵延数世，以医入仕，且有位居西阳郡王者。

《医说》“徐仲融”条载：“徐仲融，不知何郡人，为濮阳太守。性好黄老，隐秦望山。有道士过之……‘君习之，子孙当以道术救世，位至二千石。’仲融开视，乃《扁鹊镜经》一卷。”其载文与《南史》等史书中记载基本一致，可证徐仲融即徐熙。据《元和姓纂》载偃王之后支系：“东阳，偃王之后，汉徐衡徙高平，孙饶又徙东阳，七代至融。融五代孙之才、之范。”从徐之才、徐之范墓志可知，二人确为徐熙五代孙，因此，徐融亦即徐熙，并推测“融”为“仲融”简称，此也符合古人行文辞例。

2. 二世：徐秋夫

徐秋夫，徐熙之子，南朝刘宋人，子从父业，亦精于医，入仕，官至射阳令，《南史》谓“弥工其术，仕至射阳令”。秋夫擅针灸之术，世传其曾为鬼疗腰痛，称其可通灵：“鬼请为刍人，按孔穴针之。秋夫如言，为灸四处，又针肩井三处，设祭埋之。”（《南史·张邵传》）且不论秋夫为鬼针灸之真假，但时人确有设刍致祭的习俗，而此案亦是对徐秋夫医术的称赞。

3. 三世：徐道度、徐叔向

道度、叔向为秋夫之子，南朝刘宋人，皆精医术。

（1）徐道度

徐道度医术精湛，南朝宋文帝赞其为天下五绝之一，可见于《南史·张邵传》：“宋文帝云：‘天下有五绝，而皆出钱唐。’谓杜道鞠弹棋，范悦诗，褚欣远模书，褚胤围棋，徐道度疗疾也。”道度有脚疾，不良于行，为请道度给诸皇子诊疾，宋文帝特“令乘小舆入殿”，道度不负所望，“无不绝验”。道度以医侍于上，备受宠信，官至兰陵太守。

（2）徐叔向

叔向，一作叔响。李延寿父子所著南北史中关于徐叔向的记叙颇为简略，仅《南史·张邵传》载：“秋夫生道度、叔向，皆能精其业……道度生文伯，叔向生嗣伯。”而《隋书·经籍志》中记载了若干与徐叔向有关的医学典籍，提示徐叔向著述颇丰，其中之一名为《宋大将军参军徐叔向本草病源合药要钞》，由此知徐叔向曾任大将军参军。

4. 四世：徐文伯、徐謇、徐嗣伯

徐文伯、徐謇为徐道度之子，文伯为兄，仕于南朝刘宋；徐謇为弟，先历南朝宋、齐，后被虏于北魏。徐嗣伯为徐叔向之子，仕于南朝宋、齐。故文伯、嗣伯生平见于《南史》，而謇之生平则录于《北史》。

（1）徐文伯

徐文伯，字德秀，传习家学，精于医术，然并不以此为业。文伯因善医常行走于皇室，时宋孝武路太后病，诸医家均未能明确诊断，文伯接诊后指出其为“石博小肠”，即小肠结石，遂以“消石汤”治之，即愈。文伯亦因此被委以鄱阳王常侍，隆恩日盛。又有宋明帝时一宫人腰痛，甚可牵心，众医以为“肉症”，而文伯则认为此为“发症”，需以油治之，治后患者吐出一物状如头发，即瘥。《南史·张邵传》形容此物：“稍引之长三尺，头已成蛇能动，挂门上适尽一发而已，病都差（瘥）。”宋后废帝亦是善诊之人，文伯曾与之一同出游，路遇一妊娠妇人，废帝认为妇人腹中胎为女婴，文伯则指出其腹中有双胎，且为一男一女，而男居左边，色青黑，形小于女。废帝急于知晓实情，建议剖腹，文伯医者仁心，不忍妇人性命受到危害，于是以针刺催产：泻足太阴，补手阳明。胎儿应针而落，两儿相继而出，果然如其所说，是为一男一女。以上三案均可证实徐文伯于诊断上的造诣，最后一案还可体现其崇高医德。

文伯仕途于《北史·徐謇传》中有记：“文伯仕南齐，位东莞、太山、兰陵三郡太守。”文伯著述颇多，《隋书·经籍志》中记录者多，但均已亡佚。

（2）徐謇

徐謇（432—512，一说为424—504），字成伯，寄籍丹阳，亦善医药。北魏（献文帝）攻陷青州时，謇恰在此地，遂被慕容白曜俘虏送至京师平城（今山西大同），献文帝闻其技艺，便欲试探考察：将患者安置于帐幕之中，命徐謇隔帐取脉诊视。謇可“深得病形，兼知色候”，由此得用，曾为文明太后看诊。徐謇技艺精湛，性情亦别具一格，《北史·徐謇传》载：“而性秘忌，承奉不得其意，虽贵为王公，不为措疗也。”献文帝时謇任中散大夫，随后又迁为内行长。

493年，孝文帝迁都洛阳，徐謇结束了二十余年的平城生活，随之南下。孝文帝对謇“稍加眷待”，身有小疾不适皆召其看顾，宠妃冯昭仪有疾亦命謇诊治。孝文帝时謇又除中散大夫，后为侍御师。孝文帝曾于出行时患病，渐重而无策，遂急召徐謇看诊，特令其行水路，謇一日一夜行数百里后至，诊后效如桴鼓。孝文帝设宴大加褒奖，并擢升謇为大鸿胪卿、金卿县伯，又赐财物奖赏，謇一时恩宠隆重。其后随侍孝文帝于外，及至文帝崩后返回洛阳。

謇曾欲为孝文帝炼丹，虽历经年而未成，但謇确谙养生有道，年八十仍“鬓发不白，力未多衰”。宣武帝正始元年謇为光禄大夫，卒后被追赠安东将军、齐州刺史，谥号靖，其子徐践袭爵，任建兴太守。

（3）徐嗣伯

徐嗣伯，字叔绍，善清言，亦精于医理，为人纯孝。任正员郎。魏晋时服五石散之风盛行，有直阁将军房伯玉服五石散十许剂后畏寒甚，徐嗣伯诊后认为其为“伏热，应须以水发之，非冬月不可”。至冬月以冷水发之，果然痊愈且较前更为强壮。《南史·张邵传》中对“以水发之”有细节描述，其细节处颇有意趣，值得推敲：“至十一月，冰雪大盛，（嗣伯）令二人夹捉伯玉，解衣坐石，取冷水从头浇之，尽二十斛。伯玉口噤气绝，家人啼哭请止。嗣伯遣人执杖防合，敢有谏者挝之。又尽水百斛，伯玉始能动，而见背上彭彭有气。”此处描写尽显嗣伯之胸有成竹，且“嗣伯遣人执杖防合，敢有谏者挝之”，又体现了徐嗣伯底气之足。然徐嗣伯仕于南朝，医者地位并不显贵，甚至其堂兄文伯“不以医自业”，此时嗣伯底气之足一来说明其本人权势稳固，二来说明徐氏一族以医立世已然取得斐然成绩。

徐嗣伯亦有著述留于世，现可见的为附于《备急千金要方》的《风眩方》，同时也说明嗣伯善治风眩。

5. 五世：徐雄、徐践、徐知远

（1）徐雄

徐雄为文伯之子，仕于梁，任员外散骑侍郎，秉承家学，业精于医，尤擅诊察，医术为江左所称；雄能清言，多为贵游所善。雄敦于孝悌，事母孝谨，其母终后几于崩溃，然不久后又遇兄逝，终悲恸而亡。

（2）徐践、徐知远

徐践，字景升，为徐謇之子，仕于北魏，承袭謇之爵位，为建兴太守，而医名不显。徐知远，为徐践之弟，任给事中。

6. 六世：徐之才、徐之范

（1）徐之才

徐之才（505—572），字士茂，为徐雄长子，寄籍丹阳，编籍高平，初仕南梁，后仕北魏。之才其人幼而俊发，智敏善辩，博闻强识，尤长方术。以今人时髦之说法，之才为情商、智商双商皆高者。然其又时有油滑甚则媚上之举，故史书对其评价褒贬分明。

徐之才五岁诵《孝经》，八岁略通义旨，十三岁得召太学，粗通《礼》《易》，有“神童”之称，时彭城刘绰云赞之：“徐郎燕颔，有班定远之相。”之才早年入仕缘起陈郡袁昂，被辟为主簿，后于豫章王处任国左常侍，又转镇北主簿。

及至豫章王入魏，为北魏大揽人才，并向魏帝推荐之才，言之才医术精湛且有辩才。之才于是接受诏征，于孝昌二年（526）至洛阳，由于之才医术精湛，多应手即验，且为人机智善辩、才思敏捷，朝臣多竞相要引，一时名声大噪。后之才陆续任昌安县侯，由散骑常侍转秘书监，又转授金紫光禄大夫，天统四年（568），累迁尚书左仆射。之才精于医学，“虽有外授，顷即征还”。曾武明皇太后不豫，之才疗之，应手即愈；又武成帝酒色过度而致幻觉，之才认为“此色欲多，大虚所致”，数剂汤即愈。此后每遇发作即召之才，时年入秋，武成帝病情稍稳，一时未再发作。

徐之才在政治上的成功，除医术精湛外，尚与其首倡禅让有关。徐之才少解天文，兼图谶之学，为配合丞相高洋篡位野心，徐之才假借图谶之说，预言“午年必有革易”，且提出“千人逐兔，一人得之”的说法。高洋成功登基后，因之才首倡禅让有功，故多亲近，其后又封为池阳县伯，之才与皇室的关系进一步拉近。

之才之辩才，既有年少时以“盖闻圣人虚其心而实其腹”回答他人“但事食”戏言的机智，亦有“历事诸帝，以戏狎得宠”的油滑。之才对于上位者的态度，史书中多加贬斥鄙夷，屡见“大被狎昵”“犹为弄臣”“以戏狎得宠”等词描述。如《北史·徐謇传》：“历事诸帝，以戏狎得宠。武成长智牙引起牙痛，问诸医，尚药典御邓宣文以实对，武成怒而挞之。后以问之才，拜贺曰：‘此是智牙，生智牙者，聪明长寿。’武成悦而赏之。”

武平年间，徐之才被加封为西阳郡王，至此，世医徐氏一族的政治地位达到顶峰。之才卒后追赠司徒公、录尚书事，谥曰文明。

（2）徐之范

徐之范为徐雄次子，徐之才弟，亦以医闻名，曾任尚药典御，《北史·徐謇传》记载：“大宁二年春，武明太后又病，之才弟之范为尚药典御，敕令诊候。”后位至太常卿，并承袭之才西阳郡王爵位。北周时，授仪同大将军；

历隋朝初，终卒于开皇四年（584）。

7. 七世：徐林卿、徐同卿、徐敏恭、徐敏行等

徐林卿、徐同卿为之才之子，林卿为长子，官至太尉司马；同卿为次子，官至太子庶子。二人在朝为官，却未继承家学，徐之才以其无学术，每叹曰："终恐同《广陵散》矣。"

徐敏恭、徐敏行为徐之范之子，徐敏恭承袭西阳郡王爵位；徐敏行（又作徐敏齐、徐敏者）承袭家传，仍以医行世。至徐敏行一代，魏晋彻底结束，隋唐新时期到来，但世医徐氏的神话已然开始衰落。

章红梅据《徐謇墓志》《元和姓纂》等考证，徐氏家族还有八世徐謇、徐师顺等，徐謇育有一子，名徐守一，此已传至第九世，但已不见八世、九世从医的有关文献。

（二）元明清时期徐氏家族传承情况

南北朝是中医学发展的成熟时期，出现了许多门阀世医，范行准称徐氏家族为南北朝时门阀世医中最为贵盛者，很大程度上影响了中国医学的发展。关于其传承情况，许多医史类著作谈及徐氏家族世医时，大多仅述及隋末唐初世医，对徐氏家族隋以后的传承世系少有述及。今据地方志及徐氏后人的墓志等资料研究徐氏家族元明清时期的传承世系及代表人物。

1. 徐氏世医家族元至清传承谱系

地方志及墓志等资料提及元至清时期数位徐姓名医，系南北朝时徐熙的后人。笔者先将相关文献与徐氏医学世家元至清传承情况分列如下。

《松江府志》："徐复，号神翁，华亭人，居南桥，其先宋濮阳太守熙，遇异人授以《扁鹊神镜经》，遂以医名世。"

《江南通志》："徐复，字可豫，华亭人，精《灵枢》《素问》诸书。"

《两浙名贤录》："徐枢，字叔拱，钱塘人，其先宋濮阳太守熙，遇异人授以《扁鹊神镜经》，顿有所悟，子孙遂世以医名，父神翁，元海盐路医学教授，遂家海盐，枢少传其术，兼学诗于会稽杨廉夫。"

《国朝献征录》载姚夔《太医院判徐公彪墓志铭》曰："公姓徐，讳彪，字文蔚。世业医，自晋濮阳太守熙，受《扁鹊神镜》于异人；后秋夫、文伯得此声于齐梁间。迨宋南渡，有以侍医扈从居嘉禾，元大德间号月翁者，为镇江路医学提领，迁华亭；月翁子号云隐者，为松江医学提领，遂家南梁。云隐子子旸，不应召，赐号清隐处士，以娣仲子可豫继，后官海盐医学教授，赠奉议大夫、太医院使，以子叔拱贵也。叔拱号足庵……初足庵为良医时，公侍尽子职。"

《同治上海县志》："预修中秘书录彪子璒为监生，次子埙亦有名，后其裔有名伟者，嘉靖中太医令。"

《国榷》：万历四年（1576）"壬午署太医院事右通政徐伟加太仆寺卿。"

《明实录·明神宗显皇帝实录》卷八十四载：万历七年（1579），"礼赠故太医院掌院事太仆寺卿徐伟复通政使给与祭奠，仍升其子徐文元为御医以示优恤"。

《万历嘉定县志》载："徐文元，太医院院使加鸿胪寺卿。"鸿胪寺卿为正四品，此当为徐文元的最高品级。

光绪《奉贤县志》载："徐征，字桂庵，枢之后也。世居南桥，行谊高雅，传枢之术，以医名江浙间，人就医者，累有成效，子光瑞，承父业，行医平湖，遂隶籍焉。其六世孙士芬嘉庆己卯进士，尝省墓南桥，遍叙族谊，徐氏旧第即今育婴堂址（据漱芳阁遗稿）。"

光绪《平湖县志》："徐梦熊，字汉云，一字兰岩，号渭溏，廪生，生性孝友，年十五，授徒供菽水，母畏雷，尝馆某家，每雷雨辄归待左右，生平嗜义举，精于医，全活无算，嗜古文词，无全不工，书法出入米蔡间，著有漱芳阁稿，以其子士芬贵，赠光禄大夫。"

《光绪松江府续志》中亦有相似记载："徐征，字桂庵，奉贤人，明太医院使枢裔……户部侍郎士芬其六世孙也。"

嘉庆《松江府志》载："徐大楫，字若济，枢之后也，少敏悟，承其父天泽学，发明《灵》《素》诸书，活人甚多。著有《脉论辨讹》《医宗粹语》。"

清代应宝时修，俞樾纂《同治上海县志》载："徐大楫，字若济，枢之后也。少敏悟，承其父天泽教解《灵》《素》诸书，活人甚多，所着见艺文。子兆魁，孙凤如、金台，皆能世其业。"

综合分析以上文献可知，徐氏家族传至北宋末年（1127），有为御医者，随宋高宗赵构南渡，由北方移至南方嘉禾（今浙江嘉兴）居住。传至元代，有名徐月翁者，在元朝政府任职，担任镇江路医学提领。有学者认为扈从宋高宗赵构南渡的徐氏御医与元大德间号月翁者为同一人，此说恐不妥。建炎元年（1127），宋高宗赵构南渡至扬州，至大德元年（1297），其间有70年，南渡时以侍医身份同行，其时至少已有20岁，至大德间应岁至90余岁，按常理推测，在当时的社会环境下，较为少见。且若以90余岁尚在行医，文献当有记载，因此，似以宋之御医与元大德间地方医官徐月翁为二人为是，并非一人。

其后，徐云隐、徐复亦在元朝政府任地方医官，至徐枢适逢元明鼎革，天下大乱，遂隐居乡里，直至洪武二十八年（1395），才出任秦府良医正，后任太医院御医，累官至太医院使。徐枢子徐彪承父业，官至太医院院判。其后代中有名医徐伟，任通政使司通政使掌太医院事，万历十年（1582），署太医院事右通政徐伟加太仆寺卿，官至从三品。

据姚夔《太医院判徐公彪墓志铭》称：云隐子子旸，不应召，赐号清隐处士，以娣仲子可豫继。”娣，清代梁章钜撰《称谓录》载：“《谷梁·隐二年传注》：‘伯姬之娣。’《释文》：女弟曰娣。女子同生谓后生为娣，于男则言妹也。”徐复（可豫）本是徐子旸妹妹的二儿子，过继给徐子旸为子。

关于徐桂庵为徐枢之后人一事，文献来源为《光绪奉贤县志》，该志据《漱芳阁集》所载之相关内容而确定此事。《漱芳阁集》作者为清徐士芬。徐士芬（1791—1848），字诵清，号辛庵，一号惺莽，平湖（今浙江）人，嘉庆年间进士，尝入翰林，道光二十四年（1844）任会试副总裁，不久调户部右侍郎。徐士芬称其家族为徐枢之后人，其为徐征六世孙，还曾于南桥扫墓，并与同宗族的人遍叙族谊。《古今图书集成·医部医术名流列传》载：“按《平湖县志》：徐桂庵，以字行，华亭人。善养生，侨居当湖，以刀圭活人。子光瑞，号乐庵。以攻制艺，精易理，累试不售，乃出桂庵遗书读之，所治多神验。与沈司业懋孝为世交，子孙皆能世其业。”乾隆《平湖县志》所载有关徐桂庵之内容与《古今图书集成》大体相同，仅增加了徐光瑞子徐如璧的内容，其谓：“子如璧，能传其业。”

另有沈懋孝（1537—1612），历经嘉靖、隆庆、万历三朝，为隆庆二年（1568）进士，曾任南京国子司业，官至河南巡抚，著名藏书家。徐桂庵之子徐光瑞与之交好，则徐桂庵、徐光瑞生活年代亦当此一时间段前后。徐伟、徐文元分别于嘉靖、万历朝任职太医院，但未见有关文献记载他们与徐桂庵之间的亲属关系，或许是徐枢后人世代繁衍，支系旁支较多。

清代地方志载徐梦熊及徐大楫均为徐枢之后人，亦未言及他们之间有什么亲属关系，此时距徐枢已是数百年之后，血缘关系已疏远，所以导致虽同为徐枢后裔，地方志并未记述这2个支系之间的关系。

据以上文献资料，徐氏医学世家元至清传承情况如图2－2，其中徐士芬传承支系图源自《嘉兴明清望族疏证》，以及《平湖县志》《光绪松江府续志》等。

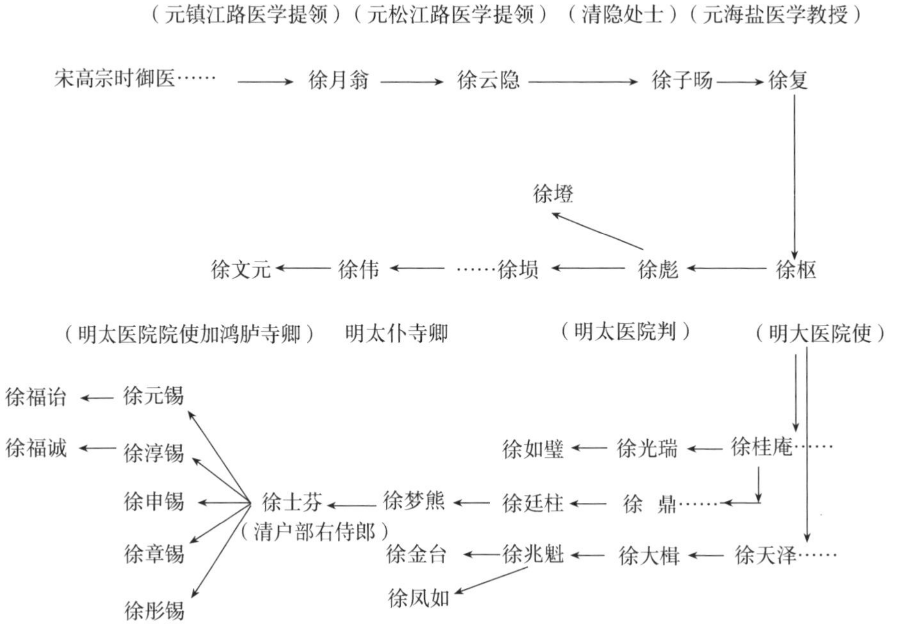

图2－2 徐氏医学世家元明清传承图

2. 徐氏世医家族代表人物考

徐氏医学世家中徐复、徐枢、徐彪、徐伟均为享有盛名的中医，有的有医学著作传世，但今《中国中医古籍总目》中未见载；今据地方志、墓志、史志及医学史料所记研究如下。

（1）徐复

《江南通志》载徐复“精《灵枢》《素问》诸书，其治病常审南北，察强弱缓急而投之，故百不失一”。其对古典医籍《灵枢》《素问》等书研究较深入，治病百不失一。他曾治疗杨维桢之疾：“会稽杨维桢病久痢，不食饮，众医咸束手，复曰：顷视一剧证，其脉正与公等，然公服我药七日当愈，彼不出三日当殂。后皆如其言。杨有诗记其事。”

杨维桢，泰定四年（1327）进士，元末三高士之一，字廉夫，号铁崖。元代诗坛领袖，诗名噪一时，在元文坛独领风骚40余年。杨维桢患久痢，不能进食，群医以为不治。但徐复诊后，认为七日后当愈。中医重视脉诊，杨维桢脉象与徐复同日于西门诊一泻痢患者脉象相同，但徐复认为二人一死一生。由上可见，徐氏临床经验丰富，其四诊合参、综合审视的能力高于众医，才能断定杨维桢病有生机。

《崇祯松江府志》还载其治愈译史弥坚女遇暴疾神昏之疾，徐复诊过之后，认为是“邪阴外薄而内争也”，饮药遂苏。由于其医术高超，因此被称为“神翁”。《松江府志》还保留了一段徐复的医论，谈及南北体质之差异及察虚实而治的思想：“吾岂以神自功哉，亦视强弱缓急治之耳，北方土厚而气劲，牛羊驼马之味胜于淮鱼海错，病实者十九，东南分领海间，其产不与燕赵齐，气未克而耗者，蚤形既亏而贼者甚，一有寒暑相仇，则戚然弗胜，欲以北方之治治东南之人，不亡则惫，所以攻之而反益之也。吾察南北异宜，虚者克之，实者下之，本固枝强，故其疾可已，譬善兵者，先附民而不空内事外，以快意为务，寇虏既翦，国随以定，不然则创愈巨而敌愈众。以是术施之，治人百不一失，奚为神翁哉。”

徐复未留下著作，但从留下的医案中可见其医术高超。除上述医案外，从《奇症汇》《名医类案》还可见徐复的两则医案，分别是治吴兴沈仲刚内子膝肿痛和郭推府瘠足不任身案。徐复以吐法灸治膝痛引起的腹雷鸣上冲胸背之疾，从痰论治收奇效；对郭推府瘠足不任身案，采取以补法缓图之法，收到良效。可见，徐复对疑难杂症辨证、识病颇准，医术奇效。

（2）徐枢

关于徐枢的生平，《国朝献征录》中《太医院使徐枢传》载：“徐枢，字叔拱，华亭南桥人……父号神翁，元海盐州医学教授，枢少传其术，兼学诗于会稽杨廉夫，会天下乱，晦迹田里，洪武乙亥（1395），年四十余，始以荐秦府良医正，出丞枣强，召为太医院御医，累奏奇绩，升院使，告归展墓，宣宗亲赋诗送之，年八十致仕，又七年卒。”徐枢拜于杨廉夫门下学诗，工于诗，与名人多有唱和。如茅大方《希董集》载：“余既和前之诗已，而叔拱又闻杨铁崖、陆宅之、钱曲江三生同葬于淞之千山，门人岁时拜扫，共一亭而祀享之，一再次韵，故为赋此。”茅大方，名辅，字大方，又字希董，洪武中为淮南学官，擢升秦府长史。徐枢曾为秦府良医正，二人相识相交。洪武二十九年（1396），茅大方与徐枢等人同游诸葛武侯墓，留有诗作，茅大方《希董集》还曾专为徐枢作赋。《花春雨轩为徐叔拱良医赋》记载：“曾闻董仙有仙术，卖药长安积阴德，活人人栽杏一树，万树成林烂春色，徐卿本是云间仙，麒麟二子来青天，壶中丹药白神授，肘后奇方夸异传。”

徐枢为太医院医术高超的名医，因此，重臣有疾时，往往受命诊治。如《明故荣禄大夫少保户部尚书兼武英殿大学士谥文简黄公墓志铭》载：汉王朱高煦叛乱，宣宗亲征，户部尚书黄素佐郑王及襄王监国，黄素本就身体多病，又为了做好后勤工作，“夙夜在公，至班师方归私第”，白天晚上均在衙门值班公干，至大军班师回朝，才回归自己的私宅，“疾益甚，命太医院徐叔拱诊视，病少瘥，即上疏乞骸骨”。在国家处于战争的非常时期，黄素作为户部尚书，负责钱粮，俗语云：“大军未到，粮草先行。”后勤工作对战争胜利是重要的保障，因此，黄素是有功之臣，宣宗命徐叔拱为黄素诊治，亦是对其医术的肯定。

徐枢得到宣德皇帝的赏识，姚夔《太医院判徐公墓志铭》载：“叔拱号足庵，尝游杨铁（按：‘铁’下夺‘崖’字）先生门，医学益明。自秦府良医正，入为太医院使，受知宣庙，眷顾优异，赐告焚黄，遣中官二、宫人一护送之，还寻赐金带致仕。”明宣宗朱瞻基对徐枢颇多眷顾，徐枢回家扫墓，宣德皇帝除赐两个宦官、一个宫女照顾他外，还赐诗《省墓》，其中称徐枢“云间秀毓人中英，襟怀磊落冰壶清，群书博览析理明，青囊金匮尤研精，济人利物心秉诚，江南江北驰芳声，峨冠博带属老成，轺车应召来我京，医人医国咸见称，回生起死如通灵”。徐枢致仕时，宣德皇帝赐金带，此外还赐诗《还乡》，称徐枢“太医老卿八十余，胸蟠千古岐黄书”。王世贞《弇山堂别集》称“叔拱以供奉庶僚得此，其奖予期注之隆，有公卿大臣所不敢望者”。徐枢作为一介医生，获奖眷之隆重，过于他人，甚至公卿大臣亦不敢奢望其荣耀。

关于徐枢著作，《医藏目录》载其著有《订定王叔和脉诀》，今已佚。明代徐常吉辑《古今医家经论汇编》辑录了徐叔拱《咳嗽辨疗论》。徐常吉，明直隶武进人，字士彰，万历十一年（1583）进士，累仕户科给事中，他曾集明以前《素问》《灵枢》及历代名医如刘河间、张子和、王安道、滑寿等大家的经验于一书。明代的医学大家仅选取了戴元礼、何伯斋、徐叔拱等数人之学术观点或经验。其中，徐枢的著作未见传世，幸有徐常吉之著作保存了珍贵的文献资料。徐枢关于咳嗽的论述，清代喻昌《医门法律》也曾加以引用。徐枢自元入明，历洪武、建文、永乐、洪熙、宣德数朝。

（3）徐彪

姚夔《太医院判徐公彪墓志铭》载徐彪“初足庵为良医时，公侍尽子职”，徐彪在父亲徐枢为秦府良医正时，尽心奉侍。《同治上海县志》载其有孝心且德行高尚，其载曰：“府志云先是枢为罗嵩所构，逮系诏狱，彪年十五，上书请代，文皇帝嘉其孝，诏出枢，后嵩以罪系论死，彪救之甚力。”其父因为罗嵩所构陷，被罗织罪名入狱，年仅十五岁的徐彪上书，愿以身代父，替父亲接受罪罚。后永乐皇帝嘉赏他的孝心，释放了徐彪之父。构陷徐彪父亲的罗嵩因罪入狱被判死刑时，徐彪不计前嫌，又尽全力营救他。

正统六年（1441），徐彪被征入太医院，治愈了许多重要高官勋贵的难治之疾。“时代王久病肿，公受诏视之，不旬日而起。及昌平侯杨洪疾笃于边，复以公治之而愈。由是能续升闻，乃留御药房。戊辰，擢御医。景泰辛未，升院判，寻阶承德郎，宠赉屡至。”徐彪初入太医院，即治愈了代王的久肿病及昌平侯杨洪的重病，因此得以留任御药房。杨洪，字宗道，“土木之变”后，蒙古瓦剌部挟英宗到宣府城下，令宣府城开门迎驾。时宣府城驻守总兵官为杨洪。杨洪深知门户一开，则京师危在旦夕，所以他大胆拒开城门。为了嘉奖杨洪的守城之功，朝廷火线特封杨洪昌平伯。瓦剌部绕过宣府，围困京师时，杨洪将兵两万挥戈入卫，打退蒙古也先的入侵，朝廷晋封杨洪为昌平侯。徐彪初入太医院，即治愈了朝廷重臣及皇室宗亲之疾，可见其医术高超。

徐彪为景泰皇帝侍疾时，景泰帝问“药性迟速”，徐豫答曰：“药性犹人也，为善千日不足，为恶一日有余，不可不慎。”景泰帝又问摄政，徐彪答曰：“以《内经》固元气为本。”徐彪不仅以医学理论回答，而且乘机向皇帝谏言。徐彪为人洞达，善谈议，医德较高，“公质直，人有急者往治之，弗图其直，贫者反周以薪米，怨者反报之以德。其所存忠厚亦类此”。

《太医院判徐公彪墓志铭》载徐彪著有《本草证治辨明》十卷、《论咳嗽条》二卷、《伤寒纂例》二卷。以上三书，清代藏书家黄虞稷《千顷堂书目》尚有著录，然今《中国中医古籍总目》已不见载，甚是可惜。

（4）徐伟

《上海县志》称徐伟为嘉靖年间（1522—1566）太医令，掌考察院属各科医务官员之业务才能，且为帝后及王公大臣疗病。查继佐《罪惟录》载：嘉靖四十四年（1565）“二月，上疾有瘳，加衔太医院使伟为右通政”。徐伟由太医院使晋升右通政，亦是由于治愈皇帝之疾。他成为元明时期徐氏家族官位最高的一位，徐伟由太医院使升任通政使司右通政兼掌太医院事，由五品晋升为正四品。

徐伟虽任通政使司右通政，但是由于医生出身，受到文臣的另眼看待，认为其非正途出身。《明政统宗》三十卷载：《文臣异途考》记载了不由正途而因僧、道、医、卜、相、天文、推命、巫师而登高位者，其中有徐伟。其谓：“国初文臣入仕，正途惟有进士、乡科、岁贡、选贡而已，其任子及国初贤良方正，人材举荐亦次之，其有不由是途而登大位者略记于此。太子少师、赠少师、荣国公姚广孝，左布政使吴印、华克勤，俱以僧。其翰林应奉李愿证辈亦然……太子太保、礼部尚书、赠少保许绅，礼部左侍郎蒋宗武，通政使司通政使掌太医院事施钦、仲兰、李宗周、张銮、徐伟，俱以医。”明代王士贞《皇明异典述》卷五“文臣异途”条所载内容亦相同。

徐伟未留下医学著作，故其医学方面的学术贡献不得而知。文史资料中载其为嘉靖皇帝及首辅大臣徐阶诊病的资料。如《谷山笔尘》曾载徐伟为嘉靖皇帝诊病之事：“太医令徐伟入诊龙脉，进殿蒲伏膝行。见上踞坐小床，龙衣曳地，不敢以膝压衣，奏曰：‘皇上龙衣在地上，臣不敢前。’上遽以手抠衣出腕而诊。伟但一时语耳，出至直庐，手札赐内阁曰‘伟适诊脉，称衣在地上，足见忠爱。地上人也，地下鬼也’云云。赏赉甚厚。伟见札，惶惧失色，自谓若有神佑。设使误称地下，罪万死矣！盖世庙严而多忌，误有所犯，罪至不宥。而伟偶中上旨，非虑所及，故且喜且惧耳。”

嘉靖皇帝心思深沉，猜忌颇多，难以捉摸，正在病中，有诸多忌讳之处。嘉靖皇帝认为地上为人行居之所，而地下则是鬼行居之所，假如徐伟误说地下，则有诅咒之意，可能因无意之失犯了皇帝的大忌，亦可能因此丢了性命。正所谓伴君如伴虎，徐伟言语谨慎，没有犯错，所以嘉靖皇帝称赞徐伟的忠爱之心。又如嘉靖四十四年（1565），大学士徐阶有疾，皇帝遣御医徐伟为其诊治观之，还“命司礼王本赍手札谕云：痰火一疾，惟须自慎，既不可用寒剂，又不宜多降火，又有谓痰随气降，此非治法也，但仍以凉平性品用之，便消顺耳。又青州白丸子，真者亦效，非其本地合者，无益，至于牵扯背肩痛，当以祛风顺气之剂，间服之，亦少资云”。其时徐阶为首辅大臣，皇帝遣徐阶诊治，也是对其医术的信任与认可。

徐伟的晋升之路并未因其为一介医生而停止，万历四年（1576），“壬午署太医院事右通政徐伟加太仆寺卿”。其官至从三品，进入高级官员的行列。徐伟为皇帝及众大臣诊病，未出差错，连连高升，除幸运的因素外，其医术当是高超，且为人亦是谨慎。

（5）徐文元

《明实录》载徐伟之子徐文元，受其父荫护，得封御医，后更升为太医院院判、太医院使。《明实录·明神宗显皇帝实录》卷八十四载：万历七年（1579），升原太医院掌院事太仆寺卿徐伟复之子徐文元为御医，给与祭奠，以示优恤，“部覆医术起家，虽跻三品，原无恤典，但以供奉三朝，保护功多，请乞特予之”。从以上文字可以看出：第一，徐伟于万历七年（1579）去世，且官至三品；第二，徐伟虽官居三品，但以医术起家，出身不高，从相关制度来讲，“原无恤典”，去世时不应享受朝廷所给予的赐祭、恤荫等的典例，但因其供奉嘉靖、隆庆、万历三朝，曾为三代皇帝诊病治疗。因此中央各部同意赐予祭奠，并且升徐伟之子徐文元为御医，正八品。这一次朝廷各部并无异议。

《明实录》卷一百六十七载：万历八年（1580）“御医蔡文亨、陆得元、徐文元为太医院院判，并敕御医历俸六年以上，得遇缺升补，吏部据例争之，不听”。仅仅一年之后，徐文元便升为太医院院判，官居正六品，升迁速度很快。此次升迁，吏部有意见，认为不合常例，但皇帝朱翊钧没有听取吏部的意见。

沈一贯《敬事草·卷十一·问安揭帖》，记载了徐文元为万历皇帝朱翊钧诊病的情况。万历三十年（1602）二月十五日，万历皇帝“圣体烦热，头目眩痛，呕逆恶心，寝歇不宁”。因此“召太医院院使徐文元等进宫诊视圣脉”，经徐文元诊断是为“寒热相激，郁而生痰，眩晕呕恶，皆由于此”。此时，徐文元已经任太医院使一职，成为正五品官员。

朱翊钧此次病甚重，于二月十六日召沈一贯及诸内阁大学士至启祥宫后殿西暖阁议事，朱翊钧将太子托付给诸位大臣，并且谈到矿税的问题，谈到之所以收矿税，是因三殿二宫尚未完工，需要用钱，今令传谕矿税、织造、烧造俱停止。此语为交代后事之言，太后、太子、诸大臣均失声痛哭，沈一贯等连夜据皇帝的口谕拟旨。但次日朱翊钧病情有所好转，这说明徐文元等人的医治起了作用。身体有所好转的朱翊钧非常后悔病重时的决定，于二月十七日强令沈一贯交回圣旨。沈一贯扛不住压力，将圣旨缴回。但圣旨已经下达，“四海已播，欲一一收回，殊难为力”，朱翊钧竟然不通过内阁，直接由大内降旨，令“各处矿税、织造等项俱照旧行”。矿税为搜刮民脂民膏之举，废除是民之幸事。但皇帝身体健康状况的改变，亦使国家政策有了大的改变，终万历一朝，也未能废除矿税，这可能是意在治愈皇帝的太医院使徐文元等人所预料不到的。

身为太医院院判、院使，还承担了为朝中大臣治病的职责，如沈一贯曾患病，向万历皇帝朱翊钧请假，皇帝遣徐文元等为其治病。沈一贯《敬事草》卷四载：沈一贯因旧有疾患，又累日焦劳，因此发病，“半夜旧病举发，遍身寒战如水，难以见风”，因此向万历皇帝请假。皇帝派徐文元等人为其诊病，沈一贯撰“谢遣医疏”向皇帝谢恩，其谓“随该太医院院判徐文元、罗必炜、御医何子忠、吏目许登云奉命到臣寓所……文元等更迭诊脉，共治医方，以攻臣病同，复举调摄之术以宽臣心”。

详考文献资料，未见徐文元有医学著作传世，也无理法方药俱全的医案传世（仅有为皇帝及大臣诊病的相关资料，但未见其具体的处方情况），史书及地方志中也未见有关其子孙从医的记载。徐文元在太医院任职几十年，但未能培养儿子进入太医院任职，或是其子医术不高，或是改从科举晋身（如徐彪之子徐璒即曾被录为监生），改走当时儒士所认为的正途，鉴于文献资料不足，原因已无从知晓。

万历皇帝之后，虽历明光宗朱常洛、明熹宗朱由校、明思宗朱由检三朝，但距崇祯皇帝朱由检自杀仅有 24 年，大明王朝渐近落幕，元明二代实行的医户制度也接近尾声，徐文元后人不必受医户制度的影响，可能改从儒学之路。毕竟在封建士大夫的眼中，医为小道，即使是徐伟官至从三品，亦被看成杂途出身，王世贞等人还特意在著作中指出此事，认为徐伟等人是不由正途而登高位者，备受士大夫的冷眼。

（6）徐大楫

徐大楫，字若济。地方志将其列入清代名医中，则其应为清代人。其学来自家传，其父在其少时，教其《灵枢》《素问》等经典著作，在当地颇有名气，活人甚众，著有《脉论辨讹》《医宗粹语》等书。其子徐兆魁，孙徐凤如、徐金台，均能继承其医术。

（7）徐梦熊

徐梦熊，曾中秀才，享受官府廪米津贴。事母甚孝，著有《漱芳阁遗稿》，入《平湖县志》中《人物志》文苑类。他诗书俱佳，十五岁起即任塾师，教授学生，挣取微薄束修供养母亲，以孝义闻名。其精医术，救治疾患无数，但无医学著作传世。徐梦熊有二子：一为徐士芬，一为徐士兰。

（8）徐士芬

徐士芬中进士之后，历任学政、工部右侍郎等职，有“方正严毅，弊绝风清”之誉。他曾任道光皇子五阿哥奕誴之师，官至户部右侍郎，正二品，成为朝廷大员，朝廷追封其祖上三代——曾祖徐鼎、祖父徐廷柱、父徐梦熊均被封赠光禄大夫。徐士芬有五子，长子徐元锡以恩荫入仕，署上海同知；二子徐瀛锡中举人，两淮候补运判；三子徐申锡中进士，入翰林院，官詹事府右赞善；四子徐彤锡举孝廉；五子徐章锡为遗腹子，成人后在府县的官学读书。徐士芬弟徐士兰中秀才，历任福建沙县等地县令。终清一代，徐梦熊之后代再无从医者。

总之，元明二代的医户制度，造就了许多医学世家。徐氏医学世家，南北朝时为门阀世医，至唐初，其家族亦有闻名于世者。但此后至宋，徐氏后人之医名多隐而不闻。迨至元代，徐氏后人始任地方医官，至明徐枢，渐渐由地方医官升至太医院任职，徐枢、徐彪、徐伟、徐文元累任太医院使、太医院院判，徐氏家族在元明二代呈现官医世家的现象。徐氏家族至徐伟达到从三品的位置，位列高官，是徐氏家族在元明时期的最盛时期。明清鼎革之后，徐氏家族有从医者，如徐大楫、徐梦熊等人，在地方上颇有声望，然已不再任医官之职。徐梦熊子徐士芬以科举入仕后，其后代转而专注儒学，不再从医。

二、高阳许氏世医家族

高阳许氏世医家族自许道幼始。许道幼，南北朝时临淄高阳人，他因母病而遍览医方，久而久之，遂成名医。他时常对其家里孩子说：做子女的，理应为父母尝膳视药，如果不懂医术，就谈不上是一个孝子。所以，他家的医术是世代相授，遂成世医。许道幼在南朝梁做官，位居员外散骑侍郎。

许智藏，许道幼之子，许智藏能传其父之医术，也因其医术被朝廷看重。在南朝陈做官时，为散骑常侍。陈朝灭亡之后，隋文帝封其为员外散骑侍郎，让他到扬州去做官。恰好当时秦王杨俊有疾，皇上急命驿骑召他回京。杨俊梦到其杨俊亡妃崔氏哭泣道：我本来是来迎你和我同归，但听说许智藏将来为你治病，他若到了，当必相苦，如何是好？第二日晚上，杨俊又梦见崔氏说：我想到好办法了，我会进入灵府中躲避。许智藏来到，给杨俊诊脉后说：病已入心，应当会发癫痫，已不可救。果如其所言，杨俊数日后薨逝。皇上认为他的医术很奇妙，于是赐其宝物、锦缎百匹。

隋炀帝即位，许智藏已退休了，但皇帝每每有病，就会令中使到他的住宅询访治法，或是用舆车迎入宫殿，扶登御床。许智藏处方治病，无有不效之时，故深受隋炀帝之重视。其卒于家，寿至八十。

许奭，许智藏之同宗族之人，在梁朝做官，为中军长史，后随柳仲礼入长安，与姚僧垣齐名，拜上仪同三司。以医术名重一时。

许澄，许奭之子，有学识，传其父之业，医术尤其精妙。历任尚药典御、谏议大夫，封贺川县伯。著有《备急单要方》三卷。许奭、许澄父子以医术见重于周、隋二代。

高阳许氏，不仅是世家大族，而且是隋朝门阀世医，绵延数代，名医辈出，且均为世之名医。

三、臧氏世医家族

臧氏世医家族最知名的是臧应詹（1697—1772）。臧应詹，字枚吉，山东诸城吕标乡黑龙沟（现诸城市龙都街道黑龙沟村）人。诸生，清代名医，时与昌邑名医黄元御齐名，有“南臧北黄”之称，声名远播。

臧氏世代为医，最早可追溯至明末太医院吏目臧惟几。臧惟几，号敬轩，其父臧节，有二子，名惟一、惟几。臧节其弟臧符，有二子，名惟精、惟失。据《（诸城）臧氏族谱》记载，惟几约于明崇祯初年（1628）任太医院吏目，其“喜读书，性恬退，不乐仕进，多方外交”。曾助蜀僧在五莲山（现山东省日照市五莲县城东南）建寺，“布袍策蹇，往来吟咏其间，时有高士之目”。惟几无子，其兄惟一的六子尔昌继嗣。尔昌，一字腾蛟，号庐岩，附生。育有三子，名达德、容德、育德。

臧达德，字公三，家中排行第三，明末清初人。主要生活在清顺治、康熙年间，享年七十七岁。

臧达德亦是臧氏世医中重要人物。他年轻时致力于科举，己酉年参加乡试，其试卷已被选中。但即将放榜之际，考官发现选中的试卷多了一个名额，主考官严存庵先生经过公正权衡，拙落一人的试卷，这恰是臧达德的试卷。发榜后，臧达德前往即墨拜谒房师。他的老师觉得他落榜甚为可惜，于是告知其中的过程，并认为并非他的水平不够，是由于偶然因素，并鼓励他再战下一次科考。但这一次意外落第，对臧达德的打击太大了，导致他发了疯病。其病愈之后，遂弃举业，转而习医。习医之后，曾治疗安丘李之椿之疾，李之椿使用其开的方剂后，感觉效果很好。他数十年学习医学不辍，并每年出十数金和药济人。他的叔祖得了胃病，他吃睡与叔祖在一起，并出钱购买人参、茯苓等药物，花费数百金之多，免费给他的叔祖治疗疾病，直至治愈。臧达德著有《履霜集》一书传世。

据《（诸城）臧氏族谱》，臧应詹系臧惟几堂兄惟精之后，乃诸城臧氏的第九世，是臧达德的旁系曾孙。

臧应詹聪敏慧黠，自幼勤奋好学，志从科举。十五岁时补诸生。任莒州训导。后因其母年老多病，学习岐黄之术，技艺日趋精湛，成为远近闻名的神医。应詹治病神奇变化，不拘成法，而所投辄效，一时名医多出其门。臧氏行医五十余载，擅长内科，兼通外科、妇科、儿科，远近闻名，被誉为“华佗再世，思邈复生”的“神医”。

臧应詹著有《伤寒论选注》四册、《类方大全》四册、《伤寒妇幼三科》四册、《外科大成》四册、《脉诀》一册。现仅存《伤寒论选注》十卷手抄本，其他均已佚失。枚吉注此书，广收百家之长，融会贯通，于众多《伤寒论》注家中，独择成无己及《医宗金鉴》二家，认为二家之注，虽不无小疵，但持论平正通达，诚为后学楷模。枚吉作选注，务在实用，不尚浮词，对“文义深奥”“附会穿凿”“乱人耳目”之说悉皆删除。尝云读《伤寒论》首当辨阴阳，阴阳既明，则治无寒热杂投，举措失当之债。伤寒乃寒邪为患，最易伤阳，治伤寒应时时固护阳气；若患者中阳不至无故被戕，则施治较易。若中阳一溃，阴霾用事，虽卢扁不能见功。又能不囿旧说，独抒己见，如对《伤寒论》第215、第217、第234条之文均作了不同于前人之新解。书末附有臧氏运用《伤寒论》的心得，颇独具匠心。诚生平心血之结晶也。

臧应詹的儿子臧承曾亦从医。

臧应詹孙臧岱岳，字鲁青，曾被举为贡士，儒而知医，亦是当地名医，有论著藏于家。

臧氏世医家族在诸城及周围一带有较高声誉，其中，臧应詹更被视为神医，他还培养了大批弟子，一时名医皆出其门。

四、刘丕显世医家族

刘丕显，字文谟，东明县沙窝乡刘口村人。擅长外科针灸，医痈疽疮疡等症。尤精外用丹药之研制，如黑虎膏、红灵丹等，审证精详，经其手诊过的疾病没有不痊愈的，开过的药方也没有不灵验的。

刘丕显的医术来源于一乞讨老者。清初，中原一带瘟疫流行，直隶、山东、河南患疮痈者甚众。刘丕显幼时只读了三四年私塾，辍学后就以种田为生，家中仅有薄田数十亩。除自给外，略有剩余，便周济贫苦乡邻。一个夏天的中午，他在地里看瓜，见一个衣衫褴褛的老者晕倒在路旁。他当即把老人搀扶到瓜棚下，先摘一个西瓜给老人止渴解暑，然后又把家里给他送来的午饭与老人分餐。先生问及老人家乡姓氏，老人说他自幼父母双亡，流落江湖，一生以乞讨为生，已记不起自己的家乡、姓氏。丕显顿起恻隐之心，就留老人与自己同宿于瓜棚之下，又着意安排家里的人每顿送两个人的饭，一日三顿与老人共餐。是时，疮痈恶疽蔓延至东明县内，因得不到适当治疗而死者不计其数。老者便劝丕显习医，救死扶伤。刘丕显向老者谈及他虽有心攻习医道，但苦于无良师指教。老者便向丕显口授治疗痈、疽、疔、疖的要诀秘方。刘丕显卖了几亩土地，筹钱开起药铺，专治恶疮疔疽。前来就医者药到病除。不久，名声远扬于直隶、河南、山东边界。人们都说，刘先生的医道是由神人传授，他就是当世活神仙啊！

刘家世代行医，一直都以“济世活人、救贫恤苦”为其行医宗旨。刘丕显有三男：长子刘丙中，次子刘北中，三子刘钦中，皆外科名医。

刘丙中之孙刘大升，医术高明。曾治愈天津知府所患肺痈，他还治愈太上皇乾隆皇帝的“对口疮”，嘉庆皇帝大喜，亲书“术精德隆”金字牌匾，并赐予刘大升重金。

刘大升有四子：长子刘金德，次子刘金波，三子刘金山，四子刘金锋。刘金波还曾治愈孔府衍圣公多年不愈的痼疾。

自刘丕显起刘家七代行医，多次给皇室、高级官吏治病医疮，但并不是为了结交权贵。他们之所以为这些人精心医治，是因为从这些人手里，能获得优厚的酬金，用来救贫恤苦，以达到济世活人的目的。他们世世代代都谨遵其先祖刘丕显遗训：行医收费要因人而异，对贫穷患者免费给药；中等家产的患者，药费随意奉送；富户、官吏、皇帝、贵族则收之优厚酬金。这个规矩一直沿袭到新中国成立前。

清初至今历时300余年，刘氏整个家族精于医术者先后共48人。兴盛时期，家族中各辈行医之人，在冀、鲁、豫三省交界处同时开设十余处药铺。他们为贫苦患者施舍的药物，其价值难以计数。乡邻及外省（县）的患者先后集资为他们赠医德匾42块，树医德碑11座，皇帝赠匾2块。这些颂扬他们救贫恤苦、济世活人的碑匾，有的毁于战火，有的毁于“十年动乱”。现在虽已荡然无存，但以刘丕显为开端的刘氏中医外科世家，在冀、鲁、豫三省交界处的年长一代人的心目中，仍享有很高声誉。

除其家族人继承丕显医术外，还有家族之外的后人继承其衣钵，最著名的有金鉴和言恕等人。清朝光宣年间，金鉴应天津知府胡远灿邀请，为其子诊病，不久便痊愈。天津知府逢人便称赞：“京津二地的名医家都对我儿之病束手无策，金鉴却能药到病除，不知道金鉴是什么神仙转世。”

五、苏庄世医家族

苏庄，字敬临，清宁阳县苏家楼人，增生，有文学才能，兼精通医理，活人无数。性廉介，数十年未索取一份谢礼。设药肆，贫人辄予之，不收取银钱，都称颂其德。

其子苏云旋，字坤盘，早年习举业，官八品衔，继承其父医术，于女科尤精，亦不计利。曾贫穷之人就医，药饵外一并给予饮食，疾病痊愈始遣其离去。一患者疾病痊愈，无以为报，为其工作数十年，辞之不去，其感人如此。曾著《新产》一书，都是经验良方，未见流传。

孙毓峰、曾孙振彪，皆监生，世医有名。

六、许松友世医家族

许松友，字鹤亭，台里村人，从九品衔，世医子弟。

乾隆间，其先人有名应福者，尤以医术显名。松友继承其业，从《金匮要略》《肘后备急方》等方书中，学到很多东西。诊病详细入微，用药疗效显著，尤精疡科。

凡有求者，虽盛暑严寒，远在数十百里外，必立往施治，或赠以良药，不索取谢礼，一时有“扁鹊再世”的美誉。性格刚直豪爽，为人谋划必定会尽心竭力。尝曰："人我一也，自谋而不为人谋，负人即负己矣。"遇事必多方排解，直到不抵触才算完，人皆爱而敬之，年七十余令终。

其子许兆憐，奎文阁典籍，仍然业医，家中世代传承医业。

七、赵氏治痘疹世家

赵氏治痘疹世家始自赵之兰的祖父，其祖父是清代人，曾在湖南泸溪当过典史，由湘中得治痘疹妙诀，遂带回昌乐。后赵之兰父亲对此进行深入研究。赵之兰自小受父亲的教诲，以治痘疹闻名于当时，其家族之医名至赵之兰时声名最盛。

赵之兰，字馨谷。其还著有《痘疹妙诀》一书。

其子赵滋慎、其孙赵履坤、曾孙赵裕亮、元孙赵延福都继承了赵之兰的医业。

八、高嶂北世医家族

高嶂北，清代平原（今山东平原）仓上村人，廪膳生，天资清高，博通经史，尤擅岐黄术，即使是疑难杂症，也无不应手而愈。凡是有人来请他前去诊病，他从不拖延，立刻就去。他与邵核齐名，当时有"南邵北高"之称。时任山东巡抚丁宝桢的太夫人患伤寒，病情严重，诸医束手无策。县令让高嶂北前去诊病，几服药服完，患者就痊愈。丁宝桢以重金感谢，他不受而归。

儿子高心广，天资优异，学习家传医术，精通岐黄之术，请他诊病的人有很多。

孙子高积儒，继承了祖父的家传医学，精通医术，研究极深，能条理贯彻，且能触类旁通，他去诊病，无不立即奏效。三世皆为名医，与城南邵氏三世志医遥相辉映。

九、魏氏眼科世家

魏儒正（1847—1929），字端溪，生于东姑乡辛安社中辛安村（今属山东省博兴县博兴镇），博兴县魏氏眼科创始人。清光绪十七年（1891）仲秋，魏氏弟妹偶染目疾，虽四处求医，但治疗无效，变作旋螺。魏氏遂自购数种眼科书籍，刻苦攻读，医术日渐精通，其弟妹之眼病仅年余便痊愈。从此，他更加刻苦学习，医学根底日渐深厚，求诊者甚多。魏氏治学严谨，积累了40余年的临证经验，在治疗早期白内障、椒疮（沙眼）、角膜翳、视网膜病变等方面均有厚实功底，自治“复明丸”具有奇特功效。时山东省民众代表舒耀南之子，年十二，患目疾年余，医治罔效。后求治于魏氏，服丸散各一剂，旬余痊愈。自此声誉大振，遐迩延医者多不胜数。魏儒正不但擅长眼科，对杂病也有丰富的临床经验。登州府教授李卓在《眼科集要·序》中说：“是医学甚深，不止眼科也。”花甲年后，开始总结临床经验。他花费五六年的时间，著成《眼科集要》四卷和诊治杂病的《时疫三书》。

魏儒正总结出医生十弊：经理不通、药性欠明、脉诀未晓、虚实不分、轮廓莫辨、药证不投、拘滞成方、昧于权度、翳障误认、补泻滥施，以诫后人。他淡泊名利，医德高尚，同时也乐善好施，远道求诊者免费食宿，每逢初一、十五减价或舍药于贫苦患者；且工诗画，大有儒家风度。远近求诊者门庭若市，一经诊治，立见奇效。魏儒正性格慈悲，喜于放生，一生不吃荤，八十余岁无疾而终。

其子魏纯讷（1880—1949）是魏氏眼科第二代传人。魏纯讷创制的“拔云丹”“复明丸”“鸡肝散”，临床效果均佳。魏纯讷著有《眼科临证录》，后又对《眼科集要》重新整理，暂定名《重订眼科集要》。

魏氏眼科第三代传人魏世臣、第四代传人魏鸿友，均为当地名医。

十、生氏正骨医学世家

生氏正骨术自清代创始，至今已有300多年历史，专治跌打损伤，闻名于鲁西南及苏北地区。

生氏正骨术创始人生作梅，字百魁，清代国子监学生。清康熙年间生人，卒于乾隆年间。生氏族谱记载：“生作梅……善接骨术，自制膏药，学参造化等。重以千金之身，轻以试人之犬，试之树木折缜也，试之秋禾折起也，试之鸡鸭腿折竹也。”故“骨伤者用之果愈”。又云“公善按骨今环，手法精巧。按其所患，凭手法整妥，敷贴膏药，夹缚固定，可使所伤之骨复原如常”。

生氏擅长治疗骨折、脱臼，技术高超，后定居滕县望冢村，首创济生堂，自制膏药，治疗跌打损伤。生氏的正骨技术，其子孙世代相承。

1814 年，生作梅曾孙生文敏迁至李家店村，继开济生堂。同治年间，生保兹兄弟四人分居，生保扬另立助元堂，余三家仍开济生堂。1917 年，生克中、生克恭、生克昭兄弟三人在县城西北隅开设济生堂，生克恭坐诊，制作并销售正骨膏药。1918 年，为躲避战乱，生克中、生昌鸿、生昌仁等先后迁至滕县的七道弯、西北隅、顺兴街、通衢街开设分店。此后历经一百余年，生氏骨科及整骨膏药代代相传，生氏家族支脉亦甚多，已传至第十一代，仍在当地诊病、制作正骨膏药。

生氏正骨术善用徒手整复法，有按摩、拔伸、持牵、揉摩、按压、托支、推挤、旋转、端提、捏分、捏提、反折、气鼓、屈伸、叩击等十五种手法。整复时，往往是多种手法相互结合，助手从旁协助，整复过程中施术者“相其形，顺其势，伸其短，整其偏”，最终达到“断者复续，陷者复起，碎者复完，突者复平，离者复还”的效果。治疗颌骨脱位，肩、肘、髋、桡骨小头半脱位，稍加施术，即可恢复。治疗四肢长干骨折时，则一般采用小夹板外固定的方法，夹板为杉木皮所制，所需夹板、裹帘、衬垫，均采取有的放矢的原则，选择不同的长度、宽窄、形状。首先施术整复伤肢，在伤肢上贴敷膏药，将衬垫垫好，用裹帘围绕伤肢裹 1～2 周，然后边裹边放置夹板，用布带分 3 道包扎好。若治疗多段骨折或大斜形骨折，可以将扎带增至 5 道。髌骨骨折采用抱膝圈固定法，锁骨骨折采用提篮系法。

生氏正骨术讲求内外兼治。局部外贴敷正骨膏药，内服丹、丸、散、汤，内外兼顾，疗效显著。内服药物，分期而治，分为早、中、后三期。早期的治疗原则为活血祛瘀，消肿止痛；中期的治疗原则为补益肝肾，续筋接骨，辅以调理脾胃；后期的治疗原则为补养气血，活络舒筋。

生氏正骨术及接骨膏药被誉为“活人之术”“万金良药”，有“大江南北求之者相击，趾相错也”的记载。生氏整骨膏药在治疗人体躯干及四肢骨折、脱臼及软组织损伤、风寒湿痹腰腿疼痛，以及各种骨伤疾患方面有独特的疗效。

生氏正骨膏药传承二百余年，关于其组成及炮制方法，生氏家族此前一直秘而不宣，直至1978年才全部献出。《滕县卫生志》及《山东省膏贴疗法学术经验交流会资料汇编》等书均有记载。1985年，经山东省卫生厅批准，该整骨膏药还获得了鲁卫药准字的生产批号。现将生氏整骨膏组成及炮制方法转录如下。

药物组成：

（1）草药方：当归、川芎、熟地、党参、紫草、细辛、何首乌、佛手、大黄、连翘、黄芪、海桐皮、生地、木瓜、川续断、甘松、象皮、远志、狗脊、锁阳、玉竹、藁本、五加皮、山药、干姜、金银花（双花）、牛膝、附子、枸杞、牡丹皮、秦艽、木香、降香、柏仁、补骨脂、红花、萆薢、人参、天麻、陈皮、白术、僵蚕、杜仲、虎骨、草乌、胆南星、骨碎补、苍术、白芷、穿山甲、延胡索、龟甲、桂枝、泽兰、石斛、防己、木通、蒲黄、透骨草、羌活、独活、鸡血藤、川乌、蛇床子、白附子、淫羊藿、积雪草（落得打）、伸筋草、防风、苏木各90克。

（2）七厘散方：乳香、没药、血竭、儿茶、三七、龙骨、沉香各60克。

（3）五料面方：肉桂、冰片、麝香、珍珠、牛黄各等份。

配制方法：

按每10斤（1斤=500克，后同）香油含草药60克的比例，将药料称好，放铁锅内，用香油浸泡，家传浸泡时间以春五、夏三、秋七、冬九为宜，现时改为春夏三日，秋冬七日。熬制的当日，将漂淘后晒干的黄丹炒后过箩，装罐备用。将浸泡药材的油锅放灶上，锅四周围严，勿冒烟火。一人用柴木（秫秸、麻秸）文火烧之，一人用槐木棍不停搅拌药料。待油锅鼎沸，象皮浮起膨松。杜仲折之断丝，药已炸好，立即停火。用漏勺将枯药捞取弃之，将油过箩滤净。再将药油称准斤两，放锅内，加入血余炭。用文火炼油至血余炭浮起，此时按一丹二油比例下丹。下丹人应注意迅速均匀，搅拌人应行动敏捷迅速，切忌黄丹沉于锅底并避免丹油溢出锅外。下丹后油由红紫变为黑色时，改用小文火烧之。此时锅中白烟逐渐增多，搅锅人要搅快搅稳。随白烟由大变小，再加大成武火，待白烟将尽，青烟将出时，再转为文火。用搅棍蘸膏滴于盆内冷水中验之，至滴水成珠，捞起捻之软硬适度，贴于皮肤揭之无油底时，停火，立即将锅抬下，置井水上十余分钟，以去火毒。此时下入七厘散，搅至完全溶解为度。熬制已成，凉透备用。

摊涂：将膏温化，用铁棒将膏摊涂于五寸见方的布壳中央，使中间稍薄，四边略厚，形如柿饼状。稍凉，于中间加入药料约 2 分许，对折黏合即可。

使用方法：

骨折未错位者，用温艾汤浴洗伤处，稍干，取膏药化开贴伤处。错位或粉碎性骨折，先整复，再贴膏药，膏药外用小夹板固定。

十一、安驾庄梁氏正骨世家

安驾庄梁氏正骨，为泰安市非物质文化遗产。自清乾隆年间传承至今，相传已有三百余年的历史。梁氏骨科由梁瑞图首创。《泰安县志》记载：“增生，字莲峰，安驾庄人，精岐黄并发明接骨，凡跌打车轧皮不破而骨碎者先接好，以膏药贴患处，再用竹木逼挺，勿使错位，不数日结成一片，预后能负重，其效实过西人，世传遗术，远近赖之。”如今梁氏子弟将这项传统医药继承并发扬光大，以造福人间。梁氏正骨疗效显著，患者若非开放性骨折，经治疗后皆可短期内痊愈，且梁氏医德高尚，临床坚持“以德行医，以德兴医”的原则，注重积德行善，从不问来诊者是穷是富，皆一视同仁，尽最大努力医病活人。

（一）传承情况

梁瑞图，号增生，字莲峰，山东省肥城市安驾庄村人，为梁氏正骨开山祖师。其术精岐黄，并开创接骨之术，取字号“德兴堂”。凡患者骨折且不为开创性时，梁瑞图皆以药膏贴于患者患处，再以竹木束之，固定其位，不过数日，患处便可痊愈，预后负重正常，乡邻远近无不赞叹其术之神。

梁桂荣，为梁氏正骨第四代传人。其长于世医之家，自小耳濡目染，二十岁时即成名医，曾应邀去北京，为北洋政府总理段祺瑞之母治疗骨伤，并获得重酬。他在继承前辈成果的基础上，结合自身丰富的临床经验，改进并完善了梁氏膏药的配方及熬制方法。后又博采众长，创折顶、托举、屈曲、牵抖等 14 种新法，并发明了杉树皮固护小夹板。

梁荫铣，为梁氏正骨第五代传人。新中国成立后，他将梁氏膏药家传秘方献给祖国。1954 年梁荫铣受聘执教于山东中医学院，1958 年调入山东省第一人民医院，曾被聘为山东中医学院教授，1974 年退休，为山东省人大代表。

梁洪彬，为梁氏正骨第六代传人，是肥城市安驾庄梁氏正骨医院创始人。其自幼聪敏好学，遍读中医经典，且医术精湛，医德高尚，被誉为“当代骨科圣手”，求诊者络绎不绝，遍及全国。唐山大地震过后，梁洪彬一日接诊三十二名灾后骨伤患者，均取得显著疗效。

梁中兴，梁氏正骨第七代传人，为梁洪彬长子，肥城市安驾庄梁氏骨科医院院长。自幼爱好医学，很好地继承了其祖上的正骨手法。第七代传人还有梁盛兴，第八代传人梁雪梅，均能传其祖业。

2009 年，梁盛兴被定为省级非物质文化遗产梁氏正骨项目的传承人，其创建的肥城市安驾庄梁氏骨科医院，亦被列为山东省非物质文化遗产单位。

（二）正骨特色

安驾庄梁氏正骨主治四肢闭合性和简单开放性骨折与脱臼，具体有关节脱位、骨不连接、股骨头坏死、颈椎病、腰椎病、肩臂腰腿痛、强直性脊柱炎、风湿性关节炎、滑膜炎、腱鞘炎、骨质疏松、骨质增生、椎间盘突出等。

梁氏正骨手法复位独特，沉着稳重，力度适中，动作敏捷，刚柔并济。总结起来即“稳、准、狠、快”四字。首先是要稳定患者情绪，沉着断定骨折部位。其次在进行手法复位时，使力度达到解剖复位的精准复位程度。亦须刚柔并济，注意力道，尤其严重骨伤患者，须用刚劲之力，不可手软。复位要快，动作须灵活敏捷，以缩短患者疼痛时间。

除正骨手法外，梁氏还配合内服与外敷进行治疗，并分为三期，以期骨伤创面快速愈合。后期引导患者进行功能锻炼，并加入中药汤洗剂，表里同治，动静结合。用药以“扶正祛邪、驱邪安正”为主要治则，辅以“活血通络”之药物，尤其注重人体正气的恢复。梁氏正骨膏药，配方严谨，用药考究，且熬制方法独特，外敷患处可起到显著疗效。梁氏膏药系祖传秘方，选用上百种地道中药材，经过精细加工、精心熬制而成，功效甚奇。

梁氏正骨器具制备简便，亦可就地取材，成本低廉，灵活好用。

安驾庄的梁氏正骨术声名远播，前来求诊购药的患者来自二十多个省、自治区、直辖市，受到患者的信任与称赞。目前安驾庄梁氏正骨已被确立为市级非物质文化遗产，亦被收入山东省非物质文化遗产名录。

十二、曹县陈氏骨科世家

（一）陈氏骨科传承过程

位于山东省曹县小佧楼乡陈楼村的陈氏骨科，因其骨伤疗效显著，在当地声名远扬。

其传承谱系可考者，第一代为陈士纯，清末曹县正骨名医，因在兄弟中排行第五，人称“五半仙”。士纯先生幼时家贫，自幼务农，精通农活的同时，亦对人体骨骼结构有着浓厚的研究兴趣。每逢人家超厝检骨，他总好前去帮忙，潜心研究人体的206块骨头。即使是宰杀牲畜，他也从不放过观察骨骼的机会。久之，他对人体骨骼结构非常精熟，逐渐摸索独创出一套正骨接骨手法。士纯先生四十岁成名，全国慕名求医者络绎不绝。尝闻民国年间，一国民党要员曾用吉普车、飞机接他到南京诊治骨折，自此先生的正骨声誉更高。对脱臼者，略施小术，即复原位，然后外贴黑绿膏药，膏落即病除。对骨折者，其独创秘方“生鸡接骨膏”（以下简称活鸡膏）在治疗骨伤上有奇效，正骨后外贴于患处，经50～100日即可复原，无后遗症。

士纯先生医术独特精湛，后继有人。其子陈庆锡承袭父业，对陈氏伤科医术有所发展，使之更臻完善。大徒弟刘风成，成为曹县正骨名医，为发扬陈氏骨科做出巨大贡献。另一弟子魏指薪，扬名于上海，成为上海魏氏伤科学术流派的奠基人。

陈庆锡（1897—1981），士纯之子，陈氏骨科第二代传人之一，曹县著名骨科医生，承袭其父医术，敢于探索新知，在实践中融合中西医骨伤治疗技术，推动陈氏正骨术得到不断完善。庆锡先生自幼聪悟，在家庭环境的熏陶及父亲的言传身教下，刚及青年便已熟练掌握了家传正骨医术，开业行医不久即载誉乡里，医德医术均具父风。新中国成立后，与名医王耀宗同院业医，互学切磋，医术大进。几十年来，庆锡先生的足迹遍及山东、河南、安徽三省各地，慕名求医者众，每遇穷苦患者，先生均不计名利，因而声名大振，载誉吉林、辽宁、黑龙江、山东、河南、四川、新疆等省区。

庆锡先生承袭父亲医术，在临床中最擅治骨折。他在家传之柳条接骨、活鸡膏外敷的传统疗法基础上继往开来，结合西医骨伤治疗技术，使陈氏骨伤疗法愈加完善。他依据 X 线正位—活鸡膏外敷—牵引固定—服药调养—愈合后锻炼的顺序制定了一套因病施治的综合疗法，在很大程度上避免了接骨错位及其他并发症、后遗症。对于早期骨折者，惯用活鸡膏外敷法，即正骨复位后外敷活鸡膏，24 小时再换敷活血膏药，如无并发症，即可治愈。软组织损伤或骨折中后期、关节不利、血瘀关节、筋络不舒者，则用红花、秦艽、防风、乳香、没药、川续断、当归、川芎、苏木、牛膝各适量，透骨草 4 斤，伸筋草 4 斤，熬汤熏之。陈旧性骨折久不连接，或严重软组织损伤，再伴有神经创伤以引起瘫痪者，则用全当归、川乌、草乌、红花、生虎骨、淫羊藿、东鹿筋、独活、羌活、青防风、麻黄、川断、干鸡脚 1 双，熬汤熏洗之以化瘀通络、强筋健骨。此外，庆锡先生认为治疗后期的功能锻炼是机体恢复的重要环节，故根据不同阶段的床上、室内、室外环境，制定了一系列锻炼方法，以指导患者早日康复。如新疆乌鲁木齐一位四十七岁的马姓患者，腰部严重扭伤，长期卧床，经当地医院及几个大城市医院治疗都不见效，不远万里前来求医。先生细心查阅患者病历，借助 X 线透视拍片确诊后，采用提、按、摩、拉、震、坠等多种手法，并结合服药，经三个月的精心治疗与后期锻炼，病痛全失。

此外，庆锡先生还擅用“套肩法”“伸屈法”“督脉经手法”等独门秘籍，医治肩关节急慢性扭伤、膝关节髌上滑囊血肿、腰部急慢性扭伤时，均有奇效。如 1977 年民权县褚庙乡李某患右膝部急性扭伤，疼痛难忍。庆锡先生手摸心会，确诊其为髌上滑囊血肿，就诊时一手按膝部，另一手握踝部，使膝部反复伸屈两次，再伸直患肢时已觉舒适自如，复经按摩，病痛全失，患者持杖而来，弃杖而走。先生还用“背法”治腰椎小关节功能紊乱所引起的滑膜嵌顿病症和腰部后伸困难症，用“拨乱反正法”治踝关节急慢性症，均能疗效立显。另外，先生遇疑难杂症时，胆大心细，灵活变通，双手一触之下即可病除。如 1974 年，一程姓男孩被太平车从身上轧过，急来求医。先生以手摸之无异常发现，又在重点部位按摩几下，令其下床行走，男孩着地病除，行走如常，旁人惊叹不已。

新中国成立后，人民政府为了使陈氏骨科医技得以发扬，特在曹县梁堤头医院设立正骨科（现已改为曹县梁堤头正骨医院），由陈庆锡担任主治医师。庆锡先生以毕生精力从事正骨医术的继承与发展，虽承袭家传秘籍，但从不保守，其受业弟子们亦发扬他的遗风，传承不断，为发展中医药事业做出贡献。

魏指薪（1896—1984），陈氏骨科第二代传人之一。原名魏从修，生于山东曹县的一个世医之家。早年为生活所迫，由陈士纯先生亲授正骨医技，行医大江南北。后流落上海，曾担任上海第二医科大学（今上海交通大学医学院）教授、中医学教研组主任，上海第二医科大学附属瑞金医院中医骨伤科、中医教研室主任，上海市伤科研究所副所长、名誉所长。其一生从医六十多年，在骨伤科领域中独树一帜，形成了完整系统的“魏氏伤科”学派，为国内外著名的骨伤科专家。

元末明初，魏氏祖先从山西逃荒迁徙至曹县，世代行医，其父魏西山亦在曹县行医济世。魏指薪天资聪颖，勤奋好学，在父辈的耳濡目染之下传习家学，青年时代又受业于堂兄魏从先和长兄魏从龙，在本草、骨伤科及内科方面日渐精进。后又受业于曹县正骨名医陈士纯，得授陈氏骨伤科专技，为其日后成为正骨专家打下坚实基础。

民国初年，曹县遭自然灾害，魏指薪随乡亲逃荒至安徽亳州一带行医，其足迹遍及大江南北。辗转行医过程中，亦潜心钻研中医传统医学，其骨伤科医术在临床实践中日臻完善。1925 年，魏指薪来到上海，开设私家诊所挂牌行医。1955 年，响应政府号召，关闭私人诊所，进入上海第二医科大学附属瑞金医院及仁济医院工作。1958 年，全国第一处专门研究伤科的科研机构“上海市伤科研究所”成立后，魏指薪积极学习西医学的先进技术，与著名骨科专家叶衍庆教授密切合作，在骨折、脱位、软组织损伤等方面做了大量的研究工作。他带领研究所人员对“碎骨丹”“骨科丹”“黑虎丹”等中医伤科经典方药进行研究，通过一系列科学、系统的动物实验证实了中医伤科方药的实用性和有效性，通过中西医结合，把中医伤科学术推向了新的高度。

魏先生致力于伤科事业六十多年，其学术精湛，经验独到，造诣超群，且善于总结经验，发展学术理论，促进了伤科中西医结合，并亲自培养了一大批伤科专业人才，亲自编写及指导学生编著骨伤科医著多部，促进了祖国伤科医术的迅速提高与发展。其主要传承人有魏淑英、施家忠、魏淑云、李国衡、施荣庭、胡大佑、李飞跃等，发展成完整的“魏氏伤科”学派。

（二）陈氏骨科特效验方——生鸡接骨膏

陈士纯先生所制之活鸡膏，其原方和制法如下。

壮雏雄鸡1只，血竭花15克，麝香0.002克，乳香2钱，没药2钱，特重伤者，再加海马1条。将药碾为细末，把活鸡去毛后在石臼中捣烂如泥，再将其余几味药掺入其中做成膏，用布托之，以鲜柳皮绑缚患处。经50～100日复原，无任何后遗症。

陈庆锡先生在其父基础上，对原方进一步改良，制法为：

活母鸡1只（去硬毛），海龙12克，海马12克，象皮14克，乳香12克，没药12克，血竭花50克，儿茶20克，五加皮120克，麝香0.01克，共为细末。将活鸡在臼内捣烂如泥，将药面掺和其中，以布托之，敷患处。

十三、武氏经方派医学世家

曹县武氏经方派医学自武魁一始，经其子武世义、其孙武明钦发扬光大，至今尚有其后代武步涛、武莹从事中医工作。武氏世代深研医理，精于医道，勤于临床，济世活人，载誉城乡。他们深得《伤寒论》要旨，临症效如桴鼓，乃是当地著名的“经方派”。

武魁一（1871—1958），曹县青岗集乡武庄人。1936年曾任曹县中医会考主考，擅长内科及妇科疑难杂症的诊治。

武魁一出身贫苦，少时聪慧勤奋，未及弱冠便考中秀才。后其母患病，久治不愈，因庸医误诊致死，他从此弃仕学医，苦读《黄帝内经》《难经》《伤寒杂病论》等中医经典，背诵如流。二十多岁始悬壶应诊，声望远播鲁西南及豫东等地。

1935年夏，曹县县长魏汉章之子腹痛，多方延医，皆不奏效。后武魁一开方治之，服药五剂便愈。众医向其请教，先生乃答：“此系虚寒胃脘疼，君不知胃气疼痛真难当，香附灵脂加良姜，川朴乌药和大白，外添一钱广木香的歌诀吗？我是依此治愈其病的。”众人听后皆叹服。武魁一不仅医术高明，且常常扶弱济贫。曾有一水臌后期患者，他医已诊为不治之症，且因长期治病，钱财已空。先生便将其收留在家，精心治疗月余，直至病愈，分文不收，又予盘缠送其回家。

武魁一博览医书，兼采众长，融会贯通，成名之后依然勤学不辍，不仅经常向同行请教，同时注重在行医中搜集民间土单验方，取其精华以应用于临床。他善治内科、妇科，医术精湛。如治疗早期宫颈癌、月经不调，他将其归结为治疗歌诀：“法下地骨瓜蒌瓤，归芍陈皮贝壳香。经红经白肝气滞，专为妇科设良方。”先生应诊，不避烦琐，必先四诊合参，随之辨证施药。其处方大多简、便、验、廉，因而深受病家欢迎，登门酬谢者络绎不绝。

武魁一毕生坚持“济世活人”之行医宗旨，对医术毫无保留。他一生授徒二十余人，于理论与临床，均能悉心指导，引导学生勤于思考，举一反三。抗日战争、解放战争时期，他在担任“商丘市国医进修班”讲师期间，所授课程深入浅出，通俗易懂。又结合其临床实践，实用性高，深受学生欢迎。业医六十余年，武魁一积累了丰富的临证经验，撰有大量笔记、著作；但因时局动乱，无暇荟集成册。新中国成立后，又因医务繁忙未能集成专著。其学术著作临证经验丰富，学术特色鲜明，其孙武明钦著作中均有提及，是武魁一先生心血的结晶。

武魁一先生之次子武世义（1901—1960），字路亭。他幼入私塾，勤奋苦读十余年，后于菏泽师范讲习所学习，熟读四书五经，涉猎经史子集，喜文史，勤于著述，著有《三国演义读札》两册，三万余字。因当时战乱，随即弃仕学医，在其父指导下，潜心攻读医学经典，取其精华，结合武氏家传经验，初试临床便收效甚著，未几即悬壶行医，名声远播。1936年，武世义参加曹县中医学术会考一举夺魁，此后便成为鲁西南地区公认的医林后起之秀。他擅内科，兼及妇科、儿科，对伤寒、瘟疫有较深研究，且能辨证论治，灵活运用经方。抗日战争前，他曾在菏泽开医药社，医术高明，宅心仁厚，凡来求医经手辄效，求医者络绎不绝。武世义也因此名遍菏泽。武世义后因积劳成疾，患病卒中，于1960年病逝，终年五十九岁。

武世义在治学方面善于提掖后辈。他先后带徒四人，并指导子女习医，对待学生循循善诱，以身作则，善于析明医理，并结合临证经验授以治疗诀窍。他常强调：熟读医书应做到头遍顺读，二遍推敲，三遍取其精华，重点摘抄，如此方可明其理，知其要。在他的教导下，四徒均成名医，其子孙后代多为医林精英。

武世义在通晓《黄帝内经》《伤寒论》等医著医理的基础上，触类旁通，结合其个人临床实践，形成了独特的医风和学术思想，对内科诸病有着独到的见解，具有丰富的治疗经验。他善用“伤寒”方与瘟疫论，他认为温热病的治疗，首当以祛邪为主，兼存津液守胃气。曾撰写《伤寒瘟疫歌诀》一书，虽因条件所限未曾出版，但对后学者有所启发。对于内科杂病，他十分重视治肝，首重疏肝健脾之法，谨守“有胃气则生，无胃气则死”的古训，强调治病首当察胃气。他亦认为脏病当养，腑病当通，气血升降失常，多为内伤杂病，乃是脏腑气血紊乱所致，因而治病应视具体病情辨证施治，对症下药，方能得效。

武魁一之孙——武世义之子武明钦，亦从医。武明钦（1926—2006），字次文，自幼受家庭熏陶，矢志习医，遵承古训与家传经验，加之聪慧勤奋，青年时便名噪乡里，自立诊所业医，后在商丘县刘口区卫生所工作。他诊病有一特点，除态度和善，一视同仁，还善于细察患者的心理，消除其顾虑以使医患相互配合，再详诊细察，四诊合参，灵活精巧用药，因而往往取得奇效。因医疗成绩卓著，先后被送到河南省第一届中医进修班、南京中医学院教学研究系学习。后又借调至北京中医学院负责教学及教材编写工作。曾任河南省开封市第二中医院名誉院长，南阳仲景国医大学名誉教授，《河南中医》杂志编委，河南省中医学会常务理事，开封市中医学会名誉会长兼常务理事。曾被评为全国名老中医药专家、首批带继承人导师，享受政府特殊津贴。

几十年来，武明钦一直从事中医临床和教学工作，为振兴祖国的医学事业做出了突出贡献。他致力于教学，力求理论联系实际，讲课思路清晰，深受学生好评。在带徒方面，他摈弃“自己看病，徒弟抄方”的传统跟师方法，常边看边讲，言传身教。在学徒掌握一定的医术水平后，常让其独立诊断用药，而他则从旁点拨，从而取得事半功倍的教学效果。如今，其门生已遍布各地，为中医之发展贡献力量。

武明钦的学术思想渊源于《黄帝内经》《伤寒论》，加之家传师承，博览群书，并在长期的临床实践中多方验证，不断总结，使他深明医理，形成了个人之独到见解与学术思想。他尤善内科、妇科、儿科，有特殊的治疗经验，始终坚持劳心者多阴虚，多瘀多热，劳力者多阳虚，多寒多湿，情志病证多为脏腑气机逆乱，凡虚证多有郁滞的观点，在治疗上善用“扶正祛邪”法，重视气化功能和顾护胃气。他将武氏三代之医学经验，编纂成《伤寒·温病·瘟疫·证治会通诀要》一书。同时，还根据自己的个人观点撰写成《黄帝内经素问选注》一书，深受同道欢迎。

武氏世代精通伤寒，以此为旨，将伤寒、温病、瘟疫的证因脉治，纵横联系，相互渗透，融为一体，皆守“有胃气则生，无胃气则死”之古训，临证注重胃气，善用经方，誉满杏林。

十四、曲阜朱氏中医世家

朱惠渊，字景颜，山东曲阜董庄乡人，为曲阜朱氏中医世家第一代。熟读《黄帝内经》《伤寒论》等经典，精岐黄之术，活人无数。朱氏有家训：事业岐黄，以群众为基；活人济世，以道德为本。第四代家训：要做苍生大医，唯有辛勤耕耘；第五代家训：多读书，多临症，躬尽瘁；多总结，多升华，精益求精。

朱荫楸（1885—1967），字培生，山东曲阜董庄朱家村人，为曲阜朱氏中医世家第二代传人。他成长于中医世家，自小便对中医产生了浓厚的兴趣，又天资卓越，聪颖好学，于是遍读古书，先儒后医，刻苦钻研岐黄之术，对《黄帝内经》《伤寒论》等经典钻坚研微。

朱荫楸起初随其父亲朱惠渊侍诊，后又于其舅父孔昭明门下学习，孔昭明为孔家道沟著名医生。在学习的几年中，朱荫楸手不释卷，博极医源，且尊师重道，尽得其传。二十四岁时便独自挂牌行医，于曲阜城北开设“济活堂”药铺，悬壶济世，救死扶伤五十余年。

1947—1948 年，朱荫楸于林家寺庙开诊医病，一同带教其孙朱鸿铭。1952 年，朱荫楸积极响应政府号召，毅然加入十区联合诊所，并带来了其药铺的全部药器与药品，又带教出徒翟登震。1956 年，朱荫楸被调入曲阜县人民医院，任中医师一职，来诊者络绎不绝。在临床一线艰苦奋斗的朱荫楸，亦不忘为祖国培养新生力量，他在县中医进修班讲授《伤寒论》《金匮要略》等中医课程，并带出三个徒弟，分别是朱兴彬、翟培玉、朱仲明。1961 年，山东省卫生厅下达文件，即“积极抢救名老中医学术经验”，号召“名师带高徒”。1962 年 6 月，曲阜县人事局与卫生厅中医处一同将正在济南市历城县的朱荫楸之孙朱鸿铭调回，以继承其祖父的学术思想及诊疗经验。

朱荫楸精于妇科、内科，擅治伤寒，尤其擅长外感热病的治疗，精于《伤寒论》之六经辨证体系，喜用经方化裁，亦善运用温病学思想治疗疑难杂症，尤其在流行性乙型脑炎的治疗上，效如桴鼓，活人无数，就诊者遍布宁阳县东部、泗水县西部等地。如他曾治疗大西庄郭存武之母，患者身患伤寒，病情紧急。他听此消息，步行 20 里（1 里 =500 米），赶赴病家处方医疾，且亲自指导煎药、服药等，侍候患者一宿，待病情稳定后，才返回自己家中。

朱荫楸不仅医术精湛，医德也极为高尚。他心系患者，出诊时从不在患者家吃饭；对于贫苦之家，他常不收诊费，亦免费赠予药品。据统计，每年记录药费赊账的本子，足有十余大本。直至朱荫楸于 1952 年加入联合诊所，这些赊账才全部销毁，因此朱荫楸在长达数十年的行医生涯中，并没有多少积蓄。

先生一生孜孜汲汲，奋斗于临床一线，未有时间著书立说，仅留有一部医案，并带徒弟七人。

朱廷赓（1906—1940），曲阜市朱氏中医世家第三代传人。出身中医世家，受家庭环境熏陶，刻苦钻研经典医书，随父朱荫楸侍诊左右，学有所成。因身体不佳，英年早逝。

朱鸿铭，1936 年 9 月 29 日出生于曲阜，朱荫楸的孙子，朱氏一脉的第四代传承人，是我国中医医学的杰出代表。毕业于山东省医士学校，并在

1962 年随其祖父学医，前后研读了五年。曾任《山东中医杂志》《济宁医刊》编委，曲阜市中医院副院长、副主任医师。并主编出版了《乡村医生中医临床顾问》，参编了《山东中医志》《幼科条辨》《中医年鉴》《黄河医话》《中医精华浅说》等著作。朱鸿铭在省级以上刊物发表论文 80 篇。《大众日报》《健康报》《山东政协通讯》数次报道了他的光荣事迹，他还被评为曲阜市首批专业技术拔尖人才。

朱鸿铭擅长治疗儿科、内科、妇产科等病证，尤善治疗肾系、脾胃系疾病及滑胎、不孕等病。他结合临床实践经验，创制了许多行之有效的经验方，如：加减藿朴夏苓汤，用以治疗湿温初起之证，方药组成为：藿香、佩兰、杏仁、半夏、厚朴、赤茯苓、滑石、通草、大豆黄卷、生薏苡仁。清暑银翘汤，用以清暑益气，方药组成为：金银花、连翘、竹叶、牛蒡子、薄荷、菊花、鲜荷叶、西瓜翠衣、竹茹、鲜苇根。中国中医研究院沈仲圭医师赞叹这两个经验方道：以上两方用药轻灵，深得叶派家传，可见编者对温病学说深造有得，故辨证用药，切中病情。亦创制“十味病感汤”以治疗病毒性感冒；创制“脾阴汤”以益气养阴，治疗脾阴虚证；创制“心动过速方”和“心动过缓方”以分别治疗因心气虚而致的心动过速与心动过缓，除此之外，他还创制了“乙肝解毒 1 号”，用以治疗乙肝及乙肝病毒携带者，疗效颇佳。

1966 年，朱鸿铭开始研究“盗汗”一症，指出此症系阴虚内热，故自创“盗汗汤”以清热养阴止汗，疗效甚佳。据记载，朱鸿铭曾治疗 22 例盗汗症，大部分已治愈，个别患者 1 年后复发，再服“盗汗汤”即愈。

1980 年，朱鸿铭开始研究慢性肾炎之病机，总结出热毒型在慢性肾炎中较为常见，指出此由上焦肺气虚，宣降失司而郁热羁留，下焦肾阴虚而不得藏精所导致，应采用“清热解毒、活血化瘀、养阴固涩”之法进行治疗，更创制“肾九方”，用以治疗慢性肾炎，效果显著。1983 年，朱鸿铭着重研究脾胃病，分析归纳脾胃病的诸多病因，最终将其分为十个证型进行治疗；其还自创“鲁胃宝”以清热调气活血，用于治疗萎缩性胃炎，均收到显著疗效。1984 年，朱鸿铭应用大黄䗪虫丸化裁，以治疗癥瘕、积聚等证。1986 年，开始研究暑温一病，提出应在卫分阶段清解病邪，以防止向内传变。1989 年，对哮喘病进行研究，并创制“脱敏止喘方”，以应对过敏性哮喘，疗效显著。在妇科疾病的研究上，朱鸿铭亦有着丰富的临床经验和独特见解，他指出妇科疾病多与肾虚、冲任不调或不足有关，因此在治疗的时候，应当注重补肾滋肾，并自创“补肾固胎汤”，以治疗习惯性流产，创立“排卵1号”，治疗妇女不孕症，疗效显著。现举朱鸿铭的几首临床经验方如下。

1. 菟生固胎汤

桑寄生15克，菟丝子15克，炒川续断12克，炒杜仲12克，枸杞12克，制何首乌15克，黄芪20克，白术10克，熟地黄15克，炒白芍12克，阿胶（烊化）9克，苎麻根20克，砂仁6克，甘草5克。

适用于早期先兆流产，胎漏。

2. 桂仙皂甲汤

桂枝15克，淫羊藿15克，皂角刺12克，炮穿山甲（研细冲服）3克，当归15克，川芎10克，赤芍药12克，三棱（醋炒）10克，莪术（醋炒）10克，水蛭7克，路路通12克，忍冬藤30克，鸡血藤20克，川牛膝12克。

适用于血瘀、癥瘕、冲任受阻、胞脉不通而致不孕，即输卵管阻塞性不孕。

3. 面部黄褐斑验方

菟丝子15克，女贞子12克，旱莲草10克，何首乌15克，生、熟地各15克，白芍12克，当归10克，阿胶9克，枸杞9克，八月札15克，甘草3克。

适用于面部黄褐斑。

朱传伟，曲阜朱氏中医世家第五代传人。他从事中医临床三十九年，在中医内科、妇科、儿科，常见病及多发病的治疗方面有着丰富的经验。

朱正阳，曲阜朱氏中医世家第六代传人。现在曲阜市中医院执业行医。

十五、平邑陈氏眼科世家

白马庄陈德扬以眼科闻名于沂蒙地区，其子宝彬、宝荣、宝岩皆从医，然就眼科之学未得先生真诠，其学传于族孙陈明五继承发扬，成为省内中医眼科名家。后陈明五之子陈宪禹、陈宪民随其学习银海之术，亦成名家。陈宪民之子陈建任亦习眼科。陈氏一族重辨证，提出以脉络走向解释八廓学说，自创方甚多，收效甚著。

（一）陈德扬

陈德扬，生于清咸丰六年（1856），卒于民国二十五年（1936），平邑县南白马庄人。先生幼入私塾，聪敏好学，勤奋苦读，经史子集皆研习精熟。青年时期，国家正值鸦片战争之乱，先生目睹国难当头，民不聊生，百姓贫病交加，遂生救世活人之心，决定改习医术，搜集医书，刻苦钻研，渐明医理。时平邑县多有疫病流行，沙眼诸疾传染尤甚，以致眼病患者甚多。加之眼科医生甚少，百姓多迷信神婆巫术等，目盲者众。先生有感于此，乃搜求《银海精微》《审视瑶函》等眼科医著，苦读数年，终对五轮八廓学说有所领悟，用于临床，收效甚好。先生经验日丰，直至声名远播，数百里之遥来诊者甚多。先生开药肆名“贞元堂”，设有房舍床铺、砂壶数十把、洗眼设备等，就诊者多为眼科病号，可算平邑县最早的眼科医院。

先生晚年专心著述，鉴古通今，荟萃诸家理论之精华，结合个人临证心得，著成《眼科要诀》，两万余字。先生业医五十余年，救治患者无数。其医德高尚，医术精深，在平邑县群众中口碑甚高。他热心培育青年，启迪后学，故有许多人拜其门下就学。陈明五教授系先生族孙，陈明五年轻时，先生已近八旬，陈明五常受其指教，为其日后在眼科取得卓著成绩打下了坚实的基础。

（二）陈明五

陈明五（1908—1983），名昭伦，字明五，平邑镇白马庄人。八岁即入私塾，少时随费县眼科名医陈德扬专攻银海之术，尽得其传。后又受名医杨玉春教诲，医学造诣渐深，名贯乡里。抗日战争爆发后，遂致力于抗日救亡工作。历任八路军一一五师东进支队费县游击第一大队大队长，费北行署武装科长、费北县委敌工部长等职。

1942 年，陈明五因病离开部队，回乡致力于地方卫生事业。后调入山东省立中医医院工作，并组织创办中医眼科。同时兼任山东中医学院任讲师，是该院眼科教研室的创始人。陈明五在教学中注意理论与实践相结合，临床中强调辨证施治。在 20 世纪 60 年代，对中医药治疗青少年近视进行了专题研究。同时，多次与山东医学院孙桂毓教授合作，采用中西医结合的方法治疗青光眼和中心性视网膜炎，并取得了好的效果。主要著作有《陈明五眼科医案》《眼科百问》《眼科从新》《陈明五喉科医案》等。

先生长期从事教学工作，培养人才众多，可谓桃李满天下。其中多年随师，口授身传，学有所成者众多，不乏全省乃至全国各地著名的中医、中西医结合眼科专家。如陈明举、杜冲、郭升科、王静波、赵志凛、尤毓陆、林建民等人。先生高尚的医德和精湛的医疗技术都使他们受益匪浅，日后皆成栋梁之才。先生热心师承，也注重家传。他对子女严格要求，倾囊相授，长子宪禹、五子宪民皆承其学。

1983 年 2 月 13 日，陈明五不幸病逝，山东中医学院及平邑县人民政府领导人和当地医疗卫生工作者及当地群众近千人参加了追悼会。

（三）陈宪禹

陈宪禹（1927—2012），陈明五之长子，幼承家学，及长则随父习医，曾服务于流庄联合诊所，因服务热情，技术全面，医名渐兴。先后任山阴卫生所所长、临涧医院院长、平邑县皮肤病防治站站长、柏林医院院长等职。医务繁忙之际，仍坚持苦读医书，手不释卷。他医德高尚，扶弱济贫，为给百姓治病，不辞辛劳，在群众中威望甚高。退休后，专心钻研眼病。通过整理其父医案等治疗经验，并结合自己的医疗实践，医技日进，来诊者甚众，名播沂蒙及周边地区。临沂市中医院、平邑县中医院都曾聘其坐诊，皆因须奉伺高堂而婉拒。晚年整理陈明五先生《常见疾病诊疗歌括》传世。

（四）陈宪民

陈宪民（1944—），陈明五第五子。自幼即受父亲的教育和影响，热衷于学习中医。1964 年考入山东中医学院，随父专研眼科。学习期间，精读

《审视瑶函》《银海指南》等中医眼科经典著作，并随师见习、实习，获得宝贵的临床经验。参加工作后，历任白彦医院及仲村医院中医师、平邑县卫生局中医教师，平邑县人民医院中医科主任，平邑县中医院院长、主任中医师等职。1970 年后父亲在家休养，眼科病患较多，他又进一步获得耳濡目染、跟师临床的机会。撰写《眼病从肺论治》《陈明五眼科用药规律初探》等 15 篇学术论文在省级以上刊物发表。主编《陈明五眼科医案选》等。

陈宪民长期担任平邑县中医院眼科学术带头人，其子陈建任为学术继承人。经上级卫生行政部门批准，眼科主任张晓和副院长张晰成为其授业弟子；亦不乏随师学习者，如王芝艳、李世祥、张新成、陈震等人，形成了具有流派特色的中医眼科人才团队。

（五）陈建任

陈建任，陈宪民之子，毕业于山东中医药大学，为中医眼科医师，科内业务技术骨干，平邑县中医院眼科学术继承人。

陈氏一族在眼科的临证论治中，始终坚持辨证论治，随症加减。陈德扬先生内治以汤剂为主，对青盲、暴盲等难治之症又参以丸散缓以收功。他结合当时百姓饥寒交迫的社会背景，将李东垣重视脾胃气血的观点应用于眼科，提出了“眼病虚证居多”的论点，在治疗原则上注意调补气血，故四物汤、补中益气汤为其最常用的方剂。陈明五将卫气营血的辨证用于眼病治疗，创造了“驱风定痛汤”“止血复明汤”等治疗青光眼、眼底出血的有效方剂，为眼科治疗疑难病症探索出一条新的途径。陈宪民师承其父学术思想，亦将卫气营血辨证用于眼科疾病的治疗，《眼科的卫气营血辨证》一文，发表于《山东中医杂志》。

陈明五在长期的临床实践和研究中，提出了以脉络走向解释八廓学说，在理论体系上形成自己的特点。陈宪民师承父教，以此为理论依据，通过辨别赤脉来路和云翳形状进行辨证治疗，疗效显著。

陈氏眼科世家不仅善用经方，更能运用临证经验，大胆创新，自制方剂，攻克诸多眼疾难题。陈德扬推崇中医洗药，如对睑缘炎以“风眼烂弦方”洗之。他对点药也非常重视，自制不少外用眼药，如仅退翳障就有

“拨云散”“推云散”“开云散”等数种，并十分注意点用的方法和禁忌。他指出：“点时更宜久坐，闭目静养，不可妄想多思。大凡蒜、胡椒、葱等煎熏炒炙之物不可食，酒不可用。”陈明五通过临床实践，创造了“养阴复明汤”“驱风定痛汤”“止血复明汤”等治疗青光眼、眼底出血等疑难眼病的有效方剂。

第五节 齐鲁儒医

一、徐 遁

徐遁，字正权，北宋齐州（今山东济南）人，为齐州石介的女婿。

石介，字守道、公操，世称徂徕先生，宋兖州奉符（今山东泰安东南）人，北宋著名学者、文学家。石介与胡瑗、孙复合称“宋初三先生”。徐遁与苏轼、苏辙多有交往。熙宁八年（1075），齐州历城（今属济南）建闵子骞祠，徐遁撰写《祭闵子文》，任齐州掌书记的苏辙作《祠堂记》。按：闵子即闵子骞，春秋末年鲁国人，一说为齐国人。其为孔子弟子，儒家所赞扬的二十四孝之一。今济南尚存闵子骞墓。石介与欧阳修是同年好友，苏轼、苏辙兄弟出于欧阳修之门，因此徐遁与苏轼、苏辙有年谊之好。苏辙在济南曾有《题徐正权秀才城西溪亭》，苏诗曰：“竹林分径水通渠，真与幽人作隐居。溪上路穷惟画舫，城中客至有罾鱼。”

徐遁自幼酷爱医学，研习有成。他虽中秀才，但并未出仕。其医术高明，名扬齐州（济南）。徐遁关心患者，有人求医，无不热情诊视。

当时的名医单骧认为西晋名医王叔和所说的“三焦藏无形”之说有误，他认为三焦有形可见。苏辙担任齐州从事，与徐遁交好，曾与徐遁谈论此事。徐遁说道，某年齐州大灾，人易子而食，他曾在某具尸体上发现此人的右臂下方长有脂膜，大小和手相似，正与膀胱相对，有二白脉自脂膜出，沿脊柱向上贯通大脑。徐遁知白脉即夹背双关，但不知脂膜为何物。经单骧提示，方知此乃三焦，纠正了王叔和三焦“有脏无形”的错误。

徐遁在中医学理论方面造诣颇深，特别是在“三焦”学说的弘扬与发展方面做出了突出贡献。

二、翟　良

翟良（1588—1671），字玉华，山东省淄博市淄川区西河公社西河村人，为明末著名医家。出身官宦之家，其父为武昌府照磨，祖父为郡庠生，于明万历年间任鸿胪寺序班。翟良自小聪敏勤奋，但体弱多病，在随父游武昌时突发疾病，病情凶险，幸得名医救治，身体逐渐康健。自此翟良心中埋下学医的种子，毅然弃儒从医，穷究医理，勤求古训，七年后学成归乡，为乡民诊病，常手到病除，效如桴鼓。翟良结合自己的实践经验，撰有《经络汇编》《脉诀汇编》《医学启蒙汇编》《本草古今讲义》《痘科类编释意》《药性对答》等书。

某日，邻居生病，翟良试着为其诊病，竟获痊愈。凡有病者，他一投药饵，小试小效，大试大效。其医名鹊起，求诊之人日多，通过他的治疗，救活的患者不可计数，声名日益彰著。

翟良声名远播，因此，顺治五年（1648），他被皇帝召至京师，皇帝经常在空闲时间召见他。有人妒忌其才，意欲加害于他，因此翟良居京师数月后，即求罢去。

翟良七十余岁时感慨道："医虽小道，然后人不敏，或将医书束之高阁而不读，或读书不解其意。这种人为人治病，不是救人而是杀人，且世上有很多这样的医生。"于是翟良收集医书，辨其异同，摘其谬误，记录书中精要，并把自己的理解写下来。

三、毛　晔

毛晔，字复元，明山东省阳信县人，为邑诸生。精于痘疹，应手而愈，全活甚众。

其侄毛如据，为邑增贡生，继承了他的医术。为贤明之人，有济世之功，然而子孙式微，十分可惜。

四、张一中

张一中，清代山东禹城人，以善治温病而闻名县邑。幼年时习儒，后因为母亲生病求医无效，便焚香请愿，弃儒学医，行医不求回报，以祈母亲平安。其母后来果然痊愈，于是便专研医理，得其精微。

万历初年，邳州濬河役夫，数十万人感染瘟疫，半不能起。张一中不远数百里携货带药，露居河滩以便于治疗染病役夫，全活甚众。巡抚和巡按多次发文书褒奖，为慰劳其治疗，役夫奖赏其金钱，皆不接受，并表示此举是出于为母亲祈福的初心，众人皆感叹其孝行和仗义。

五、霍　恺

霍恺，字心田，明代禹城（今山东禹城）人。儿时读书，过目不忘，后参加科举，补邑庠生。

霍恺曾患病，遗憾时无名医，遂取黄帝扁鹊之脉书读之。未久，已能通其说，时出新意。开始尝试为自己治疗，每药辄愈。不久，亲友前来求诊，莫能制止。于是又研读《灵枢》《素问》《针灸甲乙经》等医书，将其融会贯通。他曾说，世之论医者，皆崇尚李东垣、罗谦甫、朱丹溪三人，三人固皆圣于医，但朱丹溪为医之集大成者。其按照朱丹溪的理论诊病开方，往往能有奇效。霍恺尤其善于治疗妇科病和老年人的疾病，其开的药方多有奇效。

临邑有管方伯，讳怀理，任职湖广时监督死刑执行，因恐惧而患病。病愈之后，目张不得瞑。霍恺为其煮郁李仁酒，使其喝醉，病即愈。人问其故，霍恺说，目内连肝胆，恐则气结，胆衡不下，郁李仁能去结，随酒入胆结下，胆下则目能瞑矣。又有季邑陈某患霍乱，别的医生开以热剂，病情反而更加严重。霍恺诊断之后说，此乃木中热，脾且伤，奈何复燥之？将不得前后溲。于是为患者开地浆饮石膏汤。陈某不信，辞谢而去。后病情加重，遂照霍恺所开之方而痊愈。邻近各邑俱闻其名，凡有奇症怪病，他医不能治者，皆来治疗，无不痊愈而去。

霍恺将医术传于女婿杨却砚，杨却砚亦得其真传。杨却砚，字汝卿，为知县杨裴之的孙子，得到霍恺的真传。

六、孙思恭

孙思恭，字肃吾，为明代大同通判孙以贞的小儿子，少时递补为博士弟子员。

嗣病疯癫，医治不愈。孙思恭认为，这种病如果听凭它自己好转，那么等待的就是死亡而已。于是寻遍世上所有方书，参厥异同，每日调摄，一年后疾病痊愈。于是弃举子业，专心学医。孙思恭曾经说道："疾病生于情欲，而医则是平治其性情。道，本于五行者也。天之运，物之理，俱于是矣。审消息，决死生，定治否，试之辄验。"

孙思恭善以脉定生死。邑中有长者，应酬上级官员敬酒刚回来，催促去请孙思恭为其诊病。长者说头目昏昏沉沉的，心里也不是很畅快。孙思恭为他诊了脉。长者问要用些什么药。孙思恭说，不必用药。他出来说：这位长者得了必死之症，活不过今日午时。后有人去探听，这位长者果然于午时前去世了。众人口口相传，其名气越来越大。

孙思恭为人治病都很真诚，不分贵贱，也不记恨与自己有仇的人，还说不能坐视其死不救。患者痊愈后也不用言谢，即使去感谢，孙思恭也不接受。远近州里，请他看病的人很多。孙氏七十八岁时去世。家贫子弱，宋琏、李嵆为其凑钱下葬，还为他撰写了墓志铭。

七、李宗明

李宗明，字圣图，监生，清初山东泰安李家马庄人，精疡医。程酉山女儿患胃痛，诸医以夹食伤寒治之，月余罔效。宗明一诊曰："此胃痈也！"用刀切开，脓出盈盆，服药数剂而痊。程相与约为兄弟。延为诚吉堂药肆坐堂大夫。又请陈蕴为之画像，而赞之曰："其貌庄，其心臧，其为人也，淡于势利之场，其执行也，不昧是非之良。亦农亦士，业精岐黄，视他人疾病如在己身，轻财货如粪壤。时而排难解纷，公正平恕。呜呼！古之人与今之人也，折衷而不偏激，相与颉颃。"宗明于光绪五年（1879）卒，八十七岁。

八、张于魏

张于魏（1651—1727），字星纬，清贡生，成武县人。

因母病弃举求医，游大江南北拜访医家，历时10年，学成名医。学成回到故里，活人无数，仅凭"望""切"能断人生死，方法简单且严谨。求诊者纵横数百里，先生名高但不孤傲，任劳苦且不受酬，深受百姓称誉。卒后曾立庙塑像纪念，岁祭祀之，惜“文化大革命”时被毁。

清康熙年间，曾被召去曲阜为衍圣公母疗疾，服先生药立起沉疴，圣府酬重金而不受，只言“耕读为本，济世为愿”，请赐拖车一辆。车用木制雕成龙头凤尾，涂以漆彩，装置座具，并赐以乘此车可出进府州县衙，不受官府礼制约束，故此车成为张氏家族中的荣耀。

先生善内科、外科，尤精妇科，临床治病多效验，推崇丹溪，著有《妇科秘要良方》。先生在该书总论中写道，论妇女之疾，以寒、热、火三者论虚实，再审其内因和症状上的内观外现，三者诚能分辨明白，则未有不中者也。

先生治疗妇女疾病常采用四个主要方剂。他指出：“调经以四物汤，胎前以丹溪安胎饮，产后以生化汤，气虚以四君子汤。如能加减得当，照病定量，谁谓十能失一乎？”先生在辨证上，详审慎微，在用药上平中有奇。虽重养阴，而不忽略寒症之治，产后强调扶正重在去瘀。先生的医术、医德，堪为后世楷模。

九、李克广

李克广（1713—1761），字德心，号东陵，历城西营佛峪人，清代太学生。其父李慎修在京为官。克广天资聪颖，幼时即能出口成章。但因其体弱多病，其父认为他不宜入仕，便请宫廷御医吴谦教其习医。克广在吴谦的教授下广读医学典籍，尤其深入学习吴谦所著《医宗金鉴》后，医学理论快速长进。吴谦非常满意，对其父说，克广如果能再加努力并多加实践，就是他的得意传人了。自此，克广更是专心攻读医书并勤为百姓诊病，医术得到了充分提升，声名远播。在此基础上，他将多年来所阅读的历代医家经典著作与个人临证经验相结合，对医学理论、药物、方剂都做了深刻论述，著成《医学寻源》十卷。其在序中言：“《灵枢》《素》《难》，医理之源也，《本经》《汤液》，药性之源也，仲景《伤寒论》《金匮要略》，方法之源也，阴阳表里，寒热虚实疾病之源也。”

其子李体诚（1748—1807），字圣本，太学生，继承家学，医名甚著。

体诚性情豁达，妙手仁心，遇有贫困之人患病，常常解囊相助，备受赞誉。晚年，子侄辈劝他注意劳逸结合，他笑而答道：“但恐不能活人耳，求人危苦，吾固乐此不疲也，无济于人劳不可惮，况乎有济而敢自逸也。”

十、王如愚

王如愚，字希颜，清代齐河（今山东齐河）人。

王如愚善于读书，曾有僧人告诫其家人，勿用琐事打扰王如愚。如愚在白雪楼书院读书，与莱阳左萝石先生、孙长林、胶东宫龙友交好，相勉以道。王如愚性孝友醇，四十岁时做客于源阳家，酒席上有妓女陪同，他便退避一旁，待妓女走后他才肯入座。

其幼弟洽远出生三个月，患痘疹，请了很多医生都治不好。王如愚用针刺痘，吸出痘毒，连续刺破吮吸了三十多个痘，洽远得以痊愈。

王如愚收了很多学生，当时的名士如长清李蒲岸、临淄李珍庵都受过他的教诲。王如愚候选训导，还未出仕就已去世了。

十一、李茂盛

李茂盛（1722—1795），字莪华，以字行。今寿光市候镇李家官庄人。生于康熙末年（1715），卒于乾隆末年（1795），享年七十三岁。雍正时期诸生。

其父笃生精岐黄术，以善士永终誉。先生为长子，幼时聪慧，读书不泥章句，性笃诚，淡以利禄功名，遂习父业而加学，专事仁术以济人，内外两科俱能明通而外科尤精。

相传，时县令叶某之母患肺痈，病情隐迹不显，请了数十医生都不知病名。先生独识之，治之瘥。由是名声大振，远近凡患疮疡者，不论初起、已溃，甚或内陷走黄，请先生调治，或动刀圭，或行药饵，无不应手而瘥。

茂盛对小儿痘疹科亦工，邑中小儿赖存活者数以万计。有不少小儿患痘疹而丧生，莪华认为身为大夫，看着人死而不能救，岂非奇耻大辱？于是发愤钻研，到处访师问友，搜求奇书秘方。有志者，事竟成，李莪华通过精研苦攻，在治痘疹方面有绝招，经他诊治而愈的痘疹小儿不计其数。

诊病时不分亲疏贵贱，一律挨次诊视。出门诊病先看穷人，后看富人。每次在病家吃饭，只要三个烧饼一壶酒，还说他最爱吃烧饼，实乃为减轻病家负担。他还自立规矩：十里之内诊病，无烦车马，必徒步而行；看过病而没有痊愈的，自己上门到病家再诊。李茂盛死后葬于九巷村之西南，百姓祈寿多灵验，至今仍然有人祭祀他。光绪年间邑训导马启臣有碑记。

李茂盛生前著《临床验方》一册，四方传抄，远及邻县，惜今已散佚无存。

十二、程佩瑜

程佩瑜（1723—1812），字玉光，清代医家，邑西北程家海（今宁阳县伏山镇程家海）人，乾隆初年监生。性孝友，工篆隶，尤擅医术。凡有求医者，必细心诊视，一点儿细小隐情都不放过。晚年医术愈精，求医的患者更多。那些被疾病折磨的患者，号呼呻吟着，挤在他家门口等待就医。

程佩瑜对每一位患者都精心医治。对富人开处方；对穷人免费医治，不求回报。他的仆人嫌烦，常常不为患者通报引进。程佩瑜发现后，就在家旁修建了一座亭子，四周种植绿杨，取名为“淡暑”，平时坐在里面，等待求医者到来。一日，一位壮汉背着老母前来求医，他的母亲背生毒疮，程佩瑜看后，认为还可以治。但是病毒已经侵入很深了，必须每日敷药1～2次，短时间恐怕难以愈合。壮汉因为家贫路远，不能及时治疗而急得流下眼泪，程佩瑜安慰他说不碍事，于是把母子二人安置在自己的另外一处住所，朝夕为她治疗，并安排他们的饮食。一个月后，老妇病愈，壮汉把她背回了家。十几年后，壮汉又来了，说母亲已经病故，这次来是为报恩的，再三恳求留下来，给程佩瑜当仆人。他做事勤恳，病故后，程佩瑜厚葬了他，感叹道：他之所以被留下，我是看重了他的孝顺！

十三、纪开泰

纪开泰，字来西，邑西伏山村人。雍正中监生。家中先辈有善医者：纪朝德，字东川，为明代医官，著有《医症经验集解》八卷；后又有纪岩，字敬公，曾为郡守蔡廷辅治疗痼疾，应手而愈，有“卢扁”的美誉。纪开泰少承家学，精研《黄帝内经》，仲景以下诸方书一一遍读。纪氏凡有心得，便随手著录，于是增广《医症经验集解》八卷为二十四卷，名曰《医学箕裘集》，如今未见。

纪氏医术精深，治疗疾病洞察标本阴阳，即使患者病情危笃，一经纪氏诊病处方，投以汤剂，病情无不好转，远近登门求医者甚众。纪开泰曾于历下游历，当时巡抚李氏患病，病情危急，诸医治疗无效，束手无策。有人因知纪开泰医术高明，便推荐纪氏为巡抚诊病。纪开泰应邀前来，仅开了一服药，李巡抚的病情就好转了。李氏认为纪开泰医术高超如有神，想留纪氏在身边，而纪开泰不喜华贵，推辞不受而归。

纪开泰脱巾散发，颐养于林泉之间，施术救疾，活人无数。年届八旬，视力、听力未见衰退，胡须、鬓发尽黑，看到他的人都认为他超凡脱俗，不同寻常。纪开泰尽终天年，有子四人，纪体润是他最小的儿子，能够继承纪氏的医业。其孙纪天崇，字青峰，曾孙纪茜珠，字支园，元孙纪若鼎，字梅臣，世代以医学知名。

十四、杨　润

杨润，字浣亭，清代历城县（今济南市历城区）人。为人慷慨好施，精通医术，生平活人甚重。曾与曹施周编写《遵生集要》刊行于世。

杨润与曹施周是总角之交，少时即为朋友，两人都性嗜方书。戊午年(1798)，杨润将其撰写的《遵生集要》一卷交给曹施周，请他评阅。曹施周十分欣赏，并将其所收集的历验之方参入其书，并极力劝他刊刻此书。

杨润曾在自序中对明清时瘟疫大家的著作进行点评，十分中肯，现录如下：

> 医以仲景为圣人，后人所宗法。然详于伤寒，而于瘟疫言之甚略。自吴又可先生《温疫论》行世，而瘟疫伤寒之辨始明。按其医案多有用大黄数十两者，近日医家辄谓北方风气刚劲，能受寒凉，南人未可概论。而又可先生吴人也，其所著《温疫论》独为北人言乎！其目录中之急症急攻，言数日攻下之药，一日进之，胆识尤为过人。继有马长公先生

《广瘟疫论》，论发源，论五运六气。继有杜清碧学士《舌鉴图样》。继有景松崖先生书中之风疫、虾蟆瘟等，继有戴天章先生《存存书屋》皆遵又可先生之书，递相发出者也。第《存存书屋》虽载吴氏某方而自以青龙汤首列，此书必与又可先生《温疫论》参观，方不致害。业此业者，若未见又可先生之《温疫论》，《存存书屋》幸勿入目，盖戴天章先生从《伤寒论》入手，于瘟疫一证究未全明，故仍首列青龙。不知瘟疫而用麻黄，如飞蛾投火，百无一生，故万不可遵。惟其书中如瘟疫兼某证，瘟疫夹某症，诚又可先生所未详著，余因采取列于瘟疫证之后，使人一目了然，遇证施治，可以言尽人事而无愧矣。

杨润提出："治瘟疫下不厌早，伤寒下不厌迟。"此为对瘟疫治法的纲领性总结，并指出其书名之由来："遇瘟疫证遵下则生，故名《遵生要集》，同志者其会心焉可耳。"

十五、刘翊炘

刘翊炘，字风临，山东刚城南村人。本儒家子，兼习岐黄术，遂以善医知名，远近活人不可胜计。刘氏性廉介，不受馈遗，有致谢者辄趋避之。尝言，古人云："不为良相，便为良医。"志在济世也，敢乘人病危以取利乎？行术数十年，未尝因以得到好处，布衣蔬食泊如也，年八十余寿终。

十六、李光霞

李光霞，字蔚轩，监生。清代宁阳县人。少通医理，治疗疾病效果显著。时进士宁云程辞官归乡，精岐黄术，光霞前去请教，经其指授，学乃益进，远近知名。又尝与明经宁继祯参究古方，确有心得。尤善痘疹，兼理伤寒，乡人以"半仙"称之。尝设药肆，辨别真伪，独蓄良品，兼自精制，富者廉价出售，贫者慷慨以赠，济人无算，寻卒。

其子临端，从九品衔，继承其医业。

十七、何允升

何允升，字西园，乾隆年间附贡生，山东东明人。慈爱和善，喜好以财物周济他人。十分仰慕宋代范文正的为人，曾谓“人生天地间，如不能达而在上，即司操一行之长，以济世而寿民，较之墨守占毕，自伴蠹鱼为有用也”。于是放弃科举转攻医术，专心研习医学典籍数年，小有心得后，方开始诊治患者，疗效颇佳，救治者甚众。对家境贫寒或无家可归者十分关心，听到有人生病就会立即前去诊治，并免费给药，时人多称颂之。

乾隆末年，河督旗籍某公听说允升医术高超，延请诊病，竟须臾而愈。拟推荐允升在朝中任太医，允升坚辞方作罢。允升五十三岁去世，著有医书数种藏于家，其后辈业医者众多。

十八、侯丕模

侯丕模，号梅溪。其高祖自吴庄迁居赖家庄。他的家庭贫困，因事被族人讥笑没有进学，于是他发愤读书，得入州庠。

当时贫民种牛痘的较少，许多小儿患天花死亡。侯丕模甚为怜悯，于是弃举业，精研小儿疹痘科，经他诊治后没有不痊愈的。对于贫困者，他舍药与贫者，不要求他们付钱。

他的儿子侯人鹍、孙子侯宅汾均以医为业。

十九、宋　桂

宋桂，清代乐安（今广饶县）大相村人，乾隆庚子（1780）举人。宋桂精于医术。著有《女科真传》《疯症集要》《痘疹集要》，俱已散佚。

二十、孔继菼

孔继菼（1748—1820），字甫涵，号云湄，清代山东滕县人，乾隆四十二年（1777）举人。因会试不第，遂改学医。孔氏熟读医书，医术高明，诊病时多一一询按，授以汤剂或加药面，疗效显著。即使疑难杂症，亦能妙手回春。因此，孔氏声名鹊起，有“灵仙”之称。时疫盛行，孔继菼又用大锅熬药，针对患者轻重虚实之差异，授以不同的药面为引，而皆获痊愈。孔氏又创制“八仙活命饮”，惜已不可考。其著有《医鉴草》传世。

二十一、胡永平

胡永平，字蝶村，清代济阳（今济南市济阳区）西乡胡家庄人。嘉庆四年（1799）己未恩赐岁进士，生平乐善好施，抚恤贫苦孤寡。对医学极有研究，凡是有人来请诊病，他都会自备药材救治患者，纯以济世救人之心。著有《妇人科胎产心法》三卷刊行于世。

二十二、高舆能

高舆能，字拙斋，清代山东昌乐县人，邑庠生。晚年因为疾病而潜心研究岐黄之术，著《瑶函臆说》藏于家。

二十三、高　琳

高琳，字绍堂，清代昌乐县人，廪贡生。擅长书法，考取国史馆汉誊录，议叙二府同知，赏戴花翎，并精于岐黄之术。晚年居家治病施药，著有《女科辑要》藏于家。

二十四、高麟圃

高麟圃，邑庠生，清代昌乐县人。精于医术，尤其擅长痘疹一科，人皆称之为“神医”。著有《验方歌诀》四卷。

二十五、堵仲陶

堵仲陶（1800—1878），即堵斯淑，以字行，号愚溪，晚年自称“南溪老人”，胶州东乡前店口人，庠生。

精于岐黄之术，擅长妇科，推为神手。堵仲陶日常临诊，严守中医望、闻、问、切和辨证施治之法，用药审慎，组方严谨，往往能收到药到病除之效，令人折服。他对妇人经、带、胎、产四类病症的认识和诊治颇有见地。如素患坠胎小产的患者，他认为一是胎成之前母体脏气有损必不牢，二是胎成之后母体保养无法实难固。据此卓见，堵氏提出妇人自身孕起，则应施以脾肾双补之法，拟“三合丸”（怀生地、当归、白术、砂仁、杜仲、续断、鲜姜，入黄酒，炼蜜为丸），嘱患者常服，其间每于 9～10 日再进“十二味顺胎散”及“参桔饮”三剂，服至孕 7 个月停用。上述三方相配，契合病机，验之屡收奇效，断无坠胎之虞。

妇人小产之后，若漏血不止或血凝气滞，如不及时调治，往往难以再孕，或孕后再坠。对此类病症，堵仲陶认为，妇人怀胎十月，一朝分娩，犹如瓜熟蒂落，栗熟壳开，此乃自然造化。而小产坠胎，则如生摘瓜，强断根蒂；以生采栗，硬破其壳，非自然之势。盖固脏气损伤，胎气不固，而致胎坠，重于大产。故小产之后，宫内若漏血不止或瘀血不净，再孕亦难或孕而胎坠，因此极看重小产后的料理。鉴于对小产后不孕或孕而坠胎者病因、病机的认识，堵仲陶提出以养血祛瘀为主的治疗原则，常首先施方“益母丸”（当归、益母草）。两味药虽平淡无奇，毫无直折之势，然取其辛温和血，补血能行之效，极益于妇人小产之后。待小产后月余体力恢复，再进“归军汤”（当归、川军、牡丹皮、桃仁、红花、半夏、鳖甲、陈皮、云苓、炙甘草）1～2 剂，以祛余邪，旋即继用前药，再孕常无小产之忧。

堵仲陶对月经不调的认识与治疗也独树一帜。他认为月经病之病因，不外妇人正气不足，复感受邪气，故治疗重在调经以治本。经医逾年，终积“调经丹”一方，由当归、川芎、延胡索、牡丹皮、香附、陈皮、桃仁、红花、云苓、制川军、鳖甲、炙甘草 12 味药组成。他指出：人如果平素小腹发凉发板，经前腰腹坠痛，经期一般错后，经色不正，有时伴有带下，或伴冷热、食欲不振。久不受孕者，宜用“调经丹”治之。方中当归、川芎养血活血，以养血为主；延胡索、牡丹皮辛苦以行肝气，香附、陈皮以调脾气，将肝、脾二经合而治之；云苓、炙甘草渗以利之，和以缓之；桃仁、红花二味性苦甘，破以行之，行中有养；鳖甲味咸，咸能软坚，系滋肾又血肉有情之品，味厚力宏，非草木之滋而能及；终以制川军统肝脾诸药，涤荡瘀血，则血结可去，血结可生，所谓推陈致新，为立方之意。不大攻大破而沉积能去，不大补大热而诸虚能疗，是为至爱方之一。其辨证入微，布药切病之术可详见。在服用方法上，他告诉患者，必须经前服二三剂，经后再服一二剂，后再视其病症所主次、虚实之轻重，以平调养，俟下月再依前法续进。经他调治者，仅几个月就诸症胥蠲。

对产后癃闭的治疗，堵仲陶亦有独到之处。如一产妇癃闭，先经他人医治未愈，后求诊于堵仲陶，一剂竟告病去。传至同仁而有前往请教者，他说癃闭一症，凡产后所致者，皆与气化有关，而又常责于肺、肾。此例患者取其变法，着眼于肺。肺为气之主，又为水之上源，司通调水道，下输膀胱之职。开提肺气，疏浚其源，上窍通则下窍利，如提壶揭盖法同，如同五苓类则失之治。由此可见，他辨证精当，法圆方活。

堵仲陶虽长于女科，然医术之全面亦为人所称道。一日，他出诊归家途中，遇一窑人盖房，欲自高墙跃下，测其医术。他见窑人跳下，初认为其嬉戏，及其至近前，观其面色，大惊；又切其脉，遂说内脏已损，无望生矣。后窑人果丧其命。

堵仲陶悬壶毕生，临床经验日渐丰厚，诊务之余，将日积月累之经验归纳整理，笔耕不辍，著成《堵氏家藏女科》（又称《堵氏珍藏女科》）和《妇科经论》各一卷，被沽河两岸医者传抄效法，并远播他乡，可惜《妇科经论》已失。《堵氏家藏女科》现存手抄本，1983 年王立德等编纂《胶县中医药志》时被发现。全书共分调经、止血崩漏、赤白带下、保胎、临产、产后、乳汁、方论等八篇，计 2 万余字，收载近百方。其中调经篇最详，证 30 余条，方 50 余个，书中荟萃许多历代名医妇科著述之精华、堵氏见解散述等篇目。

堵仲陶不仅医术精湛，被时人所称颂，且医德厚重，极为后人所推崇。他不论贫富贵贱，均一视同仁；轻症重恙，无不细心诊治。远近乡村，凡病家相求，即时往诊，无有不应；每至病家，详细诊察，一丝不苟。堵仲陶的为人和医德，在乡邻和病者中口碑极佳，实为后世医者之楷模。

二十六、张大儒

张大儒，字硕彦，号圜桥，嘉庆庚午年（1810）举人。性情豁达，轻财好义，与人交往胸无城府，侍奉母亲能得其欢心，请老师为儿子上课，以忠义教育儿子，家庭和睦，待邻以恕。张大儒精通痘疹科，有求必应，经他之手救活的孩子有很多。张大儒五十四岁时去世。长子长庚为贡生，次子金庚为道光壬辰科副榜进士。

二十七、王庆来

王庆来，字笃卿，清代医家，山东临沂王家圪塔墩人，幼业儒，精医术。光绪十四年（1888），时疫流行，每日皆有人死亡。凡寻庆诊治者，服药立愈，全活甚众。著有《痘疹指南》《痧症要方》藏于家。

二十八、邵　核

邵核，字青由，性敏好学，读书为文精刻入里。游庠后，即业岐黄之术，着手成春，决人生死，百无失一。当时都认为他是和扁鹊一样的神医。儿子邵开也精通医学。

二十九、刘兆晞

刘兆晞，字孟旭，清代阳信（今山东阳信）人，庠生。世代业岐黄术。他在省济东道参加岁试时，为陈某诊脉，断定陈某来年春天必发对口疮。到了春天，果然应验。陈某送其“山中宰相”牌匾。

某日，刘兆晞为张藩伯诊脉，断定他中秋必然会患瘫痪，到了时间果然又应验。张藩伯送其“辅相乾坤”匾额，苏臬使赠送他“仁术寿世”的牌匾。

刘兆晞年七十余岁卒。著有《本草类编》《刘氏遗方》刊行于世。其曾孙字省三，继承了他的医术。

三十、张登鳌

张登鳌，字魁元，清代阳信人。邑增生，学粹品端。教授生徒，传经渊源，愿意拜他为师的人有很多。登鳌家境殷实，子孙昌盛，晚年精通医术，著有《医学注解》数卷。与妻子同年去世，二人皆享年八十一岁。

三十一、朱崇英

朱崇英，字映阳，阳信人，邑增生，是进士周业的曾孙。从小颖悟过人，经常在别人有所疑惑的地方别有领会。他的父亲百揆是庠生，通晓地理。朱崇英继承了父亲的学识，精通卜筮之术。

朱崇英善于小儿科，尤其精通痘疹，有起死回生之能。他性格开朗，说话诙谐幽默，有晋人的风采，八十三岁时去世。

三十二、王作儒

王作儒，字润亭，清代阳信人。通儒术，尤其精通医学。他与名士刘素庵、劳敬斯为挚友，著有《经验方证汇编》。海丰县令裕公额其门曰“功侔良相”。

三十三、孙在尌

孙在尌，字隆山，邑诸生，精通痘疹，应手而愈，著有《痘疹集》。

三十四、张应奎

张应奎，字聚东，清代阳信（今山东阳信）人，庠生。

自幼好学，入泮后，恰好遇到当地流行瘟疫，死者既有死于瘟疫的，也有死于方药的。张应奎看到之后十分痛心，于是专心研究医术。对于历代名医编纂的医术，他无不精益求精。他平生不依靠卖药牟利，志在济世救人，八十二岁时去世。

三十五、窦廷柱

窦廷柱，字子中，增贡生。幼年读书，有济世安民之心，多次参加乡试，均未高中，遂弃儒习医，志在活人。武郡太守于公患伤寒病，请窦廷柱为他诊治，只服了一剂药即痊愈。于公称他为神医，由此声名大噪。

三十六、任毓秀

任毓秀，字伯起，清道光年岁贡，山东费县人，善歌词，工书法，精通篆刻，其作品在外流传，人们都将之视作宝贝。任氏兼通医药，活人甚众，著有《医学易知录》十二卷。

三十七、刘用康

刘用康，字锡侯，清代人，道光二年（1822）恩贡。

刘氏精深于医，尤其擅长女科，所用方剂，其神明变化，众人多不能理解，却应手奏效。为人慷慨乐易，通晓经学，品行端正，凡邑中善举皆亲自行之，受到同乡的人推崇，著有《医镜》《临症便览》《妇科辑要》各一卷。

三十八、王　谨

王谨，字伯醇，元浩之孙，清代监生。

喜好岐黄之术，汇集各类医家学说，披吟无倦容。有所诊治也不自恃，常半夜起来读书印证。晚游江西时得《扁鹊》一卷，手不释卷，以为医家真传，大旨统于扶阳抑阴。道光元年（1821），州患大疫，王谨施药给贫困的人，声名远播高密、诸城。

三十九、张　鏊

张鏊，字五云，清代历城县（今山东省济南市历城区）人。太学生，擅长岐黄之术，尤其擅长治疗痘疹，治愈家乡许多患儿。

张五云先生素深于医，尤精于幼科，著《幼科诗赋》上、下卷，有论4篇，赋1篇，诗歌10篇，图2幅，幼科杂证50条，均用诗歌体例，方药俱备，诗下有注，通俗易懂，对于中医儿科临床有较好的实用价值。

张鏊著《痘疹诗赋》上、下卷，有诗300余首，赋5篇，论10余篇。诸医皆推崇此书。论痘或源于脏或源于腑，或借豆花以比象，或就气血以肖形；按经审证，因证施治；词句醒人，理透情真。陈大山赠诗赞之曰："仲景苛方承祖脉，九龄妙句道家常，数番贝业光明远，几许婴儿性命康。"

四十、张冠贤

张冠贤，字辅臣，清代山东博兴县人，是一位儒医。与其叔春园同时以医术济世，来往求诊的人常常座无虚席。无论贵贱，一律视之。

张冠贤对儿、妇、内科均有所长，著有《痘疹新法》《内外科集要》《小儿科杂志》《女科摘要》《张氏心铭》等书，惜均已佚。

四十一、吕　荣

吕荣，字声华，号苍公，清代山东黄县人，生员，寿至九十一。

吕荣精于医术，一人舌生一窍，血流不止，命在旦夕，吕荣投药一剂即愈。

一女子昏迷数日，不饮不食，四肢僵厥，吕荣给她一个药丸含住，噙化即愈。又一妇人患病很重，很是惶恐，吕荣为其诊脉后，云此为怀孕所致，并非有病。吕荣给她开了药，并说必定会生下孩子。此妇人不孕有几十年，所以不相信他所说的话，也不吃他开的药。后来病加重，不得不吃吕荣开的药，没想到病顿时痊愈。数月后，果然生下两个男孩。这样的医案不胜枚举。

吕荣著有《经验医书》二十余卷。

第六节 流寓齐鲁之名医李东垣

李东垣，字明之，真定（今河北正定以南）竹里人。李东垣生活于金末元初之时，元军破汴梁城，李东垣与金代文宗元好问均成为俘虏，被押至聊城、东平一带编管。李东垣在齐鲁居住达十二年之久，方获准回到自己的家乡。当时他与元好问交好6年时间（元好问曾在金朝任职，而当时在东平任蒙古军政长官的严实是金朝降将，对元好问颇为景仰，所以元好问很快摆脱了俘虏的身份，成为严实的座上宾，6年后即得以返回家乡），其间李东垣对元好问谈及围城解后大量百姓死亡是由于“药误”，说明他对内伤发热等有深入的思考，亦即李东垣脾胃学说的成熟是在齐鲁之地完成的。

一、李东垣及其生平

李氏生于金世宗大定二十年（1180），卒于辛亥年（1251），享年七十二岁。其出身于真定世家，前半生生活优裕从容，受学于名士，且由儒及医。李氏家族财赀雄厚，且叔伯辈喜与名士交往，“诸父读书，喜宾客，所居竹里，名士日造其门”。其家族出资建书院，并周济厚待儒士，“宅有隙地，建书院，延待儒士，或不给者，尽周之”。这也许是李东垣自幼习儒时能拜名士为师之原因。其“受《论语》《孟子》于王内翰从之，受《春秋》于冯内翰叔献”。（按：王从之，名若虚，藁城人；冯叔献，名壁，真定人。）二人皆为金章宗承安二年（1197）经义进士，后被选入翰林院，故称“内翰”，二人皆为一时名士。若不是李氏家族喜好与名士结交，且乐于资助贫穷之儒士，仅凭其生于富贵之家，二人也许并不会成为李氏之师。在二位名士的教导下，李氏“忠信笃敬。慎交游，与人相接，无戏言”，成长为一名端庄的儒士。

李东垣之所以由儒及医，是因母病而学医。其得到易水老人张元素的真传，于四五年之后出师。泰和二年（1202）大疫，时李东垣在济源税监任上，其创普济消毒饮，效果甚好，“凡他所有病者，皆书方以贴之，全活甚众。时人皆曰，此方天人所制，遂刊于石，以传永久”，使李东垣一战成名。

1211 年，蒙古大举伐金，李东垣时年三十一岁，自此年始，李氏的生活失去了往日的平静。1213 年，山东、河北各州尽皆陷落，未被蒙古军攻陷者仅 11 城，河东州县多被破坏。此时，李东垣的家乡真定府亦被蒙军横扫。1214 年 5 月，金宣宗为避蒙古军兵锋，迁都南京（今河南开封），并将皇太子从中都召至汴梁，金宣宗放弃中都之意已非常明显。1215 年，中都陷落，李东垣所任职的济源也于 1215 年陷落。“宣宗贞祐三年（1215）秋七月戊午朔，元兵收济源县。”

蒙军在金境内东征西讨，但作为京城的汴京，相对来说较为安全，所以许多人避兵于此。《东垣老人传》称：“君初不以医为名，人亦不知君之深于医也。君避兵汴梁，遂以医游公卿间，其明效大验。”李东垣何时来到汴京，未有具体记载，但其至汴京后，以“以医游公卿间”，名气较大，金代著名的文学家元好问谓：“往予在京师，闻镇人李杲明之有国医之目，而未之识也。”

元好问序中称其：“家既富厚，无事于技，操有余以自重，人不敢以医名之。大夫士或病其资高謇，少所降屈，非危急之疾，有不得已焉者，则亦未始谒之也。”由此可知，虽然李东垣在汴京有“国医”之名，但以李氏家族之财富及李东垣之品行清高，无人将其以医生的身份看待。

二、“壬辰之变”对李东垣身份、地位及学术思想的影响

“壬辰之变”后，关于李东垣此时之经历，李氏本人并无交代。关于其是否被驱为奴，或被羁押，亦无确切记载。“绝大多数北渡士人都避讳谈这段

悲惨经历，只简单地说是‘壬辰北渡’，或‘北渡’。”但亦有个别学者以保留史实为己任，将当时的经历著于笔端。如元好问其编著的著作成为日后修《金史》的重要史料。元好问于《南冠录引》云“岁甲午，羁管聊城”，《学东坡移居八首》诗曰：“壬辰困重围，金粟论升勺。明年出青城，瞑目就束缚。毫厘脱鬼手，攘臂留空橐。聊城千里外，狼狈何所托。”元好问诗中谈及其壬辰年被围，第二年被押至聊城的悲惨经历。于《梦归》《南冠行》等诗中均谈及其囚徒身份，如《梦归》：“憔悴南冠一楚囚，归心江汉日东流。”按：南冠，指囚徒，《左传·成公九年》：“晋侯观于军府，见钟仪，问之曰：‘南冠而系者谁也？’有司答曰：‘郑人所献楚囚也。’”从元好问与李东垣“同出汴梁，于聊城、于东平，与之游者六年”可知，当时李东垣的身份由一名生活优裕的儒士变为阶下囚。

《医学发明·序》称：“北渡后，专事于医。”“壬辰之变”是李氏生涯的转折点，此后12年间，其成为一名没有自由的职业医生。从当时文人的记述中可知，其生活环境、家族财富、人身自由与此前均有天壤之别，其转为职业医生当是无奈之举。

在人身自由方面，李东垣自天兴元年（1232）壬辰北渡，寓居东平、聊城，至元乃马真皇后三年甲辰（1244）方还乡。《东垣老人传》称：“至甲辰，还乡里。”此时距“壬辰北渡”已12年之久。与李东垣相比，与李东垣偕同北渡的元好问自由程度较高，且早已在6年前离开山东，返回家乡。元好问“壬辰之变”之前生任金尚书省令史，文名较著，而驻兵在东平的蒙古军政长官严实及其部下赵天锡等人原是金降将，招揽优待士人，对元好问礼遇有加。如赵天锡曾请元好问同游长清、泰山等地；严实则请元好问在其幕府中教授讲学。因此，元好问与严实联系上之后，即从阶下囚成为严实的座上宾，人身较为自由。相较之下，李东垣当无元好问此类之际遇，因此12年之后才得返回家乡真定。

李氏能存活下来已属不易。许多人因饥馑丧命，围城之中，米价昂贵，一升米需银二两余，饿死之人满目皆是，京城中出现人相食的惨景。“官日载数车出城，一夕皆剐食其肉净尽。缙绅士女多行丐于街，民间有食其子。锦衣、宝器不能易米数升。人朝出不敢夕归，惧为饥者杀而食。平日亲族交旧，以一饭相避于家。又日杀马牛乘骑自啖，至于箱箧、鞍鞯诸皮物，凡可食者皆煮而食之。其贵家第宅与夫市中楼馆木材皆撤以爨。城中触目皆瓦砾废区，无复向来繁侈矣。”许多儒士在兵乱、疾病中丧命。张户部俊民，尝为户部郎中，“遭乱北迁，病卒”。杨居仁，曾任监察御史，太常少卿，“将北渡，举家投黄河死，时年五十”。卢龙赵氏家族，自五代至金末，绵延三百余年，“建春府君行，群从数几满百，本支子侄廿有八，然遭壬辰丧乱，存者仅三人而已”。

在身家财富方面，虽无相关文献记载，但“壬辰之变”当对李氏的影响甚大。蒙军破汴梁之后，许多官宦、士大夫、世家大族皆零落，从衣食无忧而到生活窘迫，有的唯求一饱而难得。如元好问诗曰：“一冬不制衣，缯纩如纸薄。一日仅两食，强半杂藜藿。”刘祁《归潜志》云：“吾在南方时，从父母仕宦，家资颇温，而吾则专心于学，生事不一问。食未尝不肉也，寝未尝不帷也，出游未尝无车马也，役使未尝无僮仆也，然不知温饱安逸之味也。今遭丧乱，归故山，四壁萧然，日惟生事之见迫。食或旬日无醯醢，及一得之，则觉其甘。寝或终夜无衾裯及一得之，则觉其暖。”“今日遭大变，遁于穷山荒野中，日惟糊口之不给，而不免有求于人。”

官宦、士大夫、世家大族零落之原因，当有以下几点。

第一，汴京被围困日久，富贵之家竞出玩好、器物、珠玉、犀象以换升斗之米充饥裹腹，“公私乏食，米一升至银二两余，殍死者相望，人视金银如泥土，使用不计。士庶之家出其平日珠玉、玩好、妆具、环佩、锦绣衣衾，日陈于天津桥市中，惟博鬻升合米豆以救朝夕。尝记余家一毳袍，极致密鲜完，博米八升，金钗易牛肉一肩，趣售之。以是知明君贵五谷而贱金玉，诚知其本也”。刘祁发出了“金银珠玉，世人所甚贵，及遇凶年则不及菽粟”的感叹。

第二，蒙古军入汴京城后，大肆抢掠。“又搜选民间寡妇、处女，亦将以奉北兵，然入其家者甚众。又刮刷在京金银，命百官分坊陌穷治之，贵人、富家俱被害。陈国夫人王氏，末帝姨也，素富于财；平章白撒夫人亦富侈；右丞李蹊旧以取积闻，其妻子皆被搒掠、拷讯死。”就连以汴京城投降的崔立家亦被抢掠，而崔立亦不敢发一言。

“壬辰之变”后，李东垣选择以医为业，当亦为形势所逼。蒙古军队在攻城拔寨的过程中，若遇到顽强抵抗，城破之后，蒙古军队常屠城作为报复。但往往留下百工技艺之人，供其日后使用。再者由于丘处机的关系，全真教受到蒙元统治者的礼遇，许多士人为生计，或为医，或为道所迫，以求全身立命。

行军打仗，骨折、金创在所难免，身怀技艺的医生是蒙元统治者所必需的，因此境遇要较普通百姓好。如赵友，其家三世业医，“幼事科举，有声场屋间”，“壬辰崔立以汴降，公为军士所掠，天成万户纪侯知其为书生且善医，遂加礼敬”，后于至元年间任京兆医学。“壬辰之变”后，蒙军使颜天翼将汴梁城中的良医数十家从城中带出，使他们免遭屠戮。总之，李东垣专事于医，也是生存所需。

三、“壬辰之变”与李东垣学术思想之成熟

李氏脾胃学说的代表作为《内外伤辨惑论》与《脾胃论》。《脾胃论》为补充《内外伤辨惑论》而作。关于象征脾胃学说问世的《内外伤辨惑论》成书时间，诸家有不同的说法：有人认为初成于1232年，认为脾胃学说的形成与1232年汴京大疫有关，然《四库全书总目提要》认为该书当初成于1231年。考李东垣《内外伤辨惑论·自序》称该书最终成书时间为“丁未岁重九日（1247）”。李氏称：“曾撰《内外伤辨惑论》一篇，以证世人用药之误。陵谷变迁，忽成老境，神志既惰，懒于语言，此论束之高阁十六年矣”。16年前，则当为1231年，亦即《内外伤辨惑论》初成于汴京被蒙军围困之前，《四库全书总目提要》的推论是正确的。亦即汴京被围之前，李东垣的脾胃学说雏形已成。

究其原因，从李东垣自序中可见一斑。考李东垣自序称：“非惟大梁为然，远在贞祐、兴定间，如东平，如太原，如凤翔，解围之后，病伤而死，无不然者。”自1211年蒙古军侵金以来，至1232年蒙军围汴之前，蒙金战争持续不断。详宣宗贞祐四年（1216）二月甲申朔，“大元兵围太原”。“遣按赤将兵三千断潼关，遂西击凤翔。月余不下。”《元史·木华黎传》：“严实率所部先登，拔之。攻下单州，围东平……东平粮尽。”围城解后，死者众多。

李东垣当是对此进行了思考，从而撰成《内外伤辨惑论》一篇。

除战争对李东垣学术成熟起重要影响外，李氏之学术师承亦对脾胃学说的形成有重要作用。东垣之师张元素的学术思想对李氏学术有启迪之功。张元素曰："胃者，人之根本。胃气壮，则五脏六腑皆壮也，足阳明是其经也。胃气绝，五日死。"张氏重视脏腑辨证及脾胃在人体生机的重要性，李氏因之，故时人称"张李法为治法中的王道"。凡此种种，为李氏脾胃学说的产生奠定了基础。

李东垣学术思想之成熟当在"壬辰之变"之后，李氏目睹汴京被围攻半月，因金主求和，蒙军缀攻，但围而不打，汴京 3 个月之内有 100 万人死亡。"向者壬辰改元，京师戒严，迨三月下旬，受敌者凡半月，解围之后，都人之不受病者，万无一二，既病而死者，继踵而不绝，都门十有二所，每日各门所送，多者二千，少者不下一千，似此者几三月。"史书称之为大疫，《金史纪事本末》载：五月"辛卯，大寒如冬，城中大疫，凡五十日，诸门出死者九十余万人，贫不能葬者不在是数"。农历五月，天气应是较温暖的时节，但出现了大寒如冬的异象，病死者甚众。但李东垣不认为此次病死者皆为外感风寒。其谓："此百万人岂俱感风寒外伤者耶？大抵人在围城中，饮食不节，及劳役所伤，不待言而知。由其朝饥暮饱，起居不时，寒温失所，动经两三月，胃气亏之久矣。一旦饱食太过，感而伤人，而又调治失宜，其死也无疑矣。"他认为是"药误"所致。"凡所亲见，有表发者，有以巴豆推之者，有以承气汤下之者，俄尔变结胸、发黄，又以陷胸汤、丸及茵陈汤下之，无不死者。盖初非伤寒，以调治差误，变而似真伤寒之证，皆药之罪也。"此次汴京之疫中，京城的医生包括李东垣在内，均未找到好的办法挽救百万人的性命。这也促使李东垣对此进行深入思考，亦是脾胃学说成熟的催化剂。

"壬辰之变"后，李氏对此种疾病之病因、病机、治则、方剂之认识趋于成熟。其在《内外伤辨惑论》指出"脾胃之证，始得之则气高而喘，身热而烦，其脉洪大而头痛，或渴不止，皮肤不任风寒而生寒热"。以上病证，与外感之症相似，易于混淆，但"与外感风寒所得之证颇同而理异"。李氏认为其病因为"脾胃以受劳役之疾，饮食又复失节，耽病日久，事息心安，饱食太甚，病乃大作"，病机为脾胃之气不足，阴火上冲所致，立"温能除大热”之法，并创制补中益气汤。其回忆壬辰汴梁被围之际，“举世医者，皆以饮食失节，劳役所伤，中气不足，当补之证，认作外感风寒，有余客邪之病，重泻其表，使荣卫之气外绝，其死只在旬日之间”。其与元好问及全真道人范昆仑交往中，均谈及此事，元好问与范昆仑无疑也接受了他的观点。元好问在《脾胃论》序言中称此为“壬辰药祸”，其谓：“往者遭‘壬辰之变’，五六十日之间，为饮食劳倦所伤而没者将百万人，皆谓由伤寒而没。后见明之《辨内外伤及饮食劳倦伤》一论，而后知世医之误。学术不明，误人乃如此！可不大哀耶？”《内外伤辨惑论》的完稿是在范昆仑的欣赏及催促下完成的，其谓：“昆仑范尊师曲相奖借，屡以活人为言，谓此书果行，使天下之人不致夭折，是亦仁人君子济人利物之事，就令着述不已，精力衰耗，书成而死，不愈于无益而生乎！”

笔者认同李东垣之说。第一，李东垣曾在泰和二年（1202）治疗大疫，其创普济消毒饮全活甚众，时人将其方勒于石，以传永远。因此，李东垣对外感、内伤致病之是有鉴别能力的。第二，非常之时、非常之事致其时汴京之人因劳役、忧惊、冻馁致病者甚众。其时，避兵于汴京城者有“户一百四十七万”，假使以一户四人计算的话，汴京城内聚集了五六百万人之众。其中，短期内迁入的人数亦有数十万人。天兴元年（1232）正月，金政府“起近京诸邑军家属五十万人口入京”，正当寒冬腊月，迁入京城的人当无固定且温暖的房屋居住；迁入之人随身携带的粮食亦不一定充足，城中穷苦之人亦当如是；至蒙军攻城，连太学生亦被派遣，城中普通百姓壮劳力被驱遣也是情理之中。城中之人面临城破之后屠城的巨大精神压力，“中书令耶律公神道碑”云：“国制，凡敌人拒命，矢石一发，则杀无赦。”因此，城中人人自危。刘祁亦云：“此生何属亲见国亡？至于惊怖劳苦万状不可数。”因此，亲历此情此景的李东垣对饥馑、劳役、忧惊所致的脾胃病有了深入的思考，完善了在中国医学史上影响巨大的脾胃内伤学说。

总之，战争对社会经济、文化等方面有巨大的破坏作用，但对医学来说，往往是医学理论及实践飞跃发展的契机。“壬辰之变”改变了李东垣身份地位，城破国亡，迫使他以俘虏的身份在齐鲁之地生活 12 年，这 12 年也是他学术思想成熟的时期，从而诞生了补土派的巨著《内外伤辨惑论》。

第七节 其他齐鲁名医

一、王生周

王生周，清代医家，康熙年间山东章丘人，居县城内，以医为业，与当地名医翟玉华齐名。王生周以其术授李柔克。

李柔克，字从仲，是名医王生周邻居、莫逆之交。亦慕生周医术，欲学医，曾自诵经方而未得要领。后知生周素有洁癖，遂经常赤足洒扫其居处，生周发现后心中诧异，竟不知何人所为。一日，生周佯装外出，又暗中返回，见李跣足洒扫，大为感动，于是向李倾心传授医术。1 年后，生周于邑士大夫家见李所疏之方，问：孰为此者？其人以告，乃抚然曰："夺我席者，必从仲（李柔克之字）也！然我死乃显。"生周殁后，李柔克果医名大著。当时邑令的女儿生病延请仲医治，预先装饰了一个婢女，置于幕中，考验他。李柔克诊毕，跟邑令说，此女无病且脉贱，非公女也。邑令大惊异。后公女服药后一夕而愈。又曾经给历下的李友馨诊病，预决其有贵子。后究果以进士为礼部主事。

王生周曾评说翟玉华为七分医，自己为五分医，而李柔克为三分医。王生周著有《脉诀珠囊集》。

二、侯九泽

侯九泽，清代医家，生卒年不详，山东省聊城市高唐县人。

少时读书，及长从医，擅长中医针灸，尤其善于针治癫痫类疾病。其指出：邪之所凑，其气必虚。邪气即天地之间的疠气，它乘人经络之虚进入人体。疠气在人体中通过经络忽上忽下，忽隐忽现，速度之快犹如天上的流星，癫痫发生的症状大多如此。医者要仔细观察找到疠气聚集和瘀堵之处，趁其寂然不动时，立刻用针刺入。如果已经进入经络，上下走动无常，则用一根针刺在疠气之前，一根针截在疠气后断其后路，一根针刺在它的中间。若疠气藏于隐蔽处不便行针，则要先进补真阳之药，使邪气无处容身，待邪气现于皮肤处，再取之。治疗癫痫一类的疾病，同捉飞蝉是同样道理。

侯九泽之言医案虽不传，但是对于拘泥于“鬼穴十三针”的庸医，是应该认真思考的。

三、仝　云

仝云，仝老家庄（今山东省郓城县程屯镇）人，善治骨折跌打损伤诸症，妙由心悟。濒于危者经其医治，莫不痊愈。有求诊者皆随时以应，有穷苦人来诊病，或提供饭菜，或免费赠药，却从不接受谢礼。其从青年直到老年，一直以治病救人为己任，乡人感其德，特立碑纪念。

四、赵　正

赵正，字秀生，清代历城（今济南市历城区）人，是赵奇之孙。曾为盐运司掾，精于医。其祖父赵奇为外科名医，正承家教，尽得其术。

相传，有庄某患有内痈，赵正为其诊断后说，内部已化脓，且位置接近心脏，不能针刺。庄某家人哭着说：“不刺必无生机，与其不刺而死，不如针刺而死。”赵正选定时间，让庄某服人参以固其气，而后用墨汁标记穴位，将冷水泼在庄某脸上，银针插进穴位中。盖因冷水泼面之后，惊悸气上涌，心脏也向上移动，针稍迟插入则会伤到脏腑。将针拔出之后，脓液也随之流出，赵正又为庄某敷药调理身体，百日而愈。

赵正七十余岁去世，人多感其恩。

五、李　佩

李佩，字班麓，清代章丘（今济南市章丘区）人，精通医术。有孕妇患有闭结病，小便不通，诸医不知何为。李佩诊脉后，对她的丈夫说，需要将孕妇的身体倒过来摇晃就可以治愈，不需要用药。丈夫如其所言，孕妇之病果然痊愈。人问其故，李佩回答说："胎动下垂，堵塞尿道，倒持摇动，胎儿回归本位，尿道自然而通。"

同邑某医生，认为自己医术高明，自命不凡。某日忽患疾病，自医无效，妒忌李佩的医术，因此不肯请其诊病。其兄与李佩友善，请李佩前来诊病，一匕而愈。

李佩之医案多奇，功不尽录。受到历任县令多次嘉奖。

六、曲彦贞

曲彦贞，字含章，清代济南人，为曲伸之子。

彦贞精通医术，尤擅外科。济南朱某患有痼疾，请了很多医生诊治，皆诊断为身体虚怯。王大司寇请曲彦贞诊断，曲彦贞说此乃肠痈，两个月之后才可治疗。两个月后，曲彦贞令人制作尺余长银针，为患者针灸，一针而愈。

周村梁某请其诊病，曲彦贞告诉他："你很快就会瘫痪。"梁某其实无病，只是故意戏弄曲彦贞而已。不久之后梁某胯瘫发作，多次请曲彦贞诊治，但都未到。三个月之后曲彦贞才来诊病，梁某向他道歉。曲彦贞说："我并非故意不来，只是你的病早至无益，计算一下时间，现在应该可以治疗，因此我来了。"

曲彦贞的子孙仍世代为医。

七、伊应征

伊应征，字建五，清代新城（今山东桓台）人，捐职州同，精于医理。

一姓金的人腹痛，伊应征为他诊断之后谓患者无病，一会儿之后就会缓解，但来年二月份就会病亡，非方药所能救治。到期果然如此。

有一个人失声，找伊应征诊病。伊应征为他开了 100 服药。此人服用 80 服药后，仍然无效。他去找伊应征复诊。伊应征说，服药还未到 90 服，服 100 服才能痊愈。果然如伊应征所说，吃完 100 服药后，他的病就痊愈了。

八、张嗣璨

张嗣璨，字英三，号星川，清代新城（今山东桓台）人。天资颖悟，工书法，喜读医术，精于治痘疹。

张嗣璨每次出诊，一见患者便能断其生死，百不失一。远近之人皆来求诊，活人无数。诊病从不收取馈赠。晚年时，大家商量送他一辆马车。他制止大家：“我之所以有现在的成就，是因为我每日辛劳不已。”本县孝廉于崇敕令以“保赤国手”额其门。今天用他所开的医方治病仍有奇效。

九、薛桂龄

薛桂龄，字步月，山东省临沂市薛家庄人，郡庠生。性磊落光明，工诗画，尤其精通医脉，无论贫富之人，皆有求必应。次子仁溥，历升一等军医。三子仁杰，以医术闻名于世。他在家境富裕时唤儿孙辈到自己跟前劝诫他们：人都是生于忧患，死于安乐，成家难，败家易。而薛桂龄九十多岁时仍然耳聪目明，精神不衰。古人说大德必寿，其言可信也。

十、张介喜

张介喜，岁贡生张冠之子，教授张介正之弟。善体亲心，与兄介正怡怡友爱。力学砥行，不务章句。晚年他精通医理，但凡有人来请他治病，他必治疗。遇见贫苦之人，会更尽力地帮助他们。张介喜捐资建立义冢，下葬那些无人认领的尸体。训子耕读，更以积德为基。他经常有积德行善之举，曾经用高价收书，不希望那些贫苦书生所作的书遗失。著有《松窗偶吟》。

县令薛公赠以对联，内容为“礼乐诗书作佃渔，父兄子弟相师友”。县令上官公赠以匾额，上书“后学宗匠”。

十一、张德配

张德配，字凝道。清代泰安人，善治痘疹，贮书青囊，不轻示人。

子起元，习其术，有肥城尹姓患痘甚剧，延起元至，在众医方基础上加减，服之立效。众惊问，起元曰，酿酒在善用引子耳！自此益知名。临终前一日，命焚青囊，盖其父尝云，医易学难精，恐贻此误人也。

十二、张　濯

张濯，字文辉，张扶鲲之子。嘉庆间人。

幼习父业，长乃专攻医术，察声切脉，洞见症结。尤精痘疹，他医所不能医治者，无不应手立效。尝曰“治病如用兵”，用兵而一味用古法，则像房琯车战，最后致陈陶之败。今人禀气厚薄与以前的人不同，而药物也应不同，倘拘泥于古方，很难有好疗效。表面玄妙的事理，关键还是要领会诊病的要领。行术数十年，活人无算。年七十余卒。

十三、刘培裕

刘培裕，字洪儒，清乾隆年间滕县（今山东省滕州市）人。人们都知道这位老先生天性爱人，遇人有危难困苦，就尽力相助。他对医学有很深的研究，精通各科，尤其在治疗小儿天花病方面，达到出神入化境界。每遇垂危患儿，其他医者束手，先生常能治愈。

先生擅长望诊，一次路见弃婴，其他人皆以为婴儿已死。刘公仔细观察后，认为婴儿未死，便找到婴儿的家人，令将弃儿抱回，依药方医治，患儿果然复苏，不久痊愈。众人相传，刘培裕先生“以相济医”。

先生救治垂危患者，有时单凭闻诊即可做出正确判断。从先生住处往村西北十里许，有一吴家海子，他前往垂钓，隔岸有人乞诊。先生说此间距离渡口甚远，一来一回太远，恐误病情，于是嘱将患儿抱来，使其哭啼数声，先生听声诊病，后讲述患者病苦情况，与患儿的病情十分贴合。先生嘱患儿家取药若干服，服后病除。

先生医德高尚，风格脱俗。他以医术济世，不分贫富贵贱，一视同仁。由于他医术高超，登门求医者甚众，每晨求诊者盈门。先生不看谁是熟人，谁是权贵，而是按求诊的先后排序，逐一诊视。

某年夏天，天气酷热异常，村北渴死一人，是个章丘行商。先生详视之，说“不死”。让人抬入客舍中，用沙子壅至左右平身，嘱不要将沙覆到脸上。不多会，章丘行商微微动弹。又过了一小会，能略屈身。继之口中有长吁之声，已可起身。第二日，章丘行商专程来谢刘先生救命之恩，留晏笑谈竟日。先生生平性善，终世未尝杀一物。

先生著有《孝慈真诀》传于世。

十四、赵文松

赵文松（？—1801），字鹤龄，长山人。五岁时因家贫而出家为僧，过了两年，主持去世，赵文松于是还俗。当时正值其祖母去世，无以为葬，文松卖身以相助，父母泣许之。没过多久，其父亲去世，很多人听闻都悲痛欲绝，遗命其母将其赎回归家。其家中甚贫，没有一亩田。赵文松外出游历济南，见到方狮山先生，当时方先生是一医术高超的名医，见文松是一奇才，便留于馆中。其时赵文松年已十六，方狮山先生教他读书，发现他聪颖过人，进而教他学医。赵文松没过几年便将医术学到手。

有一位淄川王生者赴乡试的途中得了病，文松诊之说：此病容易痊愈，但是三日之后还会有某种疾病，应当快速归家。果然淄川王生到家便死了，时间恰是三日。赵文松为此名声大噪，家境也渐渐富裕。他一直孝顺奉养母亲，直到母亲去世。

赵文松喜欢藏书，他说，遗有尽之金，不如遗无尽之书。卒年五十八，闻者惜之。

十五、孙仲采

孙仲采，字伊光，清代潍县（今山东省潍坊市）城里仓巷子人，擅长治疗小儿痘疹。

一日，他经过某家门口，见女仆与一小儿立于门外，仲采看到小儿面部颜色，便将小孩狠狠地打了几巴掌。小儿大哭，女仆愤怒大骂，主人也立即出来，见仲采知有异象，询问为何这样做。仲采说：这孩子要生恶性痘疹，势必危及生命。痛打啼哭后，将会无恙。后来果然无碍。

由于求医者甚多，他难以应付。为了治疗方便，他于乾隆三年（1738）研制出“乌龙比天膏”与“化积膏”等成药，疗效很好，大受欢迎。后来他在城里东门大街开设了“颐和堂药铺”，所制之药名驰远近，并畅销东北各省，声名大噪。

孙仲采设肆市，凡贫苦者，皆慷慨施药给他们，所活无数。其子孙炤，字明章，继承他的医业，族子某跟随孙炤学习得到他的医方，也以医名于一时。仲采著有《痘疹扶微》，并集结许多秘方，总结了他治疗小儿疾病的宝贵经验。但其去世后著作尽焚，没有传下来。

十六、刘　温

刘温，字润玉，蓼兰后寨人。治痘疹最有名，不卖药，不索谢，无贫富贵贱，以求者先后次第为之诊治。凡患痘疹者，一见即能辨其吉凶。乡人为之立垂善行碑。

十七、王廷橘

王廷橘，字扬贡，清代平度城南关人，世居油坊胡同。他的诊所和高超的医术世代相传，以治痘疹名，著有《痘科微言》。传其术于子允诰。允诰，字孟亭，守父训，活婴儿无数。至今裔孙犹守其业。

十八、李　芹

李芹，清代杨础村（今山东省烟台市沐浴店镇）人，父亲葬于方山之巅，于此服丧三年。无论寒暑，定省儒学。兼精医理，擅长儿科，著有《福婴指掌》一书藏于府中，可见经络、寒热、虚实，指示详明，惠足于世。

十九、张　淦

张淦（1752—1832），字豫渡，蛇窝泊镇张家泥都（位于今山东省烟台市）人，其祖父张钤为清康熙年间举人。张淦受其父影响，勤奋好学，兴趣广泛，无书不读。但因困顿于名场，感慨不已：名相活国，名医活人，人贵于有济耳。于是断绝了功名的意念，努力探寻岐黄的奥秘，能决人生死，更精于外科，活人无数。

初，张淦在本村挂牌行医，堂号“茅斋堂”，房舍虽简陋，但精心为人治病。上至州县官吏，下至乡间平民，慕名求医者甚多。有次，栖霞县令蔡绍洛患痈求医，张淦诊视后，说此病名“搭背”，危则危矣，幸无妨。随即运用“搬家法”，使其痈迁移到肌肉松软处，又经内外兼治而愈。并嘱咐说此次预后难保不复发，届时切勿惊疑，务请识其症者治之。数年后，张淦高龄去世，蔡绍洛旧症复发，便依张淦所嘱，寻得识其症者医治，果获痊愈。为追念张淦先见之明，县令蔡绍洛与典史马贺年特赠“齿德兼尊”和“心彻灵枢”匾额，悬于茅斋堂。

张淦之子元烁继承父传，家制大、小两种膏药：小膏药治疮痈疔疖，大膏药治积聚症。其多年药锅残存之药渣或废弃之膏药，敷疮仍有奇效，足见其立方选药之精。惜张淦所著《外科杂集》二卷失传，其子元烁之外科医术亦后继无人。

二十、林芳芝

林芳芝，清代蛇窝（今山东省烟台市）社人，太学生林彝训之子。幼习医术，精深脉理，著有《医林求是》一卷。

二十一、郝慎衡

郝慎衡，清代艾山（位于山东省临沂城西北）社人，邑庠生。精医术。著有《医案》《伤寒正法》《眼科秘诀》等书。

二十二、沈　萃

沈萃，字聚九，清代长山县（今山东省邹平市长山镇）人，庠生，幼时便聪颖过人，读书过目不忘，能通晓经史大义。

少年丧父，哀伤成疾，孝敬母亲四十年如一日。其兄弟过世后，留一七岁遗孤，沈萃像抚养自己孩子般教育其长大。家境宽裕且乐善好施，接济百余家，利济甚众。

沈萃潜心钻研岐黄之术，精研痘疹一科，著有《痘疹庸谈广编》行于世。生平以有所贪图为耻，重视承诺，治家严谨而有法度，子孙繁衍且入庠生，成名后所求之人接踵而至，寿七十六卒。

二十三、赵守经

赵守经，字正方，清代山东胶县人。以方祖之声名而闻名，为州里名医。

赵守经祖先为医官。乾隆五十一年（1786），瘟疫大流行，百姓死亡甚多，有些有幸经过守经医治的患者立即就痊愈了，使用他的方药，没有不立刻取得效果的，州牧张玉树亦看重并宣扬他的品德。

二十四、冯应麟

冯应麟，字素亭，清代历城（今济南市历城区）人。曾任山西省长子县丞（长吏），后因世道艰难，辞职回家。冯应麟擅长医术，能知人生死，又跟随潘子云老人学习针灸之法，遂又精于针灸，活人无数。著有《医斋馀墨》十四卷，《针灸汇稿》一卷。七十八岁时去世。

二十五、王思简

王思简，章丘（今济南市章丘区）人，进士王忻的孙子，以擅长医术闻名，尤其精通痘疹科，遇见穷人必会赠药，且不收谢礼。八十三岁去世。子孙以读书传其家。

二十六、刘曰诚　刘云峰

刘曰诚，字中孚，清代医家，山东无棣人。精通岐黄之术，临床治疗患者疗效良好，痊愈很快。一日路遇抬棺过者，尚流鲜血点滴。仔细审视后确定并非死血，因此开棺细视。见棺中之人为一孕妇，尚有微息，使服药一剂，须臾，妇苏胎下。此种情形是因难产未死，而误殓之也。后来曰诚去世，所救妇人披麻前来祭奠，为再生父哭之。其子刘万青，亦精通医术，能继承父亲的远大志向。

刘云峰，字岚亭，刘曰诚之弟，嘉庆戊午年（1798）武举人，擅长制作膏丹灵药。邻村有个妇人经常背着孩子去集上卖饼，刘云峰问她怎么回事，妇人述夫家姓韩，家贫，丈夫已经去世，留下了这个孩子。孩子刚满周岁的时候腋下生疮，无法行走。现在孩子已经五岁了，还是需要人背，太累了。

刘云峰为孩子诊断之后说，此病可以治疗。于是刘云峰为孩子敷上丹药，又为妇人送药，给孩子煎服。数月之后，孩子便能行走。

道光二年（1822），无棣发生灾荒，人都吃不饱，第二年庄稼丰收，人们多得腹胀、肢体肿胀的疾病，死了很多人。刘云峰认为此为脾虚胃湿证导致的疾病，于是立方施药，活人颇多。

二十七、艾承芳

艾承芳，字蝶村，廪贡生，是武缘令艾兆麟的长子，以孝顺父母而闻名。最初不懂医，因为父亲生病，艾承芳日夜钻研医术，于是精通岐黄之术。他性格沉毅寡言，读书有得下笔千言，通晓经史，尤其擅长四体诗。他肄业于泺源书院，视学南罔徐公方伯、昆圃黄公并器之。他屡试不第，因此决心放弃科举。著有《榴轩文集》《榴轩诗话》，并没有出版发行。

弟弟艾树滋，字雨村，增贡生。天资伉爽，乐善好施，为当地做了很多善事。每次做善事，他都第一个响应捐资，以促进善事的完成。

艾承芳和弟弟艾树滋兄弟友爱，亲密无间，就跟历史上的田荆、姜被一样。

二十八、柴衍洞

柴衍洞，字鹿门。嗜学好古，旁通医理，尤精幼科，故常常有乡人携病子登门，在痘疹盛行时，登门诊病的幼儿多到门不能容。

柴衍洞对患者按症施治，不计较酬谢。人们都以杏林看待他。知道柴姓为先贤子羔的后裔，闻知墓在兰陵将要湮没，率领其子探寻之，封其陇阡，表其墓道而还。著有《高子年谱世系》若干卷藏于家中。

二十九、马元吉

马元吉，字文中，清嘉庆年间昌乐县马家河子人。

元吉本性孝顺，因父亲患疮病，没能请到医生，于是焚香诰天立誓，如果父亲的病痊愈，必定会精习医术来帮助他人。不久，父亲的病果然痊愈，于是弃儒学医，发奋攻读。就像是有神功相助一般，久而久之，医术高超，远近闻名，人们都请他去看病，远近延请无不至，病家谢仪皆不受。

元吉善治外科疮疡。曾经见过一个异乡人生了巨疮，将其带至家中，医治数月，开始痊愈。但病者却不知感恩，反而拐走了元吉家干农活的锄头。走后疮复发，转而求医，元吉还是像以前一样对待他，其称元吉为活佛。

死后乡里追加谥号为“文中先生”，后人感其恩德，为他立祠来祭祀他，将近百年香火仍然不绝。祠内碑文曰：良医马先生文中公之位。

马元吉的儿子马湘、孙子马龙俊、族孙马光荣继承了他的医业。

三十、刘立庸

刘立庸，字理堂，清代山东昌乐县人。自先世曾祖纯世为名医，立庸遵守家法，兼通内外两科，每遇危急之症，都能转危为安。

县里赵滋荣腹部长了结块，已经成形，数位医家医治无效。经过立庸的调治，即刻痊愈。益都谭家坊子陈凤仪与其弟凤梧因分家而生气，请立庸到他们家里，立庸劝其兄弟之间要和睦相处，有“莫教紫荆啼黏树，如河雁影俱分飞”之句，陈氏兄弟感悟其中道理并和好如初，凤仪的病也痊愈了。以诗文来治好疾病为世间罕有之事，一时之间传为佳话。

立庸有孩子五人，其孙刘湘源仍继承他的医业。

三十一、王瑞麟

王瑞麟，字呈祥。清代昌乐县人。

性情淳厚，年少聪颖，有才气，却被困于考场之上。因而研究青囊术，精痘疹，著有《痘瘀管窥》行于世，卒年八十六岁。

三十二、宋　开

宋开，字季埙，清代医家，山东临沂人。业岐黄，精堪舆。著有《医学问答》《中西效方集妙》《地理辨真》等书待刊。

三十三、张麟图

张麟图，山东临沂安靖村人，清嘉庆时名医。幼时流落西蜀（今四川），与本邑时连茹跟随同一师父习医，麟图专事针灸，多能应手奏效，远近闻名。

其针灸之术传后人，其子张得云、孙子张鸿林皆为针灸名医。次孙鸿宾针法尤精，著有《针灸摘要》收藏于家中。

三十四、孙　侗

孙侗，字溪南，清嘉庆年间福山县人，精于医术。嘉庆末年游学京师。道光元年（1821），福山瘟疫流行，死者甚多，孙侗出手救治的患者大多全活。著作《凡见集》《探源秘论》，不抄袭仲景及宋、元诸家一语，而所用之法则无不与之相合。《济贫利乡编经验良方》六卷，成书于清光绪三十三年（1907）。孙氏遍览古帙名篇，广搜勤阅，经七年之久，编辑成书。本书按病证分为412门，计载方剂1 670余首。卷一至卷二为内科，卷三至卷四为外科，卷五为妇科，卷六为儿科。每卷之首，简论病源、证候，继则按症列方，内容简要，条理清晰。方中用药多为“至平至妥”之品，便于穷乡僻壤选用。现存光绪三十三年（1907）上海章福记书局石印本、扫叶山房刻本等。

三十五、王钟沄

王钟沄，父颖儒，精于医术，喜好收藏医书。随侄钟湘至甘肃任所。钟沄自幼聪敏，十四岁得风痹病，不能起床。于是他发愤读书数年，忽有所得，便给自己治疗，遂得痊愈。十八岁时行动如正常人一样，人皆以为奇，也都知其医术精湛。

有一老媪年近七十，患时疫病，群医束手无策。后请钟沄诊治，他看过后认为这种情况应重用大承气汤。其他医家都疑惑不已：七十余岁之人大黄还能用到五六钱吗？钟沄说：非此不可，已经深受病痛的折磨，还怕服用这些药吗？老媪服用1剂后痊愈。

同治壬戌年（1862），疾疫流行，死人如麻，唯钟沄所至之地全活过半数。钟沄二十九岁时因劳累而生病，其感叹道：“我的疾病并非不可以治，如果得真参、真术尚可以救，但今地处偏僻，家境贫寒，我又怎么能得到这些呢?”随后便去世了。

其兄长王钟沚得其绪谕不过十之三四，却以医术闻名当地数十年。

三十六、张叔伦

张叔伦，字偕让，山东临沂人。业医，精通生理学。对于各科杂症皆能洞见疾病症结，药到病除。著有《卫生集》行于世。

三十七、车希庭

车希庭，字绍堂，家小康，性朴厚。他精通外科病，尤其擅长治疗疮疾，求诊者接踵盈门，皆不收谢礼，每年舍药不下百余贯钱。

车希庭六十多岁还没有儿子，他忽然病逝后，垂涎其家产的人纷纷借机争夺。刚要准备分家产之际，车希庭的妾告诉族长说她怀有身孕。族长说：如果是个男孩，车希庭的这一门可再造啊。族中的其他人听到这个消息，以为是假消息，于是非常细心地照顾孕妇。等到分娩那一日，果然生下一个男孩。人们都说这是车希庭积德行善的厚报。

三十八、李春泰

李春泰，字泽普，山东阳信人。精通岐黄术，尤其擅长咽喉科。当地曾经流行白喉痧，由他救治活下来的人有很多。常济世救人，将家中自制丹药赠给别人。同时，热衷地方公益。他提倡建设的学校，成绩卓著。县令仓公永培送他一方匾额“嘉惠士林”额其门。

三十九、张凤梧

张凤梧，字如玉，清代医家，清平县人，生卒年不详。幼时卖书补贴家用，并同时学习医术，医术日益精进。

临清有一李姓青年，患有疾病，投以各类药物皆无效，凤梧为其诊治，认为其为受寒过多，为其开药诊治后很快便痊愈。

又有妇人王氏，腹中有积块多年，并随时间逐渐增大，诸医生均束手无策。凤梧曰：此孕脉耳。众人皆怀疑，安有孕三年而不育者乎？安有怀孕而天癸不绝者乎？凤梧曰：“吾凭吾脉耳。”凤梧以处方治之，数月后果然得一男孩。

又张凤梧诊疗小便涓滴有年案，患者于道光二年（1822）正月初十日延请张先生诊病。具体症状是小便不畅，已有数年，时有发作。发作时欲解小便，但小便出时又不畅快，且时时欲出。刚小便时，阴茎不疼，但小便半出未完之际，如刀割刺痛难忍。小便之后，不多长时间，又想要小便，又会如上所述，在小便中途有刀割刺痛的感觉。一再发作数次，同时有口干的感觉，夜间夜尿频繁，小便频出不爽。假如坐直的话，则感觉腿中筋急，溺管中感觉刺痛，必须得弯腰坐才觉稍安。同时，小便时感觉阴茎底面筋急，且溺窍觉酸疼至极，若筋柔软则安。

张凤梧诊视之后，认为此病由患者年轻时溺情过度所致，病在厥阴肝木，且兼阳明宗筋，波及膀胱、肺、肾，患者曾多方求医，亦更换过数位医生诊治，但效果不好，张凤梧亦认为治疗难度较大。患者右脉之细软，左脉之弦急，尺数，先生处方如下。

大生地六钱（1 钱=5 克）　清阿胶四钱，炒珠　秋石化水浸　知母一钱半　小青皮一钱　人中白一钱，漂淡　盐水炒川黄柏一钱　黑山栀一钱半　柴胡五分

上八味制炒和匀，听后用。先用生黄芪五钱、生香附五钱，研，生薏苡仁一两。

三味，用原福珍酒一茶杯拌匀浸透。约一炷香时，再用干荷叶一个，不破者用热水泡软，将酒浸之三味包于软荷叶内，线扎，用井水三碗煎至一半，去荷叶包，以此汤煎前八味，煎至碗上八分服之。

患者如法煎服，小溲之急数、出时之涓滴、疼刺之难等病痛消失。张先生处方，诚对症之良剂。

四十、曹绪武

曹绪武，字绳祖，号裕齐，清代安丘县（今山东安丘市）人，善治痘疹，能望色决人生死，治疗大多非常灵验。

著有《曹氏痧疹》一卷行于世。此书立法遗药甚为精湛，凡治疗者多依此书，民国时期，在本县及邻近几县广为传抄，甚为民间医生所推崇。

四十一、刘　磐

刘磐，字介夫，清代安丘县（今山东安丘市）人。刘氏精痘疹，救治小儿无数，著有《痘疹辑要》一卷，把自己的医术心得都传授于弟子。

四十二、王宗贵

王宗贵，清代平原（今山东平原）县城北姜家庙人，擅治筋骨疾病。诊治患者时，只需按摩患病之处，即能应手而愈。

吴桥一老人患重病，数年不能动，其他医生都按照瘫痪病治疗，用了很多方法都无效。王宗贵诊断后道，这是大胯脱节。为其按摩推拿后，患者马上就能起床行走，人们皆称他为“半仙”。

据传说，即便是粉碎性骨折，只要请王宗贵用接骨膏丹治疗，不出半月，患者就会痊愈。其子王连升继承了他的医术。

四十三、欧阳长年

欧阳长年（约 1821—?）字仙侪，清代任城（今济宁市任城区）人，精于医术。自幼好学，精研岐黄，博览医书。行医数十年，名扬四方，却从不自恃其才。曾告诫门徒：学医不精，不如不学。脏腑不能语，全在医心术，岂可以虚实不辨，寒热不分，真假模糊，标本混施，而冒昧从事？又岂可以偶然幸中，即自称为能手？认症宜精，不可粗心浮气，以致张冠李戴。他用药立方严谨、精细，分量十分斟酌。

先生认为，夫六淫之伤，感之自外。对症施药原无难处，唯入虚病实，症属似是而非，似非而是，或补或泻，或补泻兼施，胸中须有定见，方能万全。他经常告诫徒弟：“阴阳胜负，互相乘除。显然易见者，不难因症以用药，苟无确据，自当详审，必得其情，方敢落笔。稍有疏失，罪过不轻，慎之慎之。”

治则方面，先生主张实者攻之，见效甚速。至于虚症补之未必即效，须悠久成功。其间转进退，良非易事。此言临症之难，非袭取者，所能为也。得其要领，而潜滋培长，则五行之运，不为相生者为生，即相克者亦相生，医道通仙，定虚语哉。

欧阳长年医德高尚，曾说今夫补编救弊，使人共登寿域者。吾侪分内之事也。故夸张自恃者，不可以医；急遂苟且者，不可以为医。深受时人敬佩。

欧阳长年著有《医理浅说》一书。对四诊八纲、脉象、各科病证及选方用药等方面一一作了精辟论述，医家多宗之。

四十四、张敦本

张敦本，字道源，增生，清代山东省鱼台人。侍奉继母非常孝顺，因其三弟误于庸医，遂潜心岐黄，精于内科、妇科。为明辨脏腑，研究生理结构，曾在乱葬岗上解剖死婴尸体，观察探讨，绘图留记，著有《脉诊折中验方随笔》（一说《脉学折中验方随笔》）和《医林内经》，其医术、医德闻名于邻近数县。知县曾启埙赠“仁心济世”匾额。

四十五、董素书

董素书（1827—1917），字朴斋，清代寿光孙家集镇石门董人。

董素书躯体健壮高大，生于世医之门，自幼读书，兼修岐黄术。后因家贫辍学，承父训，边务农边习医，凡家藏之医籍无不博览，且天资聪慧，所读之书多能过目成诵。已过壮年，隐居于临朐，三十年间救治患者很多，因而名声大振，皆称其为“董仙”。

董氏年十七时，去临朐冶源一药店当伙计，诊治有验，每起沉疴，遂名闻乡里，求诊者接踵于门。年甫弱冠，应聘坐堂，三年，名声大振，誉满临朐。他学本东垣，治重脾胃，遣方施药注重调后天，资生化源，扶正以祛邪。

先生精于脉学，两尼姑受孕，着男装求诊，素书切其寸口，脉滑利搏指，断为妊娠，两尼姑面红耳赤，始以实情相告。

名士刘云亭氏赠联曰：回手活人，冶水便成橘井；春风普物，董仙自有杏林。青州旗人锡章母有痼疾，百医不效，董素书前去诊治，病去若失。锡章谢以重金，先生不受。锡章赠书“恩同再造”。

董素书晚年返回故乡，看病的人络绎不绝，不管风雨寒暑之变化，均无厌烦之意。他八十岁后患有腿疾，卧床诊病，精神还像以前一样好。寿光县令徐德润给他的书斋送匾，题“德门仁泽”四字。董氏喜易学，尤重运气说，曾著有《杏林衣钵》藏于家中。

四十六、蔡玉珂

蔡玉珂（1830—1923），又名蔡玉恪，字敬林，晚年乡谥“蔡恪老人”。潍县于家庄（今属潍坊市坊子区车留庄镇）人。

蔡玉珂精外科。一生同乡之人疮，经多方治疗无效，后聘蔡玉珂，他诊断后挥笔一方，嘱患者单服黄芪四钱，离去。患者服后焦躁难忍，一夜未眠，清晨派人找到他。他说：“黄芪主提气，单服必然难受，我急回，是固怕见患者烦躁而难过。请回去转告，不久便好。几天后，那人果然痊愈。

段尔庄有一外号“二犟牛”的壮年，嘴上生疮，虽极痛，但毫不在乎。一日，赴太公堂赶会时，被出门行医的蔡玉珂看见，诊为锁口疮，忙劝说，他嘴上生的是锁口疮，需马上治疗，否则有生命危险。“二犟牛”深不以为然，径直往太公堂庙会去了。途中疔毒发作，强忍剧痛回赶，结果未到蔡家门口便死在路上。

邻村有一人生毒疮，因误诊引起高烧，赶来求治。蔡玉珂为他确诊为“疔毒走黄”，并急忙配好一剂药，告诉患者，病虽重，只要速服此药，就可转危为安，迟则有生命危险。患者回家途中，疔毒发作，跌倒路边，忙将药生吞。不一会，浑身冒汗，昏睡过去，待醒来时，感到全身轻松了许多，急忙返回蔡家。蔡玉珂复诊后说，病已好转，再给一服药，放心回家去。患者回家后服药，不久身体便康复。

蔡玉珂医术高超，医德高尚，深得百姓信赖。乡人称赞说：“恪老医病，其妙如神，遵之者生，逆之者亡。”他诊病不分官宦士绅，平民百姓，一律平等对待。潍城有一显贵请他治病，多日不让其回家；乡亲吴老汉家人生病，寻找到此，门役不准进门，双方发生争吵。他闻声赶出，问明原因，即不辞而别，与吴老汉一同赶回乡里。一个冬季的早晨，他门前来了一辆官宦轿车，专聘他去出诊。这时又来了个身背粪篓的老汉邀他去治病，他问明缘由，先步行到老汉家诊视，然后乘车去行医。他常说：“凡向我求医的人，不论身份高低，富贵贫贱，不管男女老幼，亲朋远客，我一视同仁，能减轻患者痛苦，使患者早日康复，是我一生的愿望，也是我行医的格言。”他几十年如一日，始终遵守这一准则，其医风、医德、医术均堪称医家典范。

他对医术精益求精，勤勉探索。他精研《医宗金鉴》，而且结合实际，有所创新。如他在《外科辑要》中对痈疽症的治疗，从头至膝、胫、足部诸症，均依《医宗金鉴》要肯，又有独到之处。如颧疡、颧疽、颧疔 3 症，《外科辑要》论证，三症俱生颧骨、肿高溃速，阳分证也，是为颧疡；若漫肿坚硬，阴分证也，是为颧疽。疡症初期，宜用仙方活命饮，疽症初宜内疏黄连汤，如坚硬似疔，麻痒疼痛，是为颧疔，初宜蟾酥或菊叶汤、黄连解毒饮、夺命丹之类，外敷菊花叶，按疔治之。既有症、有方，又有鉴别，便于临床应用，被视为医者临床治疗的规范。

他于古稀之年仍探求钻研，锲而不舍，八十岁高龄时编撰《内外经验良方》，较完整地总结了自己一生的临床经验，享年九十三岁。逝世当日噩耗传出，登门奠者络绎不绝，致停柩百日方葬。民众赠“积善余度”巨匾 1 块，上附丈高大屏 12 幅，记载他一生事迹，两边镶嵌“医国医民同医义，寿国寿人亦寿身”的对联。

四十七、曹施周

曹施周，字沛霖，清代历城县（今济南市历城区）人。精通岐黄之术。

幼年丧父。曹施周以医为业，一生活人无数。曹施周以医为业，重视医德。遇贫苦穷人前来诊病，不仅不收费，还会给他们赠送钱粮药物。

曹施周著有《温疫论》刊行于世，世人皆以此书诊病，竟获良效。又将自己历年验方编入杨润所作《遵生集要》书中，对瘟疫病的治疗和时人健康做出了一定贡献。

曹施周年轻时没有儿子，他晚年却接连生了 4 个儿子。世人皆认为这是他治病救人而得到的上天奖赏。

四十八、尉书升

尉书升，字琴堂，清代山东省莒县城后营街人。性慈善，好周济亲友。

精于岐黄之术，于痘疹更为擅长。道光年间，天花大流行，小儿死于此疫者不可胜计。书升悯之，乃叹道“痘虽然是险症，特治之不善耳，善治者虽看似危实际上却没什么危害，不善治者治疗看似顺利却很危险”。城乡染痘者，经其诊治无不化险为夷，求诊者接踵，贫富一视同仁，遇有赤贫求诊者，并济以钱粟，可见其医德之高矣！

四十九、赵文栋

赵文栋，字干亭，清代博兴县人。少负奇才，读书方面多有自己的见解，年过二十便精岐黄之术。

赵氏外出游历到正定府时，住的地方有一做某官的老乡，有金川将军鄂澜王通过此境界，患痿证，邀请赵入京为其诊治，疾病愈合，给与金顶黄衣。此时有国医姜晟想要一同入太医院，但赵氏因母去世而辞，丧事毕于宅，左辟一园林有台有池，花径迂回，竹杖芒鞋，逍遥其中，别有洞天。

赵氏常以针灸之法治愈痼疾，对针灸医术造诣颇深，曾著《伤寒针灸》二卷，是运用针灸疗法治愈伤寒的经验总结，有较好的临床价值。去世后遗有书像一幅。

五十、陈长贞

陈长贞，字起元。清朝潍县（今潍坊市）城里人。

赋性聪颖，家世习医。旧藏医书甚富，于是朝夕披览，研穷脉理。少孤家贫，供事于天德堂药店，师事马湘。于一切方脉罔不默识于心，精探奥秘。及壮出诊，咸应手而愈，由是名声大噪。知县朱靖宣额其门曰“着手成春”。光绪七年至八年间（1881—1882）白喉症流行，伤人极多。独创一方，活人无数，诸医咸奉其方为圭臬，奏效如神。

当时有名医蒯梦卿，因嗜茶患病，全身浮肿，腹胀如鼓，脐中流污水。遍求名医，久治无效，自视为绝症，最后去求久卧病榻的陈长贞诊视。陈与蒯是至亲，又是同行，情不能却；但他自己已经不能起床，语言不清，命在旦夕。遂召蒯至病榻前，用笔代言询问病情，斟酌一方，医案上写：“此症因饮生茶过度，病患脐湿，试服三剂脐肠可断，然后再服‘白雪散’而以‘暖脐膏’敷之，旬日当可愈。若不愈，病尚有活。但时不假我，恐不能再另改方矣！”蒯服三剂后，病势大减。此时，陈长贞已溘然长逝。蒯将三剂服完，肠未下，已无人改处方，遂又照前方再服三剂，肠下，病亦痊愈。

陈长贞在世时，每日早上前来求诊者数十人，前来请陈长贞出诊的更是人数众多。早饭前，陈长贞便乘车出诊，后面还有请他出诊的十余辆车随行，络绎于道。由于他诊务繁忙，所以终日不得在家饮食，至夜深始归。他虽然极度劳累，但很少休息，是因不忍患病者等待太久，所以积劳日甚，四十一岁便去世。陈长贞著《伤寒秘要》藏于家。

五十一、马作梅

马作梅，字秀岩，清末山东临朐县辛寨人。天性谨慎，自幼家教极严，闲居时也未曾倚靠，而是坐姿端正；盛暑之时也不曾在人前袒衣露体；与人说话时没有疾言倨色，乡里邻人没有不爱敬他的。有战争时，作梅最致力于解决，咸丰辛酉年（1861）在乱世中修建了围堡，僧格林沁追击匪徒到了辛寨，赞许其建筑得当，命名“公保寨”。避难者来此庇护保全的有很多。

作梅善岐黄之术，尤其擅长妇科、痘疹两科，中年行医，开业于临朐县辛寨等地。先习《内经》《难经》《神农本草经》，后精读《济阴纲目》《万氏妇人科》，故尤精妇科，认为妇人以阴为本，发病多因七情所伤，故以调理气血为主治之。作梅医术高明，医德纯正，为人严肃公正，在当地颇负盛名。作梅著有《手辑验方》《妇人科医方》刊行。其子椿龄、其孙南星都继承了其家业。

五十二、牛让之

牛让之，山东桓台县人。做事从不夸大招摇，并且精于医术，用丹药，活人者多，他人赠予的东西一概不领受，其清廉程度不是他人所能做到的。

著有《傅青主女科韵语传》于世，诗工近体七绝百余首，脍炙人口。

五十三、郇峄阳

郇峄阳，字鹤龄，童试不利，于是发愤习医，与人慷慨，有济人之志，日夜攻读十余年，成为国手，治病多用重剂，立见奇效。

峄阳尤其擅长治疗伤寒症，州牧李翼清全体家眷都染伤寒兼患双单蛾风，请来很多医生诊治都没有效果。二公子已经发病，峄阳说此症不采用猛烈的治法，便不能起死回生。李翼清同意他的提议，投以重剂，不过几日，家里的人都痊愈了。赠“着手成春”的匾额，悬其门上。

匡某母亲患气症，食物不能入口，数日不见好转，诸医都很棘手。后请峄阳来看，药剂颇重，家人不知火候，一沸的时候药汤就干了，仅得半匙服下，病就有清爽的感觉了，后连服 2 剂，患者痊愈。

五十四、匡严共

匡严共，字静菴，清末胶县（今山东青岛胶州市）人。

世代习医，兼痘疹科，清廉耿介，从不收病家的谢礼。家有喜事，亲朋好友前来祝贺，有孙氏婢女抱其幼女在庭院嬉笑。严共凝视了一会，说这个婢女数日之内必生痘疹，痘出则无法医治。孙宅听闻后，立即送婢女回到母家，到了期限，人果然死了，可见其医术称神。

他的儿子匡崇略，字元之，诸生，精痘疹科，一见小儿出痘便能决生死或几日能成熟、脱痂，没有说不准的。善挑管痘，每施针有飞行绝技，顷刻间就能完成。他的品德尤其高尚，有来求医的，无论富贵贫贱，都会立刻前去，治愈后不收病家的酬谢。家里有一间屋放着满满的痘疹科书籍，族祖梦云四子鸿庆出痘危险，因为服用某医生开的凉剂，痘疹不出反缩，奄奄一息。崇略一见，十分惊讶，认为一定是服用了凉剂的过错。北方天气寒冷，南方天气暖和，必须因地制宜。今误服凉剂，日后必周身白斑。于是开了数方，鸿庆服后即痊愈，后来果然发现白斑，人们都称崇略为“痘儿哥哥”。

第三章

文以载医

第一节 齐鲁医派著述提要

齐鲁医学源远流长，历代齐鲁医家为中医学的发展做出了巨大贡献。但在历史的进程中，有的医家的著作留了下来，但亦有许多医家的著作因各种原因散佚不传，甚为遗憾。这部分散失的著作，有些书是书虽亡而实未亡，书中的部分内容为其他著作所引用，幸运地留下部分内容，如张湛的《养生要集》，为孙思邈、丹波康赖等所引用，后人可以窥见其书之部分内容；有些书虽亡佚，但通过史志、地方志及其他医家所述，亦可见其立意及部分内容，何其幸也！本节求诸史志、地方志等，略述齐鲁医派之著述情况。（有些医著在第四章已做重点论述，本节不再涉及。）

一、《重道延命方》 战国 邹衍撰

《重道延命方》始见载于《汉书·刘向传》，其言淮南王有《枕中鸿宝苑秘书》，言使鬼物为金之术，及邹衍《重道延命方》，世人莫知。后又见载于宣统三年（1911）《山东通志》卷一百四十《艺文·道家》，然本书已佚，成书年代及内容未详，当为养生类方书。

邹衍，约生活于战国末期，齐国人，阴阳家代表人物、五行创始人。关于其生平事迹及思想言论，大多散见于《史记》。《史记·封禅书》云："邹衍以阴阳主运显于诸侯，而燕齐海上之方士传其术不能通，然则怪迂阿谀苟合之徒自此兴，不可胜数也。"

二、《养生要集》 东晋 张湛撰

《养生要集》见载于《隋书·经籍志》，现已亡佚，仅可从《备急千金要方》《千金翼方》《医心方》《太平御览》等著作中零散见到部分内容。从现存的文字来看，《养生要集》的内容多是对前人养生经验与思想的引用和总结，且保留了南朝以前的养生思想特色，包括彭祖、道机、青牛道士等人以及《中经》《抱朴子》《服气经》《元阳经》等道家著作中的养生思想。书中记载了很多养生方法，例如顺性以养生，减少七情六欲和声色犬马对身体的损耗，学习导引吐纳等方术等，在当代仍具有借鉴意义。

张湛，字处度，山阳高平（今山东省济宁市微山县）人，魏晋时期玄学家。晋孝武帝（373—396）时官至中书侍郎、光禄勋。《宋书·良吏传》载："高平张祐，以吏才见知。祐祖湛，晋孝武时以才学为中书侍郎、光禄勋。"张湛同时深研"经方"医学，在任中书侍郎时期，张湛的医术就已经十分高明，《晋书》记载他在这期间曾为同僚诊治眼疾："初，宁尝患目痛，就中书侍郎张湛求方，湛因嘲之。"张湛另著有《列子注》存世。

三、《药方（十卷）》 南朝·宋 羊欣撰

羊欣平时喜好黄老之学，经常手抄黄老典籍，且通医术。相传其生病只是饮符水而已，不用吃药便愈。元嘉十九年（442）去世，年七十三。有著作《药方》十卷、《羊中散药方》三十卷、《羊中散杂汤丸散酒方》一卷及《疗下汤丸散方》十卷。另有书法史著作《采古来能书人名》。

本书见载于《宋书·羊欣传》中，另乾隆二十五年（1760）《泰安府志》卷十六与民国十八年（1929）《新安县志》卷四也有记载。

四、《疗下汤丸散方（十卷）》 南朝·宋 羊欣撰

《疗下汤丸散方》见载于《隋书·经籍志》卷三，《隋书·经籍志考证》中也有关于本书记载："梁有《疗下汤丸散方》十卷，不著撰人，案此似亦羊中散书。"因年代久远，本书现已佚失。

五、《羊中散药方（三十卷）》　南朝·宋　羊欣撰

《羊中散药方》见载于《隋书·经籍志》卷三十四。《小品方》称羊中散所撰方有三十卷，元嘉中羊欣于新安任太守时，搜集各处方药集成而来。另在《太平御览·方术部》《宋书》中也有关于本书记载，但具体内容已不幸佚失。

六、《羊中散杂汤丸散酒方（一卷）》　南朝·宋　羊欣撰

本书见载于《隋书·经籍志》卷三，《隋书·经籍志考证》另载“梁有《羊中散杂汤丸散酒方》一卷”，文中所说“羊中散”即羊欣，因羊欣后官至中散大夫，故称其为“羊中散”。

七、《服食方》　南朝·宋　王微撰

本书见载于《宋书》卷六十二、《列传》第二十三，成书年代及内容未详。宣统三年（1911）《山东通志》卷一百三十六《艺文·医家》亦载。

王微自十二岁时病虚，开始服食，门冬昌术，随时参进。王微家贫，无力购买药材，于是往往派遣自己的二三门生采取草药，供其使用。由于其身弱，所以常研究医书，又亲自制药，自己服用，因此，积累了丰富的经验，著有《服食方》。

八、《四家体疗杂病本草要钞（十卷）》　南朝·宋　徐叔向撰

本书始见载于《〈隋书·经籍志〉考证》，隋时已佚，《通志·艺文略》《国史经籍志·子类》亦有记载，后又见于宣统三年（1911）《山东通志》卷一百三丨六《艺文·医家》。

徐叔向，徐熙之孙、徐秋夫次子，南朝宋时期医家，官至宋大将军参军。体疗者，即为今日之内科。《唐六典》记载太医署医科学生在通习经典后，分科教习为业，体疗即为其中一科，列于诸科之首，学者最多。又曰：“学体疗者，七年成。”故本书或为治疗内科杂病诸症之要药方书。

九、《针灸要钞（一卷）》 南朝·宋 徐叔向撰

《针灸要钞》始见载于《隋书·经籍志》，《新唐书·艺文志》《通志·艺文略》《国史经籍志·子类》亦有记载，后又见于宣统三年（1911）《山东通志》卷一百三十六《艺文·医家》。此书隋唐时期尚存，今已佚。

徐叔向于内科、儿科、针灸、本草等颇有心得，著作甚多。

十、《食经（九卷）》 北魏 崔浩撰

崔浩好学博览，修服食养性之术，著《食经》一书，史志多有著录。《旧唐书》《新唐书》《魏书·崔浩传》均记载崔浩著《食经》九卷，《隋书》《通志》记《崔氏食经》为四卷。《食经》由崔浩在其母卢氏口授的基础上整理而成。

十一、《诸药方（一百一十卷）》 北魏 李修撰

《诸药方》始见载于《〈隋书·经籍志〉考证》，言此书本一百一十卷，隋时仅有五十七卷。此书亦载于万历三十七年（1609）《冠县志》卷四《人物志》及嘉庆《东昌府志》等志书，现已亡佚。

李修，字思祖，阳平馆陶人。其父李亮妙手仁心，善于针、药并用。李修受到父亲的影响，少年时期和兄长元孙一起跟随父亲学习医术。后离开家乡，入宫为孝文帝、文明太后等治病，疗效显著，受到皇帝与皇太后的器重，担任太医令等官职。李修长于诊脉、针灸、中药，他组织人员在东宫编撰了《诸药方》一百一十卷。

十二、《药方（三十五卷）》 北魏 王显撰

《药方》见载于《魏书》卷九十一《列传·术艺》、《北史》卷九十《列传·艺术》、《隋书·经籍志考证》卷三十七《子部》、宣统三年（1911）《山东通志》卷一百三十六《艺文·医家》。光绪《莘县志》作《医方》三十五卷。惜已亡佚。

王显，字世荣，因其为世宗调摄治疗而受到世宗赏识。后来，世宗命

王显撰《药方》三十五卷，并颁布天下。延昌二年（513）秋，王显因治病有功，被封为卫南伯。世宗驾崩后，肃宗继位，王显失去庇佑，被重伤致死。

十三、《落年方（三卷）》 南齐 徐嗣伯撰

《落年方》始见载于《隋书·经籍志》。后《旧唐书·经籍志》《新唐书·艺文志》《通志·艺文略》《国史经籍志·子类》亦有记载，又见于宣统三年（1911）《山东通志》卷一百三十六《艺文·医家》。此书隋代尚存，今已佚。

徐嗣伯，字叔绍，徐叔向之子，南北朝时南齐医家。有孝行，善清谈，官至正员外郎。著有《落年方》三卷、《药方》五卷、《杂病论》一卷，今仅存《风眩方》一卷，收录于《千金要方》。《南史·徐嗣伯传》谓其“妙理通灵，盖非常所至”，并将其比作医和、扁鹊。《太平广记》《太平御览》等亦载其医事医话。

据《〈隋书·经籍志〉考证》，“落年”二字不知何意，后文又载有徐大山撰《堕年方》二卷。唐日本书目载本书作者为“徐太山”。太山即指徐文伯（徐道度之子、徐嗣伯堂兄），因其曾任太山太守，而“堕年”当为“随手”之传误，“落年”则为“堕年”误中之误。故应为文伯、嗣伯兄弟二人各自著书，皆名《随手方》。

十四、《杂病论（一卷）》 南齐 徐嗣伯撰

《杂病论》始见载于《旧唐书·经籍志》，后《新唐书·艺文志》《通志·艺文略》《国史经籍志·子类》均有记载，又见于宣统三年（1911）《山东通志》卷一百三十六《艺文·医家》。此书唐代尚存，今已佚。

据《〈隋书·经籍志〉考证》，《旧唐书·经籍志》《新唐书·艺文志》皆有此书记载，《隋书·经籍志》却无，另载“徐氏杂方一卷、少小方一卷、小儿丹法一卷，徐氏不详何人”，疑为此书，且《新唐志》又于《杂病论》后次以《徐氏落年方》三卷，故疑此三卷或为徐嗣伯《落年方》三卷。

十五、《药方（五卷）》 南齐 徐嗣伯撰

《药方》始见载于《隋书·经籍志》，后又见于宣统三年（1911）《山东通志》卷一百三十六《艺文·医家》。此书隋代尚存，今已佚。

另有其堂兄徐文伯著《药方》二卷，亦已佚。《隋书·经籍志》记载了东海徐氏家族大量著述，可见徐氏一族医学根基深厚。徐文伯、徐嗣伯兄弟二人亦善于著述，具体内容虽已不得见，但由正史史料可见二人理论学识、实践经验丰富，医术闻名天下。

十六、《药方（二卷）》 南齐 徐文伯撰

《药方》始见载于《隋书·经籍志》，《通志·艺文略》《国史经籍志·子类》亦有记载，后又载于宣统三年（1911）《山东通志》卷一百三十六《艺文·医家》。

据《隋书》记载，此书隋时已佚，另有徐嗣伯著《药方》五卷，惜亦亡佚。

徐文伯，字德秀，徐秋夫之孙，徐道度之子，南北朝时宋齐间医家，历任东莞、太山、兰陵三郡太守。子徐雄，传其业，尤善诊察，官至兰陵太守。

十七、《辨脚弱方（一卷）》 南齐 徐文伯撰

《辨脚弱方》始见载于《隋书·经籍志》，《通志·艺文略》《国史经籍志·子类》亦有记载。据《隋书》载，此书隋时已佚。另有徐叔向（徐文伯之叔）著《疗脚弱杂方》八卷，惜亦亡佚。二书名相差无几，当为同种疗脚弱病之医著。

据《隋书·经籍志》载，徐文伯相关著作有《体疗杂病疾源》三卷、《辨伤寒》一卷、《药方》一卷、《辨脚弱方》一卷、《试验方》二卷、《疗妇人瘕》一卷、《本草》二卷、《巾箱中方》三卷、《堕年方》三卷、《房内秘要》一卷、《伤寒总要》二卷。

十八、《雷公药对》 北齐 徐之才撰

《雷公药对》在中国古代志书中早有记载。《汉书艺文志拾补·方技略》载："《雷公药对》二卷。"陶弘景《本草经集注》云："《药对》四卷，论其佐使相须。"《隋书·经籍志》载："梁有《药对》二卷。"《旧唐书·经籍志》载："《雷公药对》二卷。"而自《新唐书·艺文志》始，才冠以徐之才之名，载为"徐之才《雷公药对》二卷"。宋代掌禹锡《嘉祐补注神农本草》云："《药对》，北齐尚书令西阳王徐之才撰。"《宋史·艺文志》载："徐玉《药对》二卷。"明代李时珍《本草纲目·序例·历代诸家本草》亦题为《雷公药对》，并注云："盖黄帝时雷公所著，之才增饰之尔。"可见，隋以前所载《雷公药对》或与后世所载"徐之才《雷公药对》"为同名医书。此书后又见于宣统三年（1911）《山东通志》卷一百三十六《艺文·医家》，现已佚。其部分内容散见于《本草经集注》《新修本草》及《经史证类备急本草》。

徐之才医术精湛，本草、方药、小儿、妇人胎产等皆无不能，并著有《雷公药对》《徐王八世家传效验方》《徐氏家秘方》等著作，惜皆亡佚。徐之才后为北朝所俘，官至尚书令，爵至西阳王，并常为皇室大臣疗疾，乃其族中官位最高之人。卒年六十八，赠司徒公，录尚书事，谥号文明。

十九、《徐氏家秘方》 北齐 徐之才撰

《徐氏家秘方》始见载于《旧唐书·经籍志》。《隋书·经籍志》载"《徐氏家传秘方》二卷"，不著撰人，疑为一书。本书后又见于宣统三年（1911）《山东通志》卷一百三十六《艺文·医家》，今已佚。

二十、《帝王养生药方》 隋 萧吉撰

《帝王养生药方》见载于《隋书·经籍志》，隋代仍尚存，后不幸佚失。宣统三年（1911）《山东通志》卷一百四十《艺文·道家》有关于此书的记载，但书中内容未见。

萧吉，字文休，南兰陵人，梁武帝兄长沙宣武王萧懿之孙。他博学多通，

精于阴阳、算术与养生。其所在兰陵萧氏，在南朝齐、梁均为皇室。本人历经四朝十五帝，隋朝时，因其精于阴阳算术，常被隋文帝杨坚召见，后卷入太子废立之争。在其支持的杨广继位后，萧吉官至太府少卿，一年以后任上去世。正因萧吉的特殊身份，其服务于四代皇帝高层，故有《帝王养生药方》传世。另有他作《金海》三十卷，《相经要录》一卷，《宅经》八卷，《葬经》六卷，《药谱》二十卷，《相手版要诀》一卷，《太一立成》一卷。其撰写的《五行大义》流传到日本，对日本民俗产生重大影响；但此书在国内却因保管不善而佚失。

二十一、《增损本草（五十四卷）》 唐 吕才撰

《增损本草》见载于嘉庆十三年（1808）《东昌府志》卷四十《经籍》。

吕才，博州清平（今山东省高唐县清平镇）人。自幼好学，善阴阳方技之术。30岁时，由温彦博、魏徵等人举荐进入弘文馆，后被提拔为太常博士、太常丞。吕才学识渊博，通晓天文、地理、医药、制图、军事、历史、文学、哲学，乃至五行、龟蓍、历算、象戏等，尤长于乐律，而且大都各有专门著作和创造。

吕才一生著作颇丰，但大多散失，仅存在《旧唐书》本传中的《叙老经》《叙禄命》《叙葬书》及《大藏经》中的《因明注释立破义图序》等篇。《旧唐书·吕才传》云："苏敬上言，陶弘景所撰《本草》，事多舛谬，诏中书令许敬宗与才，及李淳风，礼部郎中孔志约，并诸名医增损旧本，仍令司空李勋总监定之，并图合成五十四卷，大行于代。"盖即《唐志》所载当为本书，只是卷数不同。

二十二、《食疗本草》 唐 孟诜撰 张鼎增补

《食疗本草》作者为唐代孟诜。《新唐书·艺文志》载："孟诜《食疗本草》三卷。"《证类本草》载："《食疗本草》，唐同州刺史孟诜撰。张鼎又补其不足者八十九种，并旧为二百二十七条，皆说食药治病之效。凡三卷。"孟诜所撰原名《补养方》，后道士张鼎又补充了八十九种，并更名为《食疗本草》。

《食疗本草》将日常生活中食用的米谷、菜蔬、瓜果、动物作为主要药用来源，共载文二百二十七条，涉及二百六十种食疗品。诸品名下，注明药性（温、平、寒、冷），正文阐述其药理作用、食用方法、炮制过程、治疗效果、服食禁忌、烹饪加工及储存方法，间或论及形态、修治、产地等。并首载菠薐、胡荽、莙荙、鳜鱼等食蔬。尤以动物脏器疗法与藻菌类食疗作用之记载引人注目。本书所录食疗经验多切实际，药物来源广泛，充分顾及食品毒性宜忌及地区性。书中在预防饮食物的副作用，即饮食宜忌方面涉猎更为广泛，包括时间、用量、食法、产地、孕产妇、小儿、疾患、多食、久食等多个方面，此外还增加了食物的食用和药用部位的相关论述。

该书是我国现存最早的食疗专著，对食疗学的发展产生了很大影响。

二十三、《本草音义（二十卷）》 唐 孔志约撰

《本草音义》见载于《新唐书》卷五十九《艺文志》《唐书艺文志注》卷三十一、《通志》卷六十九、《艺文略》、《国史·经籍志》卷四、《子类》、《阙里文献考》、乾隆三十九年（1774）《曲阜县志》卷五十三《著述》、宣统三年（1911）《山东通志》卷一百三十六《艺文》，今已亡佚。

孔志约，经学家孔颖达之子，孔子第三十三代孙。《新唐书》载其曾任礼部郎中兼太子洗马、弘文馆大学士。唐显庆四年（659），奉敕与苏敬等人共同修纂《新修本草》，孔氏为本书写序。孔氏又与许敬宗、李义府等撰《姓氏录》二百卷，与长孙无忌、许敬宗、刘祥道等撰《永徽五礼》一百三十卷。

二十四、《食经（五十卷）》 唐 段文昌撰

《食经》见载于《新唐书·艺文志》、道光二十年（1840）《济南府志》卷七十一《杂记》。

段文昌为初唐名将段志玄玄孙。段志玄战功赫赫，后陪葬昭陵，入图凌烟阁，位列第十，荣耀无限。但传至段文昌时，家道中落。段文昌少时家境贫寒，衣食难以为继，所以他经常到寺庙蹭吃，著名的“斋后敲钟”的典故就发生在他的身上。因其少时餐食粗疏，他发达后极为注重美食，专门著有

《食经》一书。

二十五、《四声本草［四卷（一说五卷）］》 唐（一说五代） 萧炳撰

《四声本草》见载于《崇文总目》卷七《医书类》，《宋史·艺文志》卷二百〇七亦载[①]。光绪《上虞县志》、同治《攸县志》、民国《南陵县志》亦有记载。

萧炳，兰陵人，精于医书，博览群书，终生隐居不仕。

本书已佚，后世本草书中偶见摘录。该书以四声分类本草，便于检阅，此为萧炳首创的“四声分类法”，是中药分类法的一大发展，也是本书的主要特点。现有尚志钧先生的辑复本。

二十六、《今体治世集（二十卷）》 宋 刘翰撰

《今体治世集》始见于《册府元龟》，《宋史·艺文志》《通志·艺文略》《国史·经籍志》亦有记载，后又见于光绪二十六年（1900）《宁津县志》卷十《艺文志·著述》。

刘翰，后周显德年间人，因其进献《经用方书》三十卷、《今体治世集》二十卷、《论候》十卷，受到世宗嘉奖，任命其为翰林医官，加卫尉寺主簿。至周亡宋兴，宋太宗又召其主持编纂《开宝本草》，此为宋代第一部官修本草著作。《今体治世集》已佚。

二十七、《经用方书（三十卷）》 宋 刘翰撰

《经用方书》始见于《册府元龟》，《宋史·艺文志》亦有记载，后又见于光绪二十六年（1900）《宁津县志》卷十《艺文志·著述》，现已亡佚。

二十八、《论候》 宋 刘翰撰

《论候》始见于《册府元龟》，《宋史·艺文志》亦有记载，后又见于光绪二十六年（1900）《宁津县志》卷十《艺文志·著述》，现已亡佚。

① 二者均称《四声本草》，共四卷。

二十九、《名医显秩传（三卷）》 宋 赵自化撰

《名医显秩传》见载于《宋史·列传第二百二十》、乾隆十三年（1748）《平原县志》卷十《艺文志》。赵自化汇集自古以来医术闻达者，辑为《名医显秩传》三卷。

三十、《脚气治法总要（二卷）》 宋 董汲撰

《脚气治法总要》约成书于北宋元丰、元祐年间，见载于《宋史·艺文志》、宣统三年（1911）《山东通志》卷一百三十六《艺文·医家》。

本书《直斋书录解题》作一卷，《宋史·艺文志》同。上卷十二篇，大旨谓脚气必由风淫，兼有冷热，皆原本肾虚。凡古有是说者，无不究极融会，诸如脏腑之论、针艾之法、脉证之辨、饮食之宜、四时之要、导引之术，以至淋渫蒸熨、备急要方及其经试验者，悉录而集之。下卷述方四十六首，博采古方，得脚气证治秘要，颇为后人称许。

另有《旅舍备要方》一卷。因虑世人客途猝病，医药难备，故特集经效之方百有余道，为行路人应急而作。

三十一、《难经集注（五卷）》 金 纪天锡撰

据《中国医籍考》所载，纪氏《进难经表》曰："臣天锡闻，济世大道，莫大于医，识病之源，在于经典。今有《八十一难经》，为医之祖，是秦越人将《黄帝素问》疑难之义八十一篇，重而明之，故曰《八十一难经》。然其文意阃奥，后学难知，虽近代以来，有吕广、杨玄操、高承德、丁德用、王宗正之徒，或作注解，或为疏义，奈何文理差迭，违经背义，滥觞其说，遗而不解者，实其多矣。臣天锡念此为医之患，遂乃精加访求，首尾十余年间，方始识其理趣云。"

纪氏重视经典，称《黄帝八十一难经》为医之祖，有感《难经》文意复杂深奥，而注解、疏义诸家如吕广、杨玄操等未能得其真义，《难经》遗而未解之处尚多，因此十余年间，访求深研，识其理趣，而成《难经集注》。

三十二、《摄生消息论》 金 丘处机撰

《摄生消息论》是丘处机阐述其养生思想的专著，即如何根据天地四时的阴阳生长变化来养生。全书分为春、夏、秋、冬四个部分。每一部分又分为3节，分别对各个季节具体养生方法、脏器情况、相脏病法进行介绍，对前人的养生思想进行了综合并有所发展。丘处机在书中强调须顺应四时阴阳变化，将调、养、诊、治结合起来，使之成为一套系统、全面、具体的养生理论。

本书收录于《四库全书》中，但《四库全书总目提要》对此书是否是丘处机所作提出疑问。本书另见载于宣统三年（1911）《山东通志》卷一百四十《艺文志》。丘处机另撰有《大丹直指》二卷，系统阐述其内丹修炼的理论和方法。另外还著有《磻溪集》六卷，收录于《正统道藏》中。

三十三、《素问钩玄》 元 李浩撰

《素问钩玄》见载于《山东通志》卷三十一《方伎志》、乾隆二十五年（1760）《兖州府志·杂志》、道光二十六年（1846）《滕县志》卷九《方术传》、宣统三年（1911）《山东通志》卷一百三十六《艺文》，成书年代及内容未详。

李浩为东平名医，曾将医术传授窦默。李浩著作尚有《仲景或问》《诸药论》等。

三十四、《仲景或问》 元 李浩撰

《仲景或问》见载于雍正十三年（1735）《山东通志》卷三十一《方伎志》、乾隆二十五年（1760）《兖州府志·杂志》、道光二十六年（1846）《滕县志》卷九《方术传》、宣统三年（1911）《山东通志》卷一百三十六《艺文》，成书年代及内容未详。

三十五、《诸药论》 元 李浩撰

《诸药论》见载于乾隆二十五年（1760）《兖州府志·杂志》、道光二十

六年（1846）《滕县志》卷九《方术传》、宣统三年（1911）《山东通志》卷一百三十六《艺文》，成书年代及内容未详。

三十六、《如宜方（二卷）》 元 艾元英撰

《如宜方》见载于《元史·艺文志》卷三、《元书》卷二十三、宣统三年（1911）《山东通志》卷一百三十六《艺文·医家》。艾元英，元代东平（今属山东省泰安市）人，始末无考。

此书分为两卷。卷一将病证等内容分为头痛、咽喉、诸气、腰痛、心恙、补益、消渴、痈疽、肿病、脚气、失血、大便、小便、疮疥、妇人、小儿、杂病等17类，每类均简述证候及应用方名。卷二刊卷一所用方300余首，按序号排列，多为小续命汤、十神汤、小柴胡汤、大柴胡汤、四逆汤、二陈汤等常用名方。每方记药物、剂量、用法等。内容涉及临床各科，所述挈领，辨证明晰。

全书内容简要，颇合实用。《四库全书总目提要》曰：“（《如宜方》）首列药石炮制，总论不过数十味，未免简略。第一卷述证，自中风至杂病三十类。第二卷载方三百有余。其曰‘如宜’者，如某证宜用某汤，某证宜用某丸散是也。其说一定不移，未免执而不化。焦氏《经籍志》、高氏《百川书志》，俱不著录。然相其版式，犹元代闽中所刊，非依托也。”四库所见的版本，据清代沈初《浙江采集遗书总录》所载，乃天一阁藏元刊本，其注云：“右元东平艾元英辑古来各方。取‘易使民宜之’之义。有至正间林兴祖、至治间吴德昭二序。”

三十七、《本草集略》 明 解延年撰

《本草集略》见载于《明史》卷一百三十五《艺文志》、《千顷堂书目》卷十四《医家类》《本朝分省人物考》，约成书于明正统前后。内容未详。

解延年，字世纪，栖霞（今山东省栖霞市）人，天资聪颖，博览群书。正统六年（1441）乡试亚元，翌年又中进士，授户部主事，又升任员外郎，后任重庆知府。解氏为官清廉，处事谨慎，十分重视民生、教育问题。凡当地有利于民生的土产，解氏则写出名目、品类，教民备荒。离职时，解氏行

囊中仅有书籍书卷而已。

解氏尚有《经穴图解》《策学指归》《物类集说》等著作遗世。

三十八、《经穴图解》 明 解延年撰

《经穴图解》见载于《明史》卷一百三十五《艺文志》、《千顷堂书目》卷十四、《医家类》《本朝分省人物考》、光绪五年（1879）《栖霞县续志》卷六《人物·上》、光绪七年（1881）《增修登州府志》卷三十九以及宣统三年（1911）《山东通志》，约成书于明正统前后。内容未详。

三十九、《古今名方》 明 许东望撰

《古今名方》乃许东望将历代有名药方亲手整理而成，见载于宣统三年（1911）《山东通志》，但不幸佚失，成书年代及内容不详。

许东望，字应鲁，明平山卫人，嘉靖十七年（1538）进士。起初任知县一职，其治下之县政治宽平，由此深得百姓爱戴。嘉靖二十一年（1542）任山阴县令时，许氏还亲修《山阴县志》一部。其人正直公平，不畏权贵，在其任户部员外郎时，朝廷令其赴江西催收欠缴赋税，许氏即使对尊贵显耀之人也无所宽容。任浙江布政司参议时，突遭倭寇侵扰。大军动则军费烦，许氏一切从简且以诚心正意待部下，将士们也深感其赤诚之心，争相效力，作战勇猛。在许东望等人带领下，于龛山杀敌数百人，许东望也因此升至按察司副使，后官至太仆寺卿。其亦酷爱医学，为官同时另修习养生术，年八十余时眼仍未花，还可在灯下书写蝇头小楷，另著有《性命》三编。

四十、《摄生编》 明 王之垣撰

《摄生编》见载于《明史》卷一百三十五《艺文志》、《澹生堂藏书目》、《千顷堂书目》，宣统三年（1911）《山东通志》卷一百四十《艺文·道家》等。

本书成书年代及内容未详，但据郭正域所作序言可知，《摄生编》语言虽简约直白，但揭示了摄生之道，破除了旁门之说，于养生大有裨益。

王之垣（1527—1604），字尔式，号见峰，新城（今山东省淄博市桓台

县）人。王氏嘉靖四十一年（1562）中进士，授荆州府推官，为官清廉正直、不畏豪强。时有辽王专恣不法，王之垣逮捕其手下十余人，依律惩处。王氏又善于断案，先后平反多起冤狱。隆庆元年（1567）任刑科给事中，历任礼科都给事中、太仆寺少卿、鸿胪寺卿、顺天府尹、都察院右副都御史等职，官至户部左侍郎。后辞官归隐，乡居20年而卒。

值得一提的是，王之垣所在的新城王氏是明清两朝富有影响力的科举家族之一，持续兴盛达200年之久。王氏家族对当时的政治、经济、文化层面产生了重要的影响，其中文化方面的建树尤为突出。当代关于新城王氏的研究论著颇丰，此处不再赘述。

四十一、《养生论》 明 吴道昌撰

《养生论》见载于光绪十三年（1887）《宁阳县志》卷十三《良吏》，成书年代及内容未详。

吴道昌，字西河，博学能文。嘉靖年间，吴氏出国子监任蒲州州判，不久又改任邓州州判，因廉洁奉公而名闻乡里，后遂升任安塞知县。著有《养生论》《默泉诗文稿》。

四十二、《本草补》 明 曾砺撰

《本草补》约成书于明万历年间，内容未详。曾砺著有《大学辩》《四书正解》《周易注》《毛诗疏发微论》等书行世。又究心岐黄之术，著有《本草补》《发微论》《试效方》等书，治病救人甚众。去世时，家徒四壁，仅有田八十亩，以贻子孙。时人称其“心事如青天白日，操守如玉洁冰清”。子明昌、明烈皆以文行世其家。其生平见载于乾隆二十四年（1759）《阳信县志》卷七《人物志》、宣统三年（1911）《山东通志》。

曾砺，字石甫，明代滨州阳信人。曾砺天性孝顺，性格诚朴宽厚，万历四年（1576）中举人，选庶吉士，后授予官职为福建道监察御史。此时，明神宗朱翊钧深居宫禁，所上奏章不交议也不答批，曾砺多次向皇帝上书直言，请求上朝，但皆未得到回复。曾砺遂以京差巡视北城，既而又巡视光禄寺，其间宫府一年内的支用定项分毫不差，神宗得知便嘉奖于他。其任江西道监察御史时，储位未定，只要是上言之人便会遭到斥责。曾砺得知此事，慨然言曰：“此臣子尽节时也，敢自爱身家乎！”随即上书《奏请建储疏》，因为言语切直忤逆了皇帝之意，幸赖诸监察御史交章申奏，被贬为河南汝州通判，没过多久，便自请归家。数年后，明神宗追念其忠心正直的品格，以原官职再次任用曾砺。恰逢此有一司农卿，因为资历较深被推升为太宰一职，曾砺揭露其贪财图利之事，却反被中伤，遭受严酷刑罚。所幸该官吏后因克扣兵饷事败，曾砺才得以洗冤。自此之后，便辞官归隐，居乡筑园，断了做官进取的念头。每日以深研圣人之学、启发诱导后生为己任。

四十三、《家藏外科》 明 姚默撰

《家藏外科》见载于道光二十年（1840）《巨野县志》卷二十四《杂稽志·技艺》，成书年代及内容未详。

姚默，字缄堂，年少读书，但未做官，专攻外科。姚默曾于京城落难，想寻求在京业医的同乡帮助，但恰好他外出行医，姚默遂在门外等候。突然中官[1]率校尉挟持姚默去了皇宫，因明神宗患有目疾肿痛，服清凉剂不效，而中官误以为姚默是那位名医（姚默的同乡）。神宗经姚默治疗，肿痛立愈，于是授姚默八品御医，不久又提拔他为院判。

四十四、《本草补遗》 明 姚宏撰

《本草补遗》见载于道光二十年（1840）《巨野县志》，成书年代及内容未详。

姚宏因幼时科举不顺，遂潜心钻研岐黄之术。其博学多识，诊病不局限于成方，多辨证施治，病患凡经其诊治，均效果显著。为便于诊治，其家多备有丸、散等成药，有前来求药者分文不收，求医者连日不断。曾有一直指巡察至县，旧疾复发十分危急。县里一众医生均束手无策，后将姚宏请来诊治。姚宏为其开方用药后，直指很快便康复痊愈。直指对其器重异常，称赞

① 中官：宦官。

其有如扁鹊再世。后经公举为医学训科之职，寿八十有余。除《本草补遗》外，另有著作《医学辨谬》及《针法指南》，但均藏于家中，未能刊行于世。

四十五、《脉经图说（一卷）》 明 吴南阳撰

《脉经图说》见载于雍正《山东通志》卷三十一《方伎志》，道光九年（1829）《东阿县志》卷二十四《杂记·方技》以及民国《山东通志》卷一百三十六《艺文志·子部·医家》亦载。成书年代及内容未详。

吴南阳幼通经术，兼精医学，善以脉断人生死，屡试不爽。道光九年（1829）《东阿县志》记载："凡为人诊脉，云不妨，必生，云预备，必死。"他还曾治愈一吏部官员，其因喜食鹧鸪鸟而导致中半夏毒，此为较稀见之病例。

吴氏著有《南阳活人书》一卷、《脉经图说》一卷，从医之人都很珍视他的著作。

四十六、《脉诀（四卷）》 明 苏万民、苏绍德撰

《脉诀》四卷见载于乾隆元年（1736）《兖州府志》卷三十一《杂志》，成书年代及内容未详。

苏万民，字明吾，滋阳人。苏氏少游江西，当时有一位名叫王克明的隐士，自称旧阁臣之子，隐居讲学，与苏万民相谈甚欢，就将太素之学传授给他，苏氏医术由此登堂入室，归而名震远近。《兖州府志》中记载了苏氏的病案，其中有张存仁幕僚坠马头颅开裂案及劫匪将数枚钉子插入县令喉中案，疑难杂症，经苏万民治疗，无不痊愈。

苏绍德为苏万民之次子，继承其父所学，编撰了《脉诀》四卷、《脉案》一卷、《按症方药》二卷、《秘方》一卷、《炮制诸药性解》一卷等著作。

四十七、《灵秘十八方加减（一卷）》 明 胡嗣廉编

《灵秘十八方加减》一卷见载于民国十三年（1924）《历城县志》卷二十三《艺文考》。《四库全书总目提要》有载。

胡嗣廉，明代济南人，为德府良医所良医，编《灵秘十八方加减》（又

名《加减灵秘十八方》)。本书载有防风通圣散、平胃散、理中汤、小柴胡汤、二陈汤、五苓散、四君子汤、四物汤等名方十八首，书末又附补中益气汤等四方，共22方。胡氏针对时医习用《和剂局方》而不知加减应用之弊，以此18方为例，详细介绍其加减应用法。然病机万变，相似者多，据证以加减药味，亦非万全之策，必须辨证求因，灵活施治，对症下方。

四十八、《蓬山脉诀(一卷)》 明 贺广龄撰

《蓬山脉诀》见载于同治三年(1864)《宁海州志》卷二十五《艺文》。

贺广龄，字子蓬，号蓬山，宁海(今山东烟台)人，廪生贺绳前之子，贺永龄、贺元龄之弟。明崇祯己卯科在弱冠之年考中山东乡试副榜，贡京师。癸未之变，父兄俱殉难。国朝急檄就官，公力辞。乃为邑学诸生，以绵先祀。晚年精通岐黄之术，著有《蓬山脉诀》一卷、《痘科》一卷、《蓬山琴谱》一卷。

四十九、《医方摘要》 明 李舒芳撰

《医方摘要》见载于光绪二年(1876)补刻乾隆十七年(1752)《定陶县志》卷六《人物》，现已亡佚。

李舒芳，字万英。先世江西丰城人。自其曾祖福于明成化八年(1472年)始居巨野安兴镇(今隶属山东省菏泽市牡丹区)。舒芳于万历七年(1579)举进士，任武功县(今隶属陕西省咸阳市)知县。因政绩出色，升任无为州(今安徽省无为市)知州，又升庆阳府(今甘肃省庆阳市)同知。两院以其廉洁贤能之德，又转任西安府御用织造。后告病返乡，僻居安兴镇，不理官场之事，专心著述。为子孙授课，为乡民广施医药，乐之不倦。舒芳著有《学庸说旨》《治胎须知》《医方摘要》藏于家，惜皆亡佚。年七十六卒。

五十、《瘟疫发源》 清 马印麟撰

马印麟，字长公，号好生主人。山东益都县金岭镇(今山东临淄)人。宣统三年(1911)《山东通志》记载:“明时有名晟者，为衡藩良医正，自晟

至印麟，七世皆以医名。”著有《瘟疫发源辨论》二卷[①]，《延龄口诀》《保身养生诀》《胎产须知》《保婴秘诀》《救急良方》各一卷。

此书是一部运用五运六气学说论述瘟疫的温病学著作，全书分上、下2册，不分卷，撰于清康熙五十三年（1714），刊于清雍正三年（1725），孤本现藏于中国中医科学院图书馆。马印麟认为，自古以来张仲景、刘河间、李东垣、朱丹溪可谓岐黄之四大明师，对其著作认真研读，以为前贤之书，于脏腑经络、脉理诸病、本草医方，无不注释详明；但唯有瘟疫一门未能辨明发病之由，导致凡遇瘟疫之症，误人多多。后来，马氏在青州医药世家张宗玉处得其所藏张景岳《类经》一部四十余册，将瘟疫一门由博返约，从五运六气学说出发，详尽论述五运六气、五运天时民病、六气天时民病及五运六气方等。此外，还论述了瘟疫病之病因证治，针对气运不同的年份提出了不同治法，创制了相应的药方，用于不同气运年的瘟疫防治，并列举病案验证说明，且通过推算，预测某年可能有瘟疫流行而早做准备。是书发明《内经》五运六气之玄要，探究瘟疫时症之根源，其言简理明，对后人学习、掌握瘟疫秘诀极有助益，是清代以来较有实用价值的运气学、瘟病学著作，时至今日仍有较大的临床指导意义和实用价值。

五十一、《瘟疫辨论（一卷）》　清　马印麟撰

《瘟疫辨论》为瘟疫医论著作，刊于清康熙四十九年（1710）。马氏撰写该书的目的是将伤寒与时疫辨论明白，寻找患病源头，精准用药，故以《瘟疫辨论》为书名。

全书对瘟疫的病因、病机、病证及治疗方药进行了全面论述，其学术思想与明代吴有性之《温疫论》一脉相承，论述亦大致相同。包括邪伏膜原、表里九传、攻邪不厌早等学术观点。马氏将瘟疫常用方药凡四十三方综合为一册，名为《瘟疫方论》，另收载七个乡俗方。现存版本有清康熙四十九年（1710）张廷璧校刻本、咸丰九年（1859）聚奎堂刻本。

---

① 据《中国中医古籍总目》，“2. 基础理论　2.2 阴阳五行、五运六气”著录《五运六气瘟疫发源》一书，于“8. 临证各科　8.2 瘟疫”著录《瘟疫发源》与《瘟疫辨论》二书。

五十二、《医学箕裘集》 清 纪开泰撰

纪开泰，出身世医之家，且其先辈医术在当时均超出众人，其祖上有纪朝德，为明代医官，著有《医症经验集》八卷；纪岩，医术高超，时人称其“扁鹊再世”。

纪开泰少时得家传，学医而成，曾仅用一服药，即治愈李巡抚的疾病。他精研《黄帝内经》，遍览仲景以下诸方书，凡有心得，必亲自著录，乃广集解，为二十四卷，名曰《医学箕裘集》，已佚。

五十三、《医方折衷》 清 官谔撰

《医方折衷》见载于见道光二十九年（1849）《平度州志》卷十四《艺文》。

官谔，字铁千，山东平度人，乾隆甲子乡魁，北峰先生之季弟。官谔生性洒脱，他学儒十余年，常因太翁和太孺长期体弱多病而夙夜忧虑。他慨然谓：“苟可以捐沉疴、娱天年，虽三公弗介意也。”于是弃儒习医，研习《素问》《金匮要略》等中医典籍，与俞跗、扁、仓相颉颃。前州刺史王化南、郭清芳制匾以旌之。官谔著有《医方折衷》《解醒论》藏于家。

五十四、《脉诀珠囊集》 清 王生周撰

《脉诀珠囊集》见载于宣统三年（1911）《山东通志》卷一百三十六《艺文志》，成书年代及内容未详。道光二十年（1840）《济南府志》卷六十四《经籍志》作《脉诀珠囊》。然其子孙未予重视，如今早已散佚无存。

五十五、《得心录（一卷）》 清 李文渊撰

《得心录》见载于《四库全书总目提要·子部》《清史稿·艺文三》，现已亡佚。

《四库全书总目提要》载此书为纪昀家藏本，言此书所辑皆李氏所制新方，书前有其自题云：“古方不能尽中后人之病，后人不得尽泥古人之法。”故名之《得心录》。书凡十九方，其中有“敌参膏”等四方，是照顾贫穷百

姓无力购买人参此类贵重补药而创制的代用方剂，“虽未必果能相代，然其用志可尚也”。

李文渊（1742—1767），字静叔，益都人。幼年丧父，天资聪颖。少年时期，性格顽劣，曾詈骂其师，受其母刑笞，由此折节向学。既冠，志向愈加远大，博古通今，兼明医理。其母多病，幸得文渊调护适宜。后文渊久病，母亦病，文渊强起为其侍奉汤药。其母去世后，文渊的病也随之加重，年仅二十六岁即去世。文渊自撰墓志《李静叔自为墓志铭》。另有其兄李文藻为其所辑《李静叔遗文》，现藏于国家图书馆。

五十六、《医书》 清 何允升撰

《医书》见载于民国二十二年（1933）《东明县新志》卷十一《人物·技术》。

何允升，乾隆年间附贡生，曾治愈河督之病，获河督欣赏，欲推其至太医院任太医，何氏坚辞不就。著有医书数种，藏于家中，后辈继承其医术者共有三人。

五十七、《医案》 清 聂宗望撰

聂宗望，字希尚，清代山东泰安人。学问品行端正，被文人学士所看重。精于医术，救治患者众多。著有《医案》一书，卒年八十六岁。《医案》见载于宣统三年（1911）《山东通志》卷一百三十六《艺文志》。

五十八、《伤寒指南（二卷）》《要略厘辞（六卷）》 清 于溥泽撰

《伤寒指南》二卷及《要略厘辞》六卷见载于宣统三年（1911）《山东通志》卷一百三十六《艺文志》、民国二十五年（1936）《平度县续志》卷八《人物·艺术》。

于溥泽（1745—1804），乾隆甲午年（1774）举人，曾任滨州训导。

于氏嗜好读书，崇尚考据之学，诗文词赋名噪一时，著有《群经错简》四十卷，为经学专著。于氏中年之后潜心医学研究，后拜名医黄元御为师，治疗疑难杂症，屡见奇效。于氏著述颇丰，除《群经错简》《伤寒指南》外，

尚有《古今体诗》四卷、《集陶集唐集杜集邵子朱子诗》一卷、《性学纂言》十一卷、《云巢医案》若干卷、《医学诗话》若干卷、《要略厘辞》六卷等。于氏乐于收徒，当地名医多与他有一定渊源。

张奇文先生指出，据《要略厘辞》，于氏对仲景学说的认识，受方有执、喻嘉言、张璐、黄元御等医家影响较大，力主“错简”之说，疑古精神较强。于氏认为《伤寒论》中确系仲景原文而未经后人篡改者，即依文直录，有义隐不显者，即引《伤寒论》《金匮要略》二书义显之文以正之，继以亡者补之，误者正之，有疑者剖析之，最后归于致用，从而达到厘正仲景书的目的。而对于《伤寒论》《金匮要略》二书中缺漏之处，于氏均详引《脉经》《备急千金要方》《外台秘要》有关之文用以订正。

于氏长于妇科，有人从《云巢医案》中辑出妇科部分，定名为《于氏妇科》，惜未见流传。

五十九、《医鉴草》 清 孔继菼撰

《医鉴草》见载于道光二十六年（1846）《滕县志》卷九《人物》、宣统三年（1911）《滕县续志稿》卷四《艺文》、宣统三年（1911）《山东通志》卷一百三十六《艺文》、民国三十年（1941）《续滕县志》卷三《艺文》。

《医鉴草》首刊于嘉庆十五年（1810），全书分为四卷，90 案，约 10 万字；再版更名为《孔氏医案》；三版刊行于民国二十一年（1932），仍为四卷，共八十二案；四版照二版更名为《孔氏医案》，由张奇文、刘德泉先生校评。张奇文先生指出，是书精义突兀，发人深省，体现了孔氏好学虚心，自律甚严，以模棱两可为大戒，以反复试探为无识的治学品格。他医之长，孔氏必一一道之；对治不见效，或复发之证，孔氏必详细剖析，探其原委。

六十、《痘科救劫论》 清 李敷荣撰

《痘科救劫论》见载于宣统三年（1911）《山东通志》卷一百三十六《艺文》、民国十三年（1924）《续修历城县志》卷二十三《艺文》，成书于嘉庆二十五年（1820）。

本书力排时医攻毒消热之法，而采用发、透、托三法，疗效卓著。本书

于道光二十六年（1846）由张式谷稼门氏重刊，书后增蓬莱陈夑动子安氏跋一篇。《痘科救劫论》付梓后，李氏恐有论无方，故根据多年临床经验，取古今痘科屡试屡效之方，及岳父——济阳名医艾公雨村所授之方，又编成《经验随笔》一书，补充了《痘科救劫论》无方之不足。

李氏还著有《痘科经验随笔》《治痘科药性》《三余斋备急秘方》。

六十一、《箬园医说（四册）》 清 成瓘撰

《箬园医说》共四册，成瓘自注云，有《长沙伤寒论新编新测》《金匮要略新编新测》各二册。此书与人物事迹见载于民国三年（1914）《邹平县志》卷十七《艺文考》与《人物考》、宣统三年（1911）《山东通志》卷一百三十六《艺文·医家》。

成瓘（1763—1842），字肃中，号箬园，晚年号古稀迂叟，山东邹平人。乾隆二十八年（1763）出生于邹平县城西郭庄。其家诗书传家，其祖父成兆丰为乾隆二十八年（1763）进士，曾担任高唐州学政一职，颇具教绩。

成瓘年少时爱好读书，博学强记，富于卷轴。十七岁为补县学生，二十一岁以文会友于富相山。常谓："人当究心古籍，别有以自立。"乾隆三十八年（1773），遇沾化进士韩逢伯，称赞其为"字作金石，文呈云霞"，自此在当地颇有声名。清嘉庆六年（1801）中举人，此后文名渐起，然而九入礼部春闱不中，自愧有负先人之望，故自号"箬园"，放弃科举之路，沉酣于古籍，专心于著述，潜心于训诂考据之学四十余年。后受江西刘金门、湖北叶云素垂青，不顾年老，受业之暇，观书益富。拾取前人漏义之处，略其出处，又辨论其得失之大者，以及方术、杂家，无义不收，无疑不析。

成瓘一生涉猎甚广，研究颇深。嘉庆八年（1803），曾受知县李琼林之邀，续订《邹平县志》。道光四年（1824），又受江西府署李星白之请，教授其二子，后又教其长孙。道光八年（1828）五月回到家乡。道光十一年（1831），受聘济南府太守王霞九，重修《济南府志》，历经两年半时间告竣。回到家乡之后仍以课徒为业，并以所得修志、给授课老师报酬、扩修玉泉义学。其间几遭挫折而终不悔，曾言："偶与友瑞斋谈往事，瑞斋谓'世路悠悠，我辈只讨心与义两无愧耳'。成瓘辗然曰：'子亦迂乎？此言中吾志

矣。’”从而有晚号“古稀迂叟”之名。

成瓘不仅对医学颇有研究，著有《箬园医说》，还精于算术，对《周髀算经》及汉代尺度权量都有精当的研究阐述。此外还有手辑《成氏丛书》、《续机》二册、《余机》二册、《箬园日札》《续札》《论语说》《成氏丛书》《箬园医说续编》《邹平耆旧记》不分卷等书，别有诗、赋、古文，身殁散佚。

六十二、《诊法一隅（三卷）》 清 陈颍撰

陈颍（1770—1849），字述庵。祖籍上海，清代名医。其祖陈公元客死济宁后，其父陈开泰辗转至曲阜，遂定居于此，故自此为曲阜人。陈颍生性虽不聪明，也不善为自己营谋打算，但好读书，经史百氏皆能举其简要。性情沉默，不逐声誉，世鲜知者。对待客人或终日不言，兴致之时谈论古今之事，使得听者忘倦。其虽谈古论今，所论之事涉及面广，但所论皆有根据，没有虚妄不实的言论。滋阳县（今山东济宁兖州区）牛运震修《泰安府志》时，曾向其寻求帮助，历城周永年被征校《四库全书》时，不懂就问其医学源流，可见其学识之渊博。

先生终年七十九岁，清代书法家、训诂学家桂馥为其作墓志铭，记于《续修曲阜县志》卷八《艺文志》，内容如下：“先生名颍，初名彭，字述庵。其先上海人。祖公元，客死济宁，父开泰不能归。先生饥走四方，偶来曲阜，家焉。素固善医，长官某病，医集于门。先生后至，疏木防己汤。众医恶其异己，乃投以人参，益剧。复延先生，前视其状，解衣据案，汗下如雨。先生顾谓众曰：‘大汗不脱，虚者如是也。’一老医顿悟。于是先生之药得进，更疏亭历大枣汤。病者起，谢曰：‘吾昏，不能早用子，子活我，请为子执鞭。’出视众医，惟老者在耳。先生无意干进，晚补诸生，旋弃去。”先生另著有《诊法一隅》三卷、《大学集说》一卷、《伤寒卒病论考》八卷，皆藏于家中。其生平见载于见民国二十四年（1935）《续修曲阜县志》卷七《艺文志》。

六十三、《幼科诗赋（二卷）》 清 张鸾撰

《幼科诗赋》见载于民国十五年（1926）《续修历城县志》卷二十三《艺文考》，志中另载有尹式芳为本书所作之序。序之大意为小儿诊病尤难，

更需医者多加小心，应多方考量斟酌用药。张鸾所著《痘疹诗赋》，乃是众医家推崇之作。现《幼科诗赋》也欲刊行，尹氏虽不懂医理但仍力荐此书。因此书乃是张鸾彰德继善之作，亦即天地好生之德，圣贤保赤之德也。

张鸾，字五云，济南人，善治痘疹。幼时承袭家业，习儒却屡试不应，转而修习医术。尤其善治痘疹，治愈小儿不计其数，并将多年累积之临床经验与诊治心得著成《痘疹诗赋》一书。此书既能补前人之偏，又救当时之弊，为众医家所推崇。后又著《幼科诗赋》，亦为幼科学习者之善本。另著有《瘟症条辨》，现已佚。

《幼科诗赋》成书于清乾隆年间。因张鸾擅长诗赋，又是儿科名医，该书就以诗赋形式论述，载录幼科诊治歌诀，且在诗下另有注解，便于临床用书参照。全书共分为上、下两卷，有论四篇，赋一篇，诗歌十篇，图二幅，幼科杂证五十条，将儿科诊察疾病之要领、治疗原则及小儿杂症的辨证治疗进行了全面论述。书中另集有张鸾所改编的经验方剂歌诀，朗朗上口，易于记忆，颇有特色。本书现存清道光三十年（1850）积善堂刻本及青山堂抄本。

六十四、《诊家手镜（一卷）》　清　方起英撰

方起英，字遇春，浙江淳安人，后迁居山东历城。少孤贫，靠上山砍柴的微薄收入以奉养母亲。年稍长，学习经史，能诗文，后因考试不中，便曰："吾遂无济人乎？"于是转而习医，遂洞察《素》《难》诸书之奥妙。他医德高尚，对贫穷无力医病者不取报酬，活人众多。方起英三十余岁时，悬壶历城，治病多奇验。

据《济南府志·方技传》载：曾有一妇人，偶病咯血，但动作如常，周围的人均认为并非不治之症。但方氏诊病后，认为此为不治之症，推辞不治。没过多长时间，这个妇人果然去世。又一少女子，忽然病厥，众人以为已经死亡。但方起英曰："是气郁也。"用醋熏之后，此女苏醒。巡抚岳为援例，授州同职，卒年六十二。

方起英著有《诊家手镜》一卷，专论脉理；《千秋铎》一卷，与友人论治伤寒；《一斑录》一卷，为验案，总名曰《三昧集》，邵志谦为之作序，今未见流传。另撰有《百将传》一卷，见载于道光二十年（1840）《济南府志》

卷六十一《方技传》、卷五十三《人物志》，乾隆三十七年（1772）《历城县志》卷十九《艺文考》。

六十五、《遵生要集》 清 杨润编

《遵生要集》见载于《续修历城县志》卷二十三《艺文考》，现有多种刻本行世，如咸丰二年（1852）刻本，嘉庆四年（1799）原刻本。

据民国十五年（1926）《续修历城县志》卷四十六《列传》载，杨润，字浣亭，山东历城人。杨润博学多才，且精通医理，遵信前人局方。生平好施药，活人甚众。其与曹施周是童年交好的朋友，二人自幼嗜好方书，也多留心于此，共著《遵生要集》一书行于世。

《遵生要集》系丛书，又名《醒医六书》，包括元代杜清碧《舌镜》，明代吴有性《温疫论》，清代景日昣《增补方论》、戴天章《存存书屋摘抄》，倪东溟《产宝家传》、无名氏《咽喉总论》，于清嘉庆四年（1799）刊行。此书由杨润校刊，曹施周参定，二人分别为书作序。从杨润序中可知，本书以吴又可先生《温疫论》为参照，专论瘟疫。吴又可先生《温疫论》中未能详细论述瘟疫的兼症、夹症，杨润则在《遵生要集》中详细列出，以便遇证可参书施治。杨润在此书中对瘟疫论述详细，其强调“瘟疫”是一种多人发作的疾病，一家一巷有三五人病相同者，即为瘟疫；并在书中指出“不知瘟疫而用麻黄，如飞蛾投火，百无一生，故万不可遵”；瘟疫的治疗应是早用“下”法之剂。

六十六、《医学管见录》 清 刘曰诚、刘云峰撰

《医学管见录》见载于民国十四年（1925）《无棣县志》卷十三《人物志》。

刘曰诚长于内科，刘云峰长于内、外科，均擅长制作膏丹灵药。兄弟二人参考古书，著《医学管见录》。

六十七、《笔花医镜注解》 清 裴岱峰撰

《笔花医镜注解》见载于民国七年（1918）《山东通志》卷一百三十六

《艺文志》；光绪九年（1883）《利津县志》卷七《文苑》。

裴岱峰，字云亭，道光甲午举人，利津人。其人天资聪颖，以诗、画闻名，医术亦精良。曾任朝城训导一职，后升任国子监学正。解甲归田后，十分喜好声咏，至老仍不废，卒年七十有三。著作有《耐轩诗草》行世，另有《笔花医镜注解》未刊。

六十八、《眼科集要》 清 魏儒正撰

《眼科集要》见载于民国二十五年（1936）《重修博兴县志》卷十六《艺文志》，1993 年《博兴县志》卷三十一《人物》亦载。《眼科集要》前卷是先贤成方，魏氏选择其中屡试屡效者，用以启示后学之人；后卷是魏氏从多年的临床经验中总结创制的妙方、验方。

魏儒正为博兴县魏氏眼科创始人，他不仅擅长眼科，于杂证治疗亦多有心得，著有《眼科集要》四卷和诊治杂病的《时疫三书》。

其子魏纯讷能传其术，著有《眼科临证录》，详述眼科诸病之病因病机、辨证论治、治则、方药等。后又将其父著作重新整理，暂定名《重订眼科集要》，惜在日军扫荡中不幸散佚。

六十九、《痘疹治略（二卷）》 清 时连茹撰

《痘疹治略》见载于民国五年（1916）《临沂县志》卷十《人物》，为时连茹友人抄存，今已佚。

七十、《医学管见（十二卷）》 清 谢士杰撰

《医学管见》见于清道光二十九年（1849）《重修平度州志》，但成书年代及书中所撰内容未见。本书著成后被谢士杰藏于家中，未大量刊行，后佚失。

谢士杰，字俊卿，清代山东平度人，祖父谢涟为雍正年间武举。士杰则痴迷于研究医理，尤精于《素问》《灵枢》《金匮要略》等书。谢士杰为人诚笃谨慎，察病心细，但用药遣方又十分大胆，其尝曰：“医虽薄技，孙思邈有言，胆欲大，为用药也；心欲小，为察病也。非兼是二者，则必有误。”谢

士杰不仅医术精湛，医德也十分高尚。从不歧视穷人，若有求医者同时上门，必先前往贫家，后往富家。道光元年（1821），瘟疫流行，十分严重。谢士杰凭借多年行医经验判断，此次并非普通瘟疫。在人人自危，害怕感染瘟疫之时，谢士杰不仅精心研制出治疫之药，且不计银钱免费施药。只要有感染瘟疫的患者前来，不问姓名便赠其药，就算夜间，也只是假寐以便接待患者前来求药，坚持一月有余，经他救治的人活者甚众。除《医学管见》外，另有著作《乡党典汇》《四书典故录》。卒年六十有七。

七十一、《徐濂岷医书（四卷）》　清　徐濂岷撰

《徐濂岷医书》见于光绪三十三年（1897）《益都县图志》卷二十五《艺文志》。

徐濂岷，精岐黄之术，其父徐岱薰为道光二十五年（1845）恩贡。此书以《景岳全书》为蓝本，经徐濂岷斟酌损益后，修订为四卷，可为医学津梁，但并未见此书传世。

七十二、《医学管见》　清　卢汉倬撰

《医学管见》见载于民国十八年（1929）《重修泰安县志》卷八《人物志》。

卢汉倬，字星舫，号诗樵。自幼聪明好学，长于读书，各种书籍均有涉猎。其曾经镌刻一枚印章，上书“愿读尽天下古今书”。有朋友见之，认为此是无稽之谈，随意在书架上抽书考他，竟都能背诵，与书中内容一字不差，甚至连出自几卷几页都能准确说出，实在是让人敬佩。卢汉倬性矜高倨傲，有前明诸生的习气。在科举考试中不甚如意，至道光十七年（1837）为拔贡生。其字体端整，所作诗已亡佚，未能流传后世。其不仅善于读书，还精通医理，著有《医学管见》一书。

七十三、《传验方》　清　孙毓汉撰

《传验方》见载于宣统三年（1911）《山东通志》卷一百七十二《人物志》，成书年代及内容不详。

孙毓汉（1800—1876），字云皋，济宁州（今山东济宁）人。其祖父孙玉庭，字佳树，号寄圃，乾隆四十年（1775）进士。其父孙仁荣，孙毓汉为孙仁荣次子。孙毓汉早年丧父，由伯父孙善宝和叔父孙瑞珍将其抚养成人。兄孙毓泗早逝，弟孙毓溎为道光二十四年（1844）一甲一名进士，官至浙江按察。《山东通志》载，孙毓汉于道光二年（1822）中举，后进京赶考，屡试不中，由是澹于荣利，潜心根本性命之学。

咸丰初年，江淮寇警，毓汉任内阁中书，未几便称病返乡，闭门谢客。孙毓汉著有《晚香堂随笔》四卷、《古今尺考》一卷，又刊《传验方》，施药活人无算。年七十六，无疾而终。

孙毓汉严于律己，与人交往时从无疾言遽色，治家严谨，值得后人效法。孙氏家族人才辈出，在清朝政治中颇具影响，在北方名门望族中亦属佼佼者。如孙善宝，官至江苏巡抚；孙瑞珍（孙玉庭三子），官至户部尚书；孙瑞珍之子孙毓汶，官至兵部尚书。这与孙氏家族重视儒学、孝廉齐家、持清廉、避贪腐是密不可分的。

七十四、《脉象辨真》 清 张永和撰

《脉象辨真》见载于民国十五年（1926）《续修历城县志》卷二十三《艺文考》，现存清抄本。

张永和，字惠风，历城（今山东省济南市）人。出身岐黄世家，承其家父阶平业，尤精脉学。

本书成书于清咸丰五年（1855）。书中以长、短、实三脉为三才，余二十四脉为二十四气，配合二十七种脉数，每脉下注明阴阳，极为谛当。此书穷诸各经名言，涵括群贤奥旨，于各家学说中取精华，弃糟粕。永和所书简言扼要，对脉象的描述皎若列眉，足为医家之指南。

七十五、《方症筌蹄（三卷）》 清 崔汝苏撰

《方症筌蹄》成书年代及内容未详，见载于见道光二十九年（1849）《重修平度州志》卷十四《艺文》、《列传》卷十九、民国七年（1918）《山东通志》卷一百三十七《艺文》。

崔汝苏，字新斋。清代山东平度人，诸生。才高质敏，倜傥不凡。青年时期入学，两次科举不中，旋弃举业，深于岐黄、阴阳之学。治疗沉疴痼疾，应手奏效。四十岁后关闭门户，少与人交往接触，教授生徒，多有成就，卒年五十岁。所著有《方症筌蹄》三卷、《选指》一卷、《地指》一卷等书藏于家。

七十六、《经验医书》 清 吕荣撰

《经验医书》见载于同治十年（1871）《黄县志》卷九《人物志》、民国七年（1918）《山东通志》卷一百四十五。

吕荣，黄县（今山东省烟台市）人，曾中秀才，儒而兼医，精通医术。自辑《经验医书》二十余卷，且善吟诗，晚年著《苍公诗草》一卷，卒年九十一。

七十七、《走马喉痹论》 清 姬茂畅撰

姬茂畅，字舒庵，山东历城人。道光、同治年间，走马喉痹流行，姬氏深研覃思，集有效之治验，著成此书。

“喉痹”即白喉等喉科疫病，“走马”则形容疾病险急，其发生、发展之快，如同骑马疾行。疾病初起，患者恶寒高热，咽喉疼痛并突现白膜，继而咽喉臃肿，口吐腐肉，如不经妥善治疗，数日便死。此病亦有传染性，正如文中所述：“其始得也，憎寒壮热，咽喉作痛，陡起白页，既而领项臃肿，口吐腐肉，不数日而死者多多矣。甚或传染不已，沿门受害。”

书中内容包括走马喉痹论、走马喉痹形色辨、闻声、治法论。治法论又详分为初得治法、治法中、治法下，最后附“喻嘉言假寒假热辨”。论其治法，应当“分阴阳，辨表里，察寒热，审虚实，忝运气之盛衰，考节序之顺逆，随时制宜”。姬氏条分缕析，将走马喉痹的不同疾病阶段、不同临床表现一一论述，并附相应方药。如疾病初起，发于阳者，苏梗解郁汤主之；发于阴者，四逆加桔梗汤主之。

《走马喉痹论》成书于1872年。全书4 000余字，篇幅虽短，但理法方药俱全。本书现存清同治十一年（1872）刻本，藏于中国中医科学院图书馆。

七十八、《医学指归（三卷）》 清 查景绥撰

查景绥（1866—1923），字星阶，又号三阶，顺天宛平县（位于今北京市）人。其父查筠曾任山东捕河厅管河通判、泉河通判，所作《清代黄河河工图》展示了黄河水利的空间形态和自然人文地理特征。查景绥幼时便随父亲来到济宁居住，年少聪颖，熟于音韵训诂之学，而尤长于诗。与同县的李琳卿（宝琛）交往密切。李琳卿素知医，故查景绥亦兼通医学。参加乡试多次失败，虽然几次考试都被推荐，但仍然没有被录取。后因捐纳财货取得运判一职，被分至浙江屯溪当差，期满之后得以继任。民国改元后，查景绥辞官返家。他日常留心各种轶事和典故，一意搜求先辈著述而集录之。对济宁轶事及河上变迁之迹了如指掌。家藏古书画尤多。

查景绥著有《医学指归》《诗本音补正》《屈辞精义选补正》《古音集说》《古音分部考》《经史随笔》《怡怡园诗文存》《怡怡园笔记》等书。其事迹见载于民国十六年（1927）《济宁县志》卷三《文献略·艺文篇》。

七十九、《卫生一隅（四卷）》 清 王吉震撰

《卫生一隅》四卷见载于宣统《山东通志》卷一百四十，《山东通志》谓："是书详列前人卫生论说，以方药附焉。"民国二十年（1931）《增修胶志》卷三十五《艺文》亦载，然成书年代及内容不详。

王吉震，字海霆，号雨桥。鳌山廪生，世居胶州（今山东省青岛市）。王吉震仪表堂堂，天资聪颖，十三岁即能默诵六经。同治十二年（1873）科拔贡，山东巡抚丁宝桢称他为"国器"，但乡试屡荐不第，后因捐款赈灾被授予教谕，官至内阁中书舍人。

王氏藏书丰富，除披览外，其闲暇时喜抄录古籍，积聚成册。王氏又工于书法，尤善草书，时人得片纸以为珍。其著述甚丰，如《周易辑说》《春秋释地》《汉书音义》《字例》《史论》《说文便览》《诗集》《平平斋古文》等，均藏于家。

八十、《伤寒秘要（一卷）》 清 陈长贞撰

《伤寒秘要》见载于民国三十年（1941）《潍县志稿》卷三十二《人物》、民国七年（1918）《山东通志》卷一百三十六《艺文·医家》。

陈长贞，字起元，山东潍县（今潍坊市）人。天赋高，性聪颖，少时广读医著，精于医理。家世习医。旧藏医书甚富，于是朝夕披览，穷研脉理。少孤家贫，供事于天德堂药店，师事马湘。对于一切方剂和脉象皆默识于心，潜心探寻其中精微奥妙。壮年时期，开始出诊，皆应手而愈，由是名大噪。知县朱靖宣额其门曰“着手成春”。

光绪七年至八年间（1881—1882）白喉病流行，伤人极多。陈氏独创一方，活人无数，众多医家都推崇其方，奉为圭臬，奏效如神。每日自清晨求诊者便有数十人，敦请往诊者，更是难以细数，早饭前便乘车出诊，后车十余乘随行，场面壮观。陈长贞忙于诊务，整天都没有时间回家吃饭，直到夜深才归。他虽然极其劳累，休息的时间很少，还是不忍心患者等待太久，故而压缩自己休息的时间，因此积劳日久，年四十一而卒。著有《伤寒秘要》一卷藏于家。

八十一、《本草》 清 刘淑随撰

《本草》见载于光绪十三年（1887）《宁阳县志》卷十五《人物志》，现已亡佚。

刘淑随，字贞九，山东宁阳人。其父刘克任，精于医术，闻名齐鲁，被尊为国手。淑随自幼颖悟，读书过目不忘，其所撰写之文章常有独到之见解，后于弱冠之年补诸生，学行重黉序。然屡试不中，淑随遂继承家学，广博医书，专于医术。治病灵活，善用经方而灵活加减，收效甚著，众人皆称其为“扁鹊再生”。刘氏于本草、方论、医史等皆有见地，著有《本草》《医原》《医律》《医宗》《医方》《医案》等，藏于其家，惜皆亡佚。年六十余卒。

八十二、《药言随笔》 清 李日谦撰

李日谦，字葆初。临安太守李嵩屏之子，因先辈有功，任宜山县令，又

调任怀集县、苍梧县。后被朝廷提拔为郁林州牧，不久升任柳州府知府。李氏医术精湛，皇帝亦有所耳闻，经常召他诊病，并予奖赏。罢官后，侨居襄阳。

《药言随笔》见载于民国二十四年（1935）《德县志》卷十五《艺文志》，成书于清光绪二十五年（1899）。本书之分卷，有三卷、四卷、六卷之说。是书记载了李氏临床经验记录，包括喉科、妇科、幼科、内科病证，后附良方及加减用药。此外，尚有据张仲景《伤寒论》《金匮要略》及黄元御《四圣悬枢》《四圣心源》诸书所编歌诀。

据严世芸先生《中国医籍通考》，本书版本有四：清光绪二十五年（1899）北京岳梁刊本；清光绪二十八年（1902）刊本；清光绪间刊本；汉口陈明德老二房善书局刊本。

八十三、《时疫指南》　清　贾振瀛撰

《时疫指南》见载于民国二十五年（1936）《重修莒志》卷六十八《人物·艺术》，成书年代及内容未详。

贾振瀛，字仙舫。邑西齐家庄（今山东省莒县刘官庄镇齐家庄村）人。幼年学儒，年长则致力于医学。贾氏深入研究《内经》《难经》《伤寒》《金匮》，集刘、李、张、朱各家学说，医术高明，救人无数。贾氏医德高尚，患者不论贫富，均一视同仁。光绪二十五年（1899），因粮食歉收，贾氏遂开棚施粥，周济乡邻。

贾氏还著有《验方集》《杂症医案》《痧疹精义》等书，惜均已亡佚。

八十四、《救产验方》　清　常建圻撰

《救产验方》见载于民国二十五年（1936）《牟平县志》卷七《文献志》。

常建圻（1831—1905），字畿若，号季方，城西门里（今山东牟平）人，诰授奉直大夫。幼时便跟随长兄星桥读书，有人谓其日后可成大器。十六岁时，其父母双亡，无所依靠，为家计所累，弃儒就商，十余年间，终以商业起家。

常建圻同时也是著名医家，行医数十年，并广施自制妇科丸药，施送40年，广传千里外。平生好读书，至老不倦，刊行《救产验方》，还著有《畿若诗草》一卷、《遗训》一卷。光绪三十一年（1905）卒，享年七十有五。

八十五、《马氏医案汇钞》 清 马温葵撰

《马氏医案汇钞》见载于光绪三十三年（1907）《益都县图志》卷二十五《艺文志》、民国七年（1918）《山东通志》卷一百三十六。

马温葵，字向午，山东益都（今属青州市）人，清代医家。回族，县学生。世代业医，本人尤精其术，寓居济南五十年，人呼“青州卢扁”。著有《马氏医案汇钞》一书。其子孙均业医。

八十六、《经络图说》 清 钟魁伦撰

《经络图说》见载于光绪三十三年（1907）《益都县图志》卷二十五《艺文志》。

钟魁伦，字卓庵，清代务本乡郎家庄（今山东益都）人。自幼读书，兼习医术，后补授县学生。有了秀才的身份，他对朋友开玩笑道：我自此可以冒儒医之名了。于是放弃科举专心习医。一心以治病救人为要，学习古今诸医家典籍而融会贯通，有自己独到的见解，一时有秦越人之目。延其诊治的人，许多都是从数百里外赶来，其出诊一次，往往也是好多日才能归来。

著有《内外科摘录》《经络图说》诸书，及《论医绝句诗》一百二十首。

八十七、《难经妙略》《订天星十二穴》《神应经百穴法歌》清 王乾撰

《难经妙略》见载于光绪三十三年（1907）《益都县图志》卷二十五《艺文志》。

王乾，字健阳，清代亲仁乡东朱鹿（今山东益都）人。精通医术，为患者诊治疾病常不辞辛苦，孜孜不倦。家中后辈世承医业，救治者甚众。年八十二去世。著有《难经妙略》《订天星十二穴》《神应经百穴法歌》。

八十八、《医案》 清 王常益撰

《医案》见载于民国二十六年（1937）《黄县志稿·人物·文学》，成书年代及内容不详。

王常益，字稚梅，一字缵甫。王氏六岁时，即喜读书，二十岁左右即考取秀才。王常益曾游历京师，与士大夫交往，因此学识日益增进。凡对大众有益之事，王氏皆鞠躬尽瘁，不辞劳苦。光绪甲午年间，中国东部军情紧急，县里的百姓大多迁居避难，王常益亲自将民兵组织起来进行军事训练，昼夜巡查县城，百姓得以安定。

王氏喜吟咏作诗，著有《可斋诗草》；又擅长绘画，多模仿清代著名画家司马绣谷的风格，技艺高超；还精于篆刻。王氏辑印谱三种：《观古阁藏印》一卷、《齐吉金室藏印》一卷、《绿天深处藏印》一卷。

王氏医术精湛，用药谨慎，尤其擅长治疗虚损，治愈患者不知凡几，而其淡泊名利，因此受到百姓的赞誉。

八十九、《卫生编》 清 刘泽撰

《卫生编》见载于民国十五年（1926）《续修历城县志》卷二十三《艺文·蒋庆第刘处士墓表》。

刘泽，字化普，以字行，山东历城人。十六岁时父母先后去世，废学业医，其有感若医术不精为人诊治，则如持刀伤人，对患者损害极大。慨然曰："医易为而难精也，今操不精之艺，率然与病者遻，庸愈操戈矛贼人欤！"遂日以继夜，苦心钻研医学书籍，数年后小有心得。严重的疾病，经他精心诊治，按处方服药，很快便能起效。由此名声大噪，每日求诊者甚众。刘氏最初不认为自己医术高超，著有《卫生编》《异证杂录》若干卷。七十五岁时去世。

九十、《医学探源》 清 穆鸿章撰

《医学探源》见载于民国二十二年（1933）《东明县新志》卷十一《人物·技术》。

穆鸿章，字华亭，清末医家。山东菏泽东明县人。父亲穆方苞，字新竹，在临沂行医，远近闻名。穆鸿章承父业，晚年医术益妙，求诊者众多。著《医学探源》行于世，卒年六十三。弟典章，字鸿钧，亦以医名。

九十一、《医林择萃》 清 王一峰撰

《医林择萃》见载于民国六年（1917）《临沂县志》卷十《人物》，成书年代及内容不详。

王一峰，字雨岚。王氏天资聪颖，十一岁即写得一手好文章。其文风多效法唐宋古人，恬淡隽永、气势不凡。光绪年间，以恩贡历署阳信、文登教谕。王氏晚年精研医学，所著有《医林择萃》《诗集》《文集》《续聊集》等。

九十二、《杏林衣钵》 清 董素书撰

《杏林衣钵》见载于民国二十五年（1936）《寿光县志》卷十二《人物志》。

董素书，字朴斋，寿光人。生于世医之家，喜读书，精通岐黄之术。壮年后，曾在临朐冶源行医三十余年，活人甚众，世人皆称其为“董仙”。晚年归乡，仍不辞劳苦，忙于诊务，寿光县令徐德润亲赠匾额表彰之。

九十三、《医宗家藏（四卷）》 清 温凌云撰

《医宗家藏》四卷见载于民国二十年（1931）《庆云县志·名医》。

温凌云，字超凡，性格慷慨豁达，仗义疏财，善排难解纷。应诊施治之时，必先贫而后富。温凌云医术高明，有回春之妙，著有《医宗家藏》四卷待梓。其孙亮采，字虞臣，得到温凌云的真传，用药屡见奇效。

九十四、《是乃仁术（三卷）》 清 范逢源撰

《是乃仁术》成书年代及内容未详，见载于民国二十年（1931）《庆云县志·医家》。

范逢源，字取庵，山东省德州市庆云县人，清贡生。在庆云等三邑之地

办学，跟随其求学之人成就颇多。尤于教读闲暇之时，致力岐黄医术。上稽黄帝《素问》，下及四子奇书，对《辨证录》《脉诀论》《药性赋》，内、外两科，膏、丸、丹、散等书，都反复研究，深有心得。邻庄无论贫富老幼，有求必应，手到病除，所救之人不可胜数。当时号为名医，功德令人所称道。著有《是乃仁术》三卷，藏于家。

九十五、《医书》 清 刘儒宾撰

《医书》见载于民国二十年（1931）《庆云县志·医家》，现已亡佚。

刘儒宾，字子珍，自幼博览经史群书。然而其自幼体弱多病，腿患寒疾，历经多年医治，得以痊愈。此后刘氏便立志学医，得外祖父张伯筠之真传，善治伤寒。凡是求医于他者，刘氏不问寒暑，不辞劳苦，救死扶伤，远近乡邻无不称赞。惜此书当时存于刘氏家中，并未付梓。

九十六、《折肱秘要（四卷）》 清 董焕庚撰

《折肱秘要》四卷见载于民国二十八年（1939）《蓬莱县志合编·人物志·行谊》。

董焕庚，字西桥，蓬莱人。幼时聪敏好学，工书画，好吟咏，尤精医学，精研医书，手不释卷。因母亲年老不远游，在家乡居住奉养亲人，为人医病苦，存活无数。清甲午中日战争时，曾佐夏镇军戎幕。著《折肱秘要》四卷、《野蛮余韵》《诗集》等书。

九十七、《运气述》 清 潘遵鼎撰

《运气述》见载于民国十六年（1927）《济宁直隶州续志》卷之十八《艺文志》医家类，现已佚失。

潘遵鼎，字铁莽。博学多识，屡次参加乡试但未能中举，遂肆力于古文诗词。其南北游历时亦留心经世之学，凡是古今制度损益，土地改革之法，均可逐条有清晰之解。一时间多名公卿与其结交，刑部尚书赵文恪公光、东抚丁文诚公葆桢，尤其以礼待之。遵鼎生性友爱，其弟遵彭较其小两岁，年七十仍同居一处。其对待朋友同样重情义。其友李毅斋，天津人士，不幸客

死于济，遵鼎便出钱资助友人安葬。每年祭扫时，必绕道至友人墓前，醊后方离去。

遵鼎少时便可通医理，其尝曰："医道圣人所慎，流为技术，失周礼十全遗意。《史记·列传》详列脉案，非深于此道者不能知。以李时珍《本草纲目》博而寡要。爱徐大椿《神农本草百种录》，欲以所知者续之。"认为"药重所出，南北异宜，燥湿异性"。其还计划将古今各地土产集为一书，名为《本草地理今释》，但未能成书。著有《勿自欺斋诗文钞》《运气述》《伤寒温习录》。

九十八、《脉诀简要》 清 张同心撰

《脉诀简要》见载于民国二十五年（1936）《馆陶县志》，但成书年代及内容不详。

张同心，字协力。馆陶县（今山东冠县）人。幼时习儒，因其母经常生病而改学医，立志广济天下，多储方药。有前来求诊者，无论贫富贵贱，无不尽心医治，妙手回春。遇到家境贫穷的患者，同心更是亲自制药且分文不取。若是遇到饥荒，另施粥以救济灾民。有紧急求诊者，不论风寒暑雨还是深夜风霜露重，均立刻前往应诊。遇到疑难杂症，审脉察机，视具体病情遣方用药，百不一失。方圆数十里内，前来就医者络绎不绝。晚年著有《脉诀简要》《妇科要旨》等书，寿八十五而终。其子玉振，承其业，同善医术。孙锡龄、锡朋，曾孙岚清皆承其业，世精其术。县长江宁管公手制碑文，表厥神道，并赠锡龄"金匮宗风"、锡朋"代生岐伯"匾额各一方。

九十九、《伤寒要旨》 清 赵丹城撰

《伤寒要旨》见载于民国二十四年（1935）《利津县志》卷七《列传》。

赵丹城，字镇湘。清代山东利津人，邑庠生。工书法，苍劲圆熟，所书碑版纯用赵子昂笔法，士人多珍之。其人喜好施舍他人，设济元药局，凡贫疾者，包舍药料，夏设炉水，冬舍汤粥，以此来接济贫寒百姓。

赵丹城医术精湛，著有《伤寒要旨》。

一〇〇、《伤寒宝镜集》 清 赵丹魁撰

《伤寒宝镜集》见载于民国二十四年（1935）《利津县志》卷九《杂志》。

赵丹魁，字星五，清代山东利津人，邑增生。精通医术，通过医学考试，被授予九品吏目。著有《伤寒宝镜集》，八十五岁时去世。

一〇一、《伤寒论辨》 清 杨延庆撰

《伤寒论辨》见载于民国二十四年（1935）《高密县志》卷十四《人物志》。成书年代及内容未见详细记载，现已佚。

杨延庆，山东高密人。《高密县志》载："性廉介，精医学。"杨延庆行医道德高尚，体恤病患，若病者需用贵重药品，便自己动手选药制作并分文不取。因其医术精湛，远近求医者接踵而来，经其诊治后均收效良好，活人无数；若有患者以金酬谢，皆严词拒绝。著有《伤寒论辨》四卷。

一〇二、《伤寒论浅说》 清 庞树敏撰

《伤寒论浅说》见载于民国二十四年（1935）《续修临沂县志》卷十五《著述》。

庞树敏，第五区腾马庄（今山东省临沂市临沭县青云镇腾马村）人。邃于医学，著有《医学辨证》四卷、《伤寒论浅说》二卷，未梓。

一〇三、《温病发蒙》 清 丁仲麟撰

《温病发蒙》见载于民国三十年（1941）《潍县志稿》卷三十二《人物》。

丁仲麟，字次翔，山东潍县（今山东潍坊市）人，邹县教谕丁廷夔之子。其年未弱冠即为补博士弟子员。因屡试不中，乃慨然曰："墨卷者千录之，具持敲门砖，屡扣不应。"遂习医。至中年，居历下，活人无数，名声大噪。丁氏经常与同乡田椒农、陈敦甫等讨论医理，其见解独到，十分受人尊敬。

高密县令某患噎证，其势甚危，丁氏治之即愈。该高密县令坚决不放其离开，将其留在高密官署中。于是，丁氏即留在高密，数年之后卒于幕府中。

丁仲麟著有《温病发蒙》《妇科索隐》等书。

一〇四、《实用植物图说》　清　孙云台撰

《实用植物图说》见载于民国二十四年（1935）《重修恩县志》卷十二《艺文志·著作》，成书年代及内容不详。孙氏又撰有《有毒植物学》一卷，惜亦亡佚。

一〇五、《新产》　清　苏云旋撰

《新产》见载于《宁阳县志》卷十五《人物志》，皆是苏云旋经验良方，惜未见流传。

苏云旋，字坤盘，其父苏庄，字敬临，苏家楼人，文采、德行兼备，清廉正直，又精医理，救人无数。苏云旋继承父亲的医术，不计个人利益。《宁阳县志》载："尝有窭人就医，药饵外并给饮食，病痊始遣去。"其孙镜峄，曾孙振彪，皆监生，亦为名医。

一〇六、《五世针灸摘要》　清　王瀛洲撰

《五世针灸摘要》见载于民国二十四年（1935）《重修恩县志》卷十一《人物志·方技》。

王瀛洲，字登三，南北官人，祖上四代业医。王氏早年虽进入邑庠学习，然后又去官设的最高学府求学，但无心仕途。遂继承家传，潜心研习针灸，针到病除，救人无数。王氏淡泊名利，行医不望报酬，贫富贵贱一视同仁，周围的人都称赞他的德行，邑侯李维缄亲书"世济其美"赠之。

一〇七、《中西医通考》　清　才春元撰

《中西医通考》见载于民国二十四年（1935）《重修恩县志》卷十一《人物·乡贤·方技》。

才春元，字捷南，恩县高海（今山东武城县）人，清监生。性格慈祥，有着济世的远大志向，研究中西医学颇精，著有《中西医通考》《内外全书》两种，各数十万言，皆藏于家中。才氏善养护正气，遇有跌打损伤、骨折筋断者，经其治疗，无一不愈。去世后，受惠者感其德，送"道高品重"匾额以旌之。

一〇八、《疮药方》 清 秦国治撰

《疮药方》见载于民国二十四年（1935）《续修东阿县志》卷十六《杂记·方技》。今已佚失。

秦国治，清邑庠生，铜城人。精通医学，尤善接骨之法。若有跌扑伤损，经其手诊治，无不恢复痊愈。行医从不计较个人获利，以济世救人为念，且注重传教，培养了众多弟子。其所教授门徒，若品行、心术不正，则不可入其门学医，秦兆燧、周茂桐、周庆南等均得其传。近百年来，铜城附近无因伤而致残之人，皆因国治及其弟子诊治得当，至今仍传颂不止。

一〇九、《脉学指南（四卷）》 清 卢其慎撰

《脉学指南》四卷见载于见民国二十四年（1935）《续修临沂县志》卷十五《著述》。

是书成书于1922年，书凡四卷。卷一阐述脏腑阴阳五行及冲任督带；卷二专述寸口诊脉法，并论《黄帝内经》《难经》脉法；卷三、卷四论述仲景脉法，并附自著"伤寒论厥阴篇论"。现存1922年上海千顷堂书局石印本。

卢其慎，字敬之，清末民初临沂城内人。由庠生考入山东优级师范，毕业后与洪仲宾等创办尚志小学，后因经费告竭停办。遂弃儒学医，专研《黄帝内经》《难经》《伤寒论》等中医经典多年，探其精奥，凡后人伪托误注之处，一一为之标明更正。曾应上海友人蔡某的邀请，为石某诊治失血症，石某只服了几服药便痊愈，卢其慎由此名声大噪，遂停留上海接诊，求医问药之人甚众。民国十二年（1923），卢其慎在上海去世。著有《脉学指南》四卷、《敬之医话》一卷行世。

一一〇、《赞育真诠》 清 艾依塘撰

《赞育真诠》上函分为甲、乙、丙、丁、戊、己、庚、辛、壬、癸十本，下函分为子、丑、寅、卯、辰、巳、午、未、申、酉、戌、亥十二本，均为手抄本，十分工整，颇为名医所赏识。

艾依塘，庠生，清代济阳（今济南市济阳区）人。艾依塘除精于岐黄之术外，还工于楷书。

第二节 典故与传说

一、扁鹊换心

《列子·汤问》记载扁鹊换心的故事，足见扁鹊医术的高超神奇。

鲁国的公扈、赵国的齐婴二人生了病，一同请扁鹊治疗。扁鹊治愈二人的疾病后，对公扈、齐婴说：“汝曩之所疾，自外而干府藏者，固药石之所已。今有偕生之疾，与体偕长，今为汝攻之，何如?”即他们生的病是外邪侵犯脏腑所致，用药物和针石就可以治愈。他们有自出生以来就患有的疾病，与他们一同生长，现在扁鹊为他们治疗，是否可以？公扈、齐婴询问治疗效果如何。扁鹊对公扈说：“汝志强而气弱，故足于谋而寡于断。齐婴志弱而气强，故少于虑而伤于专。若换汝之心，则均于善矣。”即公扈心志强但气弱，所以足智多谋却优柔寡断；齐婴心志弱但气强，所以思虑少却过于专断。如果将他们二人的心相互交换，那么对双方都好。

扁鹊让他们二人喝下药酒，他们昏死过去三日，扁鹊开胸探心，交换二人的心脏，再让他们服下神药，二人立刻醒了过来，像之前一样，二人告辞归家。公扈返回齐婴的家中，齐婴的妻子儿女不认识公扈；而齐婴返回公扈的家中，公扈的妻子儿女也不认识齐婴。公扈、齐婴二人互换了心脏，随着本心返回各自的家中，而身形却不是本人，因此彼此的妻子儿女都认不出来。两家因此打起了官司，找扁鹊主持公道，扁鹊说明事情原委，官司才就此了断。

二、崔文子与仙术

西汉刘向的《列仙传》中记载，崔文子是泰山人，世代喜好黄老之学，居住在潜山之下，制作黄散、赤丸，建造石父祠，在都市卖药，自称已经三百岁了。后来疫病流行，死亡的百姓达到万人，郡县长官到崔文子处求救。崔文子拿着红色的旗幡，系着黄散，来到患者门前巡视。喝了黄散的人立刻痊愈，救活的人数以万计。崔文子后来离开潜山，到蜀地卖黄散。世人认为崔文子的赤丸、黄散是宝贝，十分神奇。

在东晋干宝的《搜神记》中，崔文子跟着王子乔学习仙术，王子乔化身白蜺，带着药给崔文子。崔文子觉得十分奇怪，举起戈刺向白蜺，白蜺被刺中，药也顺势掉了下来。崔文子俯身去看，原来是王子乔的鞋子。他把鞋子放进屋里，用破筐盖住。过了一会儿，鞋子变成大鸟，崔文子打开筐子往里看，大鸟扑棱着翅膀飞走了。

三、范蠡兰陵卖药

西汉刘向的《列仙传》中记载，范蠡，字少伯，徐州人。他师事姜太公吕尚，喜好服用桂花水。他在越国做大夫，辅佐勾践大破吴国。后来他乘船入海，改变自己的名与姓，到了齐国，自称鸱夷子。《史记·货殖列传》中记载，范蠡一雪会稽之耻后，“乃乘扁舟浮于江湖，变名易姓，适齐为鸱夷子皮，之陶为朱公”。范蠡认为陶地是天下的中央，与各诸侯国四通八达，适合货物交易，于是治理产业，囤积居奇，于时逐利而不责之于人。19 年中，3 次获得千金之财，将钱财分给贫穷的朋友和兄弟。后来，他的子孙继承家业，继续经营，有了巨万家财。因此天下“言富者皆称陶朱公”。然而《列仙传》称：为了求道，拥有巨额财富的范蠡抛弃其亿万家财，到兰陵卖药，成为不死之仙人，后来的人世世都见过他并且认识他。

四、安期生羽车升天

西汉刘向的《列仙传》中记载，安期生是琅琊阜乡人，他在东海边卖药，当时的人称他“千岁公”。秦始皇东游时曾召见他，与他谈论三日三夜，并赐给他价值数千万的黄金玉璧。安期生将黄金玉璧放置在阜乡亭内就离开了，留下赤玉鞋作为报答，并留下书信说：几年后到蓬莱山找我。秦始皇立即派遣使者徐市、卢生等数百人出海寻找安期生，还没到蓬莱山，就因为遇到大风大浪而返回。后来人们在阜乡亭和海边为他建了十几处祠堂。

《史记·封禅书》中也有关于安期生的记载，李少君对汉武帝说："臣尝游海上，见安期生，安期生食巨枣，大如瓜。安期生仙者，通蓬莱中，合则见人，不合则隐。"于是天子开始亲自行祭灶礼，派遣方士出海寻找安期生这样的仙人，并且用丹砂等药炼制黄金。

在晋代葛洪的《神仙传》中，李少君修道未成却生了病，被困在山林中，安期生刚好经过，用神楼散救了生病将死的李少君，并收他为徒。安期生带着李少君，东至赤城，南至罗浮，北至大垣，西游玉门，周流五岳，观看江山，如此数十年。一天，安期生告诉李少君，他被玄洲宣召，即日就当离开。但李少君修道的资质尚浅，没有资格随其去玄洲。再过六百年，李少君修道的资质达到了相当的程度，安期生会来迎接他。于是安期生将神丹炉火、飞雪的方子传授给李少君。传授完毕，一会儿就有乘着龙虎来导引的数百人迎接安期生，安期生便乘着羽车升天了。

五、马鸣生炼丹飞升

晋代葛洪的《神仙传》记载，马鸣生是齐国临淄人，本姓和，字君贤。年轻时当县中的小吏，因抓捕盗贼而被贼所伤，暂时昏死过去。一个道士用神药救了他，他活过来以后就抛弃官职，跟随道士修炼。起初只是想跟随道士学习治疗疮病的技术，知道道士有长生之术后，便一直跟随侍奉道士。马鸣生背着书箱跟随道士，西至女几山，北到玄丘山，南临泸江，周游天下，十分勤苦，于是获得了《太清神丹经》三卷，返回家乡。他入山炼药服用，不愿意升天，只服了半剂，成为地仙。他在一地居住，不超过 3 年就要换地方，人们不知道他是仙人。马鸣生盖房屋，养仆从，乘车马，与俗人没有两样。他像这样辗转周游九洲 500 多年，世人大多认识他，奇怪他不变老。马鸣生后来炼制大丹，在白日飞升了。

六、蓟达两百多年容颜不老

葛洪的《神仙传》记载，蓟达，字子训，齐国临淄人，是李少君的同乡。年少在州郡做官，被举荐为孝廉，担任郎中，又从军官拜驸马都尉。晚年参悟到在世俗当官对益寿延年没有好处，于是跟从李少君学习治病的方法。过了不久，他见李少君有不死之术，于是以弟子之礼侍奉少君并拜他为师。李少君也因为子训用心专一，知道他可有成就，渐渐把修道之事告诉他，教他胎息、胎食、住年、止白之法。蓟达修行 200 多年，容颜不老。在乡里他与人相处诚信谦让，他喜欢清净，常常闲居品读《易》。不时作小小文疏，皆有深意。

东晋干宝的《搜神记》中记载："时有百岁公说：'小儿时，见训卖药会稽市，颜色如此。'"一位百岁的老人说其小时候曾在会稽看见蓟子训在集市上卖药，容貌和现在一样。

七、稷丘君预知汉武帝伤足

稷丘君，为泰山下道士。汉武帝时，以道术受赏赐。稷丘君修道之后姿容发生非常大的变化，发白再黑，齿落更生。汉武帝东巡泰山，稷丘君戴着礼帽，穿着黄色的法衣，仪容服饰整齐，抱着琴，前来迎拜汉武帝，并劝谏曰："陛下勿上也。上必伤足指。"他劝阻汉武帝不要登泰山，否则会伤及足趾。汉武帝并未听从他的劝谏，果然，还未走数里，右足趾果然骨折了。所以，汉武帝深感忌讳，并未继续登泰山，而是仅仅祭祠之后就回京了。汉武帝还下诏，令为稷丘君立祠，并划拨百户民众，承担守稷丘君祠并服杂役的任务。有诗赞曰："稷丘洞彻，修道灵山。炼形濯质，变白还年。汉武行幸，携琴来延。戒以升陟，逆睹未然。"

八、肖静之食用仙药

前蜀杜光庭的《神仙感遇传》中记载有兰陵肖静之的故事。肖静之是南北朝时兰陵人，他考进士没有中第，又生性喜好道术，于是就放弃了举子业，转而辟谷练气。他在漳水边居住修炼，过了十余年，他的容貌愈发憔悴，头发、牙齿也掉了。有一日早晨，他看着镜中的自己，勃然大怒，便放弃修道，搬到邺下去了。他跟着商人追求那十分之一的微薄利益，经过数年经营，家产颇丰，就购置田地，修缮房屋。从地里挖到一件东西，这东西像人手一样，肥硕润泽，颜色微微发红，肖静之认为这是太岁之神，将会为祸人间，就立即把它煮了吃掉。这东西味道十分鲜美，肖静之把它全吃光了。几个月后，肖静之竟然又长出牙齿和头发，力气变得强壮，容貌也恢复年轻，他也不知道其中的缘由。

有一次，肖静之偶然到郯城去，遇到一个道士，道士见到他后十分惊骇，说肖静之这样的精神气色，一定是吃了仙药，道士希望能为静之切脉。切脉完毕，道士对肖静之说：你所吃的仙药，名叫肉芝，生长在地下，长得像人手一样，肥润色红，吃了它，寿命就像龟鹤一般长久。道士告诫肖静之，既然他已经服食了仙药，就应当隐居山林，追求大道，不应混迹于污浊的世间。肖静之如道士所说，舍家云游，没人知道他去了哪里。

九、杨烛剖腹治病

杨烛，山东招远人，前明诸生。精于岐黄，尝筑一小室，周围无有缝隙。遇患有癖疾者，即将患者引入小室，饮以药酒，剖开患者腹部，取出癖块，再以药线将腹部缝合。令患者居室中百日后，才让患者离开。

杨烛曾游罗峰，遇一老者求诊疾，杨烛说："我诊你的脉象，你并非人类，而是狐类。"老者随即化为狐，哀恳杨烛赐一良方。杨烛赐狐一方，老者得方而去。杨烛与掖县姜镜溟同施药于普济堂。

十、吕成龙道术称神

吕成龙（1666—1743），世代居住于曹县楼庄镇塔湾村，三岁那年因有道士至家，对道术产生兴趣，便拜师修行道术。并且经常在田间遇到道士教授方术，逐渐能诊疗疾病。

吕成龙诊病不用药剂，主要方法为按摩或者用气连续熏炙病者患处。自从河帅赵世显召其到衙门做官，便多与王公贵族接触。总河白公之母失明多年，成龙便用药水为其清洗眼部，白公之母眼睛便可以正常看东西。白公为感谢成龙，赠予其金帛等物，成龙坚决不收。于是，白公便与其结为异性兄弟，赠予其良田五顷四十亩。

都堂高公患有癖疾，成龙为其剖腹诊治，后痊愈。南阳府一王姓人，面有黑痣，成龙用水洗之后，黑痣便消失不见。临走时，主人求成龙留下一物件以便日后感念成龙，成龙便捡起一根枯枝插在地上，没有几日就长出一棵茂树。

原大学士高斌尤其信任成龙，便将其召至京城。到京城后，就连平郡王都从其处接受了炼气之方。有求诊者，成龙亲自诊视后，看其病情给予药物，或者给予树叶让其剪碎熬饮，大多可以痊愈。

乾隆八年（1743）秋，其忽然对家人说“吾师将至矣”，果然三岁那年来家的道士如期而至，数日后成龙无疾而终。

第三节 齐鲁医家逸事佳话

一、张湛：不循常礼，行为放诞

张湛是东晋著名的玄学家，崇尚老庄之学，亦接受部分佛学思想，其养生理念亦与之有关。《世说新语·任诞》：“张湛好于斋前种松柏。时袁山松出游，每好令左右作挽歌。时人谓‘张屋下陈尸，袁道上行殡’。”时人将张湛与袁山松列为一类人。

张湛于居住的房屋前种植松柏树，但古人只是将松柏树种植于墓穴前，没有种植在活人住的房前的习惯。古人将松柏树种植于墓穴之处，有两种说法。

一种说法是柏树是鬼神喜欢之地。如《汉书·东方朔传》记载：柏树为鬼之庭。颜师古认为鬼神喜欢幽暗之处，所以松柏之树为庭树。

二是柏树枝可以捶死残害死人脑的怪物蝹，保护墓地的主人。宋李石《续博物志》卷六记载：秦穆公时，有人掘地得到一物，状貌似羊，这人在道路上恰逢两个童子，说此物名叫蝹，常在地中吃死人脑。若想杀掉他的话，必以柏树东南枝捶打他的脑部。于是众人在墓地种植柏树。

由此可知，松柏树多种在墓地，一般人家不会种在自己的庭院中。

袁山松名松，字桥孙，陈郡阳夏（今河南省太康县）人。东晋文学家，少有才名，博学能文，善于音乐。其出游时，好令手下人唱送葬时所唱的歌，所以时人谓“张屋下陈尸，袁道上行殡”。

由上可知玄学家张湛与袁山松不循常礼，行为放诞，亦可见他们的处世态度。

二、徐嗣伯：尸枕治鬼病

世传徐嗣伯常以尸枕治鬼病，神话色彩浓厚。

一老妇人患有瘀滞病，多年不愈。嗣伯为之诊治，言其为鬼附身，当取死人枕头煮服。于是老妇人自古墓中寻枕，依嗣伯所言煮后服用，病即愈。

又有秣陵人张景，十五岁，腹胀且面目焦黄，诸医诊疗未愈，求诊于嗣伯。嗣伯看后言此为石蛔，治以死人枕煮后服用。张景按嗣伯所言，服后便出蛔虫六七寸长，坚硬如石。蛔虫去下后，张景病即愈。

又一和尚名曰沈翼，眼睛疼痛，并常能视鬼。和尚求诊于嗣伯，嗣伯诊其病为邪气入肝，可寻死人枕煮服，之后再把枕头埋回原处。和尚依言所为，病愈。

王晏听闻嗣伯用尸枕治病之事，来问嗣伯："三人病不同，却皆以死人枕治愈，是什么原因?"嗣伯回答说："鬼附身者，是中了鬼气，鬼气附于人身，所以使人沉滞。须以尸枕除去，鬼气离身即病愈。石蛔病罕见，蛔虫坚硬如石，世间医药对其无用，须用鬼物驱逐。而邪气入肝，则眼痛能视鬼魅，须以邪物引出邪气，故以尸枕除之。邪气因枕而除，故令其将尸枕埋回原处。"王晏深深赞叹嗣伯医技之神妙。

三、徐嗣伯：汤膏并用愈钉疽

徐嗣伯春月出游南篱门，忽闻竹屋中有呻吟声，感言此人病情甚重，次日无治，必死。于是前往探视，见一老妪称身体疼痛，体肤遍布黑色暗块。嗣伯煮汤药一斗，令其服下。老妪服后，疼痛更甚，在床间翻滚不能停歇。但没过多久，妇人肤表的黑色暗块均长出如钉之物，长约一寸。用药膏涂抹疮口，三日后病愈。徐嗣伯解释说：此为钉疽。

四、徐之才：愈武成帝幻视疾

武成帝高湛，北齐五朝第四位皇帝，在位时诛杀功臣，宠信奸佞，逼奸皇嫂，残害宗室，天统四年（568）去世，时年三十二。

武成帝曾因酒色过度，致幻觉迭起：初见空中有五色物，靠近变成一美妇，离地几丈，亭亭玉立，不久变为观世音。徐之才认为此病是武成帝纵欲过多，导致身体大虚所出现的幻视。武成帝服用其开的数剂汤药后痊愈。

武成帝在医疗方面离不开徐之才，皇帝每遇疾病发作，即下诏令徐之才医治，徐之才针药并施，即刻见效。因此，徐之才也能频频获得赏赐。时年入秋，武成帝病情稍稳，一时未再发作。武成帝佞臣和士开不喜欢徐之才，奏请武成帝让徐之才离开京城，到地方上任刺史。同年十月，皇帝又发病，但徐之才已离京。于是皇帝责备和士开遣之才任职外地，而使皇体受苦。其月八日，皇帝令驿车追回徐之才，但为时已晚，徐之才未能及时赶回京师，十日后武成帝薨逝。

五、徐之才：巧解童谣，预言太后死期

北齐武明太后又病。徐之才弟之范为尚药典御，帝令其为太后诊治。内史均让其称太后为石婆，大概是因世俗的忌讳，所以改名来驱避病灾。徐之范将此事告诉之才，谓曰："童谣云：'周里肢求伽，豹祠嫁石婆，斩冢作媒人，惟得紫蜓靴。'今时太后忽然改名，我私下感到奇怪。"徐之才答曰："'肢求伽'，胡语'去已'之意。'豹祠嫁石婆'，难道还有好事？'斩冢作媒人'，只是令其合葬于斩冢。'惟得紫蜓靴'，得到四月份才能知晓结果。为何？紫作为字，是此下有系，'蜓'是熟之意，当在四月中。"徐之范问"靴"是何义，徐之才答曰："'靴'，革旁加化，难道是久长之物吗？"到四月一日，太后果然逝世。

六、段文昌：斋后钟声与《食经》

段文昌，祖籍齐州临淄（今山东淄博），后其家寓居江陵。其年少时生活清苦，后半生生活奢糜，其著有《食经》五十卷，与前半生的生活有关。

《北梦琐言》载：段文昌年少时，求学十分用功，但家中贫穷，常致饮食不继，因此，他常常到其家不远处的曾口寺蹭饭吃。寺庙饭前要敲钟，因此，他听到敲钟声，就跑去跟随僧人们一起就餐。时间长了，寺里的僧人很

讨厌他蹭饭的行为，故改为饭后敲钟。段文昌在听到敲钟声去寺庙吃饭时，发现僧人们已用完餐，这让他十分尴尬。段文昌后以文学而知名，渐至宰相之位，后多次出任封疆大吏，任职荆南节度使等。富贵后，生活十分奢侈，他洗脚的盆是金莲花图盆。宰相徐商曾写信婉转劝谕他，他回复说："人生几何，要酬平生不足也。"

此语是段文昌的心声，他少时物质方面缺乏，因此形成了极度渴望的心理。成年后功成名就，位列宰辅之位，位居高位，经济条件优越，具备了奢华生活的条件，"要酬平生不足也"。

还有一个小故事可以说明他的心理状态。宋代王谠《唐语林》记载：段文昌少时父亲离世，家中经济条件较差，一次，他去城里拜访亲友，但没碰到。他一路奔波，饿得厉害，在路上捡到一文钱，去买了一个瓜，放在衣袖中。经过一处大宅院，见门内十分安静，便来到马棚中，将瓜在马槽上撞破。正要吃，院中仆人听到撞击声，突然跳出来，责备他擅入马棚。段文昌吓了一跳，瓜没吃成，扔下瓜，仓皇跑出了大宅门。可见其时生活之窘迫。

段文昌后来成为中书省官员，中书省为全国的政务中枢，地上铺设的是锦绣织物，其他人办公时，为了节俭，都令将锦绣织物撤下去；但段文昌不仅不撤下去，每次都令下人将锦绣织物整理端正，才踏足上去。同僚为这事劝他，段文昌说："吾非不知，常恨少贫太甚，聊以自慰耳。"他不是不知道这样做不妥，但他年少时太过贫穷，故以此来自我安慰。

段文昌没有范仲淹"先天下之忧而忧，后天下之乐而乐"的人生态度，反而怀着强烈的补偿心理，以弥补少时贫困的不足。他讲究饮食，撰《食经》达五十卷之多，即便是出差公干，亦随身携带擅长饮食的奴婢，享受美食，同样与其补偿心理有关，亦可看出唐时官员的奢靡享乐。

七、钱乙：儿科鼻祖巧手愈儿疾

钱乙（约1035—1117），字仲阳，山东郓城东平人。祖居钱塘，曾祖时，家迁于郓（今山东东平）。钱乙是宋代著名的儿科医家，著有《小儿药证直诀》等书。其父颢，善针医，嗜酒喜云游，一日东游海上不复还。其母于钱乙三岁时去世，姑母不忍其孤，收其为养子，钱乙便跟随姑父吕氏学医。姑母去世前，将钱乙的身世告诉了他。钱乙多次寻访父亲的踪迹，最终迎回父亲。

宋神宗时，钱乙因治愈长公主女儿的病有功，长公主奏请授予钱乙翰林医学的官位，赐给他绯色的官服。第二年，宋神宗第九子仪国公患了瘛疭病，国医治疗无效，长公主朝见，称钱乙来自民间，医术高超，神宗立刻召钱乙入宫，钱乙用黄土汤治愈了仪国公的病。宋神宗亲自召见褒奖钱乙，并询问黄土汤能够治病的原因。钱乙回答："土能制水，肝木得平，风邪自止。况且疾病在各位医家的治疗下已经接近痊愈，我只是刚好碰上了完全治愈的时机。"宋神宗对钱乙的回答很满意，提拔他为太医丞，赐给紫衣官服和金鱼袋。此后，从皇室贵族到士人百姓，家里有患者的都想请钱乙治疗，因此钱乙没有空闲的时候。钱乙论述医理，有名望的资深医家提出的问题也难不倒他。

当初，长公主的女儿得了泻痢病，病情危重。钱乙当时正值酒醉，说此病发疹之后就会痊愈。驸马认为钱乙胡说八道，愤怒地斥责他。钱乙没有反驳，默默离开了。第二日，长公主的女儿果然出了疹子，驸马大喜，写诗感谢钱乙。

广亲宅的皇族王子生了病，钱乙诊断后说："此病不吃药就可以痊愈。"考虑到患儿年幼，钱乙说："这个孩子最近要突然发病，发病时十分吓人，三日后过午就没事儿了。"孩子的家人生气地说："孩子哪有什么大病！医家贪图利益竟然这样恐吓人！"第二日，患儿果然突发癫痫十分严重，又召钱乙前来医治，三日患儿痊愈了。患儿家人询问钱乙如何能够提前知道病情发展，钱乙说："患儿面色发赤，两目直视，这是心与肝受了邪。过午以后，心与肝旺盛之时更替，疾病也就痊愈了。"

还有一个皇族王子得了呕吐泄泻病，御医用温药治疗，患儿又出现了喘的症状。钱乙说："患儿本身就胃中热，脾又受了伤，怎么能用燥热的药来治疗呢？恐怕会有大小便不通。应用石膏汤治疗。"亲王和御医都不相信，辞谢不用钱乙的方子。钱乙说："如果不用石膏汤，还得来找我！"过了两日，果然来找钱乙医治，正赶上钱乙有事不能及时前往，亲王起疑并大怒，派十几个人催促钱乙赶快前来。钱乙说："这本来就是石膏汤证。"果然像钱乙说的有效。

有个读书人得了咳病，面色发青而亮，呼吸不顺畅。钱乙说："肝反侮肺，这是逆证。如果秋天得这个病还能治愈。现在是春天，不能治了。"读书人的家人苦苦哀求，钱乙勉强开了药。第二日，钱乙说："我用药物两次泻肝而病情没有减轻，三次补肺而肺气更虚，又增加了唇白的表现，按理应当三日死亡。然而，如果能受纳水谷，期限还可以延长；不能受纳水谷，期限就会缩短，如今患者还能喝粥，再过五日就会绝命。"

有孕妇生了病，某医生说要流产病才能好。钱乙说："胎儿在母亲腹中，由五脏依次滋养，大约六十日更换一脏，如果能等到相应的月份，偏补母亲的某一脏，又何必要流产？"之后母子都得保全。

还有一乳妇因大怒而生病，疾病虽然痊愈，双目却只能张开，不能闭合。其家人不明白原因，来问钱乙。钱乙说："煮郁李仁酒让她服下，酒醉就痊愈了。之所以这样治疗，是因为目系内连肝胆，恐则气结，胆气横逆，不得下降，只有郁李仁能除去气结，药力随酒入胆，气结消除，胆气下降，眼睛就能闭上了。"果然如钱乙所说那样有效。

有一天钱乙去拜访交往密切的老友，听到小儿啼哭，钱乙惊愕地问："这是谁的哭声？"老友说："是我家孪生的两个男孩儿。"钱乙说："要谨慎地照顾他们，过了百日才能保住。"老友听了很不高兴。过了一个多月，两个孩子都死去了。

以上诊案俱见钱乙本传，从中可以看出钱乙的医术是非常高明的。在诊断上观色闻声，见微知著，非博极医源有精深造诣者，不能到此境地。

八、成医官：梨解肉痈毒

《沂州府志》记载有成医官的故事。成医官，不知其名，莒州人，擅长医术。淮安有人患了重病，群医束手无策。成医官用白糖和水嘱患者家属灌服，患者疾病立刻痊愈了。成医官曾经和一位朋友携手而行，不经意间诊了朋友的脉，成氏惊诧地说："你活不成了，幸亏遇到我。你赶快去买一百只梨，全部吃了，留下梨核煮水喝。"朋友最后安然无恙。

有一人背后生出一个肿块，成医官说："这是肉痈，难以活命。服用一百只梨后，毒就会发出来，这样就容易治愈了。”

成医官的徒弟曾经治愈一少妇的疾病，成医官诊视说：“只是暂时痊愈罢了，观看她的面色，来年春天必死。”之后果然应验。

九、吴南阳：脉断生与死，姜解鹧鸪毒

吴南阳，字龙湾，山东东阿人，明代医家。其父吴洞，为东阿诸生。吴氏幼通经术，兼精医学，行医不图名利，常对人说其是一片活人之心。著有《脉经图说》《南阳活人书》各一卷，颇受医家珍视。

据《东阿县志》记载，吴氏出生之前，其父曾夜梦一人来家中说：“吾南阳子，今为汝嗣。”第二日，其母果然生一男婴，故而取名“南阳”。吴氏给人诊脉时，只要说“不妨”，对方必然很快痊愈；若是说“预备”，则病家必死。有一邻居，自觉身体康健，故意前往就诊来试探吴氏的医术。吴氏为其诊脉后说：“过午必死，不可治矣，是断肠煞也。”邻居听后笑道：“我没有病，是来试探你医术的，你也和我开玩笑呢。”但不久，邻居就觉得肚子疼，从口鼻处流出秽水，当即便死了。原来是这位邻居来就诊时吃得过饱，从柜面上弯腰求诊，而柜面抵着腹部，压断了胃肠，所以没能活。

另有一进京官员，途经东阿时，得了只能点头眨眼不能说话的病，群医无策。吴氏诊脉后说：“先生没有得病，只是吃了半夏中毒。”问后得知患者平时喜食鹧鸪肉，而鹧鸪喜食半夏，故而是半夏中毒无疑。便将一盏生姜汁用茶匙倒入热滚的白开水之中，凉后嘱御官员饮下，喝完便能说话了。官员感激地赠其五十金作为酬劳，但吴氏并未接受，说道：“吾志在活人，非为利也。”吴氏医德高尚，医技精湛，经他手痊愈的患者甚多。

十、翟良：提气药解便秘，熏蒸法救难产

翟良先生医术精湛，且医德高尚，不图声名利禄，以治病救人为己任，对来诊者一视同仁，常免费给穷家施药，不要报酬，留下许多治病救人的佳话，今略述一二。

一患者患便秘，求诊多方医生皆不效，遂找到翟良。翟良诊后，仍按照前方开药，仅增大方中提气药的剂量，嘱患者服用。众人见此，皆嗤笑之。

翟良便告之诸位，有没有效果，片刻便知。还未用完一餐，病家来报，药已奏效。满座哗然，有人便向翟良请教：患者是因气不下行而患便秘，投以攻积泻下之剂不效，先生倍提气之力，便收此良效，这是为何？翟良以水葫芦为例向大家解释：水葫芦装满水后，水不可倒出，倒置亦滴水不漏，这是因为此器仅有一孔，气不通则水不行。今宜提气以上通其气，则水自下行，病可除去，治病求本，正是此理。

一产妇难产三日而亡，因家境贫寒，家人只得以草席卷之，抬出埋葬，一时间哀嚎声起，状况颇惨。恰逢翟良外出，听此动静，遂来一探究竟。其见席下滴血不断，凭经验判断，此妇人尚有一线生机。遂急命人将妇人抬至一密室，解开草席，以一温瓶置于妇人腋下，覆上被子，抬至户外。后遣方用药，以急火煎之，套一布袋，一段罩于锅口，一段连接于灌酒漏斗，覆盖于妇人面部上方，使热气熏蒸鼻口，佐以针刺穴位，待气回声出后，将药汤频频灌入其口，片刻婴儿即呱呱坠地，妇人亦转危为安。

众人皆感叹翟良之医术高超，真乃神医在世。

十一、苏万民：巧治疑难杂症

苏万民，字明吾，滋阳（现为山东兖州）人，明末清初医家。

据乾隆元年（1736）《兖州府志》记载，苏氏青年时期在江西游历时结识王克明，王氏因旧阁臣子的身份隐居不出，教授苏氏太素之学，苏氏学成后还乡，以医术名震远近。鲁王为了试探他的医术水准，特意请他来治疗风狂病，患者痊愈，鲁王感叹道：“神医也！”

苏氏医技精湛，一生以行医济世为人生要务，相关轶闻趣事颇多。如一金乡庠生名郑荣春，得了急病请苏氏前往医治。苏氏赶到时，见郑氏家眷环绕着病床哭泣，原来是郑氏气息将绝，仅剩喉下微弱余气吊命。苏氏诊后投以医药，郑氏服药后片刻即醒，对苏氏感激涕零。

苏氏曾应聘到军中为医，军长的幕友坠马后脑浆崩流，苏氏用药封其伤口，数日就愈合了。

明末有一蒋姓教授，蒋夫人嗜爱饮酒，脏腑间生出了应声虫，逐渐体弱，求请苏氏诊治。苏氏用酒剂将毒虫灌醉，再令蒋夫人呕吐而出，即愈。

白氏患蛊症，苏氏为其诊治后，体内之虫皆自肚脐向外，像铁线一般飞出，病愈。

吴氏得了积血证，呕出一个如同蛤蟆的物件，经苏氏医治也痊愈了。

还有一县令于赴任途中遭遇劫匪，喉咙被插入数枚钉子，马上就要死去。苏氏为其灌药，却见县令喉中的钉子尽数化解，伤口竟这样痊愈了。

诸如上述疑难杂症，凡是经过苏氏之手，没有不痊愈的，众人皆称神。

十二、刘氏外科世医家族：济世活人，救贫恤苦

东明县刘丕显家族世代行医，一直都以“济世活人、救贫恤苦”为其行医宗旨。丕显先生有三男：长丙中，次北中，三钦中，皆中外科名医。

丙中之孙刘大升，字月恒，号东初，医术更为高明。时天津知府患肺痈，多少名医都束手无策。大升先生被人荐去诊病，确诊对方为肺痈。因为没有麻醉药物，不能开胸外切，先生便一面给患者投以消毒化脓药物，一面差人买一把一尺多长的尖刀，终日在知府病榻前磨砺，声言磨好了刀要给知府开胸外切。知府望而生畏，就哀求先生能否另用别策。先生从脉象中诊得痈已成熟，就命知府趴在榻上，照知府后背猛击一拳，痈被震破。知府吐了大量脓血，先生又用活血补虚药物予以调治。不久知府病愈，大升先生名声很快传入京师。正巧遇上清仁宗嘉庆皇帝之父正患“对口疮”，经太医诊治无效。大升先生被召入京师，用祖传秘方使太上皇药到病除。嘉庆皇帝赐赠御书“术精德隆”金字匾，并酬以重金。

大升先生生四子：长子刘金德，次子刘金波，三子刘金山，四子刘金锋。虽皆名医，然家道并不富裕，衣着如平常人家。时曹州知府的儿子出天花，高烧一直不退，请了几个衣冠楚楚的名医，却个个束手无策。刘金波先生被人荐去，众医见先生衣衫破旧，都暗自哂笑。先生给小儿诊了脉，便建议知府把小儿抱到雪地里冻一个时辰。知府犹豫不决，先生说：“令郎如有不虞，小医愿以性命担保。”知府照办，小儿体温恢复正常。众医都灰溜溜地散去，先生被待为上宾。时慈禧太后正患痔疮，闻先生之名，将先生三次召入皇宫，为其医治，慈禧彻底病愈。光绪皇帝除以重金酬谢，又赠先生一块上书“大国手”的金字匾。

单县朱士福因患肝痈，便把刘金波先生请去，朱士福开口便说："要大剂量使用名贵药材，治愈当以重金酬谢……"先生为之诊了脉，叹道："银钱花够千千万，难买生死路一条。"一句话把朱吓得面如土色，连连问道："如此说来，我的病就无救了?"先生故意面带难色，沉思了一会儿，才说："若不惜重金，我有一祖传秘方，全用名贵药材，今日不妨一试，或许可使贵体转危为安。"

朱士福的肝痈被先生彻底治愈之后，朱又把刘金波先生推荐给孔府的衍圣公，为衍圣公治愈了痼疾。单是这两次所得的酬金，足可使金波先生成为东明县的首富。然而，他们家土地一直未超过百亩，家产处于中等水平。他们世世代代都恪守着"穷人吃药，富人拿钱"的格言。方圆百十里内的贫苦人家长疮害病，都来刘家药铺就医。对远道而来的患者，他们不但施医、舍药，还为之安排食宿。

曹县一位年过古稀的行乞老人腰部长满了蛇胆疮。听说东明县刘先生能救贫恤苦，便要着饭来找他。时值深冬，金波先生见此人的病历时已久，一时难以治愈，便安排他住下，并给予衣食。一个多月后老者病愈，先生还赠予老者路费，老者感动得痛哭流涕。次年，老者背着一篮子红枣专程前来酬谢。老者说："老汉家贫别无他物，草房门前尚有一棵枣树，枣子虽贱，却表我一片真情。"刘家世代行医，不但医德高尚，而且对祖传技术代代有所创新。金波先生自己研制的"黑虎膏"，用来治痈疽恶疮，有拔毒生肌、消炎止痛的奇特疗效；他创制的"紫霞膏"用来治疗瘟毒痄腮，疗效显著。

十三、臧应詹：善用经方治鼻衄

臧应詹，字枚吉，清代名医，远近目为神医。他精研《伤寒论》，善用经方，独具匠心，出奇制胜。

如乾隆三十四年（1769），其治邻邑安丘黄公之子病，黄公子得了重病，四月时，他突然自觉血上巅顶，以手按才止，赶忙呼人拿火盆来，这个铁火盆有二升左右的容量。铁盆拿来后，黄公子手一松，鼻血如瀑布般涌下，铁盆满了之后才停止。鼻衄一日二次，早晨于卯时发作，晚上于酉时发作，时间丝毫不差。六月请医生诊治，医处以六味地黄汤加牛膝，黄公认为方子很好，于是给黄公子服用。服用几剂药后，又出了新病，中午间鼻衄又出一铁盆，变成一日三次鼻衄。

黄公看儿子病越治越重，于是在八月时，延请臧枚吉诊治。臧枚吉诊患者脉两尺浮大，对黄公说："此相火也。"于是询问缘由。黄公是福建人，黄公儿子年方二十余岁，正是血气方刚的年纪，黄公子召一妓，已解衣上床。长辈得知，立马叱令妓赶紧离去，因此，黄公儿子落下这个怪病。

臧枚吉认为此鼻衄断不可止，单用止法则成瘀结。而上行为逆，下行为顺，地黄汤加牛膝达不到泻其相火的作用，应采取下夺的方式，则血可止。乃处以大剂桃仁承气汤。三服后，大便见血，鼻衄顿止，病去如失。臧枚吉减少桃仁承气汤的剂量，变成小剂，连服数帖，之后，更是将此方作成丸剂。其中，以童便制香附为君，大黄为臣，令黄公儿子常服丸剂，病遂得愈。

按：桃仁承气汤本治蓄血证，黄公儿子热结膀胱，今臧枚吉用其泻下及活血化瘀之功能治疗鼻衄，可谓善用经方者。

十四、黄元御：巧利大雨发痘疹，夏月戏言促命期

黄元御一生悬壶济世，治病救人，留下许多典故轶事，为后人所称道，今略述一二。

（一）巧利大雨发痘疹

一日，黄元御之女抱其小儿来求黄元御诊治。小儿急发痘疹，病情十分危急。黄氏一见，告之女儿此病凶险，恐难过申时，喝令其速速离开。女儿长跪不起，苦苦哀求。黄氏叫一骡车，嘱人速送女儿返乡。此时正是正午时分，赤日炎炎，车夫故意步履缓慢。中途大雨突至，儿人周身湿透，车夫按照黄氏之嘱，驾车返回黄家，到家时已是日暮。此时，黄氏与一众家人正挑灯笼于门口等候，并告之女儿：小儿内热已极，只此一法可救其性命。吾观天候，知午后大雨将至，遂出此一策，否则小儿必不得生。

（二）夏月戏言促命期

黄元御曾于夏季出行，数人闻其医术高明，见其前来，遂想一试其医术，

便令一人佯装昏仆在地，招黄氏前来应诊。黄元御告之，此人仅能存活数刻，众人不以为然，嗤之以鼻。黄氏解释道，此人初意是想戏弄于我，却不知夏月湿热郁蒸，倒地时已从口鼻吸入湿热之气，必引发肠胃宿疾，暴发为病，药石难医。众人不信，未过多久，其人果然腹中绞痛，暴毙身亡。

十五、李茂盛：仁心妙术，以笔做针

李茂盛父为县城名医，仁心妙术，广为称道，有“李善人”之美名。茂盛在其父鼓励下，曾考中秀才，但不想做官场之人，而愿为一名良医，行岐黄之术，救死扶伤。于是他精研医书，废寝忘食，努力提高医术，逐渐精通内科、外科、儿科，尤其擅长治疗疮疡与小儿痘疹。他医术精深，医德高尚，闻名乡里，众人皆称“李老爷”。为感念其恩德，众人还为其建庙，即李茂盛庙，又称李老爷庙。

李茂盛诊病，从不分高低贵贱，而是按照就诊顺序接诊，也常常照顾穷苦之人。一日，其为一贫寒农民出诊，诊后聚于一起吃饭，农民因家境窘迫，准备不出像样的饭食，十分难堪。李茂盛见状，遂拿起桌上烧饼，笑着说自己最爱吃烧饼，干透、长毛儿的烧饼更对自己的胃口。又拿起桌旁烧酒，倒烧酒配烧饼，足够美餐一顿。从此坊间便传，李老爷诊病不需酒宴，烧酒配烧饼足矣。也曾有一乡官前来求医，想获优先诊病特权。李茂盛当即拒绝，并呵斥此乡官，官者、平民都是人，前来求诊者皆得按先后次序排列。乡官只好去后面排队。

李大夫之门随叫随开。一夜，一公差上门求诊，诉情况紧急，请李大夫速速前去县衙给县令治病。然其到达县衙内，发现县令是因过度饮酒而大醉不醒。此县令臭名远扬，自走马上任后，贪财好色，人皆唾之。李茂盛遂准备借此诊病之机给其一个教训，他命人灌县令人中黄以泻其毒，接县令之稀粪水再灌入其口，多次冲灌，防止因吐泻不尽而留有余毒。在此过程中，李茂盛开好解酒和胃、醒神开窍之剂，令县令服用，不久即醒。此后该县令心有余悸，收敛许多。

茂盛手到病除，常出妙计治愈疾病。某年，青州知府之女喉间生有一疮，甚是疼痛，食不下咽，日夜不安。求名医诊治，皆用刀治疮之法。然而知府千金胆怯，不肯用刀，遂束手无策。后找到李茂盛，茂盛说治此病不难，无须动刀吃药，只需用一毛笔蘸取药膏，涂于喉间即可愈合。说完，便命人取来笔与药膏，用清水泡笔，再涂上药膏，随后令患者张大口，于患处涂抹几次，不久后患者即吐出口中脓血。原来李茂盛是将针藏于笔中，趁患者不备，划破其疮，令疮破脓出，病不久即愈。

十六、彭之惠：急开棺救难产孕妇，顶压力断儿死生

彭之惠，字学祖，清代江西南昌人。与弟彭之岁精通医理，顺治初侨居潍坊。

彭之惠能治病于未发之前。有次，彭之惠刚出门，适逢有抬棺者从他门前经过，他发现有鲜血滴出，急忙追上前去询问死者情况，悉知孕妇因难产而死。他拦棺断言：棺中人未死。他坚决要求丧主开棺抢救。起先，丧主还半信半疑，后来见他说得很有把握，才停灵启棺。彭之惠以巨针针治该孕妇，拔出针后，奇迹般地使死者复活，婴儿随之呱呱降生。当时轰动潍城，传为奇闻，都说他有起死回生的医术，声望更高。

早有益都友邀请彭之惠驰行二百余里到一山头给该山头首领治病。贼穴首领势力凶猛，说某子卧病，想找能治病者，有重赏；如治不好，要求诊病者为患者殉葬。彭之惠进去看了很久，出来说：“病者心肝已坏，无从得治。”首领立刻拿刀入内杀了他的孩子取出心肝，验之，果然大惊说：“真是好医生，杀之可惜。”于是把彭之惠放走了。

彭之惠诊病没有不细察其症结的，为同乡的人丁肆夏诊脉，断吾其十年后必发痞证，后来丁肆夏果然发病。之惠于某年月卒，葬于潍坊。其子姓行医胶州，后来又回到潍坊，绵延三世，行医处方皆有效果，又阅数世才开始以科目起其家。

彭之惠著述有《叔和脉经解》《伤寒论辨》《灵录阐义》《针灸图记》等书。

十七、刘正岱：借升官之喜，以开心窍

刘正岱，字泰瞻，清代历城（今济南市历城区）人，寿至七十六。他自

小失怙，由母亲抚养长大。刘正岱因母病而潜心学医，后治愈母病。自此前来求诊之人络绎不绝。刘正岱对待患者不分贫贱，皆一视同仁。对于穷人，还会送给他们钱粮药物。

山东布政使王用霖偶患不语症，诸医以中风治疗，皆无效。刘正岱诊断之后说："非中风也。"乃用一人伪报王用霖已被提拔为吏部尚书，加封官保。王用霖大笑，而能说话。众人问其故，刘正岱说，此病因愤怒伤肝，闭塞心窍，唯喜可胜怒，并非药物所能治疗。众人皆叹服其医术。刘正岱用类似的方法治好了很多疾病。

上述患怒伤肝不语治验案，诸医皆以中风治之，唯正岱以情志治之，立获全效，由此可见其精思疗病，阅历之深，为一般医生所不及。

十八、杨名江：精于痘科，断患儿预后

杨名江，字熙宇，清代历城（今济南市历城区）人。精于痘疹科，一见患者便能断其生死，经其诊治者无不痊愈。他认为无药可医之人，则终不能生。

族中一儿童患痘，请他去诊病。杨名江说："此死症也，不可治。"其家人又找来其他医生为孩子治病，该小儿很快病就痊愈且身体健壮如初。有人以此质问他，他说："最多活一百日。"过了百日，孩子正在庭院中玩耍嬉戏，忽然躺倒在地。家人皆以为孩了休息，走近一看，孩了已死。类似这种神异的事情还有很多。

乾隆十五年（1750）杨名江去世，葬礼上为其披麻戴孝送行的有数百人。

十九、赵奇：长于外科，一针消退小肠痈

赵奇，字建公，清代历城（今济南市历城区）人，居城南三皇庙街，世代务农。

赵奇三十多岁的时候，某日遇一道士来家中乞讨，他备美食以款待道士。道士认为赵奇为人诚朴，为表谢意，赠给他《疡书》一卷。赵奇研习后，以外科医术闻名于时。

某家有一未嫁女，小腹肿大疼痛，而肤色不变，父母十分担忧。此事传至女婿家，女婿家认为她有孕在身，欲退婚。有人请来赵奇为她诊断，赵奇说："此乃小肠痈。过几天刺破它就好了。"等到那一日，双方父母亲戚都聚集在一起，观看赵奇诊病。赵奇按照穴位针灸之后，脓出尺余，承之盈盆，而小腹肿胀消退。两个月后患者痊愈。女遂嫁，称佳妇。

二十、王廷杰：精通岐黄，救危拯亡

王廷杰，阳信县人，他精通岐黄术，救活了很多人。

曾经有邻村的人请王廷杰去诊病，走到半路，患者家属拦住王廷杰，说患者已经去世，不用再去诊病了。王廷杰问家属："患者还有气息吗?"家属回答说："就剩下一口气。"王廷杰说："只要还有呼吸，就能治好。先去看一下情况吧。"到了之后，王廷杰为患者诊治，几天之后患者就痊愈了。

二十一、吕重熙：习得种痘术，救得百家儿

吕重熙，字协之，清代博山人。

为人爽朗直率，遇他人有难，如在己身，十分热心帮助他人。族中有一家兄弟发生严重矛盾，吕重熙调解多次，族人深感惭愧，因此兄弟和好如初。族叔吕伯仁懂得种痘术，名气很大。每到种痘之时，吕重熙都会恭敬地请来族叔为大家种痘，前来种痘的人接踵盈门。吕重熙让长子吕培田暂停学业，帮助那些来种痘的人。即便如此，吕重熙仍担心有人遗漏，因此每日都沿路去询问别人有没有种痘。有来种痘的人离家很远，吕重熙便提供饮食住宿。有人感其恩德，送他礼物，他坚辞不受。县令送给吕重熙丰厚的礼物，他亦推辞。有一位姓蒋的先生送给吕重熙两把折扇，吕重熙本不想要，但是折扇上已经写上了吕重熙的名字，吕重熙只得收下。由此可见吕重熙的谨小慎微。

吕重熙的儿子吕培田任教谕，去世之后被赠予奉直大夫。

二十二、张克述：发汗宣毒，拯救汲水女

张克述，清代医家，生卒年不详，山东滕县（今山东省滕州市）人。精通医道，尤善痘科、妇科。卒后，乡人感戴其功德，为其画像供奉。张氏曾

经乘马车路过一村庄，见有一女子在井边汲水，十五岁左右的年纪。便立刻嘱咐随从上前去咬那女子的手臂，切记不要松开。随从按照他所说的去做了。那女子急忙大声呼喊，怎么也不能挣脱开来，不多时即大汗淋漓。过了一会儿，便见她的家人拿着棍棒赶来。随从见此情况，急忙松开女子，躲到一边。这时，张氏才下车向女子及其家人作揖行礼，道明原委：原来张氏看出令女即将发出恶痘，想令其发汗，以此来宣散体内之毒，希望能借此救她一命。随从之所以前去咬令女手臂，乃是遵照张氏的吩咐。果然，三日后该女子便出恶痘，因此免于一死。

二十三、杨立本：望色诊脉断生死

杨立本，山东阳信人。精通岐黄之术，诊脉能断人生死。某日，同窗韩美玉之子生病，杨立本被请去诊病。他为其诊脉之后，惊讶道："令郎恐怕无药可医！"立本与美玉面谈，发现美玉面有死气，牵过其手为其诊脉后说道："老兄恐怕你没机会吃晚饭了。"美玉以为开玩笑，分别之后，美玉父子二人均病亡。

二十四、张山屾：预配处方救人命

张山屾，字雨峰，山东济宁嘉祥人，候选典史。精于岐黄。去世之前有一日自诊脉知道自己死期已近，后来果然如期而卒。

其从孙春亭，字锦堂，为庠生，通过学习掌握了医术。暑月去其友李某家做客交谈许久，仔细看李，说："你将会有疾病，恐怕不好医治。"李笑其妄语。春亭严肃地说："不要当作儿戏。"孙春亭按李某的脉象为他配药并交给他的家人说："如果仓促来不及服药，就把药吹进他的鼻孔。"这一年冬天，李忽然昏仆倒地，不能说话。家人按春亭所说的办法治疗，苏醒。后急忙延请春亭治疗而痊愈。

二十五、王治栋家族：秘方柳条膏

清朝道光、咸丰年间，黄县城南菜园泊村乡绅王治栋（1844—1922），字云溪，怜贫恤危，常为乡里众人调解纷争，排忧解难；讲义气，喜好结交武林侠士。因此，王氏声名远扬，武士侠客多慕名来访。凡来访者，饮宿款待，临别资助盘缠。因此，乡里远近多称其“王二老爷”。

一年，有一江湖武友被清廷缉拿甚严（姓名、时间不详），慕名投奔王家。王氏收留了他，藏于其家养伤治病两年余。预后，武友将四种治病秘方传与王氏。其一，气功治疗痨病，称“枯树盘根”；其二，接骨丹；其三，治疗外伤之膏药；其四，治疗外伤之内服药丸。前二秘方均已失传，其三即为柳条膏，其四为“芝灵丹”。

王氏有两个儿子。长子王翰亭，内科医生，医术高明；次子王芝亭，习外科。由于柳条膏、芝灵丹皆外科用药，所以由王芝亭接受学艺。膏药做成，取名“珠珀万应膏”。初制药施舍，膏药没有包装，十两一块（十六两秤），拧成麻花形，放在涂有铅粉的报纸上。后渐为出售商品。其后，王芝亭吸食鸦片，不能亲手操作，也不愿钻研改进，只是墨守成规。当时，王翰亭之子王庆臣（1890—1970）正值青年时期，随其父学习内科，同时跟随其叔父学习外科，因而也学会制作膏药。后来，王庆臣在菜园泊村开设药店，出诊行医，售卖中药和膏药。就此与王芝亭产生了矛盾，王芝亭限令其停卖膏药。无奈，王庆臣全家于 1934 年迁居蓬莱。王芝亭的“珠珀万应膏”也随着他的故去而失传。

王庆臣至蓬莱后，独创新路，取膏药配方中桑、槐、柳三种枝条之柳，定名“柳条膏”。柳条膏治疗跌打损伤、疔毒恶疮等症，能止血止痛，拔脓生肌。制作柳条膏使用大铜锅。每锅用香油 20 斤。以此为基数，用马前子 10 斤，川乌、草乌、乳香、没药各 2 斤，木鳖子 1 斤，蛇蜕 2 两，蜈蚣二百条，桑、槐、柳枝各 20 节，香油与铅粉的比例为 16 ∶ 13。操作顺序分为备料、炸药、过滤、靠油、下丹、回锅、浸泡、抻拔、包装等九个步骤。

1956 年，公私合营时，王庆臣将柳条膏献出，由黄县药材公司制作，并指派朱子阳、林继楠二人跟随其学艺。1958 年，经黄县药材公司报请国家化验注册，柳条膏被批准定为“跃进牌”注册商标。此系黄县第一个取得国家注册商标的医药产品。至今，柳条膏仍在生产、经营中。

二十六、任廷荣：望诊知死候，银针愈重疾

任廷荣，字华堂，清代历城（今济南市历城区）韩仓村人，精于医术，能望而知人生死，故有“神医”之称。

廷荣跟随杨庚学习医术六年，待他学成归家之时，杨庚说：“你的医术远远胜过我。”其后廷荣为人诊病，果然应手而愈。

任廷荣与同邑庠生赵席珍友善。某日至赵家做客，见到席珍之姐，对席珍说：“赶快送她回家，她活不过明日中午。”席珍答以无病。廷荣说：“此病无药可医！”席珍的姐姐不愿归，赵席珍找借口把姐姐送回家。第二日不到申时而病故。

王家庄的王尚志在城中考试，突患重病，口不得言，目不得动，用马车送其回家，请了很多医生诊治皆无效。廷荣先以七针自下而上针灸，等针灸到喉间，气上而目动。投以药，十余日而痊愈。从此任廷荣被人称为“神医”。可惜任廷荣的子孙没有继承他的医术。

二十七、王雍中：望能知生死

王雍中，清代历城（今济南市历城区）曲家庄人。其医术与任廷荣齐名，亦能通过望便知人生死。

某日他乘车出诊，路遇一农夫在田间劳作。王雍中叹气道：“已经死到临头，还不知道吗？”车夫奇怪道：“如此强壮之人，怎么会猝死呢？”王雍中说：“归来便知。”诊病回来，果然未见农夫。车夫问其村人，那名农夫果然猝死。

二十八、陈明五：五味子缩瞳辨

陈明五从事眼科临床几十年，治疗经验丰富。他根据目为肝窍，肝肾同源，肝肾为母子之脏，“肾虚则目无所见”等中医基本理论，认识到内障眼病大多与肝肾不调息息相关。陈明五认为，眼科医家大多以杞菊地黄丸、明目地黄丸为眼病常用方，却常常忽视两方皆是六味地黄汤加减化裁而来，以取六味之功，显六味之效。他还强调，不能小看六味地黄汤治疗内眼病之效

用。此方经过历代医家反复试验，未被淘汰，得以流传，说明它经得起临床检验。六味地黄汤加减治疗内眼病，也充分体现了中医学“异病同治”的原则。此方被后世医家推为补肾之祖方，临床疗效显著。对于种子药之运用，陈明五坚持不能滥用，而是要掌握每一味种子药的特性，知其脏腑所好，明其药物归经，做到有的放矢。

1972年6月13日，有一位艾迪生病患者来诊。自述视物模糊，瞳孔散大，兼见五心烦热，失眠多梦，腰膝酸软等。查视力双眼0.4，外眼正常，双瞳孔中度散大，屈光体及眼底正常，舌嫩红，苔薄白，脉弦细微数。

陈明五行补肾益阴，敛肺缩瞳之法，以六味地黄汤立方加明目种子药化裁，患者服药17剂后视力渐增，瞳孔逐渐收敛；服30剂后，双眼视力提高到1.2，瞳孔恢复正常。

当时本院针灸系主任郭升科正跟从陈明五老师学习，见方中有五味子9克，便问陈老师：“中药中只有五味子能缩瞳吗?”陈老师回复曰：“因为古书上记载瞳孔缩小者勿用五味子，所以后人都知道五味子能缩瞳。有人对青光眼患者也重用五味子，似乎五味子与毛果芸香碱的作用相同，当然不对。瞳孔散大可因风火相煽，可因阴虚火旺。以此案为例，病机是肝肾阴虚，虚火上炎，阴不敛瞳。方中用生地黄、熟地黄各15克，牡丹皮、泽泻、茯苓、山萸肉各9克，以补肝肾治其本；寒水石12克，咸寒入肾以镇潜；盐知柏、麦冬、五味子、女贞子、桑椹各9克，以益阴补肾、缩瞳明目；陈皮和胃。多年来我一直用此方加减治瞳孔散大症，成效显著。因为此方中包含麦味地黄丸、七味都气丸、知柏地黄汤三方之意，起缩瞳作用的不单是五味子，主要还是六味地黄汤。补肾养血的种子药，如女贞子、桑椹都能缩瞳。”陈明五30剂药治愈艾迪生病，其眼科治验之丰富可见一斑。

第四节 齐鲁医派历史遗迹

齐鲁医派历史源远流长，留下许多与医学有关的历史遗迹，现分述如下。

一、莘亭伊尹耕处

“莘亭伊尹耕处”碑，位于聊城市莘县莘亭镇大里王村西的古莘亭遗址，相传此地为商代名相伊尹躬耕之地，因此此地曾被称为“伊田”。《孟子·万章上》中记载“伊尹耕于有莘之野，而乐尧舜之道焉”。

伊尹，名挚，其母亲生活于伊水之畔，故以伊为姓氏，尹为其官名。《吕氏春秋》写道：“有侁氏女子采桑，得婴儿于空桑之中，献之其君。其君令烰人养之，察其所以然。曰：其母居伊水之上，孕，梦有神告之曰：臼出水而东走，毋顾！明日，视臼出水，告其邻，东走十里而顾，其邑尽为水，身因化为空桑。故命之曰伊尹。”

据《吕氏春秋》记载，伊尹被厨师抚养长大，故伊尹最初的工作是厨师，伊尹也被尊称为厨师的祖师爷。《史记·殷本纪》记载“乃为有莘氏媵臣，负鼎俎，以滋味说汤，致于王道”。即伊尹用做菜为比喻，教给成汤治国的方法，这也是老子《道德经》中“治大国若烹小鲜”说法的由来。后伊尹辅佐成汤灭夏，建立商朝，先后辅佐成汤、外丙、中壬、太甲、沃丁五位君王。孟子在《孟子·万章下》写道：“伯夷，圣之清者也；伊尹，圣之任者也；柳下惠，圣之和者也；孔子，圣之时者也。孔子之谓集大成。集大成也者，金声而玉振之也。”孟子认为伊尹是与伯夷、柳下惠、孔子同样高洁的圣人。

伊尹的贡献，除灭夏立商外，还发明了中药汤剂。上古时期人们生病之后，皆是以嚼食草药的方法进行治疗。这种方法不仅患者吃药困难，同时身体能够吸收的药物也不多。伊尹改变了这种效率低下的吃药方法，改为切碎中草药，再用陶器煎煮后，服用药液，这种方法很大程度上提高了患者服用药物的效率，后世将这种方法尊称为“汤液疗法”，并世代流传下来，成为中医不可或缺的组成部分，历朝历代均对此褒奖称赞。《古今图书集成医部全录》引《资治通鉴》称赞伊尹“悯生民之疾苦，作汤液本草，明寒热温凉之性，酸苦辛甘咸淡之味，轻清重浊阴阳升降走十二经络表里之宜”。元代王好古在其著作《汤液本草》一书中，大力赞扬伊尹的功绩：“神农尝百草，立九候，以正阴阳之变化，以救性命之昏札，以为万世法，既简且要。殷之伊尹宗之，倍于神农，得立法之要，则不害为汤液。”

自明代起，伊尹开始以名医的身份为皇家所祭祀。永乐年间，明成祖朱棣下令在太医院附近建立三皇庙，庙中供奉伏羲、神农、黄帝；而庙中随祀的十大名医中，就包含伊尹（图3-1）。清代时也延续了这一做法。

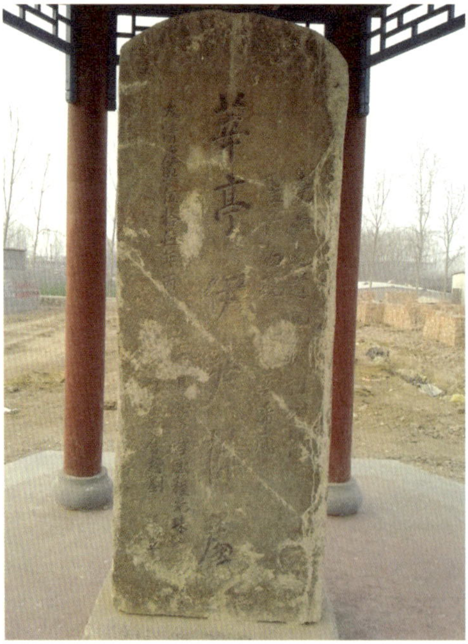

图3-1　莘亭伊尹躬耕处碑

莘亭伊尹耕处，位于莘县（图3－2）。莘县，春秋时期为卫国莘地，最早记载出自《左传·桓公·桓公十六年》：“公使诸齐。使盗待诸莘，将杀之。”郦道元在《水经注》卷五《河水注》“又东北过高唐县北”注云：“漯水又北绝莘道城之西。北有莘亭。《春秋》桓公十六年（公元前696），卫宣公使伋使诸齐，令盗待于莘，伋、寿继殒于此亭。京相璠曰：‘今平原阳平县北十里，有故莘亭，阸限蹊要，自卫适齐之道也。’”桓公十六年，卫宣公派伋出使齐国，同时派强盗在莘亭等待，将伋、寿在莘亭杀死。京相璠说，平原阳平县北十里，仍有以前的莘亭，这是卫国去齐国的必经之路。

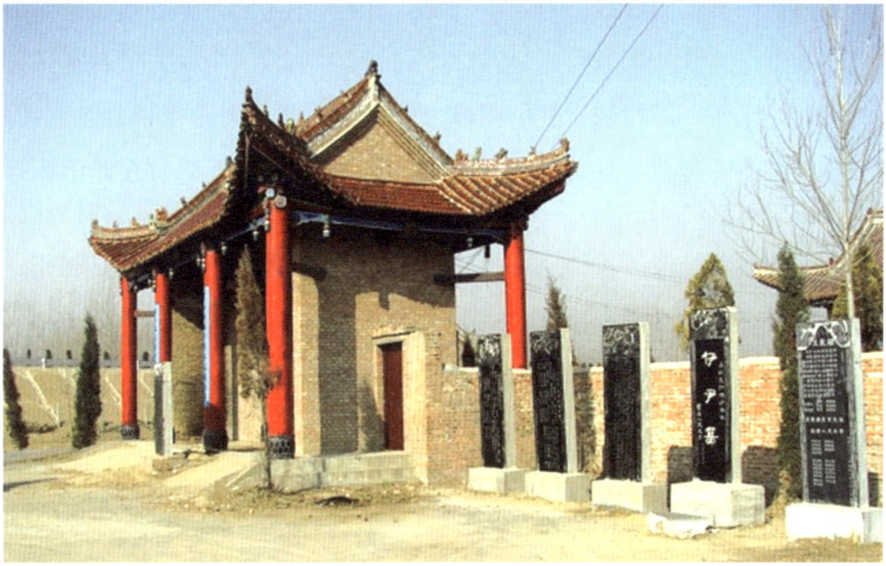

图3－2　莘县新修建的伊尹庙

莘县旧有伊尹庙和莘亭，据《莘县志》记载，莘亭和伊尹庙始建于汉代，历代均加以修缮。伊尹庙，又称任圣祠，原毗邻莘亭，位于县治北八里，后于明洪武年间搬迁到县治附近，后毁于火灾。永乐年间，知县戴麟于莘亭旁重建伊尹庙。天顺年间，当地百姓赵兴、李瑄捐资重塑伊尹像。成化十九年（1483），时任知县贾克中又一次重修伊尹庙。正德九年（1514），知县王琛扩建伊尹庙，加筑墙垣，院植松柏，高可参天，气象幽森，“伊庙松风”原为莘县八景之一，历代诗人多写诗题咏。伊尹庙西侧为莘亭，旧本《莘县志》记载：“莘之北门外曰伊尹田，伊尹田北八里，古有莘亭。世传伊尹躬耕处也。”清康熙五十五年（1716），东昌府知府程光珠前往莘县凭吊莘亭古迹，并在伊尹庙旧址处立一石碑，上书“莘亭伊尹耕处”，并在石碑上亲笔题字：“尧舜之道，畎亩之中，圣作物睹，龙云虎风。”并令莘县县令刘萧重修莘亭。经过漫长岁月，莘亭损毁严重，1995 年莘县再次重修莘亭及伊尹庙，并移碑于亭中。

二、鹊山扁鹊墓

鹊山，位于黄河北岸，自济南城跨过黄河浮桥，鹊山即在眼前。《隋书·地理志》载：“历城……有……鹊山。”元代于钦《齐乘》载：“鹊山，府北二十里，王绘太白诗注云，扁鹊炼丹于此。”明代《历乘》刘敕言：“鹊山，城北二十里，泺口镇，其山无峰，望之如翠屏，大清（今黄河为其故道）流于其下，盐贾所处，世传扁鹊炼丹于此。”传说扁鹊曾在此山炼丹，因名“鹊山”。传说鹊山有鹊山亭、扁鹊庙、扁鹊墓，今仅余扁鹊墓。旧时每至七八月间，鸟鹊云集，遍布山间，为此山一大景色。

鹊山是济南“齐烟九点”景色之一，千佛山半山腰有一牌坊，上写“齐烟九点”，在天气晴朗之际，自此处向北遥望，可见卧牛山、华山、鹊山、凤凰山等九座山，一览无余。鹊山山虽不高，但周围并无山脉，平地拔起一山，无有主峰，似翠屏矗立，山势突兀，陡峭异常，山上怪石嶙峋，有些大石仅靠数点支撑，摇摇欲坠，山路难寻，有时手脚并用，方能前行。山上树木浓密，松柏葱翠，满山森郁蔚然。登顶南望，可见黄河流过，东边可见鹊山水库。汉至唐宋时期，鹊山周围有湖水环绕，周边一片汪洋，据说是济水决口所致。道光十五年（1835）《长清县志》卷十三《人物志·方技》：“鹊，卢人也。而医多卢，故世有卢医之目。今历城北有鹊山、鹊湖。”宋代文学家曾巩曾有《鹊山》（图 3－3）诗曰：

一峰孤起势崔嵬，秀色挼蓝入酒杯。
灵药已从清露得，平湖长泛宿云回。
翰林明月舟中过，司马虚亭竹外开。
我亦退公思蜡屐，会看归路送人来。

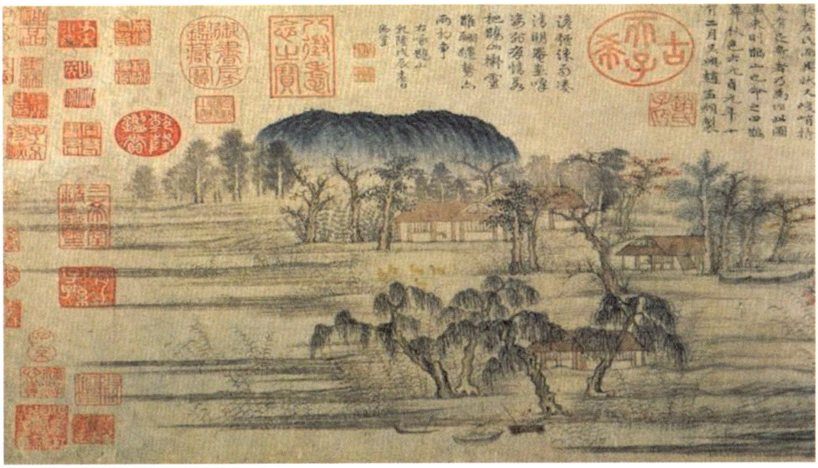

图3－3 鹊 山

诗中还可见其中的山与湖，后南宋时期开挖小清河，虽然方便济南水运，但大部分湖水被导走，湖面大大缩小，至清代仅余十里湖面。此地风光秀美，吸引元代书画大家赵孟頫作《鹊华秋色图》，描绘的是济南东北华不注山和鹊山之秋天景色，图中如翠屏者即是鹊山，画面清旷恬淡，该画为世所重，画上钤满文徵明、王世懋、王世贞、纳兰性德等名人印鉴。乾隆皇帝曾收藏此画，于画上亦钤有印鉴，并题写“鹊华秋色”（图3－4）四字。今鹊山周围湖水全无，已全部变成陆地。

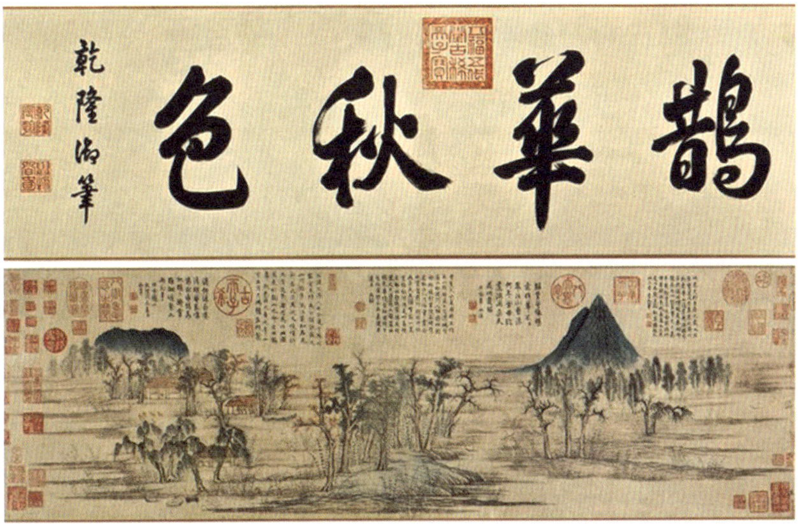

图3－4 《鹊华秋色图》

扁鹊墓（图3－5）位于鹊山脚下鹊山西村村边，基督教堂东北侧。墓前存石碑一通，钟鼓石一块，为清代康熙二年（1663）秋由住持僧智贵等人所立（由此推测，清代此地当尚存扁鹊庙），上横写“万古不朽”，中竖列“春秋卢医扁鹊墓”，墓碑高158厘米，宽50厘米，石碑质地为青灰石。该碑曾

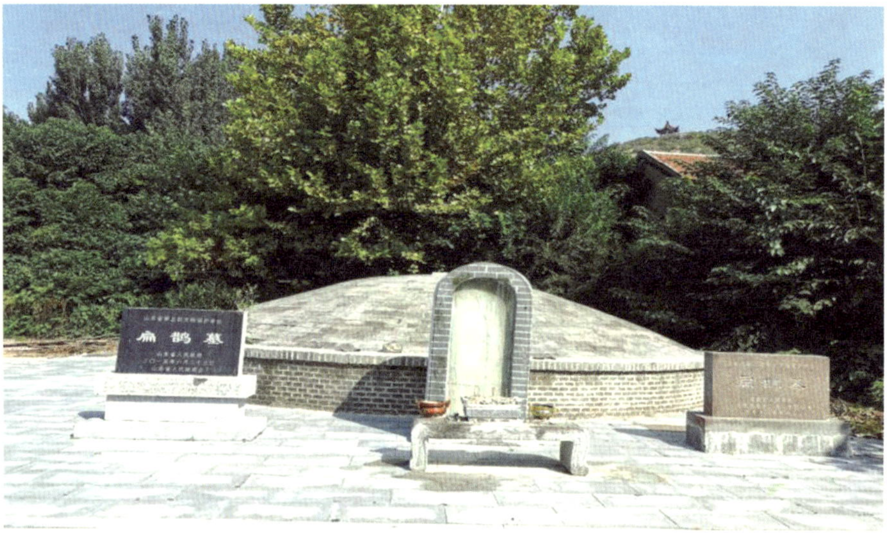

图3－5　鹊山扁鹊墓

在乾隆年间由住持僧祥宗等人重新修整过，亦刻于石碑之上。该墓由当地政府于2015年重新修整过，墓前有一排平房（据说该平房是下乡知青住所，今仍有人居住）。清代任宏远《扁鹊墓》诗云：“十里湖光暑气微，越人遗墓枕荒矶。春风沿路青篱长，细雨空岩紫燕飞。”2015年，扁鹊墓被列为山东省文物保护单位，扁鹊墓不再是荒芜之形象，而是修葺一新。

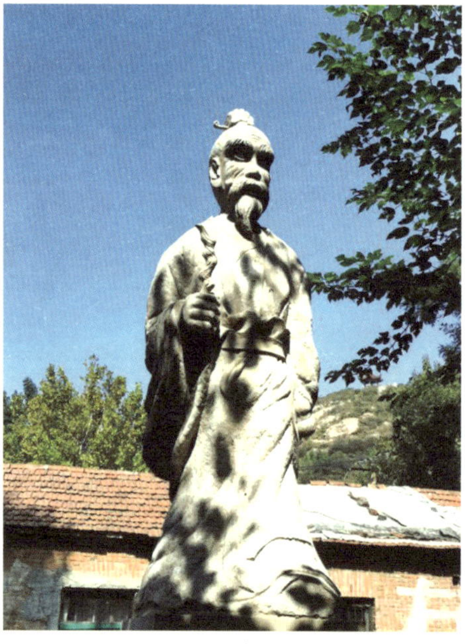

图3－6　扁鹊像

平房后有一扁鹊像（图3－6），高约4米，扁鹊之形象是一手持药，另一手略背于身后，腰间挂有葫芦，

基座上有“神医扁鹊”四字，背面刻有扁鹊诊病及炮制药物的画面。

经过历史变迁，许多扁鹊庙、扁鹊祠今已不见，如济南府城内建于唐代的祐德观内原有扁鹊祠，今已不见，鹊山下的扁鹊庙亦踪迹全无，甚为遗憾。

三、邹城砭石

野店遗址（图 3－7），位于山东省济宁市下属邹城市区城南 6 千米的野店村，其附近存有商周至汉代的多处遗迹和墓地。该遗址发现于 1965 年，经过山东省博物馆和当时的邹县文物保管所的调查，该遗址是和大汶口文化同期的新石器时代的遗址。

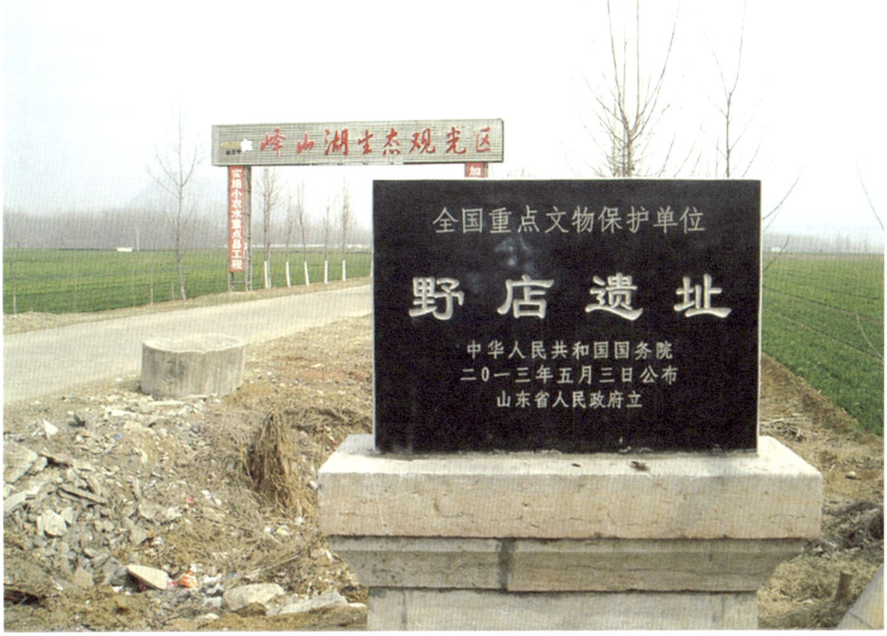

图 3－7　邹城市野店遗址

邹城历史悠久。夏将天下分为九州，邹城所在的地区属古徐州管辖，至商代时此地属奄国。西周初期，封颛顼后裔曹侠于此，国号为“邾”，为鲁国附庸，鲁穆公时改“邾”为“邹”。秦时设邹县，汉改置驺县。魏晋时期，复置邹县。唐宋时期，邹县皆为兖州府管辖。元代时，邹县隶属滕州。明清时期，复归兖州府管辖。新中国成立后，邹县改为济宁市下属县，后撤县改市，改为邹城市。

邹城自古即为南北交通要道，水陆繁忙，京杭大运河流经此地，古代北京通往江南的驿道亦在此穿过。

野店遗迹附近群山环绕，河流交错，动植物资源丰富，十分适合居住耕作，繁衍生息，因此境内存在许多古代遗址和墓葬。自古至今，人们在此劳动生活，创造了丰富的物质财富和精神文明财富。

1971年，山东省博物馆和山东省文物考古研究所作为发起单位，对野店遗址进行了发掘。此次发掘中，考古人员发现了大汶口文化与龙山文化叠加在一起的地层，并在大汶口文化地层中出土了大量的墓地、灰坑、房屋等遗迹，以及丰富的生产、生活、工作及装饰品等文物。其中最令人惊奇的就是砭石的发现。

历史发展的本质就是社会生产力的进步，而医疗技术和手段的发展，也与生产力息息相关。在石器时代，由于人们尚未掌握金属冶炼的技术，所以只能采用石质工具来治疗疾病，经过长期的发展和演化，逐渐形成了后世所称的“砭石”疗法。这种治疗方式不仅在治疗某些疾病方面取得了非常好的疗效，并且为中医的针灸疗法奠定了坚实的基础。

砭石是我国古代最早发明、使用的一种最原始的医疗用具。尤其是在古代，医疗技术和手段并不发达，砭石在治疗疾病方面发挥了非常好的疗效和作用，古籍中对此多有记载。《左传·襄公二十三年》记载：“季孙之爱我，疾疢也。孟孙之恶我，药石也。美疢不如恶石。夫石犹生我……”此处的“药石”，即药物和砭石。《山海经·东山经》记载：“又南四百里，曰高氏之山，其上多玉，其下多箴石。”“箴石”即砭石。《史记·扁鹊仓公列传》详细记载了扁鹊用砭石救活虢太子的事迹：“扁鹊乃使弟子子阳厉针砥石，以取外三阳五会。有间，太子苏。”《汉书·艺文志》中记载“医经者，原人血脉、经络、骨髓、阴阳、表里，以起百病之本，死生之分，而用度箴石汤火所施，调百药齐和之所宜”，即“医经”是采用“箴石汤火”和“百药齐和”来探究人的“百病之本，死生之分”的。除史书外，医书中亦有很多关于砭石的记载，如《素问·异法方宜论》云“故其民皆黑色疏理。其病皆为痈疡，其治宜砭石”。《难经·十八难》中记载：“其受邪气，蓄则肿热，砭射之也。”除此之外，考古人员在考古工作中也发现过关于砭石的记载，如在长沙马王堆汉墓中出土的书中就有关于砭石的记载，并且其年代早于《黄帝内经》。

虽然古籍中对砭石多有记载，但大都只是记载其用法和疗效，而未载明其形状、大小、长短等特征。在邹城野店遗址出土的砭石共有 11 枚，其中 3 枚为石制，3 枚为玉制，4 枚为骨制，还有一枚材质不详。这些砭石形状大致相同，细微处稍有区别，分为两类：第一类为方柱形，一端有棱柱形的尖；第二类为圆柱形，一端为圆锥形的尖。这些砭石皆为磨制，尖端锐利，制作精良，足以证明制作和使用砭石的历史悠久。砭石用法有二：一是通过穴位按摩以疏通经络，二是刺破皮肤排脓放血。前者逐渐演变为中医的推拿按摩，而后者，随着古人冶炼金属技术的不断提高，制作砭石的器材由骨、石、玉逐渐转变为青铜、铁，最终转变为中医的针灸，并为后世所不断发扬光大。

四、仓公墓

淳于意，西汉时期山东临淄人，汉代著名医学家。汉武帝时，淳于意曾担任过齐国掌管粮库的太仓令，后人尊称其为“仓公”或者“太仓公”，其死后葬于泰安市岱岳区满庄镇中淳于村。民国时期编纂的《重修泰安县志》记载：“淳于意墓在中正区淳于韩姓茔北，墓方十二步，高八尺，清光绪间施植柏树七株，颇壮观。意，临淄人，仕齐为太仓令，廉平，号太仓公。……意精于医，因地施治，史迁以之与扁鹊合传，意后裔家乘（乘，亦作载）。意墓在奉高，是得此可实其说。”《泰山药物志》卷四亦记载：“淳于，太仓公之姓，名意，汉为齐奉高令，精于医，太史公以扁鹊与仓公合传。葬奉高，即泰安也，其陵在中淳于庄西，乃满庄韩氏先茔北邻。”奉高，即今泰安市岱岳区。

奉高县，古县名，治所位于今天的山东省泰安市东。元封元年（公元前 110），汉武帝为封禅泰山，始置奉高县，为泰山郡治所在地，奉高即“奉祀高山”的意思。《水经注》卷二十四注“汶水”云：“奉高县，汉武帝元封元年立，以奉泰山之祀。泰山郡治也。”《太平御览》引《齐记》记载：“嬴博二县共界，汉武帝封禅割置此县，以供祀泰山，故曰奉高。”汉武帝数次来泰山，前后时间历经 20 余年，举行了八次封禅大典，皆于奉高安排封禅事宜。后来汉武帝自觉封禅泰山太过频繁，劳民伤财，故减免了奉高县的税赋。《史记·孝武本纪》详细记载了汉武帝的《改元大赦诏》：“朕以眇眇之身承至尊，兢兢焉惧弗任。维德菲薄，不明于礼乐。修祀泰一，若有象景光，屑如有望，依依震于怪物，欲止不敢，遂登封泰山，至于梁父，而后禅肃然。自新，嘉与士大夫更始，赐民百户牛一酒十石，加年八十孤寡布帛二匹。复博、奉高、蛇丘、历城，毋出今年租税。其赦天下，如乙卯赦令。行所过毋有复作。事在二年前，皆勿听治。”

奉高县于汉、晋时期皆为泰山郡治所在地。南北朝时期，北齐改泰山郡为东平郡。随着泰山登山路线的改变，奉高县祭祀泰山的作用逐渐减弱。隋朝开皇年间，隋文帝废除东平郡，将奉高县改名为岱山县。大业年间，隋炀帝将岱山县并入博县，奉高城改为玉注镇，奉高县奉祀高山的使命就此完成。唐乾封元年（666），唐高宗至泰山举行封禅仪式，又将博县改名乾封县，自此乾封县取代奉高县，成为封禅泰山的重要场所。宋开宝五年（972），宋太祖将乾封县治迁至岱岳镇（今泰安市区），以就岳庙（今岱庙），并下诏在岱岳镇筑城。大中祥符元年（1008），宋真宗来此封禅泰山，后将乾封县更名为奉符县。南宋绍兴六年（1136），金国扶持的刘齐政权在奉符县境设立泰安军，取自《周易》“履而泰，然后安”，寓意“国泰民安”，泰安之名起源于此。南宋淳熙九年（1182），金国改泰安军为泰安州，隶属山东西路。自此，泰安成为州一级的行政建制，最终建城于泰山脚下。清雍正十三年（1735），泰安州升为泰安府，下辖一州六县。

新中国成立后，设立泰安专区。1956 年全国进行第一次文物普查时，当地的文物工作人员在满庄镇中淳于村的树林中发现一座古墓，该墓封土高约 5 米，占地 200 余平方米，发现时有碑立于墓前，墓碑上书“淳于意墓”四字（图 3-8），后墓碑毁于“文革”时期。1957 年，淳于意墓被当地政府列为第一批保护文物。相传，当地人称淳于意墓为“救女坟”，这可能与“缇萦救父”的故事有关。“缇萦救父”出自《史记·孝文本纪》，书中记载：“五月，齐太仓令淳于公有罪当刑，诏狱逮徙系长安。太仓公无男，有女五人。太仓公将行会逮，骂其女曰：生子不生男，有缓急非有益也！其少女缇萦自伤泣，乃随其父至长安，上书曰：妾父为吏，齐中皆称其廉平，今坐法

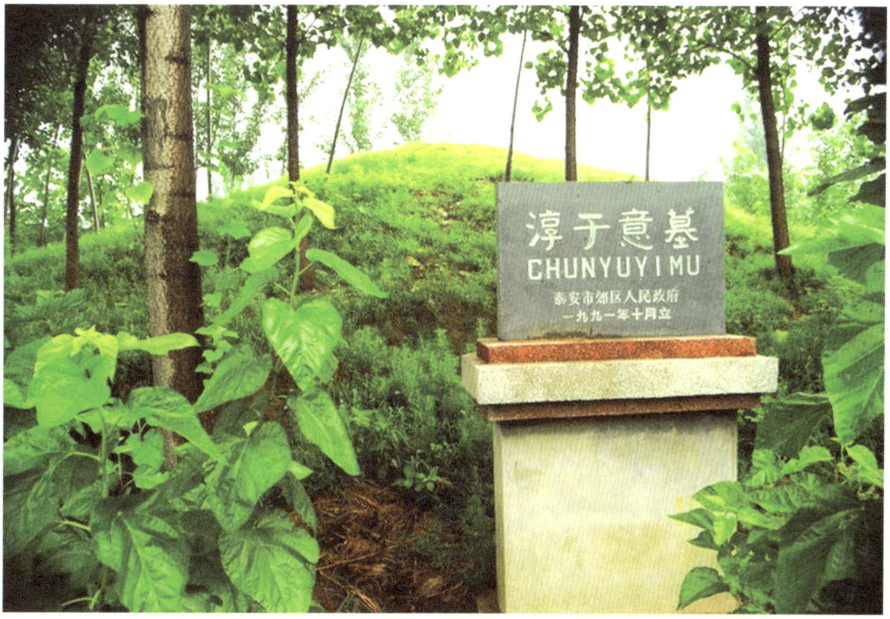

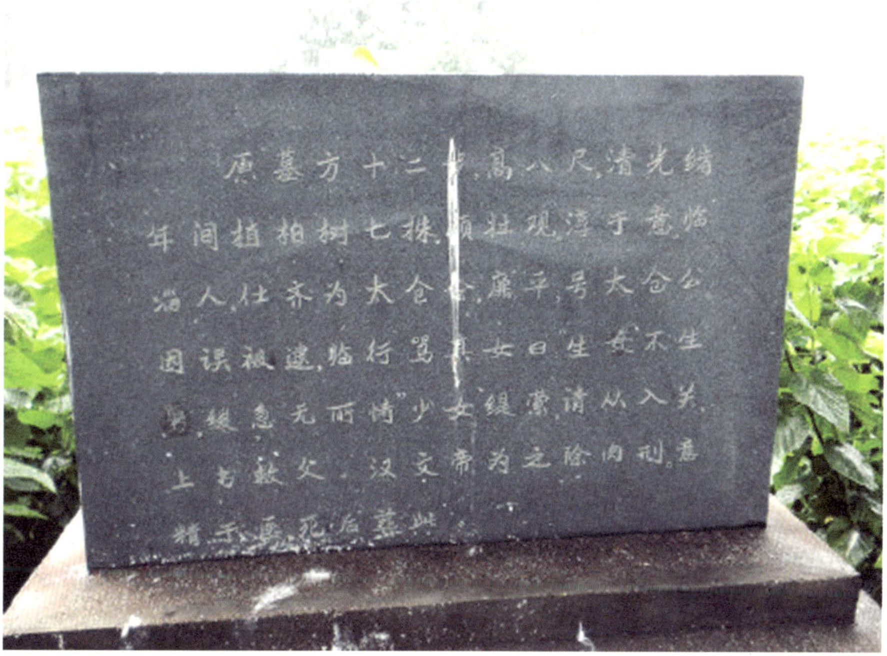

图3-8　淳于意墓

当刑。妾伤夫死者不可复生，刑者不可复属，虽复欲改过自新，其道无由也。妾愿没入为官婢，赎父刑罪，使得自新。书奏天子，天子怜悲其意，乃下诏曰：盖闻有虞氏之时，画衣冠异章服以为僇，而民不犯。何则？至治也。今法有肉刑三，而奸不止，其咎安在？非乃朕德薄而教不明欤？吾甚自愧。故夫驯道不纯而愚民陷焉。诗曰‘恺悌君子，民之父母’。今人有过，教未施而刑加焉？或欲改行为善而道毋由也。朕甚怜之。夫刑至断支体，刻肌肤，终身不息，何其痛而不德也，岂称为民父母之意哉！其除肉刑。”

淳于意的墓地为一圆形土丘，墓地北靠金牛山，西临泊河，依山傍水，明显高于四周的田地，好似葬于龟背之上，其形式符合古代风水学说，且地理位置与《重修泰安县志》和《泰山药物志》两书对其的描述完全吻合。今天墓前立有泰安市岱岳区政府颁布的“重点保护文物”的石碑，并派有专人看护此墓，以防被盗。

五、邹县熏香

西晋刘宝墓（图3－9），位于邹城市郭里乡独山村西北1.5千米处。据康熙年间编纂的《邹县志》记载，“伏羲帝后墓，俗称双王堌堆。在城西南五十里，有古墓二冢，周围大二亩，高二丈，世称伏羲帝后墓”。后经发掘勘探，查明此为西晋时期刘宝墓。

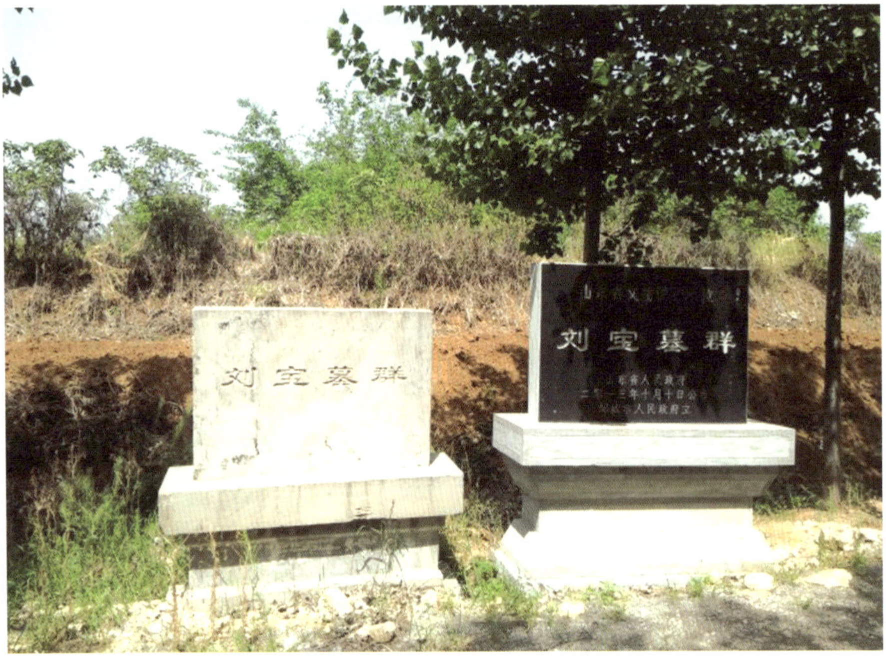

图3－9　西晋刘宝墓群

刘宝，字道真，西晋时期山阳郡高平人（今山东邹城市），年轻时曾因犯罪被罚服劳役，扶风王司马骏慧眼识才，用500匹布为其赎罪，并任命他为从事中郎。《世说新语》云：“刘道真尝为徒，扶风王骏以五百匹布赎之；既而用为从事中郎。当时以为美事。”（图3－10）刘宝善于骑射，通晓军事，因其作战英勇指挥有方，屡任侍中、安北大将军、领护乌丸校尉、都督幽并州诸军事等职，因戍边有功，赐爵关内侯，卒于西晋永康二年（301）。《世说新语》多载其事迹。

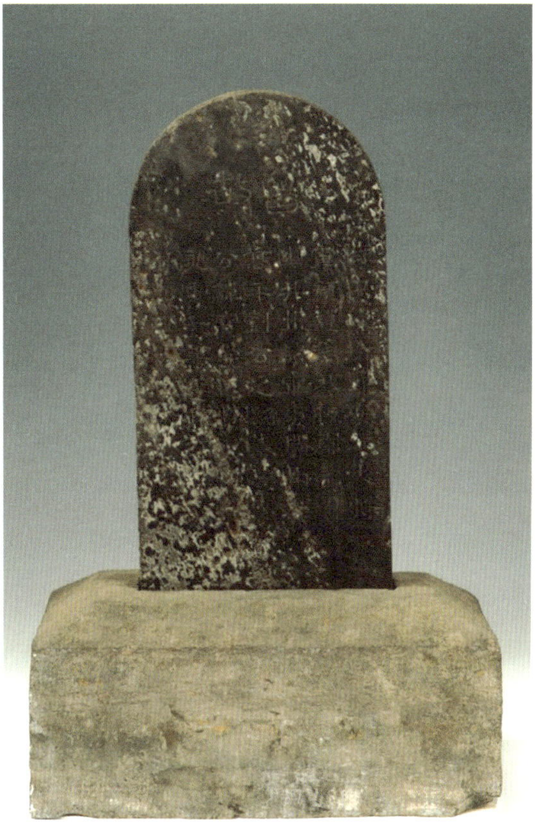

图3－10　西晋刘宝墓志——邹城博物馆收藏

刘宝墓有两个墓冢，按西北、东南排列。东南方向侧墓冢稍大，西北侧墓冢稍小。墓前室右侧立一墓碑。墓碑碑额为圆形，局部已风化，上刻有墓志铭，铭文很短，照录如下：“晋故侍中、使持节、安北大将军、领护乌丸校尉、都督幽并州诸军事、关内侯高平刘公之铭表，公讳宝，字道真，永康二年（301）正月丁巳朔二十九日。”

1974年，邹县文物部门对刘宝墓进行发掘清理工作，出土了大量的陶瓷器具、铜器和陶俑。其中出土的器皿中盛放有黑褐色粉末药物，因其变质，无法辨认其为何药。同时还出土了铜制熏香炉（图3－11），其中可放置熏香，点燃用以驱虫及祛除秽浊之气。

熏香文化历史悠久，最早可追溯到新石器时期。熏香源自远古时期的燎祭，最初是将柴木、祭品放在柴堆上，焚烧祭天及先人，古人认为烟雾可通鬼神。与此同时，生活用香也随之出现，出土最早的陶制熏香炉可追溯到四

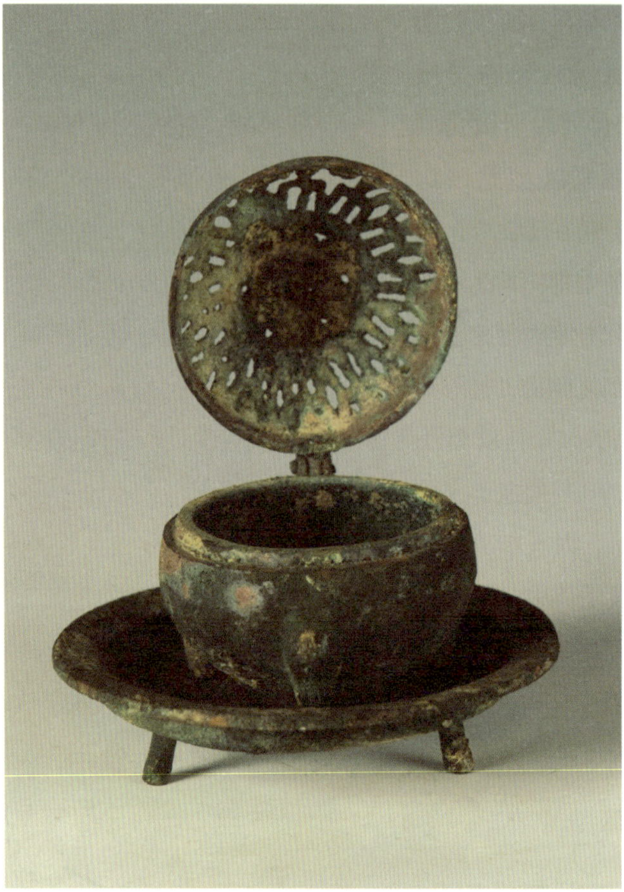

图3－11　西晋博山形炉体盆形托盘铜熏炉（邹城博物馆收藏）

五千年前。商代开始使用谷物和酒祭祀。甲骨文中的“香”字形状为禾黍置于碗中，本意为粮食成熟时的气味。西周时期，祭祀始用香草。《礼记·郊特牲》云：“周人尚臭，灌用鬯臭，郁合鬯；臭，阴达于渊泉。灌以圭璋，用玉气也。既灌，然后迎牲，致阴气也。萧合黍稷；臭，阳达于墙屋。故既奠，然后爇萧合膻芗。凡祭，慎诸此。”“萧”即香蒿草，周代崇尚香气，因此祭祀时先将酒洒在地上，以酒香请神。然后点燃香蒿草和动物脂肪，以香气奉神。《诗经·生民》云“载谋载惟。取萧祭脂，取羝以軷，载燔载烈，以兴嗣岁”，即点燃香蒿和牛油祭祀先人。及至春秋战国，生活用香进一步发展，古人对香料有了更深的认识，对香料的使用也不只限于熏香。尤其在长江流域，夏季闷热，多生蚊虫，冬季阴冷，古人将香料制作成香囊，佩戴于身，或燃熏香，以祛湿驱虫。《礼记·内则》云："男女未冠笄者，鸡初鸣，咸盥漱，栉縰，拂髦总角，衿缨，皆佩容臭。"容臭即香囊。同时，熏香开始流行于贵族之间，《左传·僖公四年》载"一薰一莸，十年尚犹有臭"，《庄子·让王》载"越人熏之以艾"，《韩非子·外储说左上》载"薰以椒桂"，都说明当时香料在贵族中的流行。

秦代，随着中国的大一统，各民族进一步交流融合，南方香料进入北方，熏香习俗在北方流行开来。汉朝，特别是汉武帝在位时，伴随着陆上丝绸之路和海上丝绸之路的开通，来自西域和东南亚的香料进入中国，为王公贵族所追捧。《太平御览》引郭子横《洞冥记》曰："汉武帝于招仙阁烧靡离之香，屑如粟，一粒香气，三月不歇。"而到了东汉时期，香料逐渐成为官员的必备之物。《太平御览》引应劭《汉官仪》曰："桓帝侍中乃存，年老口臭，上出鸡舌香与含之。鸡舌颇小辛螫，不敢咀咽，嫌有过，赐毒药，归舍，辞决就便宜，家人哀泣，不知其故。僚友求视其药，出在口香，咸嗤笑之。"东汉桓帝时侍中刁存，因其口臭严重，桓帝赐他一枚鸡舌香。刁存不识此物，闹了一个笑话。自此之后，官员向皇帝奏事之时口含鸡舌香渐成定例。三国时期，曹操曾给诸葛亮写了一封信，信中写道"今奉鸡舌香五斤，以表微意"，即隐晦地劝说诸葛亮归降自己。

隋唐时期，由于强盛的国力和对外交流的进一步频繁，香料的种类愈发丰富，香料的制作和使用也更加精致考究。同时，唐代也更加重视香料在礼制上的应用。皇家祭祀、朝堂议事时焚香已成定例。此外，科举考试的考场上亦需焚香。《梦溪笔谈》记载："礼部贡院试进士日，设香案于阶前。主司与举人对拜，此唐故事也。所坐设位供张甚盛，有司具茶汤饮浆。"隋唐时期香料的大量使用与宗教兴盛也有着密切联系。唐朝时期，道教在皇室的推崇之下，其地位明显提升。道教活动愈发频繁，无论是在平日的敬神修行，还是设道场斋醮，都会使用大量的香料。唐代时佛教也有极大发展，佛教活动中也会使用非常多的香料。1987 年，考古人员在对始建于唐代的法门寺进行的考古发掘活动中，在法门寺的地宫中就出土了许多香料和熏香器具。

两宋时期是我国封建时代对外贸易的顶峰时期，其间大量的外国香料进入中国，香料已不再是王公贵族的专属，而是普及寻常百姓之中。这个时期出现了许多关于香料的专著，比如洪刍所著《香谱》、曾糙所著《香谱》和《香后谱》、陈敬所著《陈氏香谱》等。大量的文人爱香成痴，许多人将香写入诗词，借以抒情言志。王公贵族的喜爱使得香料兴盛，而文人雅士使其更具文化内涵。

明清时期，熏香文化依旧极为兴盛。明朝郑和七下西洋，沿途各国都进贡了大量的香料。后来，明清虽实施海禁政策，但其与海外的香料贸易依旧十分繁荣。明清时期的香料和香具更加精细繁多，文人创作的诗词戏曲中多有涉及香料。但晚清之后，由于鸦片战争和甲午海战的失败而带来的时代巨变与外来文化冲击，人们对传统熏香文化的观念发生改变，熏香文化出现断裂，今天的祭祀用香远多于生活用香。

六、武梁祠画像石

武氏祠，古称武梁祠（图 3－12），由一组汉代的祭祀祠堂和墓地所构成，兼具祭祀和家族墓地之用，位置在今天的山东省济宁市嘉祥县，坐落于嘉祥县纸坊镇武翟山村北。

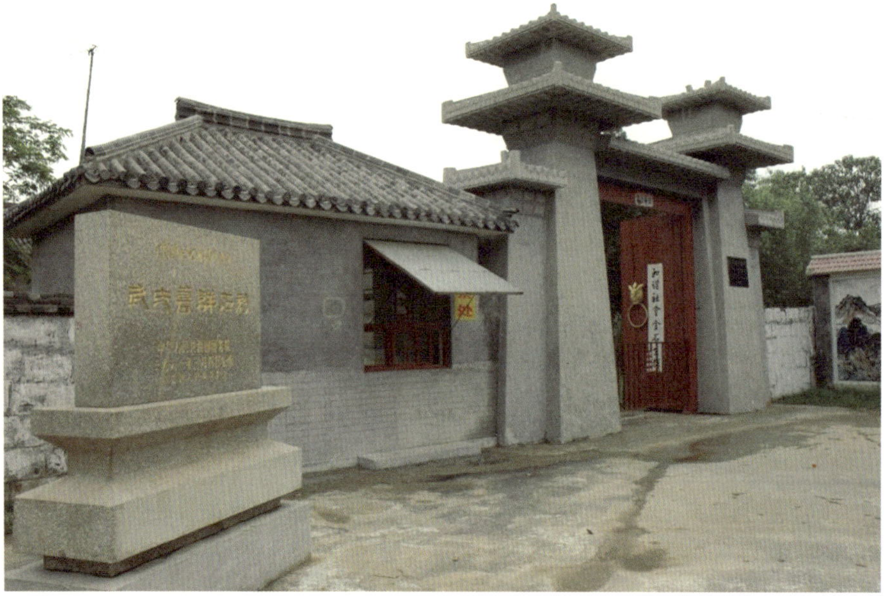

图 3－12　武梁祠

根据武氏祠内石碑上的铭文记载，武氏祠始建于东汉桓帝建和元年(147)，距今已有1 800多年的历史。该祠堂由东汉时期的武氏家族所建立，由孟孚、李第卯、孙宗等石匠负责雕刻建造，并经过“良匠卫改雕文刻画”，历经数十年辛苦劳动而建成。东汉时期，武氏家族是当地的大家族，世代为官，其家族成员去世后均葬于此地。武氏祠全部由石头构造而成，内部雕刻了内容丰富的石刻画像，其画像雕工精美巧妙，且画像取材广泛，包含神话传说、古代帝王、民间故事等内容，从不同角度反映了东汉时期的社会状况、风俗习惯、法规制度和宗教信仰等。武氏祠是迄今为止中国现存规模最大、保存最完好的汉代石碑、汉代画像石群，因其画像雕刻精美、年代久远、保存完好而名扬世界，于1961年被国家列为第一批全国重点文物保护单位。

今天的武氏祠中仍保存一对石阙、一对石狮、数块石碑以及祠堂石刻构件四组共计40余块。石阙是古代墓葬的标志性建筑，一般只有身世显赫且家庭富裕的家族才会在墓葬处设立石阙。石阙通常立在墓室的入口处，对称设计，置于墓道两侧，分为基座、阙身、栌斗、阙顶四部分。石阙上雕刻着画像和花纹。阙身正面刻有丰富的画像，以人物和动物为主，主要描绘的是神话世界和当时的社会生活。石狮安置在石阙的前面，两只石狮相对而立，四肢粗壮有力，张着大嘴，抬头向前。石狮的形象威武有气势，雕工朴实、端庄、生动。祠堂后面则是武氏家族成员的墓葬区域，按照去世年代的不同分为几个墓葬单元（图3－13）。

武氏祠是传统的单间歇山式结构，外形如同一座没有前门的房屋，在空中俯视，祠堂呈现“凹”字形，祠堂由左、右两壁、后壁和前、后屋顶石构造搭建而成。祠内现存有6块画像石：3块“武氏祠画像”石碑、2块“祥瑞图”石碑和1块“武家林”断石柱。由于年代过于久远，保护不当，加上风吹日晒，石板上的部分画像损毁严重，某些画像和文字已难以辨认。

祠堂内部的墙壁上刻满了画像，共计40余个历史故事。从画像的内容来看，作者大概将东、西及后墙壁上的画像分为3部分。第一部分是东、西墙壁的上层部分，即山墙尖顶部分，这一部分主要描绘的是神话世界，表现了创作者对长生的渴望；画面中高高在上坐着的分别是东王公和西王母，各据东壁和西壁的一方。第二部分是墙壁中层的画像，主要描绘的是古代圣人先

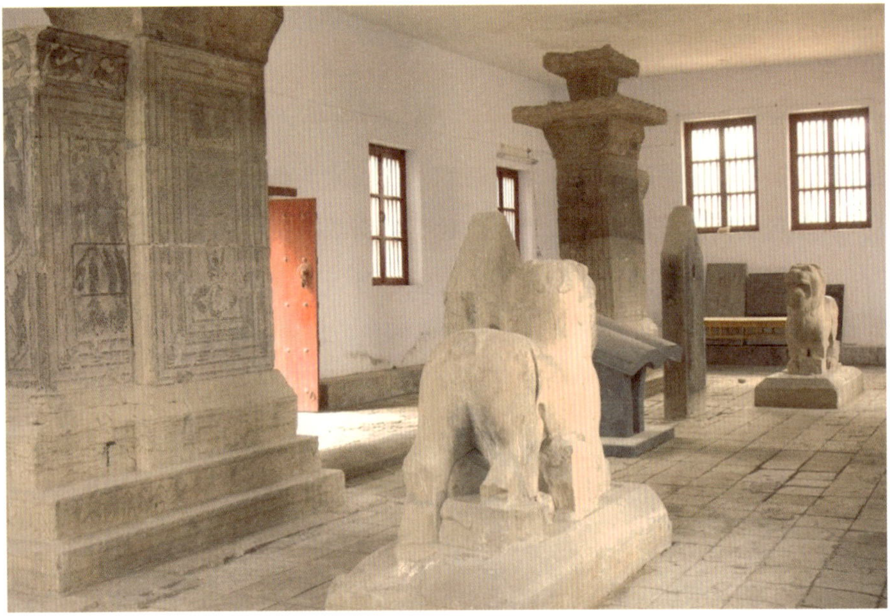

图3-13 武梁祠中保存的石狮、石阙

贤以及历史上流传较广的故事。第三部分是墙壁下层的画像，这一部分主要是写实，主要描绘的是墓主人现实生活中的某些场景，此外也夹杂着某些历史故事。创作者通过样式精美的菱形、弧形花纹将三个部分区分开来。整个画像画面的中心是一座宏伟壮丽的楼阁，象征着墓主人死后所居住的地方。楼阁的下层是墓主人的现实生活，中间部分是历史故事和古圣先贤，顶层则是神仙和祥瑞的画像，表达了创作者的美好愿望。

从画像的具体内容来看，用作屋顶的两块石板上，雕刻的都是古代表示祥瑞的动植物，比如黄龙、白虎、玉马、麒麟、比翼鸟等，同时在祥瑞图旁都附有说明，说明祥瑞的名称、性质及由来。东山墙上的山间部分，端坐在画面正中的是东王公，其左、右两侧各有一名身后长翅膀的侍卫，两名侍者的背后则各有一只双头兽身的动物，再其后则是长着翅膀飞翔的人。西山墙山间部分的构造大致相似，只不过画面中央的人换成了西王母，其身边同样环绕着长着翅膀的侍者，再其后则是捣药的玉兔和人首鸟身的动物。东王公和西王母都是正面造型，呈现出一种静止的状态，端坐在画面的正中，而环绕在他们身旁的侍卫、动物，大多为侧面雕像，且都是运动的状态，表现了这些人物对东王公和西王母的侍奉之意，由此表达出创作者对神仙的崇拜和对长生的渴望。

西壁西王母画像下方雕刻的是三皇五帝等古代君王的画像。伏羲和女娲也被安排到这个阶层，二者都是人首蛇身的形象。二人之后的画像依次为祝融、神农、黄帝、颛顼、帝喾、唐尧、虞舜、大禹。除此之外，在大禹的身后，雕刻着夏桀的画像。每个君王画像的造型大致相同，穿戴简单，画像旁均标注有每个人的姓名和生平。

跟在君王画像之后的，是八位生活在春秋战国时期的贞洁烈女，其中包括梁寡高行、鲁秋胡妻、鲁义姑姊、楚昭贞姜、梁节姑姊、齐义继母、京师节女与齐钟离春，这些都是描绘刘向《列女传》中的人物。其中梁寡高行和楚昭贞姜都是出自《列女传》第四卷的《贞顺传》，其他的如鲁秋胡妻、鲁义姑姊、梁节姑姊、齐义继母、京师节女这几个故事都是出自《列女传》中的第五卷《节义传》；最后的齐钟离春则出自《列女传》的第六卷《辩通传》。这些画像中的女性虽然生活的年代不同，行事方式不同，但都被创作者赋予某种意义，是某种行为处世原则的化身。这些女性和她们的故事，作为一种媒介，表达了创作者的思想、观念，且具有教育和警醒的双重作用。

位于帝王画像和烈女画像下面一层的，则是从春秋时期到东汉为止，包括曾参等人的17个人物画像。他们的身份比较复杂，包括忠臣、孝子、侠士等。和之前的三皇五帝及烈女画像一样，这些人物也是按照一定的时间顺序排列的。在这些画像中，最令人耳熟能详的有闵子骞失棰、老莱子娱亲、丁兰供木人等表现孝道的故事，以及荆轲刺秦王、专诸刺王僚、曹子劫齐桓等忠君爱国的故事，这些画像反映出创作者深受儒家忠孝伦理观念的影响。这些画像之中，最生动形象、令人印象最深刻的当属荆轲刺秦王的画像石（图3－14）。画面中央有一根立柱，荆轲掷向秦王的匕首深深扎入立柱中。立柱左边的荆轲怒发冲冠，正要冲向秦王。荆轲身后有一个人紧紧抱住荆轲，阻止荆轲的刺杀行为。而立柱右边的秦王，一边逃跑一边回头看荆轲，显得惊慌失措。荆轲左上方，秦舞阳吓得趴倒在地，盛放樊於期头颅的方盒在他身边放着。这幅画像展示的是荆轲刺秦王中图穷匕见后惊心动魄、震撼人心的一幕，而秦王的惊慌和秦舞阳的懦弱，更衬托出荆轲的勇猛和无畏。这幅画像刻画的人物生动形象，使人印象深刻。

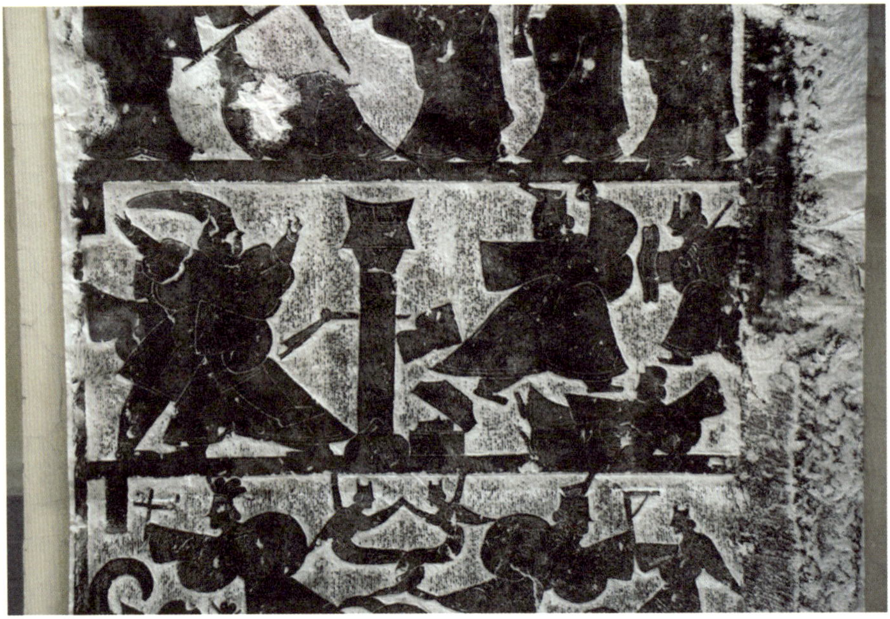

图3-14　荆轲刺秦王画像石

武梁祠中的画像石中，所刻画的历史故事基本上都是取材于著名的历史典籍，基本上可以认为是信史，而且其中刻画的人物和故事，都是耳熟能详、妇孺皆知的故事。但是在创作画像石的时候，创作者并没有把书中所有的人都刻画出来，比如在创作贞洁烈女的画像时，《列女传》记载了近百名女子的事迹，而创作者只选取了鲁秋胡妻、鲁义姑姊、梁节姑姊这几个人的故事。再比如创作者在创作侠士画像石的时候，创作者是将《史记》中《刺客列传》所描写的六个人全部刻画了出来，而非其他人物。这说明创作者在创作这些画像的时候，并非单纯将其作为装饰，而是想通过这些人物和人物身上所发生的故事，来传达创作者对美好品德的表彰与向往。同时，通过运用画像的通俗易懂性和历史故事的可读性，使其具有“成教化、助人伦”“戒恶”“思贤”的社会教育作用。与其他题材内容相比，历史故事来源于社会现实生活，经过历史的演化和人们的口耳相传，故事内容和其想要表达的内涵更容易被社会各阶层所理解和接受，同时也更具有说服力，更容易发挥“恶以诫世、善以示后”的功能和宣传儒家教化思想的作用。

七、东阿阿井

阿井，位于聊城市阳谷县城东北25千米的阿城镇。阿井中的水来源于河南济源县济河的一股地下潜流。郦道元在《水经注》写道："……西与聊城分河。河水又东北与邓里渠合，水上承大河于东阿县西，东迳东阿县故城北。故卫邑也。应仲瑗曰，有西，故称东。魏封曹植为王国。大城北门内西侧，皋上有大井，其巨若轮，深六七丈，岁尝煮胶，以贡天府。《本草》所谓阿胶也。故世俗有阿井之名。"（图3－15）

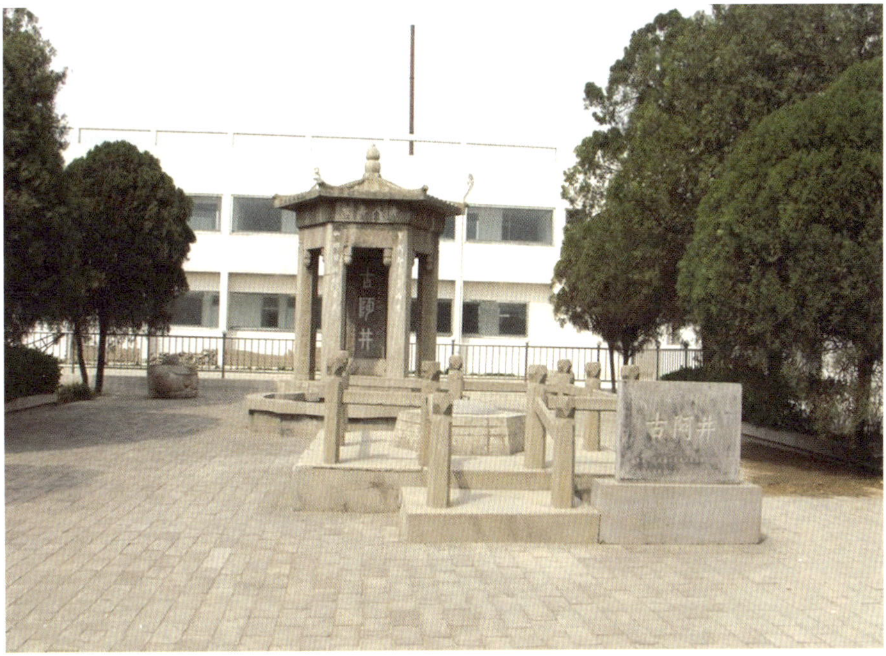

图3－15　古阿井遗址

阿井深达数丈，井水清洌甘甜，因其含有多种矿物质，故井水色绿而重，用此水熬胶，既容易去除药中杂质，同时也增强了阿胶的疗效。自古以来当地人都取此井水熬制阿胶，故又名"阿胶井"。自阿胶诞生以来，人们就十分重视熬制阿胶所用的水源，认为阿井之水清洌质重，能很好地去除阿胶中的杂质，皆认为阿井水是制作阿胶的最好水源。

阿胶的制作与应用，已有超过两千年的历史。阿胶最早的记载出自《神农本草经》，被《神农本草经》列为上品。南北朝时期的医学家陶弘景在书中写道：“……出东阿，故曰阿胶也。今东都下亦能作之。用皮亦有老少。胶则有清浊，凡三种，清薄者画用；厚而清者名为盆覆胶，作药用之；浊黑者可胶物，不入药用。”李时珍在《本草纲目》中记载：“阿井泉，味甚甘美，无毒。主治下膈疏痰止血。取井水煮胶谓之阿胶。”

阿城镇历史悠久，阿城曾是古东阿县治所在地。春秋时期，此地名为柯，齐国和鲁国曾在此会盟，鲁国大夫曹刿持匕首威胁齐桓公，迫使齐桓公归还被齐国侵占的鲁国城池。战国时期，柯改名阿邑。秦朝时，阿邑改名东阿，设立东阿县。又在东阿县城东设立谷城县，皆属东郡。《东阿县志》记载：“东阿县名始于秦。”

阿城镇东临黄河，历史上黄河曾多次泛滥，决堤改道，致使阿井多次淤塞，历朝历代皆经常修理阿井。

三国时期，曹植被封为东阿王，徙东阿。在此期间，曹植重修阿井，并在井上修建了六角亭，这是关于阿井亭的最早记载。

隋朝开皇十六年（596），隋文帝在东阿县西设立阳谷县，其后历代沿设至今。

唐初，唐太宗李世民派尉迟恭来到东阿县重修阿井，并在阿井北修建一亭，亭内刻有石碑，详细记载此事。据宋代《重修政和经史证类备用本草》记载，阿井上建有唐朝风格的四角亭，亭由四根方立柱所支撑，底有基座，南侧有台阶，井口与基座平齐。

元至元二十六年（1289），元世祖忽必烈下令开凿会通河，为方便管理运河，阿城镇由东阿划入阳谷。

明洪武八年（1375），当地人为避水患，东阿县再次迁址，重新修建东阿县城。

据当地史记记载，东阿县城迁址之后，东阿人为取阿井井水熬制阿胶，以东阿城西、黄河东岸的姜沟山换取阳谷县阿城镇的阿井。由此，“姜沟山”归阳谷县管辖，并改名为“阳谷山”；而阿井虽在阳谷，却因东阿人取阿井水用以制备阿胶，又归东阿县管辖。因此，历史上曾出现过阿井不在东阿县、阳谷山不在阳谷县的趣事。

明天顺七年（1463），阳谷知县王昌裔依唐制重修阿井、井亭，并在阿井周围建有官厅数间。

清康熙四十一年（1702），阳谷知县苏明杰重修阿井及井亭。

清嘉庆元年（1796），阳谷知县和东阿知县共同重修阿井，并在阿井旁立以石碑，石碑上刻有《重修古阿井和阿井碑记》。

光绪五年（1879），由于阿井淤塞严重，时任阳谷知县赵树南重修阿井及井亭，亭内修建一石碑，上刻有篆书三字“古阿井”。知县赵树南并为阿井题写楹联“圣代即今多雨露，仙乡留此好泉源”。阿井亭背阴联为“力可迴澜重建源泉来井底，必存济世长留膏泽在人间”，横批“济人寿世”。这也是封建王朝时代最后一次整修阿井。

随着政治中心的转移，制备阿胶的水源由阿井水逐渐改为东阿镇狼溪河水。由于时局混乱，加之天灾人祸，阿井于清末再次严重淤塞。至民国初年，阿井彻底干涸。

新中国成立后，在当地政府的主持下，阿城镇又重修阿井及井亭。阿井以青石板围砌而成，高处离地面半米，四周设有石制围栏，南侧设有两级石阶。井北建有一六角碑亭，由 6 根石柱支撑，造型古朴。亭内有一赑屃，背负石碑。该碑高约 1.7 米，宽约 0.7 米，碑上篆刻三个篆书大字“古阿井”。

今天的阳谷县政府依托阿井，建立起生产阿胶的现代化厂房，古老的阿井又焕发出新的生机。

八、金雀山、银雀山汉墓

金雀山与银雀山，旧称金雀环、银雀环，位于山东省临沂市城南隅。两座山岗东西对峙，呈掎角之势拱卫着临沂城。相传古代此处遍生一种灌木，春夏之交，此木鲜花盛开，花朵形似云雀，东岗为黄色，西岗为白色，因此两座山岗得名金雀山和银雀山。山体由石灰岩、紫色页岩构成，海拔虽只有 88 米，但也是市中心所处海拔最高的地段。

《大清一统志·沂州府》记载：“金雀山在兰山县南三里。《府志》：‘其西为银雀山。东西对峙，环护府治。中有桃花洞，下有泉，南流为阳明河。’”可以看出此处风景秀丽，山水环绕，自然景观丰富多样。又《临沂县志·山川》载，山上曾有元代文人王佐创建的王氏书院，现已无踪迹，无从考证。

关于金雀山与银雀山还流传着一个神话传说。古代，沂河常年发生洪涝灾害，琅琊人民深受其害。有一户人家育有两女，名为金雀、银雀。某年夏天，洪水又至，当地百姓依旧无法阻止凶猛的洪水。此时，同样筋疲力尽的金雀和银雀便决定跳入决口去堵住洪水。就在她们跳入水中的一刹那，奇迹出现了：沂河决口处慢慢升起两座小山，挡住了决口，也把洪水稳稳地挡在河堤之内。从此，沂河两岸的百姓便不再受洪水之苦。百姓为了纪念这两位女子，便把两座山称为金雀山、银雀山。

自1970年以来，金雀山、银雀山先后发掘汉代墓葬百余座，出土大批珍贵文物，其中包括竹简7 500余枚。1977年12月，该墓群被列为山东省重点文物保护单位。现今，银雀山汉墓竹简博物馆已在银雀山西南麓建成（图3-16），是我国第一座汉墓竹简博物馆。该馆占地面积达10 000平方米，于1982年2月动工兴建，当年10月正式落成。主体建筑银雀山汉墓厅和竹简陈列厅设计独特，将仿古建筑与园林融为一体，堪称鲁南参观游览之胜地。

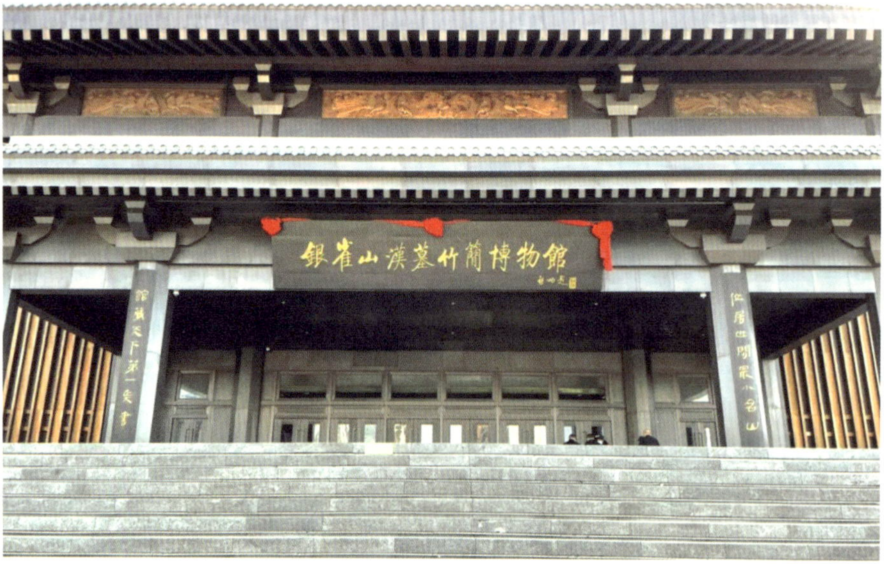

图3-16　银雀山汉墓竹简博物馆

博物馆室内中央是复原后的一号、二号西汉墓穴，所有随葬物品复制后均按原状摆放在棺椁内。椭圆形展厅周围的墙壁上装饰的玻璃橱窗，展示着放大后的汉墓发掘现场和出土竹简的照片。墓室均在岩石上开凿而成，为长方形竖穴。两座墓葬椁室结构基本相同：一号墓椁室东侧置棺，西侧为边箱，安放随葬物品；二号墓则相反，西侧置棺，东侧为边箱，棺身外为黑漆。棺椁木质坚硬，周围封闭严密，随葬物品保存完好。

考古人员在银雀山汉墓发掘整理过程中发现有大批竹简，包括《管子》《晏子》《墨子》等先秦古籍，以及《相狗经》《曹氏阴阳》《风角占》《灾异占》等残简，其中包括《孙子兵法》《孙膑兵法》。这一发现是考古界的重大突破，为确定孙子和孙膑并非同一人提供了可靠的文物佐证。此外，出土的大量残简之中有《天地八风五行客主五音之居》一书，其中五行相生、五行相胜等内容在简文中皆有所反映，为后人对中医五行学说的深入研究提供了理论依据与历史论证。

银雀山汉简（图 3 － 17）为我国早期灾害书写及其观念的研究提供了宝贵资料。从中可以窥见早期先民对灾害的认知及其治理路径明显与后世不同。如银雀山汉简《五令》："德令者……毋雍（壅）塞川泽。雍（壅）塞川泽……民多肠疾。"《五令》指明，行"德令"时，为政者不能触犯禁忌，否则百姓多患疡病。《五令》："义令者……毋□兵令，禁□水代〈伐〉木者。□之，……民多单（瘅）疾。"银雀山汉简整理小组对"单（瘅）疾"的注解是：《素问·疟论》"名曰

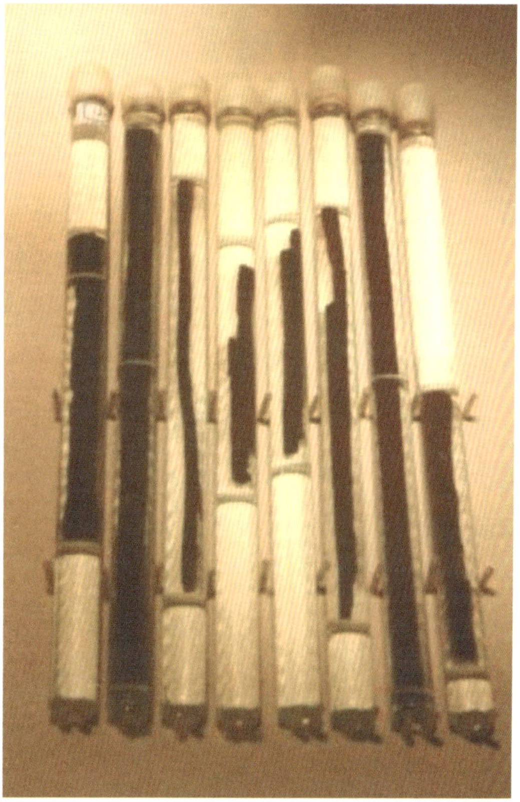

图 3－17　山东博物馆藏银雀山竹简

瘅疸”，注“热也”。《汉书·艺文志》有《五藏六府瘅十二病方》，注：“黄病。”《五令》指出，行“义令”时，为政者当注意不要触犯禁忌，否则百姓将会多患黄病。

1976年5月，考古人员在金雀山又发掘西汉墓1座，定为金雀山9号墓。墓为长方形井穴，本椁一棺，棺内有骨架一具，墓主系一女性，年代约为西汉前期。棺盖及四周裹以麻布，两端各绕三匝麻绳，有一帛画平展于麻布之上。帛画长200厘米，宽42厘米。主要描绘了墓主人和其他人物的生活情景，以及永生不死、成仙升天的幻想景象。天上有云气、日月、玉兔和蟾蜍。日月下方画有三座仙山和象征琼阁的建筑物，以祈祝死者灵魂升天。地下部分的鱼、龙、水怪等，表示“九泉”境界。人间部分上下排列，分为五组画面，描绘墓主人起居、歌舞、会客、纺织、游戏等生活场面。在艺术表现手法上，以红色细线勾勒，平涂色彩，有红、蓝、白、黑等，单线勾勒的笔触刚健挺拔，劲道有力；平涂与渲染兼用的设色方法，具有典雅庄重的格调。画面的乐舞、角抵等生活场面构思巧妙，生动活泼；画中的人物形象仪容肃穆，体态端庄，显示出了极高的艺术造诣和精湛的功力。金雀山帛画是继湖南长沙马王堆汉墓出土帛画之后在长江以北地区首次发现的帛画，为研究秦汉时期的人文风情、绘画技艺提供了珍贵资料。

值得注意的是，其中有一幅老妇问医图。图3－18中，一位人身鹊面的医者立于一旁，手持针具，符合古时人们有关扁鹊形象的描绘。一位老妇恭敬地跪坐在旁边，其后跟随着几名侍者，可见西汉时期人们对医者的尊重，以及渴望健康长寿的美好心愿。另外，帛画的染料成分中包含着朱砂、青黛、蛤粉等，证明早在西汉时期，临沂地区中药资源的开发与利用就达到了一定的水平。

九、临淄齐国故城排水系统遗址

临淄齐国故城，位于今山东省淄博市临淄区齐都镇，是周代至汉代的临淄城所在地。周朝建立后，为巩固其统治地位，采取分封制，将周宗室、贵族以及重臣封往各地，建立诸侯国。姜子牙乃伐纣灭商而建周之重臣，被周王尊称为“师尚父”。公元前1046年，周武王“封师尚父于齐营丘”。《尔

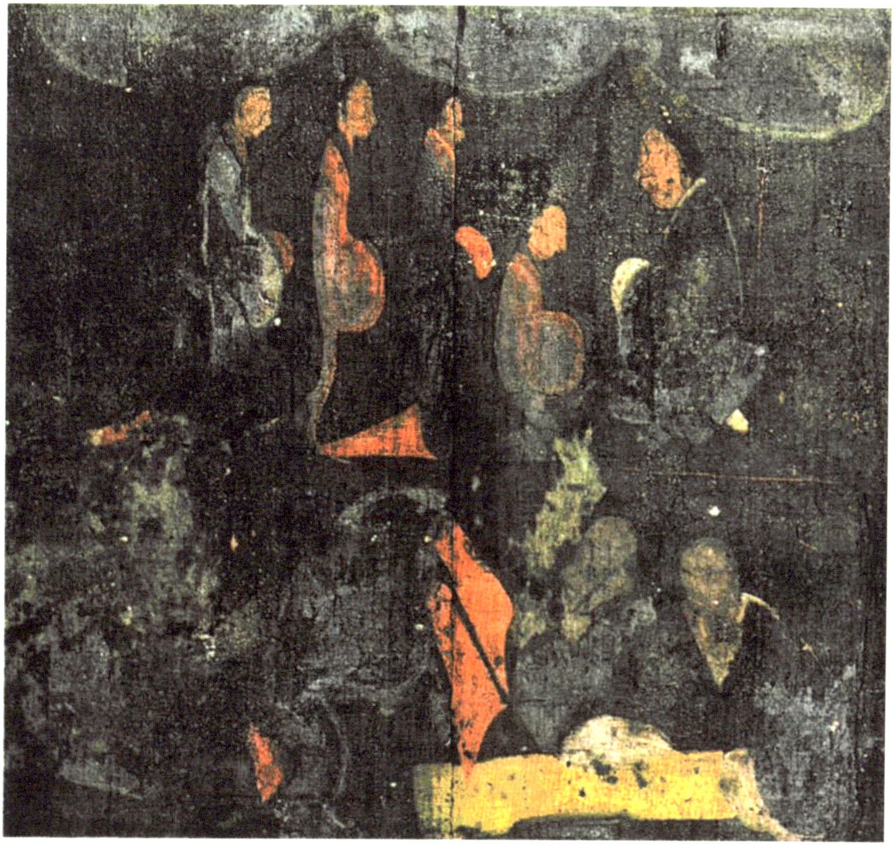

图 3－18　金雀山汉墓帛画

雅·释丘》云："水出其前而左，营丘。"郭璞注："今齐之营丘，淄水过其南及东。"言淄水营绕其前而左得名。公元前896年，齐胡公迁都薄姑（今山东省博兴县）。公元前859年，齐献公复齐都于营丘。为防御纪国进攻而扩建都城营丘，东城墙依淄水河岸顺水而建。《水经注·淄水》："淄水又北径其城东，城临淄水，故曰临淄。"并因此将营丘更名为临淄，"临淄"之名便由此而来，今故城遗址之形制亦是成之于此时（图3－19）。

齐国建立后，在姜子牙的统领下取得了繁荣发展。一方面《尚书·禹贡》云："嵎夷既略，潍、淄其道。厥土白坟，海滨广斥。厥田惟上下，厥赋中上。厥贡盐絺，海物惟错。岱畎丝、枲、铅、松、怪石。莱夷作牧。厥篚檿丝。浮于汶，达于济。"说的就是此处地理位置优越，毗邻海岸线，渔盐矿产资源丰富，海陆交通便利，便于贸易交流；另一方面，齐威王创建稷下

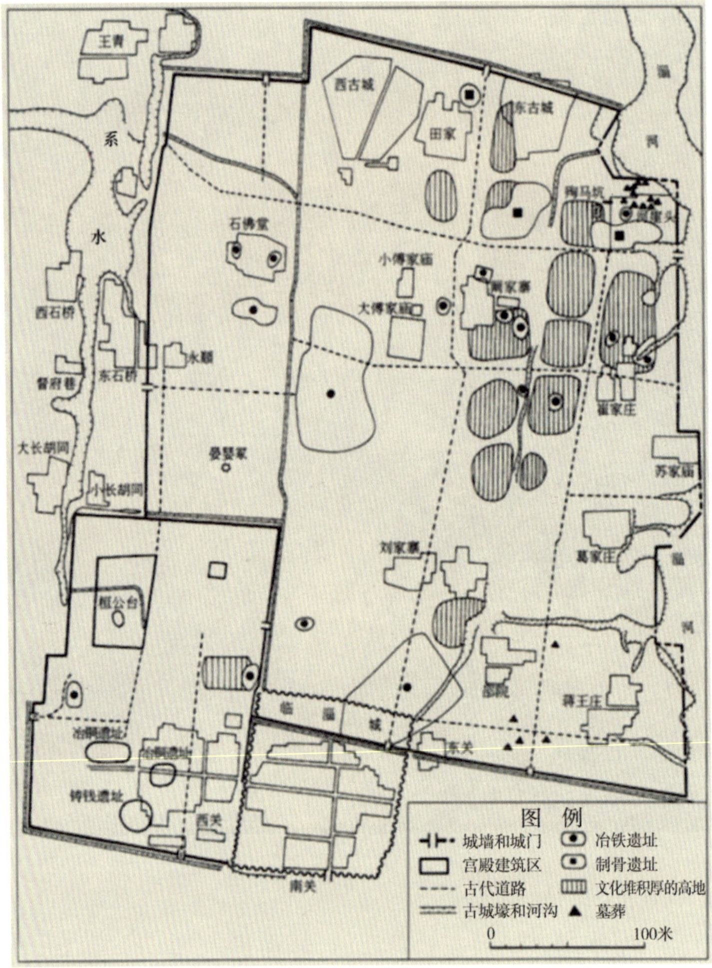

图 3－19　临淄齐国故城遗址图

学宫，尽引天下奇才，使之成为“百家争鸣”的源头。二者皆是后期齐国成为“春秋五霸之首、战国七雄之一”的重要原因。《战国策·齐策一》苏秦云：“临淄之中七万户……甚富而实，其民无不吹竽、鼓瑟、击筑、弹琴、斗鸡、走犬、六博、蹋鞠者；临淄之途，车毂击、人肩摩，连衽成帷，举袂成幕，挥汗成雨；家敦而富，志高而扬。”可见当时临淄城之繁荣，人口之兴旺。但城市的发达则会带来另一严峻问题：天然降水以及生活废水如何排出？从建筑角度考虑，若排水不便，积水浸泡城墙，容易导致城墙坍塌，危及居民安全。从医学角度来看，若废水污水不能及时排出，不仅会造成环境的破坏，甚至导致病毒、细菌滋生，蚊蝇鼠害加重，最终瘟疫肆虐，在当时的医疗条件下，极易造成大规模的人畜死亡，破坏国家经济发展，社会动荡。因此，排水系统是建造都城时必须严密考虑的一项设计。

古时营建国都一般取内城外郭式，以使君民分居。《吴越春秋》言：“鲧筑城以卫君，造郭以居人，此城郭之始也。”齐国故城即是按此制而建，分大城与小城两部分，小城属内城，是国君和主要大臣的宫城，南北 2 千米，东西 1.5 千米，嵌筑于大城西南隅，东北部伸进大城西南隅；大城多为官吏、平民、商人之居处，南北 4.5 千米，东西 3.5 千米。两城总周长 21.3 千米，总面积近 16 平方千米。遗址保存完整，文物古迹丰富，在文化史、考古史上占据重要地位。1961 年 3 月 4 日，临淄齐国故城列入中华人民共和国国务院公布的第一批全国重点文物保护单位。

齐国都城东、西城墙沿河岸弯曲而建，有城墙拐角 24 处，仅沿淄河就有 14 处。史载，齐城有门 13 座，名称有申门、稷门、雍门、杨门、东闾门、虎门、龙门、鹿门等，因多数未记明确方位，难以定位，亦有可能重复。现已探明 11 座，其中小城 5 座，大城 6 座。按交通干道的走向和城门的距离布局，还应有西门一座位于大城西墙北端，排水道口以南，民间传说叫“三间门”；东门一座，在今河崖头村南，或为葛家庄以北，俗称“雪门”。

都城的交通布局也甚是规整，共发现干道 10 条。其中，大城 7 条，小城 3 条，宽 4～20 米。道路绝大部分都与城门相通，应是齐故城内早期的主要交通干道。大城中的两条南北大道与两条东西大道在东北部交叉，呈“井”字形，当是都城中最繁华的市井中心。

故城排水系统的规划与设计，便是根据上述交通布局以及当时的军事形势、排水需求等多方面因素，充分考虑和利用了其自然条件。利用淄河和系水作东、西两面的护城河，立天然为屏障，达到便利、经济的效果。同时，又在大城南、北城墙外挖筑护城壕沟 6 140 米；在小城的东、北墙和西墙南段挖筑壕沟 5 780 米。同时，根据南高北低的地势，在修建城池时严密规划了城内排水系统。经发掘探查，临淄城内主要有三大排水系统，四处城墙排水道口（图 3－20）。

1 号排水系统位于小城西北宫殿区，主要是承接宫殿区汇水外排。该系统南起桓公台东南部，向北经过桓公台的东部和北部，再向西，至西墙下 1 号

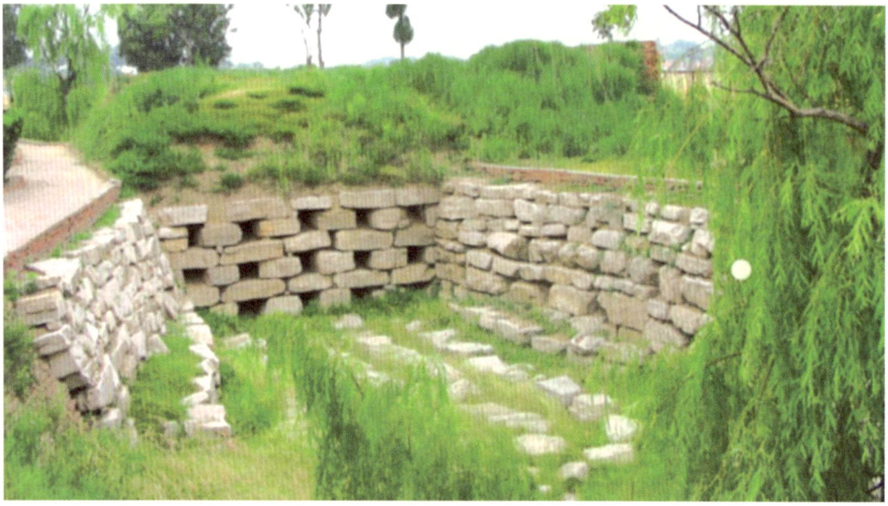

图 3－20　临淄齐国故城排水道口

排水口排出，注入系水。水道宽 20 米、深约 3 米，全长 700 米。

2 号排水系统位于大城西北部，由一条南北向干道排水沟和一条东南西北向支道排水沟组成，承担大城内绝大部分废水和积水的排泄。该系统干道排水沟南起小城东南角，顺南高北低的地势，直通位于大城北墙西部的 2 号排水道口，注入北墙外护墙壕。水道宽 20 米、深 3 米左右，全长 2.8 千米。支道排水沟从干道排水沟北段分出，向西北直通位于大城西墙北部的 3 号排水道口，流入系水。水道断面与干道相仿，全长 1 千米。

3 号排水系统位于大城东北部，起点不详，通至大城东墙北段的 4 号排水道口，向东注入淄河。全长约 800 千米。

排水系统的设计是人工城壕与天然河流相衔接，四面环城，城池俱备，使得城池与城墙配合构成一个完整的防御体系，也为城内排水系统的规划建设提供了良好的外围排水条件，使得城内排水与城外防御水道构成一个完整的排水网络体系，确保城中自然降水和生活废水的汇集排放。

由此可见，排水道口是故城的重要排水设施，在建筑设计上体现了四大特色。一是分层设计。充分考虑到枯水期和丰水期的不同情况，将进水口设计成三层，独具匠心。同时，亦满足了其防御功能。二是结构设计。过水道内部石块交错排列，结构复杂化，不直通，使得排水、防御两不误，是整个排水道口建筑设计的精华。三是弧形设计。北壁比南壁长，且呈弧形，既可减轻洪水对石壁的压力，避免被冲毁；又可使洪水中的泥沙得到沉淀，避免堵塞进水口。四是地沟设计。进水道底部，设计了5条进水沟，通向5个进水孔。既能沉淀泥沙，避免孔道淤塞；又可分解水流，减轻洪水对进水口的冲刷。三千年前的排水道口具有丰富内涵，是齐人智慧之结晶。其既能排水又能御敌的巧妙设计，是中国古代城市排水系统乃至世界城建史上的杰作。

自姜太公封齐立国至秦始皇统一六国的八百余年间，临淄作为齐国都城见证了齐国的繁荣与覆灭。临淄齐国故城排水系统遗址的发现，反映出早在春秋战国时期，齐鲁大地的人们就已经具备了较高的卫生防疫意识，医学水平也得到了一定的提高和发展。同时，这也是我国古代劳动人民智慧结晶的体现，时至今日仍令世人为之惊叹。

十、李茂盛庙会

李茂盛生活于清康熙至乾隆年间，山东寿光人。他曾考中秀才，儒而兼医，擅长治疗疮科与小儿痘疹。他医术高超，医德高尚，在寿光乃至昌邑、广饶、潍县等地均有极高威望。李茂盛尚在人世，即有寿光知县叶某为其建生祠祭祠，地址在寿光九巷村，有正殿三间，内有李茂盛坐像。前去祭祠的人络绎不绝。先生卒后，葬于九巷村之西南。

数年后，李茂盛本家族人、进士李席珍等认为应在本族人所在地为李茂盛建庙（图3－21）。于是，又在李家官庄为其建庙，具体地点在李家官庄村内集场西侧，庙宇共3间，中有李氏坐像，旁有姜大哥、柳大哥二衙役站像。大家约定以李茂盛诞辰的四月十三日为吊祭日期，在庙前举行盛会三日。

吊祭期间，百姓自发前往祭祀，并形成庙会。庙会期间，香客商贩远道云集，呼应熙攘，接踵联袂，逐渐自发形成贸易集市。来赶庙会的不仅有四周乡民，还有远方香客，东则海阳、荣成，南则安丘、临朐、益都、诸城，西则阳信、利津，北至渤海之滨，感先生之德，竟不辞数百里之遥，云涌而至。当地谚谣："舍得了秋和麦，舍不了官庄会。"可见当时盛况。为感念先生，人们仍依他生前所嘱，用烧酒一壶，以红线系烧饼一个祭奠他，香火延续，至今不绝。

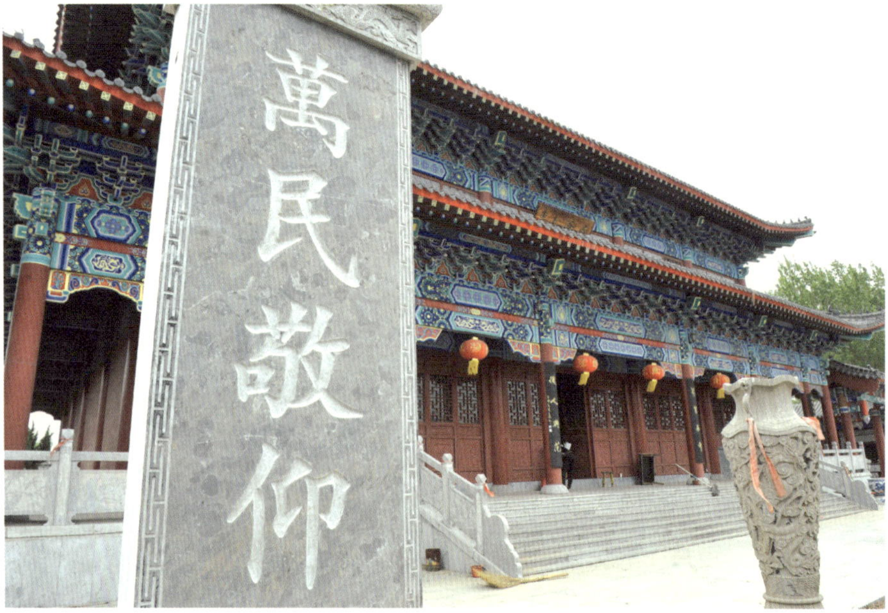

图 3－21　李茂盛庙

李大夫一生授过好多徒弟，据说成才者不多。有刘官庄人刘某，拜师李大夫医术较好，对斑疹疮疡尤为精妙。李大夫逝后，当时称得起名医。可此人性贪，医德不高。据传，道口某富户之弟子生疮，来请刘某，请医如拜相，病家招待特周。他一时贪图口福，治病时给患者用药不用足分量，导致治疗虽见效，但不除根，时好时坏，于是病家就时常来请他，同时盛情款待他，他也就经常能大快朵颐。但他一时大意，用药量竟没有控制住病情，导致病情恶化，无法收拾，误丧一命。刘某懊丧悔恨，但病家还是那样尊重刘某，又使大车送刘某回家。但刘某坐在车上，很不是滋味，未到家，即辞退再三，自己步行回村。路过李大夫庙处，远看像李先生站于庙前，硬着头皮，走至前，果是李大夫。李大夫上前大声训斥：何违师言，不重医德，见利忘义，致使患者枉死，与图财害命何异？说着，一掌扇在徒弟左腮帮。其后，徒弟脸灼疼，生一毒疮，离开了人世。此传虽玄，但可见后人多么敬仰李大夫，亦为医德不高者戒。

200 年间，李茂盛庙历经风风雨雨，其间有迁址，有损毁，有重修，“文革”期间，庙宇及塑像全被拆毁。1985 年，在时任卫生厅副厅长张奇文的倡导下，群众自愿集资建“莪华纪念堂”，一倡百和，奔走相告，两个月内集资近5万元。邻省邻县闻讯前来送款的也有不少。纪念堂落成后，大门两旁镌刻张奇文撰写的对联：为人民做好事千古称颂，替群众解疾苦万世留名。山东中医学院教授周凤梧撰楹联：囊里刀圭创出回生业绩，庙中香火已是戴德心声。李克绍先生为山东省寿光名医李莪华纪念堂拟楹联：囊里刀圭，创出回生业绩。庙中香火，乃是戴德心声。技超绝代，俾黎庶同龟鹤比寿。院中还专为“清代名医碑”建有碑亭（图3－22）。

虽李莪华庙曾被拆除，但庙会一直存续下来，表达百姓对李茂盛的敬仰之情。今“李莪华庙会”已被列为潍坊市非物质文化遗产。

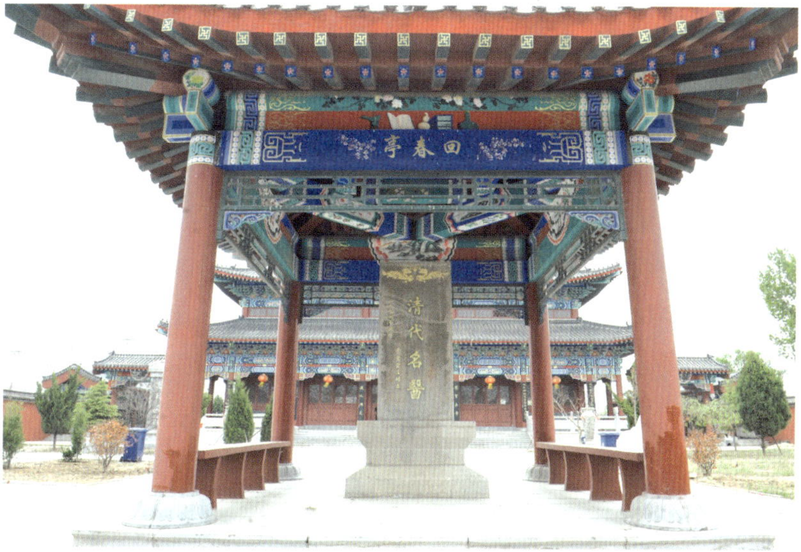

图3－22 李茂盛“清代名医”碑

第四章 学思流芳

第一节 扁仓学派之学术思想

一、扁鹊之学术思想

（一）以脏腑经络理论解说病因病机

《史记·扁鹊仓公列传》中记载了扁鹊治病的若干病例，从中可以看出其寻求病因病机所依据的理论是脏腑经络理论。如扁鹊路经虢国，看到全国都在举行祭祀活动，经过打听，才知是因虢太子死亡，所以全国才把去邪的祭祀活动放在所有活动之首。扁鹊到虢国王宫门前，向太子的侍从之臣打听太子的病况，中庶子以阴阳气血、邪气蓄积等解说太子的病情，其谓："太子病血气不时，交错而不得泄，暴发于外，则为中害。精神不能止邪气，邪气蓄积而不得泄，是以阳缓而阴急，故暴蹶而死。"

扁鹊经过诊察，在解说太子的病情时说："若太子病，所谓'尸厥'者也。夫以阳入阴中，动胃缠缘，中经维络，别下于三焦、膀胱，是以阳脉下遂，阴脉上争，会气闭而不通，阴上而阳内行，下内鼓而不起，上外绝而不为使，上有绝阳之络，下有破阴之纽，破阴绝阳，（之）色（已）废脉乱，故形静如死状。太子未死也。夫以阳入阴支兰藏者生，以阴入阳支兰藏者死。凡此数事，皆五脏蹶中之时暴作也。良工取之，拙者疑殆。"从以上可以看出，扁鹊以阴阳脏腑经络解说病机。如阳气入阴脉，邪气动胃，经脉受损，脉气下注下焦、膀胱，使阳脉之气下坠，阴脉之气上升，致阴阳隔绝，不能交通，从而导致尸厥。

关于经脉理论，马王堆出土的资料中有关经脉的《阴阳十一脉灸经》《足臂十一脉灸经》，其经脉走向与《黄帝内经》中所载不同。《黄帝内经》中所载的是十二经脉，且是循环无端，形成一条完整的路线；且手足经的循行有一定规律，但《足臂十一脉灸经》所载的足太阳、足少阳、足阳明、足少阴、足太阴、足厥阴、臂太阴、臂少阴、臂太阳、臂少阳、臂阳明等十一脉之走向，均是由四肢末端流向躯体中心或头面方向，大部分是向心性的走向。《阴阳十一脉灸经》之循行方向较《足臂十一脉灸经》有所不同，出现了自身体中心向四肢走的脉络。如足太阴脉由少腹起始，经下肢内侧而止于足部的远心性方向；《阴阳十一脉灸经》《足臂十一脉灸经》中脉与脉之间没有相互衔接的关系。但扁鹊论病时指出“阳入阴中，动胃缠缘，中经维络，别下于三焦、膀胱，是以阳脉下遂，阴脉上争”。从中可以看出胃脉、三焦、膀胱等脏腑、经络的联系，可知扁鹊认为脏腑通过经络互联，其时经络学的发展较《阴阳十一脉灸经》《足臂十一脉灸经》时已有所进步。

（二）综合运用针、熨、汤液治疗疾病

比较能体现扁鹊治疗水平的病案是虢国太子治疗案，具体的治疗方法如下。

第一，针法。扁鹊令其学生子阳磨砺针石，取三阳五会穴，即百会穴。百会穴有开窍醒脑、回阳固脱的作用。通过针百会穴，使已昏死过去的太子苏醒。

第二，熨法。扁鹊令学生子豹用入体五分的药熨，再用八减方的药剂混合煎煮，交替在两胁下熨烫。用此法治疗之后，太子即可坐起。

第三，内服汤药。扁鹊还使用汤剂治疗太子之疾。太子服用扁鹊所开的汤剂二十多日之后，身体即恢复如前。

从以上可知，扁鹊综合运用内治、外治法，以外治法救急，再以内治法调理阴阳，祛邪扶正。

扁鹊诊齐桓公时，亦提道：“疾之居腠理也，汤熨之所及也；在血脉，针石之所及也；其在肠胃，酒醪之所及也；其在骨髓，虽司命无奈之何。”其中涉及熨法、针法、汤剂三种治疗之法。

（三）提出“独取寸口”之说

关于诊脉的部位，《素问·三部九候论》提到三部九候诊脉法，其中，所谓三部，即下部、中部、上部，每部各有三候。三候之中，各有天、地、人之别，具体内容如下。

上部天，诊察两额之动脉；上部地，诊察两颊之动脉；上部人，诊察耳前之动脉。其中，上部天以候头角之气，上部地以候口齿之气，上部人以候耳目之气。

中部天，诊察手太阴脉；中部地，诊察手阳明脉；中部人，诊察手少阴脉。其中，中部之天以候肺，地以候胸中之气，人以候心。

下部天，诊察足厥阴脉；下部地，诊察足少阴脉；下部人，诊察足太阴脉。其中，下部之天以候肝，地以候肾，人以候脾胃之气。

《难经》中提出与三部九候不同的诊脉法，即“独取寸口”之说，在本书的正文首篇即提出：“一难曰：十二经皆有动脉，独取寸口，以决五藏六府死生吉凶之法，何谓也?”随后自答曰：“然，寸口者，脉之大会，手太阴之脉动也。人一呼脉行三寸，一吸脉行三寸，呼吸定息，脉行六寸。人一日一夜，凡一万三千五百息，脉行五十度，周于身，漏水下百刻，荣卫行阳二十五度，行阴亦二十五度，为一周也。故五十度复会于手太阴。寸口者，五藏六府之所终始，故法取于寸口也。”十二经皆有动脉，但独取寸口，一方面乃寸口是五脏六腑之所终始之处。从另一方面看，独取寸口较其他经脉的动脉容易诊察，所以诊寸口脉也被后世沿用至今，成为最常用的诊脉方法。

（四）总结脉象对应的病机、症状

《难经》对脉象平脉及病脉对应的病机、症状进行总结，指出一呼二至、一吸二至为平脉，否则为病脉如指出：“一呼三至，一吸三至，为适得病，前大后小，即头痛目眩；前小后大，即胸满短气。一呼四至，一吸四至，病欲甚，脉洪大者，苦烦满；沉细者，腹中痛；滑者伤热；涩者中雾露。一呼五至，一吸五至，其人当困，沉细夜加，浮大昼加。不大不小，虽困可治，其有小大者为难治。一呼六至，一吸六至，为死脉也，沉细夜死，浮大昼死。一呼一至，一吸一至，名曰损，人虽能行，犹当着床，所以然者，血气皆不足故也。再呼一至，再吸一至，呼吸再至此四字即前衍文，名曰无魂，无魂者，当死也，人虽能行，名曰行尸。”指出脉来一呼一至，一吸一至为死脉，名曰“行尸”。

浮、沉、长、短、滑、涩对应之阴阳脉象：“谓浮、沉、长、短、滑、涩也。浮者阳也，滑者阳也，长者阳也；沉者阴也，短者阴也，涩者阴也。所谓一阴一阳者，谓脉来沉而滑也；一阴二阳者，谓脉来沉滑而长也；一阴三阳者，谓脉来浮滑而长，时一沉也。所言一阳一阴者，谓脉来浮而涩也；一阳二阴者，谓脉来长而沉涩也；一阳三阴者，谓脉来沉涩而短，时一浮也。”

又如《难经》指出四时之平脉为春脉弦，夏脉钩，秋脉毛，冬脉石，若非其时而得其脉，则为病脉：“假令得肝脉，其外证善洁，面青，善怒；其内证脐左有动气，按之牢若痛；其病四肢满闭，淋溲，便难，转筋。有是者肝也，无是者非也。假令得心脉，其外证面赤，口干，喜笑；其内证脐上有动气，按之牢若痛，其病烦心，心痛，掌中热而啘。有是者心也，无是者非也。假令得肺脉，其外证面白，善嚏，悲愁不乐，欲哭；其内证脐右有动气，按之牢若痛，其病喘咳，洒淅寒热。有是者肺也，无是者非也。假令得肾脉，其外证面黑，善恐、欠；其内证脐下有动气，按之牢若痛，其病逆气，小腹急痛，泄如下重，足胫寒而逆。有是者肾也，无是者非也。”

此外，《难经》还论述了诸死脉之临床表现。如论述了足太阴、足厥阴、手太阴、手少阴气绝之脉证，如其谓手少阴气绝曰：“手少阴气绝则脉不通，脉不通则血不流，血不流则色泽去，故面色黑如黧，此血先死。壬日笃，癸日死。”

总之，《难经》阐述了平脉、病脉、死脉等脉象、病机及症状等内容。

（五）独特的命门之说

命门之义，《黄帝内经》认为命门是指目。《难经》则认为右肾是命门，其谓："三十六难曰："藏各有一耳，肾独有两者，何也？然，肾两者，非皆肾也，其左者为肾，右者为命门。命门者，诸神精之所舍，原气之所系也，男子以藏精，女子以系胞。故知肾有一也。"三十九难中亦有相似的表达，其谓："经言府有五，藏有六者，何也？然，六府者，正有五府也。五藏亦有六藏者，谓肾有两藏也，其左为肾，右为命门。命门者，精神之所舍也，男子以藏精，女子以系胞，其气与肾通。"

此说为后世研究命门理论提供了理论依据。尤其是金元明时期，诸家纷纷阐发关于命门创新性的观点。如刘完素在《素问病机气宜保命集》中将命门与相火联系起来，其谓："左肾属水，男子以藏精，女子以系胞；右肾属火，游行三焦，兴衰之道由于此，故七节之傍，中有小心，是言命门相火也。"

迨至明代，以孙一奎等为代表的温补派兴起，其中对命门的阐发是温补派理论的重要基石，孙一奎《医旨绪余》曰："命门乃两肾中间之动气，非火非水，乃造化之枢纽，阴阳之根蒂，即先天之太极，五行由此而生，脏腑以继而成。"赵献可认为命门在两肾之间正对脐，且附在脊骨，自上向下数第十四椎处。赵献可谓："相火禀于命门，真水又随相火……日夜周流于五脏六腑之间，滞则病，息则死矣。"赵献可还提出命门为君主的观点，其在《医贯》中提出："欲世之养身者、治病者，的以命门为君主。"命门起到了驱动全身机能的作用，其提出命门为十二经之主的论述："可见命门为十二经之主。肾无此，则无以作强，而伎巧不出矣；膀胱无此，则三焦之气不化，而水道不行矣；脾胃无此，则不能蒸腐水谷，而五味不出矣；肝胆无此，则将军无决断，而谋略不出矣；大小肠无此，则变化不行，而二便秘矣；心无此，则神明昏，而万事不能应矣。正所谓'主不明则十二官危'也。"张介宾将《易经》理论融入命门研究中，提出命门为人身之太极，是人身生命之本源。其认为两肾均为命门。虞天民亦承其说，提出两肾总号为命门。张介宾谓命门为水火之腑，阴阳之宅，为精气之海，为生死之窦，假若命门亏损，则会使诸脏腑失去所依靠的动力。因此，张氏在辨治疾病时，十分注意温补命门，亦创制新方右归丸、右归饮等用来温补命门。

总之，《难经》关于命门的解说，给后世带来启发，金元明代诸位医家的阐释，使其理论更趋完善，并指导临床诊病及治疗用药。

（六）主张信医不信巫

上古之时，往往医、巫集于一身，巫师除管理巫祝之事外，亦以医药治病。如《山海经·大荒西经》中载：“大荒之中……有灵山，巫咸、巫即、巫朌、巫彭、巫姑、巫真、巫礼、巫抵、巫谢、巫罗十巫，从此升降，百药爰在。”《山海经·海内西经》曰：“开明东有巫彭、巫抵、巫阳、巫履、巫凡、巫相，夹窫窳之尸，皆操不死之药以距之。”贰负没有得到帝的允许，擅自杀死窫窳，因此帝大为震怒，令巫彭、巫抵、巫阳、巫履、巫凡、巫相等人用不死之药救治已死的窫窳，并严惩贰负。《路史》载：“（黄帝）命巫彭、桐君处方、盄饵、湔浣、刺治，而人得以尽年。”从此则可以看出巫彭与桐君负责开列处方，煎煮药物，并使用针刺等手法，使人得以延年益寿。

从以上文字可以看出，上古之时，巫师亦承担了部分医生的职责。随着医学的进步，医学渐渐摆脱了巫术，独立发展。比较有代表性的人物是扁鹊，扁鹊明确提出“六不治”，其谓：“病有六不治。骄恣不论于理，一不治也；轻身重财，二不治也；衣食不能适，三不治也；阴阳并，藏气不定，四不治也；形羸不能服药，五不治也；信巫不信医，六不治也。有此一者，则重难治也。”其中，提到“信巫不信医”者，不能给予治疗，因为这种情况下，病者不信任医者，病情治疗的难度很大，甚至难以治愈，会使医者的努力付之东流，甚至还会被病家责难。因此，扁鹊指出此种情况不可给予治疗。

上古时期，由于科技不发达，普通百姓不知有些自然现象的科学原理，因此，将一些事件归结于超出自然，还有天帝控制着自然界的一切事物，因此，出现一些信仰崇拜，而巫师则是交通鬼神与人间的人物。中国巫术已经有几千年的历史传承，其中尤以吴楚等地为甚。如《列子·说符》：“楚人鬼而越人禨。”在扁鹊所处的时代，能提出信医不信巫的观点，极其难得。因为直至民国时期，有些地方仍然存在信巫不信医的情况。如《汉书·地理志》曰：“（楚地）信巫鬼，重淫祀。”楚越之人信巫鬼，并向鬼神祈福。迨至宋代，吴楚及岭南等地，尤其是边远地区，山峦叠嶂，交通极为不便，限制了与中原的沟通，信巫尚鬼的习俗仍盛。又如《宋史·地理志》称“川峡四路……涪陵之民尤尚鬼俗”，“归、峡信巫鬼，重淫祀”。这些习俗亦体现在日常生活之中。如周去非《岭外代答》言宋代钦州的房屋设计中，留有鬼路，供鬼魂出入。其村家入门之右，必为小巷，升当小巷石壁，穴隙二三寸，名曰鬼路，言祖考自此出入也。其民有病时，又有信巫不信医之俗。如《宋史》谓：“涪陵之民……有父母疾病，多不省视医药，及亲在多别籍异材。汉中、巴东，俗尚颇同。”曾敏行《独醒杂志》云：“广南风土不佳，人多死于瘴病。其俗又好巫尚鬼，疾病不进药饵，惟与巫祝从事，至死而后已，方书药材未始见也。”宋代范致虚知洪州时，对民众患病之后治疗的方式进行了描述：“民户偶患瘟疫，止信师巫，谓之门师，为其设像，以祠瘟鬼，谓之结痤。禁其服药，以与鬼竞，专一奉鬼，谓之具愿，祭于坛场，谓之传替；隔绝往来，谓之避难。偶自获安，邀求衣物，谓之代厄；患者死亡，祭以遣鬼，谓之解愿，禁其哭泣。嫌于怨鬼，皆悖礼犯义。”可见其时信巫不信医之习俗浓厚。明代袾宏《莲池大师全集》载：“《内经》以信巫不信医，列于五不治。而杭人尚巫，乡村为尤甚。凡有疾也，或求签，或灼龟，或问篾，或占易课，或打水碗，必询审有祸祟否。彼师巫随其胸臆，或曰犯某神，或曰冲某鬼，或曰先亡亲属求食，或曰带血阴人作殃。病者思之，稍涉疑似，即便信受，一依所命而设祭祷。”

民国时期民间仍然有以巫术治病者，如张灿玾教授曾谈到山东荣成治疗儿童腮腺炎的方法。腮腺炎，是由滤过性病毒所引起的一类传染病，因为病毒感染会造成腮腺疼痛肿大，导致脸两侧发炎，肿得像猪头一样，所以又叫作“猪头皮”“痄腮”。荣成民间认为儿童得痄腮是被庙里把门将军手中的箭射中，因此，需手工做几个小弓箭，到无人的地方，向各个方向各射一箭，口中念叨着词，然后，将弓箭烧掉，病就可以痊愈了。这是上古时期巫术治病的残留。在扁鹊生活的年代，能提出“信医不信巫”的观点，是一大进步。

总之，扁鹊医术高超，在妇科、老年病及小儿病等方面均是专家。在赵国邯郸，听闻当地重视妇人，因此专妇人科；行至洛阳，听说当地敬老爱老，就专治老人耳聋眼花及四肢关节痛；到了咸阳，闻知咸阳人疼爱儿童，就专治小儿科。扁鹊在脉学的总结、继承、发展等方面贡献很大，“至今天下言脉者，由扁鹊也”。

二、仓公之学术贡献

仓公的老师公乘阳庆手中有先道真传的黄帝、扁鹊脉书、五色诊病、药论书等秘书，仓公非常用心地侍奉公乘阳庆，阳庆非常喜欢仓公，于是将不外传的禁方书传给了他。有《脉书》《上经》《下经》《五色诊》《奇咳术》《揆度》《阴阳》《外变》《药论》《石神》《接阴阳禁书》等，虽然其书已佚，但据张灿玾教授研究，《黄帝内经》中提到以上部分书名，如《病能论》提到《奇恒》《阴阳》，《玉版论要》提到《五色诊》《脉变》《揆度》《奇恒》等，亦即部分内容虽亡，但部分内容尚存。从书名推测，以上诸书包括诊断、病机、奇病、治疗药物、砭石、房中术等内容。仓公的学术贡献如下。

（一）中医学史上第一部医案专著——《诊籍》

司马迁在《史记·扁鹊仓公列传》中将仓公向汉文帝呈上的医案录入他的著作中，从而成为中医史上第一部医案专著——《诊籍》。

凡仓公诊治的患者，他都留下了诊疗记录，“今臣意所诊者，皆有诊籍”。仓公之所以留下诊籍，是因仓公学成不久，他的老师公乘阳庆就去世了，他失去了自己的指导老师，因此，他只能依靠自己进行经验总结。于是，他就将诊治及判定死期的病患资料均记录下来，并跟踪记录病患的情况，来印证自己的判断，总结得失，自己判定死期之日是否正确，以备总结经验之用。

医案是医生治疗疾病时辨证、立法、处方用药的记录，其价值是非常大的。对诊治者本人而言，可以进行回顾性思考、研究；对后人而言，可以学习医家的治疗思路及独特经验。仓公《诊籍》本意为自己总结经验之用，并未想公之于众。但因仓公犯法，仓公女儿为救自己的父亲，上书汉文帝，要求以身代父。因缘际会，竟使仓公有机会与汉文帝见面，有了问对之机缘，才使《诊籍》得以传世。总之，仓公著成中医史上第一部医案专著——《诊籍》。此书有开创之功，宋金元以来，医案类著作渐多，如《伤寒微旨论》《儒门事亲》等书中均有医案。至明清时期，医案类著作更是数不胜数，如喻昌《寓意草》、叶桂《临证指南医案》等。综合性的著作中，亦有医案。如明代张介宾《景岳全书》等。明代江瓘还广泛搜集历代名医医案，进行整理总结及分类编排，并附以评议，著成《名医类案》。

（二）精于脉诊，四诊合参

仓公精于脉诊，在听到患者的主诉之后，他的病案几乎均以“诊其脉”开始他的诊疗工作。如“齐侍御史成自言病头痛，臣意诊其脉”“齐王中子诸婴儿小子病，召臣意诊切其脉”“齐中御府长信病，臣意入诊其脉”“齐王太后病，召臣意入诊脉”“齐章武里曹山跗病，臣意诊其脉”“刘中尉潘满如病少腹痛，臣意诊其脉”“阳虚侯相赵章病，召臣意。众医皆以为寒中，臣意诊其脉”“齐郎中令循病，……切其脉时”“济北王病，召臣意诊其脉”“齐北宫司空命妇出于病，众医皆以为风入口，病主在肺，刺其足少阳脉。臣意诊其脉”“菑川王美人怀子而不乳……臣意诊其脉”“菑川王病，召臣意诊脉”“济北王侍者韩女病腰背痛，寒热，众医皆以为寒热也。臣意诊脉”“临菑氾里女子薄吾病甚，众医皆以为寒热笃，当死，不治。臣意诊其脉”“齐淳于司马病，臣意切其脉”“齐中郎破石病，臣意诊其脉”“臣意尝诊安阳武都里成开方……切之，得肾反肺”“安陵阪里公乘项处病，臣意诊脉”，除个别的病案外，仓公将切脉放在非常重要的位置。

仓公不仅重脉诊，他亦重四诊合参。如齐丞相舍人奴跟随上朝，进入宫中，淳于意看到他在闺门吃东西，通过望诊得知其有病气。并告知跟随他学习的宦者平，曰：“此伤脾气也，当至春鬲塞不通，不能食饮，法至夏泄血死。”至春天舍人奴果然病了，至四月，泄血而死。淳于意曰：“所以知奴病者，望之杀然黄，察之如死青之兹。众医不知，以为大虫，不知伤脾。所以至春死，病者胃气黄，黄者土气也，土不胜木，故至春死。”此为通过望诊而知病情。

又如诊临菑女子薄吾患病，采用望诊、问诊、切诊等相结合的方法。众医均以为薄吾患寒热病，病比较重，当死，不治。淳于意诊脉后，认为是由蛲虫积聚而成瘕块，用芫花一撮，出蛲虫数升，疾病就痊愈了。淳于意指出：“病蛲得之于寒湿，寒湿气宛笃不发，化为虫。臣意所以知薄吾病者，切其脉，循其尺，其尺索刺粗，而毛美奉发，是虫气也。”淳于意通过切脉与观察薄吾的皮肤及毛发的状态，从而判断其为蛲虫积聚病。

仓公传所记载的典型脉象有贲、静、滑、代、数、动、疾、大、沉、坚、浮、紧、躁、鼓、急、搏、番阳、番阴、深、小、浊、弱、涩、弦等，其中有些脉象是后世脉学著作中常提到的，如滑、代、数、动、疾、大、沉、坚、浮、紧、躁、鼓、急、搏、深、小、浊、弱、涩、弦等，但贲、番阳、番阴较为少见。如：

> 齐中郎破石病，臣意诊其脉，告曰：“肺伤，不治，当后十日丁亥溲血死。”即后十一日，溲血而死。破石之病，得之堕马僵石上。所以知破石之病者，切其脉，得肺阴气，其来散，数道至而不一也。色又乘之。所以知其堕马者，切之得番阴脉。番阴脉入虚里，乘肺脉。肺脉散者，固色变也乘之。所以不中期死者，师言曰：“病者安谷即过期，不安谷则不及期。”其人嗜黍，黍主肺，故过期。所以溲血者，诊脉法曰：“病养喜阴处者顺死，养喜阳处者逆死。”其人喜自静，不躁，又久安坐，伏几而寐，故血下泄。

虽不知番阴脉具体的含义，但从其文中“所以知破石之病者，切其脉，得肺阴气，其来散，数道至而不一也”推测，番阴脉即散脉，且脉来不均的脉象。又如番阳脉：

> 安陵阪里公乘项处病，臣意诊脉，曰：“牡疝。”牡疝在鬲下，上连肺。病得之内。臣意谓之：“慎毋为劳力事，为劳力事则必呕血死。”处后蹴鞠，要蹶寒，汗出多，即呕血。臣意复诊之，曰：“当旦日日夕死。”即死。病得之内。所以知项处病者，切其脉得番阳。番阳入虚里，处旦日死。一番一络者，牡疝也。

此“番阳”的具体脉象就难以从文中做出推测，待进一步考证。

仓公还对部分诊脉的脉理进行解释。如济北王侍者韩女病腰背痛，寒热，众医皆以为是寒热病。淳于意诊脉后认为是身体内有寒气，导致月事不下。遂用熏灸法，过了一会，韩女的月事就来了。淳于意解释曰：“诊其脉时，切之，肾脉也，啬而不属。啬而不属者，其来难、坚，故曰月不下。肝脉弦，出左口，故曰欲男子不可得也。”

又如济北王病，召“意诊其脉”，仓公认为是风厥胸满病。其为济北王调制药酒，服用三石后，疾病痊愈。淳于意解释曰：“得之汗出伏地。所以知济北王病者，臣意切其脉时，风气也，心脉浊。病法：‘过入其阳，阳气尽而阴气入。’阴气入张，则寒气上而热气下，故胸满。汗出伏地者，切其脉，气阴。阴气者，病必入中，出及瀺水也。”仓公发现脉为气阴脉，属阴。阴气盛，病入中，以药祛邪时，便汗出漓漓。

（三）以脉诊断生死

仓公还通过诊脉断死期。如齐侍御史病头痛案，仓公诊其脉为代绝而脉贲，认为此为病疽，病内发于肠胃之间，后五日当臃肿，后八日会呕脓而死，他释脉理谓：

> 臣意切其脉，得肝气。肝气浊而静，此内关之病也。脉法曰：“脉长而弦，不得代四时者，其病主在于肝。和即经主病也，代则络脉有过。”经主病和者，其病得之筋髓里。其代绝而脉贲者，病得之酒且内。所以知其后五日而臃肿，八日呕脓死者，切其脉时，少阳初代。代者经病，病去过人，人则去。络脉主病，当其时，少阳初关一分，故中热而脓未发也，及五分，则至少阳之界，及八日，则呕脓死，故上二分而脓发，至界而臃肿，尽泄而死。

又如济北王召仓公给他的众侍女诊脉，诊至女子竖时，淳于意告之济北王：“竖伤脾，不可劳，法当春呕血死。”竖是有技能之人，有一手好武艺，擅表演，她是济北王花四千七百贯从民间买来的。济北王召竖来，看到她面色并没有什么异样，所以没将淳于意的话放在心上，没有将竖卖给其他诸侯。到了春天，竖奉剑跟随济北王至厕所，济北王离开后，竖并未出来，济北王令人召之，发现竖扑倒于厕所，呕血而死。

又安陵阪里公乘项处病牡疝，淳于意警告他：“慎毋为劳力事，为劳力事则必呕血死。”但他喜欢踢球，后呕血。淳于意诊后认为他活不过第二日晚上，其谓：“所以知项处病者，切其脉得番阳。番阳入虚里，处旦日死。”

（四）运用经络学说诊疗疾病

淳于意的医案在一定程度上反映了汉初中医理论的发展水平。从淳于意的医案中可以看出其运用经络学说诊疗疾病的情况。

如治齐中大夫病龋齿案，淳于意灸其左大阳明脉，并处以苦参汤，每日用苦参汤三升漱口，如此治疗五六日后愈。

又如菑川王病头痛身热、使人烦懑案，淳于意刺足阳明脉，左右各三，疾病很快痊愈。

如王后弟宋建，淳于意见其“见其色，太阳色干，肾部上及界要以下者枯四分所”，推知其肾之府腰脊痛。

又如齐北宫司空命妇病疝气，淳于意灸足厥阴之脉，左右各一，即不再遗溺，且小便清，小腹痛止。再给予开汤药——火齐汤，三日而疝气散，痊愈。仓公释曰：“脉来难者，疝气之客于膀胱也。腹之所以肿者，言厥阴之络结小腹也。”由于疝气腹肿是由邪客厥阴之脉，故淳于意治以灸足厥阴之脉。以上均反映汉初运用经络学说指导临床针灸治疗已十分成熟。

（五）运用五脏五行生克制化理论诊疗疾病

淳于意运用五脏五行生克制化理论诊疗疾病。如齐丞相舍人奴案，淳于意预测他至春当死。至于原因，是胃属土，春则与木相应，木克土，土不胜木，故至春死。

又如齐中郎破石病，淳于意预测他至十日后当死。

> 臣意诊其脉，告曰：“肺伤，不治，当后十日丁亥溲血死。”

丁属火，亥属水，肺属金，火克金，故齐中郎病重而死。

亦有学者认为五脏五行相配并非当今所言脏腑相配，而是古五行与脏腑相配的模式。如吴弥漫等指出：“盖仓公所据之五行学说，当系古文经五行说，而与《内经》所据之今文经五行说在五脏与五行配属关系上有很大不同。古文经五行说的配属关系是脾木、肺火、心土、肝金、肾水（今文经五行说则是肝木、心火、脾土、肺金、肾水），肾与肺正是水与火的相克关系，故称‘肾反肺’”。值得一提的是，还有一种学术观点认为“肾反肺”是传写致误。

1.《礼记·月令》五脏与五行的配属关系

《礼记·月令》曰：春三月，“祭先脾”；夏三月，“祭先肺”；中央土，“祭先心”；秋三月，“祭先肝”；冬三月，“祭先肾”。孔颖达注云：“所以春位当脾者，牲立南首，肺最前而当夏也，肾最在后而当冬也。从冬稍前而当春，从肾稍前而当脾，故春位当脾。从肺稍却而当心，故中内主心。从心稍却而当肝，故秋位主肝。此等直据牲之五藏所在而当春夏秋冬之位耳。”从孔颖达的注解可知，其五脏与五行的配属关系即祭祀所用动物五脏的解剖位置应五方五行以成。古人还用观察的方法以确定五脏五行的配属关系，有其朴素、自然观。《吕氏春秋》《淮南子》“时则训”五时祭之配五脏与《礼记·月令》同。此即许慎所说的“古文说”。

2.《管子》五脏与五行的配属关系

《管子·水地》篇云：“人，水也。男女精气合，而水流形，三月如咀，咀者何？曰五味。五味者何？曰五藏。酸主脾，咸主肺，辛主肾，苦主肝，甘主心。”《管子·水地》五脏五行的配属关系为脾主酸，属木；肝主苦，属火；心主甘，属土；肾主辛，属金；肺主咸，属水。与《礼记·月令》中五脏与五行的配属关系相比，脾属木与心属土二者相同；不同之处为《礼记·月令》中肺属火、肝属金、肾属水，而《管子·水地》中肺属水、肝属火、肾属金。

3.《淮南子》相术家五脏五行的配属关系

《淮南子》“地形训”中言及五方之人，如《淮南子》谓：“东方川谷之所注，日月之所出。其人兑形小头……窍通于目，筋气属焉，苍色主肝……南方阳气之所积，暑湿居之，其人修形兑上……窍通于耳，血脉属焉，赤色主心……西方高土，川谷出焉，日月入焉。其人面末偻……窍通于鼻，皮革属焉，白色主肺……北方幽晦不明，天之所闭也……其人翕形短颈，大肩下尻，窍通于阴，骨干属焉，黑色主肾……中央四达，风气之所通……其人大面短颐……窍通于口，肤肉属焉，黄色主胃。”除五脏之脾作“胃”外，其五行与五脏的配属关系为肝属木，心属火，肺属金，肾属水，其配属关系均与《素问》《灵枢》同。如《素问·金匮真言论》谓："东方青色，入通于肝，开窍于目，藏精于肝……是以知病之在筋也……南方赤色，入通于心，开窍于耳……中央黄色，入通于脾，开窍于口，藏精于脾，故病在舌本……西方白色，入通于肺，开窍于鼻……北方黑色，入通于肾，开窍于二阴。"《灵枢·五音五味》谓："手少阴，脏心，色赤，味苦，时夏……足少阴，脏肾，色黑，味咸，时冬……足太阴，脏脾，色黄，味甘，时季夏……手太阴，脏肺，色白，味辛，时秋……足厥阴，脏肝，色青，味酸，时春。"《淮南子·地形训》将地理与人的生理、心理和风习联系起来，即以五行、五方配人体面貌特征、性格特点、物产种类等，属古代相术家之说，与《灵枢·阴阳二十五人》有相通之处。此种配属关系与东汉许慎《说文解字》中的"博士说"相似。

五脏五行的众多配属关系为医疗实践提供了众多理论模式。五行学说根植于社会生产实践之中，以朴素的原始形态渗透人们的思想领域，对政治、医学、学术领域均产生了重大影响。以上五脏五行的众多配属关系为医疗实践提供了众多理论模式。五行之间存在相生及相克的关系，在五脏与五行的不同配属关系的指导下，五脏之间的生克制化的关系模式亦不相同，以之说明病理变化亦会有不同的结论，从而做出的治疗抉择亦不相同。郑玄云："今医疾之法，以肝为木，心为火，脾为土，肺为金，肾为水，则有瘳也。若反其术，不死为剧。"从郑玄之语可知，当时五脏五行的配属关系较多，医家在实践中均加以试用，故有"若反其术，不死为剧"之语。

医学实践决定了五脏五行配属关系模式的最终定型。在西汉时期，《礼记·月令》中五脏五行的配属关系占据主流地位，《淮南子》中相术家五脏五行的配属关系则不同。直至西汉末年，著名学者扬雄在其著作《太玄经》中，还是持肾属水、脾属木、肝属金、心属土、肺属火观点，这与《礼记·月令》同。详《太玄经》云："三八为木，为东方……藏脾……四九为金，为西方……藏肝……二七为火，为南方……藏肺……一六为水，为北方……藏肾……五五为土，为中央……藏心。"究其原因，与"五德终始说"有关。虽然自汉高祖刘邦称帝至汉武帝太初改历，汉承何德及改正朔、易服色的问题均没有解决，但汉武帝太初改历后，据土德易服色。又古人对于心在人体的地位早有明确的认识，如《管子·心术上》云："心之在体，君之位也。"据此心应属土，故《礼记·月令》中的"古文说"占据主流地位。《太玄经》注文亦可为证，其谓："肺极上以覆，肾极下以潜，心居中央，以象君德，而左脾右肝承之以位。"

实践是检验真理的唯一标准，医学界并没有因"古文说"的主流地位而受到桎梏。从郑玄所云可知，古代医家大量的、长期的、不断的医学探索实践表明：以"心火、肝木、脾土、肺金、肾水"的五脏五行配伍关系指导医疗实践，则效果较好；若以其他学说为指导，则效果不好，常致病情加重或患者死亡。故"博士说"从众多模式中脱颖而出，成为指导中医实践近两千年的理论模式。

综上所述，至东汉末期，"心火、肝木、脾土、肺金、肾水"的五脏五行配伍关系基本定型。再看引起争议的医案原文：

> 臣意尝诊安阳武都里成开方，开方自言以为不病，臣意谓之病苦沓风，三岁四支不能自用，使人暗，暗即死。今闻其四支不能用，暗而未死也。病得之数饮酒以见大风气。所以知成开方病者，诊之，其脉法《奇咳》言曰："藏气相反者死。"切之，得肾反肺，法曰"三岁死"也。

该医案及古代文献未对肾反肺脉进行详细解说；再者，涉及其他的两例医案用"心火、肝木、脾土、肺金、肾水"的五脏五行配伍关系亦可解释得通。因此，笔者倾向于传抄致误之说。如果原文为"肾反脉"，亦可解释得通，因"脉"与"肺"字相近。该说还需要更多的证据支持，有待后来者进一步考证。

三、王叔和学术思想

（一）《脉经》所体现的学术思想

王叔和主要学术思想见于他的传世著作《脉经》。《脉经》是我国现存第一部脉学专著，取《黄帝内经》《难经》及张仲景、华佗等名医脉论精华编撰而成，是魏晋以前脉学成就的集大成者，同时分门别类，在脉学理论的基础上联系临床实际，并以叔和临床体会及其时下临证经验验之。《脉经》在世界医学史上亦有重要影响。隋唐以后至清代的1 000多年间，中国、日本、朝鲜都曾以政府诏令或律令，将《脉经》作为医师考试的必读之书和必考科目。《脉经》全书共十卷，九十八篇，卷一、卷二及卷四论脉，卷三论脏腑，卷五载张仲景、扁鹊、华佗等论脉及察声色，卷六论五脏六腑病证，卷七载张仲景论伤寒，卷八及卷九载张仲景论杂病，卷十为手检图；内容包括脉有三部、持脉之法、五脏六腑、十二经络、奇经八脉、治病之法、决四时百病生死之分、杂病医宜、妇人童子等，涉及基础理论、诊断、治疗多个维度。

1. 描述脉形，命名脉象，首提鉴别

《脉经》中脉学相关内容主要包括脉象的名称与形态、脉象临床意义、脉诊的部位与方法。卷一为“脉形指下秘诀第一”，开篇即具体地对指下切脉的感觉进行论述，并根据《黄帝内经》“切脉动静”四字，首次将脉象归纳总结为24种：浮、芤、洪、滑、数、促、弦、紧、沉、伏、革、实、微、涩、细、软、弱、虚、散、缓、迟、结、代、动。同时对各种反常脉象所主病证进行了详细描述。《脉经》对脉象的命名整齐划一，对形态的论述详细具体、标准明确，成为后世脉法准则，后世李时珍二十七脉、李中梓二十八脉等都是在此基础上发展而来的。

《脉经》对每种脉的脉形和搏动征象变化进行详尽描述，开脉象鉴别之先河。《脉经》提出浮与芤、弦与紧、革与实、滑与数、沉与伏、微与涩、软与弱、缓与迟等八组相类脉，对脉象的鉴别有重要意义。如：沉与伏相类，二脉均重按乃得，然伏脉须“极重指按之，着骨乃得”，较沉脉重按，又更甚之。这是因为这两种脉象的主病不同、轻重不同、预后也不同，自当仔细分别，以免耽误病情。这对后世辨脉有重要启示作用。

2. 联系临床实际，阐释脉象意义

对于脉象的临床意义，《脉经》详细阐述脉的阴阳、顺逆、虚实、生死，罗列脏腑各部生理脉象及相关病理脉证，论述杂病及妇科、小儿疾病脉证。《脉经》将脉象主病与病证辨识结合起来，使脉象成为临床诊断的重要依据，使脉法成为临床的实用诊断技术。如“迟则为寒，涩则血少，缓则为虚，洪则为热”；同时亦有涉及治疗者，即将脉、病、治疗相统一，如“寸口脉芤吐血，微芤者衄血，空虚血去故也。宜服竹皮汤、黄芪汤，灸膻中”。《脉经》对脉学体系的形成意义重大，后世脉诊几乎成为中医诊断的标识与此密不可分。

《脉经》在阐述脉象的同时，也深入浅出地阐明脉理，并结合生理、病理及证候进行研究，将脉诊、脉法与病证、脏腑主病、治疗大法、方药有机地结合起来，便于临床应用。如：“心中寒者，其人病心如啖蒜状。剧者，心痛彻背，背痛彻心，如蛊注。其脉浮者，自吐乃愈。愁忧思虑则伤心，心伤则苦惊，喜忘，善怒。心伤者，其人劳倦即头面赤而下重，心中痛彻背，自发烦热，当脐挑手，其脉弦，此为心脏伤所致也。”如此就将脉象、病证结合起来，使脉诊可判断预后，对临床具有实际指导意义。

3. 完善脉诊方法，确立三部九候

《黄帝内经》有全身动脉诊法和三部九候诊脉法，所载诊法不一，只有“气口”“寸口”“脉口”的笼统说法；诊脉独取寸口法首倡于《难经》，提出了寸口切脉的寸尺两部脉法；张仲景推崇人迎、气口、趺阳全身三部诊法。《脉经》在《难经》的寸尺两部脉法基础上，发展为寸关尺三部脉法，将脉诊的部位具体明确至寸、关、尺三部，进一步完善和推广了“独取寸口”的诊法，推动了脉诊从“遍身诊法”到“三部诊法”（头部人迎、手腕寸口、足背趺阳）再到“独取寸口”的进程。《脉经》首次明确了寸、关、尺的位置，即手腕后高骨为关、关前为寸、关后为尺，并厘定了寸、关、尺的长度。在此基础上，把《黄帝内经》的遍身诊法之三部加以发挥，阐释为掌后脉口寸、关、尺三部，并以寸、关、尺三部各有天、地、人三候，合为九候。这是最早的寸口三部九候提法。《脉经》所列三部分主脏腑为：左寸属心与小肠，左关属肝与胆，左尺属肾与膀胱，右寸属肺与大肠，右关属脾与胃，右尺属命门与三焦。同时强调肝气（魂）、肺气（魄）、脾气（谷）、心气（神）、肾气（精）等的变化都可体现在寸口脉上，寸部脉的好坏关系到人的生命安危。

在具体的诊脉操作中，王叔和认为诊脉时间以清晨为宜，脉来至数为常人一吸四至，同时规定了切脉手法（三指切脉，中指定关，前、后两指定寸、尺）与切脉轻重，即轻取为举，中取为循，重取为按。此外，王叔和主张脉诊与望诊相结合："切脉动静，而视精明，察五色，观五脏，有余不足，六腑强弱，形之盛衰，以此参伍，决死生之分。"最后，王叔和在强调脉诊的重要性之后，告诫后人"医药为用，性命所系"，马虎不得，一旦疏忽，就会"危殆立至"；同时深刻指出古代具有高明医技的医家，尚且需"明审""加思"，后学更应明于"源木"，才不会"致微病成膏肓之变，滞固绝振起之望"。

4. 继承发扬"阴阳脉法"

《脉经》继承和发扬了前人"脉分阴阳"的方法，以"阴阳"为纲，将"阴阳"与 脉位、脉形、切脉指力紧密结合起来，解释脉理、脉证及平脉辨证诊病、治病、推测疾病预后，形成了较为完整的"阴阳脉法"，开创了"脉证相应""脉针相应""脉方相应"的先河。脉位方面，以关为界限，关前为寸，属阳，主病上焦（心、肺）头面、皮毛、手疾；关脉介于阴阳之间，主病中焦腹部（脾、胃、肠、肝、胆）及腰；关后为尺，属阴，主病下焦少腹（肾、膀胱、子宫）及足。脉形上，"大、浮、数、动、长、滑"属阳，"沉、涩、弱、弦、短、微"属阴。切脉指力方面，"阳"为浮取，用力轻浅；"阴"为沉取，用力较重。如上所述，《脉经》"寸口脉法"的确立为"脉分阴阳"奠定了基础，贯穿脉理、辨证及治疗的始终，其脉、证相应，应用脉象分阴阳，为证候、病机属性诊断提供了简便的鉴别方法，并与治法及方药选择相对应，弘扬了张仲景"平脉辨证"诊法。"寸口脉法""脉分阴阳""平脉辨证"三者丝丝相扣，形成了系统、完整的"阴阳脉法"脉学体系。而"脉分阴阳"是贯穿整个脉学体系的灵魂及主线，为后世学习脉法提供了方法引领。

5. 丰富发展了针灸学理论

在针灸学术方面，《脉经》继承了《灵枢》以来的经络学说，并将脏腑与经络依据表里相关的原则进行结合，使经络学说能更有效地指导临床针灸实践。在经络方面，《脉经》阐述了经络的循行和功能、经脉脏腑表里关系，将证候分为虚、实两类，补充了奇经八脉病证，归纳总结了脏腑、经脉、络脉的病候。在腧穴方面，《脉经》首次明确了 6 个背腧穴和 10 个募穴的名称和位置，且对腧穴的主治病证也有所补充和完善。在针灸手法方面，其针刺深度、灸法的壮数上较前人有所增加；在临床配穴方法上有腧募配穴法、腧募配穴法结合五输穴四季取穴法、循经取穴法，强调针灸治疗和诊脉结合。此外，《脉经》还充分重视因人、因地、因时施行针刺、灸法，就针刺、艾灸的适应证和禁忌证进行了论述。

治疗上，《脉经》将针刺、艾灸、汤液、丸剂、散剂、膏摩、饮食调理等多种方法加以灵活应用，且多属针药并用之法。如卷二“平三关病候并治宜”论述外感热病辨证论治“寸口脉浮，中风发热头痛，服桂枝汤、葛根汤，针风池、风府”等；而在卷六脏腑病证论治中，除针刺法外，还对五脏病证给出了相应的治疗方剂，如肝病用防风竹沥汤、秦艽散；脾病用平胃丸、泻脾丸、茱萸丸、附子汤；肺病用五味子大补肺汤、泻肺散；肾病用内补散、建中汤、肾气丸、地黄煎（缺心病方面的方剂）。这也反映了《脉经》有注重脏腑辨证的倾向，与《伤寒论》专论六经辨证不同。

6. 妇产科学术特点

《脉经》卷八、卷九保存了《金匮要略》的大部分内容，其中卷九主要是有关妇产科的内容。与《金匮要略》妇人病三篇内容进行对照可以发现，《脉经》的内容更加丰富。如妊娠病方面，有关于妊娠不同时期及临产时脉象、最早记载逐月分经养胎法、根据脉象辨别胎儿性别及双胞胎、对双胎“偏夭”的认识及辨证，《脉经·平妊娠胎动血分水分吐下腹痛证第二》中还有类似羊膜早破引起堕胎的最早文献记载：“妇人怀躯六月七月，暴下斗余水，其胎必倚而堕，此非时孤浆预下故也。”月经病方面，重视月经与津液之间的关系；认为“郁冒”不局限于产后病，在张仲景“产后郁冒”的基础上又补充了“经期郁冒”一病；首次提出“五崩”之证，首次记载“激经”“居经”“避年”及月经一月两行。此外，首载“阴挺”一病，并认为不孕症有原发性不孕和继发性不孕两种情况，同时强调阳虚寒凝是导致不孕的主要病机之一。

《脉经》所载妇产科内容不仅内容丰富，而且辨证要点突出，在妊娠生理病理、月经病以及杂病等诸多方面均有较多阐发。值得一提的是，王叔和在妇人病的辨治过程中还十分重视因人制宜的原则，如将带下病按已产、未产、未嫁分为三门，即胞门、龙门、玉门，又列举了未出门女之三病，等等。

总之，《脉经》中妇产科内容既继承了《黄帝内经》《金匮要略》的辨证精髓，又详于理论阐发，在妇产科学术史上具有承前启后的重要价值。

（二）对辨证论治及相关基础理论的发挥

张仲景首创辨证论治，王叔和对此有进一步发挥，可见于其著作《脉经》及对张仲景遗论的编次中。王叔和率先提出了“证候”的概念，在《伤寒论·伤寒例》和《脉经·序》里均称各种脉象为“诊脉声色”“数候俱见”；又说，“仲景明审，亦候形证”“声色证候，靡不赅备”，即把诸形、声、色内容称为“证”，把脉之所见称为“候”，二者合称为“证候”。

证候得辨，方可论治。《脉经》之辨证并不囿于张仲景之六经辨证，还可见脏腑辨证、经络辨证之影绰。《脉经》论脏腑主要见于卷三、卷六，卷一、卷二、卷四、卷七、卷八中散见相关论述，构建起王叔和脏腑辨证的框架。《脉经》的脏腑讨论包括脏腑的生理、病理、诊断、治疗，并将脏腑与经脉、腧穴紧密联系。此外，王叔和在《脉经》卷六中，提出了按经络类分病证的辨证方法。在十二经脉中，除没有列出手厥阴心包经外，其他十一经皆有脉证和治法。这是对《黄帝内经》中经络辨证的概括与发扬。

王叔和在《脉经》中，以“相、王、废、囚、死”的旺衰之论，应象五行、五脏、五季的演化，论述时令与脉象的关系：与时令相同或得助而大益为“王”，生我的时令可助我者为“相”，我克的时令为“囚”，克我的时令为“死”，即将坏变称“废”。阐述了脏腑功能因季节变化之理，是对五行学说的发展。

王叔和《脉经》卷九“平小儿杂病证第九”，提出了新生儿生长发育的“变蒸”论，指出新生儿生长过程中，32 日为一变，64 日为一蒸，以表明小儿发育之天天向上。隋代巢元方等将此论发展为变蒸学说。

王叔和是张仲景以后最早论及温病的医学家。他在《脉经》卷七“病不可发汗证第一”中指出：“其人素伤于风，因复伤于热，风热相搏，则发风温。”指出伤寒因伤热可变成温病。又立“寒疫”之名，开后世新感温病理论之先河。他又在所编次《伤寒论·伤寒例》中进一步论道：“凡时行者，春日应暖而复大寒，夏日应热而反大凉，秋日应凉而反大热，冬日应寒而反大温。非其时而有其气，是以一岁之中，长幼之病多相似者，此时行之气，指以为疫。”这是他据《黄帝内经》之理和《阴阳大论》，结合自己的体会，论述了时行病的病因，并为“疫”下了定义。成为后世创建温病学理论的先机。

（三）养生调摄

王叔和擅长养生，如《太平御览》言：“王叔和，高平人也。博好经方，洞识摄生之道。尝谓人曰：食不欲杂，杂则或有所犯。当时或无灾患，积久为人作疾。”此相关内容亦见于日本丹波康赖《医心方》、唐代孙思邈《备急千金要方》录卫汎言，三者虽遣词有些微出入，但内容意义基本一致，充分说明王叔和对养生调摄的重视。引《太平御览》和《备急千金要方》原文如下。

> 《太平御览》：“高湛《养生论》曰：王叔和，高平人也。博好经方，洞识摄生之道。尝谓人曰：食不欲杂，杂则或有所犯。当时或无灾患，积久为人作疾。寻常饮食，每令得所。多餐令人彭亨短气，或致暴疾。夏至秋分，少食肥腻饼臛之属，此物与酒食瓜果相妨。当时不必即病，入秋节变，阳消阴息，寒气忽总至，多至暴卒，良由涉夏取冷太过，饮食不节故也。而不达者，皆以病至之日，便谓是受病之始，而不知其所由来者渐矣，岂不惑哉。”
>
> 《备急千金要方》：“河东卫汎记曰：……高平王熙称食不欲杂。杂则或有所犯。有所犯者或有所伤。或当时虽无灾苦。积久为人作患。又食啖鲑肴，务令简少。鱼肉、果实取益人者而食之。凡常饮食，每令节俭，若贪味多餐，临盘大饱，食讫，觉腹中彭亨短气，或致暴疾，仍为霍乱。又夏至以后，迄至秋分。必须慎肥腻、饼臛酥油之属，此物与酒浆、瓜果理极相妨，夫在身所以多疾者，皆由春夏取冷太过，饮食不节故也。又鱼鲙诸腥冷之物。多损于人，断之益善。乳酪酥等常食之，令人有筋力，胆干，肌体润泽。卒多食之，亦令人胪胀泄利。渐渐自已。”

（四）王叔和著作

《脉经》是集中体现王叔和学术思想的重要著作，其主要内容前文已有罗列，除此以外，《脉经》还是后人学习张仲景《伤寒杂病论》的重要参考。王叔和整理编次了《伤寒杂病论》，而《伤寒杂病论》中以“病脉证治”主线贯穿全书的理论与方法，对王叔和产生了极大的影响。因此，王叔和在编撰《脉经》时，吸收了《伤寒杂病论》中与脉密切相关的内容不足为奇。王叔和引录《伤寒杂病论》内容，主要集中于卷七至卷九，而这些内容在许多方面恰恰可以弥补今本《伤寒论》《金匮要略》之不足。因此，《脉经》不仅可以明晰脉学理论，更可作为学习《伤寒论》《金匮要略》的参考文本。

《脉经》后世传本有何大任本系统和龙兴本系统，何大任本系统现存最早版本为元天历三年（1330）广勤书堂刻本，龙兴本系统现存最早版本为明成化十年（1474）苏州毕玉刻本。

除《脉经》外，王叔和的另一重要贡献在于编修张仲景遗论，《太平御览》引高湛《养生论》载王叔和编次《张仲景方论》三十六卷。此外，《隋书·经籍志》载为《张仲景方》十五卷；《旧唐书·经籍志》有王叔和撰《张仲景药方》十五卷；《新唐书·艺文志》有王叔和《张仲景药方》十五卷，又《伤寒卒病论》十卷。关于《脉经》与编次张仲景遗论的时间先后尚无定论，多数学者认为《脉经》篇幅较大，较编次张仲景遗论晚；但亦有学者从避讳等角度分析认为《脉经》在前，编次《张仲景方论》在后。

此外，文献中记载王叔和尚有其他著述，如《脉赋》三卷，见清乾隆三十九年（1774）《高平县志》卷十四、《秘书省续编四库阙书目》；《论病》六卷，见《中国医籍考》、清宣统三年（1911）《山东通志》卷一百三十六；《脉诀发蒙》三卷，见清宣统三年（1911）《山东通志》卷一百三十六；《脉诀纪要》三卷，见《宋志》、南宋陈振孙《直斋书录解题》、清乾隆三十九年（1774）《高平县志》卷十七、清宣统三年（1911）《山东通志》卷一百三十六；《平脉法辨脉法》，见清宣统三年（1911）《山东通志》卷一百三十六、清陆懋修《世补斋医书》；《张仲景药方》，见清宣统三年（1911）《山东通志》卷一百三十六；《王氏叔和小儿脉诀》，见《中国医籍考》、清曾世荣《活幼心书》；《伤寒论序例》，见清宣统三年（1911）《山东通志》卷一百三十六。然有学者认为，其多为伪托之作。

第二节 齐鲁养生学派之学术思想

一、儒家养生学派

（一）孔子养生思想

孔子在养生思想方面对后世影响最大的是他指出仁、德对长寿的作用，《论语·雍也》载："子曰：知者乐水，仁者乐山。知者动，仁者静；知者乐，仁者寿。"《中庸》载："子曰：舜其大孝也与？德为圣人，尊为天子，富有四海之内。宗庙飨之，子孙保之。故大德必得其位，必得其禄，必得其名，必得其寿。"孔子提出"仁者寿""大德……必得其寿"的观点。拥有仁爱之心的人以及德行高尚之人，乐于爱人、助人，不为私欲所困扰，不会有邪淫之事，不会做卑劣之事，所以心情平静祥和，不会惴惴不安，且因爱人、助人，所以周围的环境宽松和谐，受人爱戴。因此良好的心境对身体状况会起到积极作用，这是仁者寿、德者寿的原因。

孔子强调道德品质对长寿的作用，其思想对历代中国社会及民众各方面的发展均产生了极其重大的影响，士大夫阶层以此作为长寿秘诀。如清代乾隆年间的唐氏碑文曰：唐彦，"慷慨好施，遇饥馑而周恤，是大德者寿……寿逾古稀，无病而殁”。淮阴徐家骏《知不足轩类稿》“姚公像赞”为姚稚奇所写的诗亦持此观点：“大德者寿，兰桂其馨，下辞浊世，上朝玉京。”姚稚奇为浙江湖州人，寿至八十三，故徐家骏的赞诗有此语。德者寿成为士大夫认知长寿的标准。

宋以后，随着儒道思想的融合，德者寿的思想亦为道家所接受。如民国时期成书的《黄龙真人醒迷太平新经》谓：“惟德是辅，皇天无亲。大德者寿，非德不行。天经地义，地义天经。天命谓性，率性治心。治心修命，正心修身。身心性命，道不远人。须臾勿离，拳拳服膺。九思三省，四勿九经。君子三畏，五常五伦。三纲当正，八德力尊。痴迷各悟，三思而行。”黄龙真人是道家形象；但提到修身，却充满儒家思想。如提到“德”的重要性，指出“惟德是辅”“大德者寿，非德不行”。此外，还提到“九思”“三省”“四勿”“三纲”“五常”等。“九思”出自《论语·季氏》，其谓：“孔子曰：君子有九思，视思明，听思聪，色思温，貌思恭，言思忠，事思敬，疑思问，忿思难，见得思义。”“三省”指《论语·学而》中曾子云“吾日三省吾身”，“四勿”指《论语·颜渊》所云“非礼勿视，非礼勿听，非礼勿言，非礼勿动”。以上均是儒家思想，亦体现了道家人士对儒家思想的接受与融合。

关于具体的养生方法，孔子亦有论及。如饮食方面，孔子谓：“食饐而餲，鱼馁而肉败，不食。色恶，不食……臭恶，不食。失饪，不食。不时，不食。割不正，不食。不得其酱，不食。沽酒市脯，不食。”孔子提出“八不食”，即腐败、变色、不新鲜、散发臭恶之味、烹调不当、切割不正的肉食、没有调味酱的菜、来路不明的饮食，均不应食用。

孔子还指出在人生不同阶段的养生方法，如《论语·季氏》载：“君子有三戒，少之时，血气未定，戒之在色；及其壮也，血气方刚，戒之在斗；及其老也，血气既衰，戒之在得。”即年轻之时，血气还未稳定，应警戒不要放纵情欲；待至壮年，血气正盛，应警戒不要争强好胜，与人争斗；及至老年，血气已衰，应警戒不要贪得无厌。

总之，以上方法成为历代儒家修身养性的准则。

（二）孟子养生思想

“养生”一词在《孟子》中出现了3次，孟子的养生重在道德层面，其养生内容有存心养性、养浩然之气、倡寡欲、守中和等内容，现分述如下。

1. 存心养性 备仁爱之德

“亚圣”孟子的思想主张和孔子一脉相承，但亦有自己的发展。孟子提出性本善之说，由人均有不忍之心而推此说。比如看到孺子在井边欲堕，人皆有不忍之心，会忍不住拉一把孺子。性善之体现为四端，即仁、义、礼、智。

孟子注重道德的修养，认为要想形成理想完美的人格，就必须具备仁爱之德。如“仁者无敌”“老吾老，以及人之老；幼吾幼，以及人之幼”等，与人友爱，推己及人，会形成良好的环境氛围，让人心情愉悦，从而达成长寿的目的。《孟子·告子上》指出：“存其心，养其性，所以事天也。夭寿不贰，何身以俟之，所以立命也。”存心养性，保持人的本心，则会寿至天年，而不会早早夭折。

2. 养浩然之气

孟子提出“养浩然之气”，《孟子·公孙丑上》谓：“其为气也，至大至刚，以直养而无害，则塞于天地之间。其为气也，配义与道。无是，馁也。是集义所生者，非义袭而取之也。行有不慊于心，则馁矣。”由上可知，所谓浩然之气，是一种正大刚直的精神，指的是一种需要用正义培养的精神，还需要用仁义来配合培养。孟子提出，要做到养浩然之气，需要做到知言，“邪辞知其所离，遁辞知其所穷”。孟子指出，对偏颇、过分、邪僻、搪塞之语要区分辨认，才能不为偏邪之语所惑，做到主明心正，保持心神清净；并且要与仁义相配合，为了维护心中的义，甚至可以舍弃生命；修养浩然之气还是一个长期的过程，在生命的过程中，不断地以修养浩然之气要求自己，不要犯拔苗助长的错误。总之，浩然之气是一种充于天地之间的至大刚正之气，充满积极、向上的能量，对于养生起到了积极的作用。

3. 倡寡欲

孟子对于食、色、性的基本需求是持肯定态度的。《孟子·尽心下》曰：

“口之于味也，目之于色也，耳之于声也，鼻之于臭也，四肢之于安佚也，性也。”口之于美味，目之于五色，耳之于美声，鼻之于香味，四肢之于安逸，是人之天性。对于正常范围的物质欲望与情欲，孟子认为社会应提供相应的条件。

对于过度的欲，孟子是持反对态度的。《孟子·尽心下》曰：“养心莫善于寡欲。其为人也寡欲，虽有不存焉者，寡矣；其为人也多欲，虽有存焉者，寡矣。”又谓：“堂高数仞，榱题数尺，我得志，弗为也；食前方丈，侍妾数百人，我得志，弗为也；般乐饮酒，驱骋田猎，后车千乘，我得志，弗为也。在彼者，皆我所不为也；在我者，皆古之制也。吾何畏彼哉！”用现代话来讲，就是：殿堂几丈高，屋檐几尺宽，我要得志了，就不这么做；面前摆满美味佳肴，侍妾有数百人，我要得志了，就不这么做；饮酒作乐，驰骋打猎，让成千辆车子跟随着，我要得志了，就不这么做。孟子还提出“富贵不能淫，贫贱不能移，威武不能屈”的做人观点。

孟子提倡在声、色、饮食、居住等方面寡欲，一方面是为了养心，从另一方面来看，寡欲使人生活方面降低欲望，知足常乐；在性生活方面保持节制；在精神状态方面，保持心情平静，均可以使人长寿。古人常言“人生七十古来稀”。孟子寿至八十四，远远超过了当时人的平均寿命，当是孟子倡导寡欲，本为养心修德，但客观上亦致其长寿。

二、仙家养生派

（一）王微《服食方》

关于《服食方》的内容，从《宋书》卷六十二《王微传》可见相关内容。

> 至于生平好服上药，起年十二时病虚耳。所撰《服食方》中，粗言之矣。自此始信摄养有征，故门冬昌术，随时参进。寒温相补，欲以扶护危羸，见冀白首。家贫乏役，至于春秋令节，辄自将两三门生，入草采之。吾实倦游医部，颇晓和药，尤信本草，欲其必行，是以躬亲，意

在取精。世人便言希仙好异，矫慕不羁，不同家颇有骂之者。又性知画缋，盖亦鸣鹄识夜之机，盘纡纠纷，或记心目，故兼山水之爱，一往迹求，皆仿像也。不好诣人，能忘荣以避权右，宜自密应对举止，因卷惭自保，不能勉其所短耳……而顷年婴疾，沉沦无已。区区之情，慨于生存，自恐难复，而先命猥加，魂气褰茶，常人不得作常自处疾苦，正亦卧思已熟，谓有记自论……五六日来，复苦心痛，引喉状如胸中悉肿，甚自忧。力作此答，无复条贯，贵布所怀，落漠不举。卿既不可解，立欲便别，且当笑。

此篇内容是王微写给何晏的一封信。吏部尚书江湛举荐王微出仕任职，此事江湛与何晏商量过，何晏非常赞同，且致书王微。王微以身弱为由，婉拒江湛的举荐。江湛，字徽渊，济阳考城人。其为东晋湘州刺史江夷之子，以门荫入仕，迁太子中庶子、吏部郎中，累迁吏部尚书。何晏，字仲弘，庐江郡灊县人，左光禄大夫何尚之次子。其举秀才出身，元嘉中，位太子中庶子，孝武帝时，迁吏部尚书。何晏好谈玄学，曾注《庄子·逍遥篇》。二人因欣赏王微的才学，一致嘱意王微出任官职，并加以举荐。因何晏专为此事致信王微，王微给何晏复信，信中叙述生平求学读书及对做学问的观点，并说明婉拒的缘由。从这一封信中可知，王微自年少时身体较弱，因此，常服天门冬、石菖蒲、白术等中药以进补。因家贫，无使役之人，所以于春秋节令常带自己两三个学生亲自采药，其也因此对服食多有研究，著有《服食方》。王微近年更是患病，且五六日以来，“复苦心痛，引喉状如胸中悉肿”，在身体不舒服的情况下，勉力作答复之信函，请何晏理解自己的选择。

关于服食，起源较早，如战国时期屈原《九章》中提道：“登昆仑兮食玉英，与天地兮同寿，与日月兮同光。”玉英指色泽英华的玉。《神农本草经》是集汉代以前本草学大成的著作，其以三品分类。

上药一百二十种为君，主养命以应天，无毒，多服久服不伤人。欲轻身益气不老延年者，本上经。

中药一百二十种为臣，主养性以应人，无毒有毒，斟酌其宜。欲遏病补虚羸者，本中经。

下药一百二十五种为佐使，主治病以应地，多毒，不可久服。欲除寒热邪气，破积聚愈疾者，本下经。

《神农本草经》指出，在三品药中，“欲轻身益气不老延年者，本上经”。欲延年不老者，应服用上品药，其中包括石、草、木、人、兽等类药。如石类药有“丹砂，味甘，微寒，主身体五脏百病，养精神，安魂魄，益气明目，杀精魅邪恶鬼，久服通神不老，能化为汞”。又如云母“久服轻身，延年”，曾青“久服轻身，不老”。又如草类，石菖蒲，“久服轻身，不忘，不迷，或延年”，人参“久服轻身，延年”，天门冬“久服轻身，益气，延年”等，从中亦可看出古人对不老、延年、轻身等药物功效的发现与追求。

迨至南北朝时期，葛洪、陶弘景等对服食多有论述，如葛洪《抱朴子·仙药》曰：“上药令人身安命延，升为天神……中药养性，下药治病。”

陶弘景《养性延命录》第一篇开首即曰：“《神农经》曰：‘食谷者智慧聪明。食石者肥泽不老（谓炼五石也）。食芝者延年不死。食元气者地不能埋，天不能杀。是故食药者，与天相弊，日月并列。’”

魏晋南北朝时期盛行服寒食散，寒食散即五石散，主要由丹砂、雄黄、白矾、曾青、磁石组成（有文献认为五石散由钟乳石、硫黄、白石英、紫石英、赤石脂组成）。五石散由来已久，其思想基础是服寒食散之风的兴起与何晏的带动有关。何晏，字平叔，南阳郡宛县人。东汉大将军何进之孙（一称何进弟何苗之孙）。后曹操纳其母尹氏为妾，何晏成为曹操的假子。何晏少年时以才秀知名，喜好玄学、老庄之学，其服用五石散之后，感觉效果非常好，不仅治愈疾病，且感觉神清气爽。因其是曹魏家族的人，且才华横溢，具有较高的影响力，他以服用之后良好的效果影响了许多人。因服用寒食散后，须寒饮、寒食、寒卧，还须饮酒，以徐徐发散药力，所以会与一些礼教内容相冲突，如居丧不可饮酒等；但魏晋时期玄学盛行及自然之风的兴起为其提供了思想基础。汉儒董仲舒继承孔子正名思想，倡导以正名分、定尊卑为主要内容的礼教和道德规范。迨至魏晋，此时期的学者开始重视玄学，宣扬自然无为。如何晏与王弼等倡导玄学，竞事清谈；嵇康提出越名教而任自然。嵇康在《难自然好学论》中曰：“六经以抑引为主，人性以从欲为欢，抑引则违其愿，从欲则得自然；然则自然之得，不由抑引之六经，全性之本，不须犯情之礼律。”反思六经对人性的抑引，主张从欲则得自然，这也为一些名士逃避政治风险、隐身山林及服食丹药等提供了借口。

王微，生于晋安帝义熙十年（414），卒于宋文帝元嘉三十年（453），王微生活在东晋至刘宋时期，受到玄学等思想影响，又因身体原因，年轻时即服食天门冬、白术之类摄养，其《服食方》应该是有植物类药的，其生活在服用五石散盛行的时期，其中或有石类的服食方。古人之所以食用玉石类的药物，是认为玉石不似植物，有一季、一年或数年的生命期，玉石不宜毁坏，性质稳定，所以进入人体之中，可以起到使人体不坏的作用，以此期冀长生不老。

总之，王微《服食方》虽已佚，但亦可据相关文献推测其内容。

（二）张湛

魏晋时期著名玄学家张湛作《养生要集》，书中著录众多养生方法，内容丰富，涵盖范围广泛，后世养生著作多引录本书内容，但惜该书已佚。本文通过辑录该书佚文，对张湛《养生要集》学术特点进行研究。

1. 张湛生平及《养生要集》著录情况

（1）张湛生平

张湛，字处度，魏晋时期玄学家、养生学家，山阳高平（今山东省济宁市南郊与微山县之间）人。张湛出身官宦世家，《世说新语》载：“《张氏谱》曰：湛祖嶷，正员郎。父旷，镇军司马。湛仕至中书侍郎。”史书另有关于张湛孙子张祐的记载，《宋书》载：“高平张祐，并以吏才见知……祐历临安、武康、钱塘令，并著能名。”从记载可见，张湛家族至少从张嶷起四代均在朝任官，其家族一直位于社会上层。

此外，从《列子注》序中可知张嶷的母亲来自山阳王氏家族，张氏家族与王氏家族的姻亲关系也为张湛的后续成就奠定了坚实基础。王氏家族为山阳当地望族，“建安七子”之一的王粲与魏晋玄学创始人之一的王弼均出自王氏家族，王粲曾祖父王龚、祖父王畅与父亲王谦均在朝任重要官职。王粲本人深得曹操父子信任，任魏国侍中，且文学造诣颇深，《隋书》载其著有《尚书释问》四卷、《汉末英雄记》八卷等。王粲因后继无人，过继王弼父亲王业为子，王弼也因此继承了王粲的众多藏书。王弼一生虽短暂，但学术成就显著，其创建了魏晋玄学的哲学体系，为魏晋玄学后续发展打下坚实基础，也对张湛这些后人产生了深刻影响。

张嶷的舅父王始周与王弼为同宗族从兄，张嶷少时游历外家，与同为王始周外甥的刘正舆、傅颖根竞录奇书，抄录了王氏家族的众多藏书。永嘉之乱时，张嶷、傅颖根、刘正舆先后南奔避难，三人不惧匈奴虏杀与路途之远，将众多稀有之书带至江南，其中就包括张湛作注的《列子》。

张湛殷实的家学背景为其学习了解一众名家的学术提供了便利，张湛能在玄学与养生界有如此造诣，两大家族的藏书及文化修养均对其有一定影响与帮助。

《隋书经籍志考证》载："祐祖湛，晋孝武时以才艺为中书侍郎，光禄勋。"从所任官职来看，张湛位居高级官位。

（2）《养生要集》历代著录情况

关于《养生要集》著录情况，考历代史志，《隋书》卷三十四、《旧唐书》卷四十七经籍志儒家及经脉类、《新唐书》卷五十九艺文志儒家及经脉类均有"《养生要集》十卷，张湛撰"的记载。而历代史志中《养生要集》的记载仅最后见载于《新唐书》中，在《宋史·艺文志》中已无相关记载。鉴于《太平御览》中仍有引用《养生要集》佚文，所以本书应是于北宋中期至南宋佚失。

据《新唐书》卷五十九《艺文志》载，张湛除其代表著作《列子注》外，另有养生著作《养性传》二卷，《延年秘录》十二卷，但均已散佚。

2.《养生要集》佚文考证与整理

《养生要集》虽已佚失，但幸可从现存书籍中见到部分零散内容。本文今从《养性延命录》《初学记》《医心方》《养生类要》《太平御览》等书中辑佚相关内容，以供研究。辑佚所用版本：《养性延命录》为 1923—1926 年上海商务印书馆据明正统本影印本；《医心方》为日本安政六年己未（1859）医学馆影刻本；《初学记》为明嘉靖十年（1531）锡山安氏桂坡馆刊本；《养生类要》为明万历十六年（1588）新安吴氏木石山房重刻本；《太平御览》为民国二十五年（1936）上海商务印书馆据日本藏南宋蜀刻本影印本。今将辑佚内容分述如下。

（1）《养性延命录》所载佚文

《养性延命录》一书中汇集了自炎黄至魏晋以来的众多养生理论与方法，全书分两卷，卷一又分教诫、食诫与杂诫忌禳害祈善 3 篇；卷二分为服气疗病、导引按摩、御女损益 3 篇。《养性延命录》与《养生要集》均为魏晋南北朝时期养生著作，而陶弘景主要生活年代为南北朝，稍晚于张湛，该书参考引用《养生要集》之文的可能性就很大；但书中并未对引文有所标注，致使无法确定哪些内容为佚文。所幸本文在查阅《医心方》时发现，两书存在重复引用现象，遂可将相关佚文辑出。于《养性延命录》中共辑出佚文 10 条，其中禁忌类 7 条，主要以饮食禁忌为主；啬神类 1 条，导引类 1 条，房室类 1 条。因《养性延命录》与《医心方》中佚文稍有出入，个别字词表述略有不同，遂将《医心方》中重复引用佚文亦列出（表 4－1）。

表 4－1 《养性延命录》佚文

主题	佚文	出处
啬神	胡昭曰：目不欲视不正之色，耳不欲听丑秽之言，鼻不欲向膻腥之气，口不欲尝毒刺之味，心不欲谋欺诈之事，此辱神损寿。又居常而叹息，晨夜而吟啸，干正来邪也。夫常人不得无欲，又复不得无事，但当和心少念，静身损虑，先去乱神犯性，此则啬神之一术也	《养性延命录》卷一·教诫第一
	《养生要集》云："颍川胡昭孔明云：'目不欲视不正色，耳不欲听丑秽声，鼻不欲嗅腥气，口不欲尝毒刺味，心不欲谋欺诈事，此辱神损寿。又居常而叹息，晨夜吟啸，于正来耶矣？夫常人不得无欲，又复不得无事，但常和心约念，靖身损物，先去乱神犯性者，此即啬神之一术也。'"	《医心方》卷二十九·谷神第二
禁忌	饮酒热未解，勿以冷水洗面，令人面发疮	《养性延命录》卷一·食诫篇第二
	《养生要集》云："酒醉热未解，勿以冷水洗面，发疮，轻者皰。"	《医心方》卷四·治面皰疮方第十四
	饱食勿沐发，沐发令人作头风	《养性延命录》卷一·食诫篇第二
	又云："饱食沐浴，作头风。"	《医心方》卷二十七·养形第三

表 4-1（续）

主题	佚文	出处
禁忌	干脯勿置秫米瓮中，食之闭气	《养性延命录》卷一·食诫篇第二
	又云："脯勿置黍盆中，食之闭气，伤人。"	《医心方》卷二十九·诸兽禁第十四
	青牛道士言，食不欲过饱，故道士先饥而食也。饮不欲过多，故道士先渴而饮也。食毕行数百步，中益也。暮食毕行五里许乃卧，令人除病	《养性延命录》卷一·食诫篇第二
	又云："青牛道士言：'食不欲过饱，故道士先饥而食也。饮不欲过多，故道士先渴而饮也。食已毕，起行数百步中，益人多也。暮食毕，步行五里乃卧，便无百病。'"	《医心方》卷二十九·调食第一
	凡食热脂腻物，不用饮冷醋、浆水，善失声若咽	《养性延命录》卷一·食诫篇第二
	又云："食热腻物，勿饮冷醋浆，喜失声嘶咽。"	《医心方》卷二十九·合食禁第十一
	荞麦和猪肉食，不过三顿成热风	《养性延命录》卷一·食诫篇第二
	又云："食荞麦合猪肉，不过三日成热风病。"	《医心方》卷二十九·合食禁第十一
	凡行途中触热，逢河勿洗面，生乌皯	《养性延命录》卷一·祈善篇第三
	《养生要集》云："凡远行途中逢河水，勿洗面，生乌皯，状如乌卵之色斑也。"	《医心方》卷四·治面皯䵳方第十五
导引	每旦初起，以两手叉两耳极上下，热挪之，二七止，令人耳不聋。又法，摩手令热，以摩面，从上至下，去邪气，令人面有光彩。又法，摩手令热，揩摩身体，从上至下，名曰干浴，令人胜风寒、时气、热、头痛，百病皆除	《养性延命录》卷二·导引按摩篇第五
	又云："清旦初起，以两手叉两耳，极上下之，二七之，令人耳不聋。" 又云："摩手令热，以摩面，从上下，止邪气，令面有光。" 又云："令人摩手令热，当摩身体，从上至下，名曰干浴，令人胜风寒、时气，热、头痛疾皆除。"	《医心方》卷二十七·导引第五

表 4－1（续）

主题	佚文	出处
房室	道机房中禁忌：日月晦朔，上下弦望，日月蚀，大风恶雨，地动，雷电，霹雳，大寒暑，春夏秋冬节变之日，送迎五日之中，不行阴阳。本命行年月日禁之尤重（阴阳交错不可合，损血气，泻正纳邪，所伤正气甚矣，戒之）。新沐头，新行疲倦，大喜怒，皆不可行房室	《养性延命录》卷二·御女损益篇第六
	《养生要集》云："房中禁忌：日月晦朔，上下弦望，六丁六丙日，破日，月廿八日，月蚀，大风甚雨，地动，雷电霹雳，大寒大暑，春秋冬夏节变之日，送迎五日之中，不行阴阳。本命行年，禁之重者：夏至后丙子丁巳，冬至后庚申辛酉；及新沐头，新远行，疲倦，大喜怒，皆不可合阴阳。至丈夫衰忌之年，不可忌施精。"	《医心方》卷二十八·禁忌第二十四

《养性延命录》中佚文虽数量不多，但内容涵盖较为全面，包括啬神、导引、房室及禁忌四大方面。《养性延命录》与《医心方》重复引用佚文虽个别字词略有不同，但所述养生理论与方法并无二致，佚文中关于荞麦、猪肉合食危害，饱食、酒醉禁忌等具体养生之法均可为现代养生所参考。

（2）《初学记》所载佚文

《初学记》为综合类书籍，唐代徐坚撰。书中收录了诸子百家、历代诗赋及唐初的诸多作品，《养性要集》中的部分内容也得幸收录其中，于《初学记》中共辑出佚文 4 条，主要论述了五谷与兽之食性。《初学记》中有关粳米、秫米等物的食性另被其他多书重复载录，包括《岁时广记》《证类本草》《饮膳正要》《郝懿行集》《格致镜原》等。鉴于上述其他书籍成书时间均晚于《初学记》，遂只将《初学记》中佚文辑出，他书重复引用内容不再赘述（表4　2）。

表 4－2　《初学记》中《养性要集》佚文

主题	佚文	《初学记》出处
饮食	《养生要集》曰："粳，稻属也，稻亦粳之总名也。道家方药，有用稻米、粳米，此则是两物也。稻米粒白如霜，味苦，主温。服之，令人多瘦无肌肤。粳米味甘，主利五脏，长肌肤，好颜色。"	卷二十七·宝器部·五谷第十

表 4－2（续）

主题	佚文	《初学记》出处
饮食	《养生要集》曰："秫米味酸。"	卷二十七·宝器部·五谷第十
	《养生要集》曰："麻子味甘无毒，主补中益气，服之令人肥健。麻子一名麻黄，一名麻勃。"	卷二十七·宝器部·五谷第十
	《养生要集》曰："豕白蹄青爪，不可食也。"	卷二十九·兽部·豕第九

（3）《医心方》所载《养生要集》佚文

《医心方》为丹波康赖所作，是日本现存最早有关中医养生疗疾著作。该书引用了200余种中医养生著作，其中就包括《养生要集》。此书所存《养生要集》佚文数最多，内容也最为丰富，共辑出佚文328条，近万字。其中啬神养气类10条，养形类5条，反俗类1条，医药类5条，小儿孕妇调养、禁忌25条，食疗、调食、食性等饮食类48条，导引类12条，房室类8条，服药禁忌、四时禁、饱食禁、醉酒禁、合食禁等各类禁忌共214条。因《医心方》中佚文数量较多，本文篇幅有限，无法全部展出，仅将部分佚文选出（表4－3）。

表 4－3 《医心方》佚文

主题	佚文	《医心方》出处
爱气	《养生要集》云："张仲景曰：'人体平和，唯好自将养，勿妄服药，药势偏有所助，则令人脏气不平，易受外患，唯断谷者，可恒将药耳。'"	卷一·服药节度第三
	《养生要集》云："《神仙图》云：'夫为长生之术，常当存之行止、坐起、饮食、卧息，诸便皆思，昼夜不忘，保全精气神不离身则长生。'"	卷二十七·大体第一
	又云："行气、闭气虽是治身之要，然当先达解其理，空又宜虚，不可饱满。若气有结滞，不得宣流，或致发疮。譬如泉源，不可壅遏不通。若食生鱼、生虫、生菜、肥肉，及喜怒忧恚不除而行气，令人发上气。凡欲修此，皆以渐。"	卷二十七·用气第四
啬神	又云："钜鹿张臶子明曰思念不欲专，亦不欲散，专则愚惑，散则佚荡。又读书致思，损性尤深，不能不读，当读己所解者，己所不解而思之不已，非但损寿，或中戆疣失志，或怅恍不治，甚者失性，世谓之经逸。"	卷二十七·谷神第二

表 4－3（续）

主题	佚文	《医心方》出处
养形	《养生要集》云："青牛道士云：'人不欲使乐，乐人不寿。但当莫强健为其气力所不任，举重引强掘地，若作倦而不息，以致筋骨疲竭耳。然过于劳苦，远胜过于逸乐也，能从朝至暮常有所为，使足不息乃快，但觉极当息，息复为，乃与导引无异也。夫流水不垢、户枢不腐者，以其劳动之数故也。'"	卷二十七·养形第三
	又云："《中经》曰：'人常欲数照镜，谓之存形。形与神相存，此照镜也。若务容色自爱玩，不如勿照也。'"	卷二十七·养形第三
	又云："食毕当漱口数过，不尔令人病齿龋。"	卷二十七·养形第三
	又云："新沐头未干不可以卧，使人头重身热，及得头风烦满。"	卷二十七·养形第三
	又云："凡人常以正月二日、二月三日、三月六日、四月八日、五月一日、六月廿一日、七月七日、八月八日、九月廿日、十月八日、十一月廿日、十二月卅日取苟（枸）杞煮汤沐浴，益人光色，八九十颜色如年少之时，不老不病。"	卷二十七·养形第三
反俗	《养生要集》云："《中经》曰：'人语笑欲令至少，不欲令声高，声高由于论义理、辨是非，相嘲调，说秽慢，每至此，会当虚心下气，与人不竞。若过语过笑，损肺伤肾，精神不定。'"	卷二十七·言语第八
医药	《养生要集》治食野菜误食蛭，蛭在胃中及诸藏间，食人血，令人消瘦欲死方：可饮新刺牛血一升许，停一宿，暖猪膏一升饮之，蛭便从大孔出，已用有验。所刺牛不杀，但取血	卷二十九·治误食菜中蛭方第三十
妇儿	《养生要集》云："婴儿之生，衣之新纩，则骨蒸焉；食之鱼肉，则虫生焉；串之逸乐，则易伤焉。"	卷二十五·小儿调养方第十八
	《养生要集》云："妇人妊身，大小行勿至非常之地，逆产煞人。"	卷二十二·孕妇修身法第二
	又云："孕妇三月，不得南向洗浴，胎不安。" 又云："妇孕三月，不得南向小便，令儿喑哑。" 又云："妇孕三月，不得两镜相照，令儿倒产。"	卷二十二·孕妇修身法第二
食疗	又云："郄悟《论服药》曰，夫欲服食，当寻性理所宜，审冷暖之适，不可见彼得力，我便服之。初御药，先草，次木，次石，将药之大较。所谓精粗相代，阶粗以至精者也。"	卷一·诸病不治证第二

表 4－3（续）

主题	佚文	《医心方》出处
食疗	又云："郄悟《论服药》曰，夫欲服食，当寻性理所宜，审冷暖之适，不可见彼得力，我便服之。初御药，先草，次木，次石，将药之大较。所谓精粗相代，阶粗以至精者也。"	卷一・诸病不治证第二
	《养生要集》云："治食酸果齿齭方：含白蜜嚼之，立愈。"	卷五・治齿齭方第六十八
	《养生要集》云："小麦合菰米食，复饮酒，令人消渴。"	卷十二・治消渴方第一
导引	《养生要集》云："道人刘京云：'人当朝朝服玉泉，使人丁壮，有颜色，去虫而坚齿。玉泉者，口中唾也。朝未起，早嗽津令满口乃吞之。辄辄啄齿二七过，如此者二，乃止。名曰练精。'"	卷二十七・导引第五
	《养生要集》云："宁先生《导引经》云：'所以导引，令人支体骨节中诸恶气皆去，正气存处矣。'"	卷二十七・导引第五
	《养生要集》云："率导引常候天阳和温、日月清净时可入室，甚寒、甚暑不可以导引。"	卷二十七・导引第五
	又云："《养生内解》云：常以向晨摩指，少阳令热，以熨目，满二七止。"	卷二十七・导引第五
	又云："道人刘京云：人当朝朝服玉泉，使人丁壮，有颜色，去虫而坚齿。玉泉者，口中唾也。朝未起，早嗽津令满口乃吞之。辄辄啄齿二七过，如此者二，乃止。名曰练精。"	卷二十七・导引第五
言语	《养生要集》云："《中经》曰：'人语笑欲令至少，不欲令声高，声高由于论义理、辨是非，相嘲调，说秽慢，每至此，会当虚心下气，与人不竞。若过语过笑，损肺伤肾，精神不定。'"	卷二十七・言语第八
房室	《养生要集》云："房中禁忌：日月晦朔、上下弦望、六丁六丙日、破日、月廿八、日月蚀、大风甚雨、地动、雷电霹雳、大寒大暑、春秋冬夏节变之日，送迎五日之中，不可合阴阳；本命行年，禁之重者，夏至后丙子丁巳，冬至后庚申辛酉，及新沐头、新远行、疲倦、大喜怒，皆不可合阴阳；至丈夫衰忌之年，不可忘施精。"	卷二十八・禁忌
	《养生要集》云："道人刘京云，春天三日一施精，夏及秋当一月再施精，冬当闭精勿施。夫天道，冬藏其阳，人能法之，故得长生。冬一施，当春百。"	卷二十八・施泻第十九

表 4-3（续）

主题	佚文	《医心方》出处
房室	又云："交接尤禁醉饱，大忌也，损人百倍。醉而交接，或致恶创，或致上气。欲小便而忍之以交接，使人得淋，或小便难，茎中涩，小腹强；大喜怒之后不可以交接，发痈疽。"	卷二十八·禁忌第二十四
	又云："安平崔寔子真《四民月令》曰：'五月仲夏，是月也，至之日，阴阳争，血气散，先后日至各五日，寝别内外；十一月仲冬，是月也，至之日也，阴阳争，血气散，先后日至各五日，寝别内外。'"	卷二十八·禁忌第二十四
饮食	《养生要集》云："颍川陈纪万云：'百病横生，年命横夭，多由饮食。饮食之患，过于声色，声色可绝之逾年，饮食不可废之一日。当时可益，亦交为患，亦切美物非一，滋味百品，或气势相伐，触其禁忌成瘀毒；缓者积而成疹，急者交患暴至。饮酒啖枣，令人昏闷，此其验也。'"	卷二十九·调食第一
	又云："《神仙图》曰：'禁无大食，百脉闭；禁无大饮，膀胱急；禁无热食，伤五气；禁无寒食，生病结；禁无食生，害肠胃；禁无酒醉，伤生气。'"	卷二十九·调食第一
食性	乌芋：《养生要集》云："味苦，微寒。食之除热。所谓凫茈者是也。为粉食之，其色如玉，久食益人。"	卷三十·五谷部第一
	酒：《养生要集》云："酒者，五谷之华，味之至也。故能益人，亦能损人。节其分剂而饮之，宣和百脉，消邪却冷也。若升量转久，饮之失度，体气使弱，精神侵昏，物之交验，无过于酒也。宜慎，无失节度。"	卷三十·五谷部第一
食疗	《养生要集》治大醉烦毒，不可堪方：芜菁菜并小米，以水煮令熟，去滓，冷饮之则解，此方最良	卷二十九·治饮酒大醉方第十八
	《养生要集》云："凡治一切果物食不消化方：甘草　贝齿粉，凡三物，分等作末，以水服，良。"	卷二十九·治食诸果中毒方第二十八
月食禁	《养生要集》云："四月不食大蒜，伤人五内。"	卷二十九·月食禁第四
服药禁	《养生要集》云："服药不可食诸滑物、果、实、菜、油、面、生冷、醋。"	卷一·服药禁忌第四
	又云："服药不可多食生葫蒜、杂生菜、猪肉、鱼臊脍。"	卷一·服药禁忌第四

表4-3（续）

主题	佚文	《医心方》出处
四时禁	《养生要集》云："高平王熙叔和曰：'夏至迄秋分，节食肥腻饼臛之属，此物与酒水瓜果相妨，当时不必皆病。入秋节度，阳消阴息。气总至，辄多诸暴卒、病疠，由于此涉夏取冷大过，饮食不节故也，而或人以病至之日，便谓是受病之始，不知其由来者渐也。'"	卷二十九·四时食禁第三
饱食禁	又云："青牛道士云：'饱食而坐，乃不以行步及有所作务，不但无益而已，乃使人得积聚不消之病，及手足痹蹶，面目梨皯，损贼年寿也。若不得常有所为，又不能食毕行者，但可止家中，大小流述，如手搏舞戏状，使身中小汗，乃傅粉而止，延年之要也。'"	卷二十九·夜食禁第六
夜食禁	《养生要集》云："凡人夜食伤饱，夜饮大醉。夏日醉饱，流汗未晞，冷水洗渍，持扇引风，当风露卧，因醉构精，或和冰和食，不待消释，以块吞之，是以饮食男女，最为百疴之本焉。"	卷二十九·夜食禁第六
醉酒禁	又云："饮酒不得用合食诸兽肾，令人腰病。"	卷二十九·醉酒禁第七
饮水禁	又云："井水无故变急者，不可饮之，伤人。"	卷二十九·饮水禁第十
合食禁	又云："食甜粥讫，勿食姜，食少许即卒吐，或为霍乱。"	卷二十九·合食禁第十一
诸菜禁	《养生要集》云："葱薤牙生，不可食，伤人心气。"	卷二十九·诸菜禁第十三
诸兽禁	《养生要集》云："自死畜，口不闭，食之伤人。"	卷二十九·诸兽禁第十四

《医心方》中留存佚文有诸多内容于当代仍有借鉴意义，比如服药禁葫蒜、杂生菜、猪肉、鱼等物，孕妇不可饮酒等，且大量关于合食禁、夜食禁、醉酒禁及四时饮食禁忌的内容也可供现代养生学、营养学参考。此外佚文中关于谷类、果类、兽类内容，是魏晋时期较为少见的食性记载，可作为魏晋时期农学及药学研究的重要参考史料。但《医心方》中佚文也并非全部合理，比如孕妇不得南向洗浴、小便，不得两镜相照等内容则无科学根据，有待取舍。

（4）其他书籍所载佚文

除上述三书，另在《养生类要》《太平御览》两书中共辑出佚文三条，详见表4-4。

表4-4　其他书籍中《养生要集》佚文

主题	佚文	出处
禁忌	《养生要集》曰："大汗急傅粉著汗湿衣令人得疮，大小便不利。"	《养生类要·服章部》
饮食	《养生要集》曰："南阳张平子云：'冬至阳气归内，腹中热，物入胃易消化。'"	《太平御览·时序部·卷二十八》
	《养生要集》曰："术，味苦，小温，生汉中南郑山谷，五月五日采之。"	《太平御览·时序部·卷三十一》

3. 讨论

依辑出佚文可见关于《养生要集》的两点认识。

（1）《养生要集》是一部集各方著录、汇诸家之言的著作。"集"可以说高度概括了《养生要集》的特点。依辑出佚文可知，张湛于《养生要集》中引用了众多名士或道人的养生言论及见解，其中包括道人刘京、青牛道士、胡昭、张臶、彭祖、老子李聃、张仲景、王熙等人；同时参考了诸多著作，包括《神仙图》《中经》《少有经》《养生内解》及宁先生《导引经》《四民月令》等。

《中经》为鬼谷子作；《养生内解》中的宁先生《导引经》等均是养生主题著作。《四民月令》为东汉后期崔寔作，是一部指导整年农事活动的专书。胡昭为汉末三国时期隐士，善隶书，养志不仕，而同时期张臶也以不仕官以道乐身、长寿而闻名；刘京，汉文帝时人，曾入仕为官，后弃官修行，注重养生，弟子数十人，其中还包括著名的皇甫隆；青牛道士原名封衡，汉代医家兼养生家；彭祖以长寿形象深入人心，无论于道教抑或是养生界均具有深远影响；老子，道教学派创始人和主要代表人物，著《道德经》。王熙，字叔和，魏晋时期著名医学家，其著作《脉经》是中国第一部完整而系统的脉学专著；张仲景，东汉末年医学家，被后人尊称为"医圣"，著《伤寒杂病论》。

依上述内容来看，《养生要集》引用了众多名家的养生见解，集录了自后汉至魏晋的众多书籍，包含医药诊疗、民俗农事及养生的诸多内容，可见《养生要集》内容之丰富，涵盖范围之广。同时《养生要集》所引内容中不乏一些已然佚失的著作，本书虽佚失，但一些重要的医家学说记载幸可以佚文的方式得以保留，并为后世所用。

（2）《养生要集》并非一部集录前人养生医药经验的著作。张湛于前人基础上将各家理论融会贯通，系统全面地论述了养生之道。既有养生大体、啬神、爱气、言语等理论的叙述，比如“行止、坐起、饮食、卧息，诸便皆思，昼夜不忘，保全精气神不离身则长生”，“思念不欲专，亦不欲散，专则愚惑，散则佚荡”，又包含了导引、房室、饮食、医药、禁忌、四时养生等具体方法。比如向晨摩指，少阳令热熨目的导引法，日月晦朔、上下弦望等日不可合阴阳的房室禁忌，一众食养调理之法及相当数量的食性、药性记载。同时，佚文内容主题也与张湛所提出的养生十要相契合。张湛养生十要即啬神、爱气、养形、导引、言语、饮食、房室、反俗、医药、禁忌，涉及医学、营养学、体育、气功、自然等多方面内容，后世养生著作多有载录。

此外，《养生要集》中也存有关于张湛对道家养生的阐释与创新。佚文中张湛所提出的“精神内伤则身必亡”，“思念不欲专，亦不欲散，专则愚惑，散则佚荡”体现了道家养生清净虚无之念。其总结的养生大要“行气欲除百病，随病所有念之。头痛念头，足痛念足，使其愈，和气往攻之，从时至时，便自消矣”强调了养气对养生的重要作用，也是道家以气养生法的发扬与进步。

张湛集众家养生之精华，并在此基础上有所发扬，所辑录的《养生要集》中佚文内容不仅体现了张湛本人的养生思想，也为研究魏晋时期的养生与玄学思想提供了材料。佚文内容多是指导如何开展养生的具体做法，而非张湛玄学养生思想或个人生死观的宣扬，所以本书应是一本指导养生的实践操作书。《养生要集》虽未能流传于世，但书中养生思想对后世影响深远，其意义也并非只在中国古代养生，书中的众多内容均可为现代所参考借鉴。书中有关食性、药性的记载多出现于本草或农业著作中，而大型本草或农业著作在魏晋南北朝时期鲜有问世，这对补充魏晋时期农学与药学相关史料具有重要意义。同时，张湛于书中提出的减思少虑、食养与调食方法、导引、遵四时养生等众多养生方法，今人也可辨证取用，以应用于临床诊治和日常身体保养调节，为现代健康事业服务。

三、道教养生派

（一）马丹阳《天星十二穴》

马丹阳道医相兼，精通针灸之术，活人无数。他根据自己多年的临床经验总结出十二要穴来治疗五脏六腑十二经脉的各种病症，并将各穴的部位、取穴方法、穴位的治疗功效和主治等加以详细阐述，作《天星十二穴杂病歌》。

此诀首载于《扁鹊神应针灸玉龙经》中，题为《天星十一穴歌》，初时仅在门人中流传，后经薛真人外传，熟知者增多。刊入明代徐凤《针灸大全》时，又增加“太冲”一穴。此后出现的《针灸聚英》《针灸大成》《类经图翼》等书亦有转载。此诀以五言体裁编写，简明扼要，通俗易懂，广为后人所传诵。

马丹阳天星十二穴治杂病歌

三里内庭穴，曲池合谷接，委中配承山，太冲昆仑穴，环跳与阳陵，通里并列缺。合担用法担，合截用法截。三百六十穴，不出十二诀。治病如神灵，浑如汤泼雪，北斗降真机，金锁教开彻，至人可传授，匪人莫浪说。

他归纳精选出十二要穴，一穴后编成一诀。此外，十二要穴多数为十二经的五腧穴、络穴、原穴之一。如足三里为足阳明胃经合穴，内庭为足阳明胃经荥穴，曲池为手阳明大肠经合穴，可见十二穴在其他要穴类别中也居于重要地位，且都分布于人体四肢肘膝关节以下的经脉上。这十二个常用要穴经长期实践证明，确有效果，故后世历代医家均十分重视十二穴的应用。

（1）足三里。“三里膝眼下，三寸两筋间。能通心腹胀，善治胃中寒，肠鸣并泄泻，腿肿膝胻酸，伤寒羸瘦损，气蛊及诸般。年过三旬后，针灸眼便宽。取穴当审的，八分三壮安。”足三里能治疗腹胀、腹泻，胃中寒及肠鸣，治疗膝部小腿酸痛肿胀，还可以补伤寒病后的虚损羸弱之症。此穴具有保健强壮的作用，一般入针 0.8 寸，灸 3 壮。

（2）内庭。“内庭次指外，本属足阳明。能治四肢厥，喜静恶闻声，瘾疹咽喉痛，数欠及牙疼，疟疾不能食，针着便惺惺。”内庭属足阳明胃经，能治疗四肢厥冷、由胃经虚热引起的心烦喜静、瘾疹、咽喉肿痛、牙痛、频繁哈欠及疟疾无法进食等症，下针即有良效。

（3）曲池。“曲池拱手取，屈时骨边求。善治肘中痛，偏风手不收，挽弓开不得，筋缓莫梳头，喉闭促欲死，发热更无休，遍身风癣癞，针着实时瘳。”曲池穴善治肘关节疼痛，还能治疗各种热证如咽喉肿痛，以及各种皮肤病如风癣和癞疥。

（4）合谷。“合谷在虎口，两指歧骨间。头痛并面肿，疟病热还寒，齿龋鼻衄血，口噤不开言。针入五分深，令人即便安。”合谷穴位于虎口之间，本穴主治头痛、面部肿胀、疟疾引起的寒热往来、龋齿牙痛、鼻衄及牙关紧闭不能言语。

（5）委中。“委中曲腘里，横纹脉中央。腰痛不能举，沉沉引脊梁，酸疼筋莫展，风痹复无常，膝头难伸屈，针入即安康。”本穴主治腰膝酸痛，活动不利，膝关节活动困难，针刺即有良效。

（6）承山。“承山名鱼腹，腨肠分肉间。善治腰疼痛，痔疾大便难，脚气并膝肿，辗转战疼酸，霍乱及转筋，穴中刺便安。”本穴善治闪挫腰痛、痔疮、大便困难，或因脚气引起的膝肿、无法站立以及霍乱引起的吐泻转筋。

（7）太冲。“太冲足大趾，节后二寸中。动脉知生死，能医惊痫风，咽喉并心胀，两足不能行，七疝偏坠肿，眼目似云朦，亦能疗腰痛，针下有神功。”本穴可判断生死，主治惊风癫痫、咽喉肿胀、心胁部胀痛、小肠疝气、睾丸坠痛、眼睛云翳，还能治疗腰痛。

（8）昆仑。“昆仑足外踝，跟骨上边寻。转筋腰尻痛，暴喘满冲心，举步行不得，一动即呻吟，若欲求安乐，须于此穴针。”昆仑穴主治腰骶疼痛，行走困难，还可治疗突发哮喘、气上冲心之症。

（9）环跳。“环跳在髀枢，侧卧屈足取。折腰莫能顾，冷风并湿痹，腿胯连腨痛，转侧重欷歔。若人针灸后，顷刻病消除。”本穴主治风寒湿所导致的痹症，腰胯疼痛活动后加剧，针灸此穴可立即缓解疼痛。

（10）阳陵泉。“阳陵居膝下，外臁一寸中。膝肿并麻木，冷痹及偏风，举足不能起，坐卧似衰翁，针入六分止，神功妙不同。”本穴居于膝下，主治下肢疼痛、膝关节疼痛麻木。针入0.6寸，功效更妙。

（11）通里。“通里腕侧后，去腕一寸中。欲言声不出，懊恼及怔忡，实则四肢重，头腮面颊红，虚则不能食，暴喑面无容，毫针微微刺，方信有神功。”通里主治突然失声不语、心烦懊恼以及怔忡、四肢沉重、头红面赤的实证，以及不能进食、突然失声面色苍白的虚证。

（12）列缺。“列缺腕侧上，次指手交叉。善疗偏头患，追身风痹麻，痰涎频壅上，口噤不开牙，若能明补泻，应手即如拿。”列缺善治偏头痛及全身麻木、痰涎多、口噤难张等症，明确正确的补泻方法，效果会更明显。

马丹阳还首创“合担用法担，合截用法截”的担截配穴法，其特点是通过在四肢远端选穴来治疗胸腹及头面部疾病。如治疗牙痛，取两侧合谷为担，独取一侧合谷为截。也可将担与截配合使用。如下担上截、上担下截等。应用此法时辨证选穴，临床应用具有简便快捷、安全效良的特点。

另有清王乾所作《订天星十二穴》，内容不知，但应当是在此基础之上加以阐释。

（二）丘处机《摄生消息论》

《摄生消息论》大旨不难推测。摄生者，养生之意；而“消息”之词，则随时而变。分春、夏、秋、冬四时，意在所生，随所养生也。该书分为春季摄生消息、夏季摄生消息、秋季摄生消息、冬季摄生消息四部分，意在强调养生要随着外界春、夏、秋、冬的变化而进行相应的调节。每个部分包含季节特性、精神调养、起居饮食、疾病防治、保健方法等具体阐述，还包括对应脏器的形状、位置、性质和临证诊断情况，并针对脏器给出了饮食养生和防治之法。

1. 四时养生之法

春三月，天地俱生，万物以荣。春季正值发陈之际，春回大地，万物复苏，在使用药物时，要根据春天阳气升发、万物始生的特征，注重对阳气的保护，促使其升发。因此，人在起居、饮食、衣着、情志等方面也应与之相适应。

在起居方面，丘处机引《素问》有关内容，其谓：“夜卧早起，广步于庭，披发缓行，以使志生，生而勿杀，与而勿夺，赏而勿罚，此春气之应，养生之道也。”根据春季天气的变化，每天早上起来在庭院中散步，这样可以让身体与春季的气候保持一致。

在饮食方面，肝木味酸，木能胜土，故丘处机提倡“当春之时，食味宜减酸益甘，以养脾气”，“饭酒不可过多，人家自造米面团饼，多伤脾胃，最难消化”。丘处机还特别强调“老人切不可以饥腹多食，以快一时之口，致生不测”。年高之人，在春日阳气催发下，易感风邪，如若刚刚发作，“不可便行疏利之药，恐伤脏腑，别生余疾”，宜“或选食治方中性稍凉利饮食，调停以治，自然通畅”。指出“若无疾状，不可吃药”。

在衣着方面，丘处机十分推崇“避风如避箭，避色如避乱，加减逐时衣，少餐申后饭”这一俗语。初春的气候各不相同，丘处机提到“天气寒暄不一，不可顿去棉衣”“老人气弱，骨疏体怯，风冷易伤腠理”。虽然春天阳气上升，天气变得温暖，万物复苏，但是人们在户外活动时仍不能轻易脱去棉衣。

此外，在情志方面，丘处机提出春季“春日融和，当眺园林亭阁虚敞之处，用摅滞怀，以畅生气，不可兀坐以生抑郁”。春天阳光和煦温暖，应当保持精神舒畅，不要独自端坐，而又滋生抑郁的心情。人应当调畅情志，使自己的精神情志与春季相适应，以利春阳生发之机。

夏三月，天地气交，万物华实。夏天阳气最盛，是万物蕃茂的季节。这个季节天气炎热，地面潮湿，人体的新陈代谢也很快，因此夏天的养生应该注重与外面的炎热环境相适应，与体内的特征相适应。

在起居、衣着方面，丘处机指出：“平居檐下、过廊、街堂、破窗，皆不可纳凉，此等所在虽凉，贼风中人最暴。”夏季天气炎热，人的身体阳气旺盛，贪凉不仅不利于养生，还容易招致风邪。丘处机认为“惟宜虚堂净室、水亭木阴、洁净空敞之处，自然清凉”。在穿衣上，夏季气温高，多发汗，丘处机强调“禁湿地卧并穿湿衣”。

在饮食方面，夏季阳气最盛，应当注意调节阳气，以促进阳长。丘处机认为“当夏饮食之味，宜减苦增辛以养肺”，每日应当食用一些温补的食物，如“宜桂汤、豆蔻熟水，其于肥腻当戒”。

此外，在情志方面，丘处机指出，要保持心情愉悦，让气畅通无阻。提倡“宜调息净心，常如冰雪在心”，这是适应夏天气候的养生之法。

秋三月，主肃杀，阴气渐长，阳气渐收。此时天气由热转凉，人体内的气与之相对应，也出现了阴阳消长，如果身体不能很好地适应，便易感风邪。因此，在这一时期，应防燥护阴，保养人体收敛之气。

在起居、衣着方面，丘处机引《素问》有关内容，认为秋季宜“早卧早起，与鸡俱兴，使志安宁，以缓秋形，收敛神气，使秋气平，无外其志，使肺气清”，并且“禁寒饮并穿寒湿内衣”。提倡“夜卧及平日时，叩齿三十六通，呼肺神及七魄名，以安五脏”，“又当清晨睡觉，闭目叩齿二十一下，咽津，以两手搓热熨眼数次”，这样便“极能明目”。

在饮食方面，秋属金，肺与之相应，故丘处机提出“当秋之时，饮食之味宜减辛增酸以养肝气”。肺和辛味在五行上都属金，肝与酸相对应，饮食上少食辛辣，多食酸性，以滋养肝气。丘处机还主张患上积劳、五痔、消渴等疾病“不宜吃干饭、炙煿并自死牛肉、生鲙、鸡、猪、浊酒、陈臭咸醋、黏滑难消之物，及生菜、瓜果、鲊酱之类”。

此外，在情志方面，秋季心脏气微，肺金用事，人的活动也应随季节变化保持收敛，以使内心安定平静，提倡“稍宜和平将摄”。

冬三月，天地闭藏，水冰地坼，无扰乎阳。冬季到了阳气最弱、阴气最旺的时候，此时寒气凛冽，冰天雪地，万物凋零，人体内的阴阳交互也变化缓慢，因此，冬季可谓养精藏精的好时机。

在起居方面，丘处机认为应该早起早睡“以待日光，去寒就温，毋泄皮肤”，否则，会使肾脏受伤。睡觉之时“稍宜虚歇”“宜居处密室，温暖衣衾”。老人骨脆肉薄“不可早出以犯霜威”，恐怕被寒邪侵袭，形成哮喘、麻痹、晕眩等疾病。除此之外，丘处机提出冬季“不宜沐浴”，以防感寒。

在饮食方面，肾脏冬旺，心火易伤，为此，丘处机提出“饮食之味，宜减咸增苦以养心气”。冬天肾水味咸，恐水克火，心气受损，因此应该养护心气。酒能活血通阳，“宜服酒浸补药，或山药酒一二杯，以迎阳气”，“早起，服醇酒一杯以御寒”。丘处机还指出，为了避免引火攻心，“不可就火烘食物”。除此之外，安排饮食要注意冬季气温的变化，“不可多食炙煿、肉面、馄饨之类”。

在衣着方面，冬三月，寒气日渐，丘处机主张“宜寒极方加棉衣，以渐加厚，不得一顿便多”；如若加衣过多而出汗，则更容易产生疾病。提出“不得频用大火烘炙”“不可以火炙手”，以免引火攻心，使人焦躁不安。

在情志方面，冬季万物生机闭藏，人的情志活动也应当顺应闭藏之气，“切忌房事”，保养精气。

丘处机的四时养生法为春夏养阳，秋冬养阴，对《黄帝内经》养生学说进一步阐发，以其通俗、简洁、实用的特点，在中医学养生中占有举足轻重的地位，并为后世所用。

2. 五行与脏器养生

相脏病法是《素问》中《热论》《经脉别论》以及《四气摄生图》养生理论的进一步阐述。丘处机从四时的发展变化、五行相生相克的理论出发，对人体在不同季节的对应变化进行了分析，得出了一套切实可行的“相脏病法”，并给出了基本的治疗方法。

春属木，肝与之相对应，故肝气旺于春。《素问・脏气法时论》曰：“肝主春……肝苦急，急食甘以缓之……肝欲散，急食辛以散之，用辛补之，酸泻之。”《千金方》曰：“春七十二日，省酸增甘，以养脾气。”丘处机通过对以往养生理论进行阐发，在《摄生消息论》中指出：“当春之时，食味宜减酸益甘，以养脾气。”

在脏腑用药上，丘处机介绍了患肝病之人的病表特征，指出“肝病欲散，急食辛以散，用酸以补之”；肝病变时，“当服升麻散”。

夏属火，心与之相应，故心气旺于夏。《素问・脏气法时论》曰：“心苦急，急食酸以收之，心欲软，急食咸以软之，用咸补之，甘泻之。”《摄生消息论》对其进一步阐释，曰：“当夏饮食之味，宜减苦增辛以养肺。”

在脏腑用药上，心脏病是热病，常伴有心气不足、心神恍惚。如若不想让心脏病发展，丘处机指出：“急食咸以濡之，用苦以补之，甘以泻之。”

秋属金，肺与之相应，故肺气旺于秋。《素问·脏气法时论》曰："肺主秋……肺欲收，急食酸以收之，用酸补之，辛泻之。"丘处机同样指出"当秋之时，饮食之味宜减辛增酸以养肝气"，提倡应当少食辛、多食酸，以养护肝气。

在脏腑用药上，肺脏有病，面色发白，头发干枯，因肺气虚弱而气息短促，宜"急食苦以泄之。又曰"宜酸以收之，用辛以补之，苦以泄之"。丘处机强调，因肺气过盛而引发咳喘的人"宜服排风散"。

冬属水，肾与之相应，故肾气旺于冬。《素问·六节脏象论》曰"主蛰，封藏之本"。《素问·脏气法时论》曰："肾主冬……肾欲坚，急食苦以坚之，用苦补之，咸泻之。"《千金方》曰："冬三月宜服药酒一二杯，立春则止。终身常尔，百病不生。"《摄生消息论》曰："冬月肾水味咸，恐水克火，心受病耳，故宜养心。"丘处机在肾气养护上，与前人说法略有不同，但主要目的都是保养精气。

在脏腑用药上，肾脏燥热时"急食辛以润之"。肾脏病"急食咸以补之，用苦以泄之"。如若伴有消化不良、骨骼疼痛、腿脚麻痹等症状，"宜服肾气丸"。

3. 总结

《摄生消息论》其思想主要来源于《素问》《千金方》《黄庭内景五脏六腑图》《四气摄生图》《混俗颐生录》等医药养生典籍，结合前代医家的养生理论，根据自身的行医实践，丘处机重新阐释了四时养生与脏腑防治的相关医理。其养生之道对当代仍具有指导意义，值得深入研究。恰如明代学者屠本畯所说："四时调摄养生治病大旨，尽乎此矣！他如《灵（枢）》《素（问）》诸编，皆绪论耳。"

第三节 徐氏医学世家学术特点

一、徐之才“逐月养胎法”及其影响

徐之才的著述较多，但均已佚，尚有部分内容留存于某些文献中，如“徐之才逐月养胎法”，其内容既有对前代文献的继承，也有发展，现分述如下。

（一）徐之才“逐月养胎法”之渊源与发展

《备急千金要方·养胎第三》载“徐之才逐月养胎方”，对女子养胎分十个月分别论述，包括胚胎发育程度、养胎经络、饮食宜忌、日常调摄、养胎方药等，以妊娠一月的养胎之法为例：

> 妊娠一月名始胚，饮食精熟，酸美受御，宜食大麦，无食腥辛，是谓才正。妊娠一月，足厥阴脉养，不可针灸其经。足厥阴内属于肝，肝主筋及血。一月之时，血行否涩，不为力事，寝必安静，无令恐畏。

徐之才还对妊娠一月出现的病症给出了治疗的方剂，并详述其组成及煎服法：

妊娠一月，阴阳新合为胎。寒多为痛，热多卒惊，举重腰痛，腹满胞急，卒有所下，当预安之，宜服乌雌鸡汤方。

乌雌鸡一只，治如食法　茯苓100克　吴茱萸5克　芍药、白术各150克　麦门冬5克　人参150克　阿胶100克　甘草50克　生姜50克

…………

若曾伤一月胎者，当预服补胎汤方。

细辛50克　干地黄、白术各150克　生姜200克　大麦、吴茱萸各5克　乌梅汁1升　防风100克

由上可知，一月养胎时出现病痛及曾伤胎者服用方剂分别是乌雌鸡汤及补胎汤。徐之才十月养胎及疗治方见表4－5。

表4－5　徐之才逐月养胎方

孕月	胚胎发育程度	养胎经脉	安胎方	预服方	饮食	情志	起居
1	始胚	足厥阴肝	乌雌鸡汤	补胎汤	饮食精熟，酸美受御，宜食大麦，勿食腥辛	勿令恐畏	不为力事，寝必安静
2	始膏，儿精成于胞里	足少阳胆	艾叶汤	黄连汤	勿食辛燥	居必静处，男子勿劳	谨护惊动
3	始胞，未有定义，见物而化	手少阴心	雄鸡汤	茯神汤		勿悲哀思虑惊动	
4	始受水，精以成血脉，儿六腑顺成	手少阳小肠	菊花汤	调中汤	食宜稻粳羹，宜鱼雁	和心志	静形体
5	始受火，精以成其气，儿四肢皆成	足太阴脾	阿胶汤	安中汤	其食稻麦，其羹牛羊，和以茱萸，调以五味；勿大饥，勿甚饱，勿食干燥，勿自炙热		卧必晏起，沐浴浣衣，深其居处，浓其衣裳，朝吸天光，以避寒殃，勿大劳倦
6	始受金，精以成其筋，儿口目皆成	足阳明胃	麦门冬汤	柴胡汤	食宜鸷鸟猛兽之肉；调五味，食甘美，勿大饱		身欲微劳，勿得静处，出游于野，数观走犬及视走马

表4-5（续）

孕月	胚胎发育程度	养胎经脉	安胎方	预服方	饮食	情志	起居
7	始受木，精以成其骨，儿皮毛已成	手太阴肺	葱白汤	杏仁汤	勿寒饮	勿大言，勿号哭	勿薄衣，勿洗浴
8	始受土，精以成肤革，儿九窍皆成	手阳明大肠	芍药汤	葵子汤	勿食燥热，勿辄失食	和心静气，勿使气极	勿忍大起
9	始受石，精以成皮毛，儿脉续缕皆成	足少阴肾	半夏汤	猪石汤	饮醴食甘	缓带自持	勿处湿冷，勿着炙衣
10	五脏俱备，六腑齐通						

“逐月养胎法”的提法并非始于徐之才，马王堆出土的《胎产书》早已谈及，亦即“徐之才逐月养胎法”部分内容是有文献渊源的，如《胎产书》载：

禹问幼频曰：我欲埴（殖）人产子，何如而有？幼频合（答）曰：……一月名曰留（流）刑，食饮必精，酸羹必【熟】，毋食辛星（腥），是谓财贞。二月始膏，毋食辛臊，居处必静，男子勿劳，百节皆病，是胃（谓）始臧（藏）。三月始脂，果隋宵效，当是之时，未有定义（仪），见物而化，是故君公大人，毋使朱（侏）儒，不观木（沐）候（猴），不食茵（葱）姜，不食兔羹。□欲产男，置弧矢，□雄雉，乘牡马，观牡虎；欲产女，佩蚕（簪）耳（珥），呻（绅）朱（珠）子，是谓内象成子。【四月】而水受（授）之，乃使成血，其食稻麦，鳣（鲜）鱼□□，【以】清血而明目。五月而火受（授）之，乃使成气，晏起□沐，厚衣居堂，朝吸天光，辟（避）寒央（殃），【其食稻】麦，其羹牛羊，和以茱臾（萸），毋食□，【以】养气。六月而金受（授）之，乃使成筋，劳□□□，【出】游【于野，数】观走犬马，必食□□殹（也），未□□□，是胃（谓）变奏（腠）□筋，□□□□。七【月而】木受（授）【之，乃使成骨】，居燥处，毋使【定止】，□□□□□□□□□□□□，【饮食】辟（避）寒，□□□□□□□□□□美齿。八月而土受

（授）【之，乃使成肤革】，□□□□□□□□，【是】胃（谓）密【腠理。九月而石授之，乃始成】豪（毫）毛，□□□□□□□□□□□□□□□□□□□□□□□□□□□□□□司（伺）之。十月气陈□□，以为□□。①

由上可知，徐之才“逐月养胎法”中的某些说法与马王堆出土的《胎产书》有相同之处。但徐之才在原来文献的基础上是有发展的。如其中关于十月养胎过程中出现病症或是对已有伤胎的预防所提出的治疗方剂等，则是徐之才对养胎理论的发展。

（二）徐之才“逐月养胎法”对后世的影响

徐之才“逐月养胎法”对后世的影响是巨大的。

第一，保存了古代养胎法的部分文献内容。《胎产书》载养胎之内容，表明在汉初之前，已产生养胎的理念。但几千年来，该书难以见到，直到马王堆出土文献面世。因此，徐之才“逐月养胎法”保留了前代的文献资料。

第二，徐之才“逐月养胎法”对历代中医妇科均产生影响，凡谈养胎法，基本上离不开徐之才“逐月养胎法”。如南宋陈自明《妇人大全良方》、南宋齐仲甫《女科百问》、明代武之望《济阴纲目》等均引用了徐之才的论述。此说还传至国外，高丽《乡药集成方》亦载徐之才养胎法之内容，可见此法在中医妇科发展史上的地位。

二、徐复辨治膝痛及足不任身

徐复未留下著作，但从留下的医案中可见其医术高超。从《奇证汇》《名医类案》中可见徐复的两个医案，分别是治吴兴沈仲刚内子膝肿痛及郭推府足不任身案。

徐可豫治吴兴沈仲刚内子，膝肿痛，右先剧，以热熨则攻左，熨左攻右，俱熨则腹雷鸣上胸，已而背悉若受万棰者，独元首弗及。发则面黛色，脉罔辨。昏作旦辍，日尪弱甚，医望色辄却，谓弗救。徐视脉竟，

① 此处原文因年代久远，部分文字已无法辨认，故以方框“□”代替。

曰：是湿淫所中，继复惊伤胆。疾虽剧，可治。即令以帛缠胸，少选，探咽喉间，涌青白涎沫几斗许，涌定，徐曰：今兹疾发至腹，则弗上面，面弗青矣。至昏膝痛，仍加熨，鸣果弗及胸止，三鼓已定，皆如徐言。越三昏，不复作，遂痊。(《名医类案》注曰："痰随气升降作痛，所以一吐而愈。")

徐可豫治郭推府，腹膜胀，体弱瘠，足不任身，徐诊脉，曰：病始弗剧，殆医过耳，病由怒伤肝，肝伤在法当补，补而元气完，邪必自溃，医不知此，泄以苦寒剂，下虚不收，浊气干上，故愈泄病愈炽，犹幸脉未至脱，非缓以旬月，不能也，既投药，渐平复。(《名医类案》)

徐复以吐法治灸治膝痛引起的腹雷鸣上冲胸背之疾，从痰论治收奇效；对于郭推府足不任身案，采取以补法缓图之法，收到良效。以上内容展示了徐复辨证、识病的高超之处。

三、徐枢论治咳嗽

徐枢的著作未见传世，幸有徐常吉之著作保存了有关徐枢的珍贵的文献资料。其主要学术观点如下。

第一，咳嗽当分内伤、外感及冷热虚实论治。

徐枢指出："（咳嗽为病）一染而难愈，用药而少效者，皆所感不同，药用不对，是谓不分经络脏腑之患，又不辨风寒暑湿燥火，冷热虚实之因，则如外感六淫，郁而成火，必六淫相合，内伤五脏相胜，必五邪相并，有此不同。今之医者，瞢然不知，杂乱无统。谬用散敛、寒热温凉、补泻之剂，致使轻者反重而难治，重者垂死而不可救药者多矣。"徐枢认为咳嗽当分冷热虚实："春为肝咳嗽，夏为心咳嗽，秋为肺咳嗽，冬为肾咳嗽，四季月脾胃咳嗽。有三焦咳嗽，有风咳嗽，寒咳嗽，热咳嗽，暑咳嗽，湿咳嗽，痰咳嗽，气咳嗽，虚咳嗽，七情咳嗽，劳虚咳嗽，气实咳嗽，肺气耗散咳嗽，冷咳嗽，跌扑负重伤损咳嗽。肺之积，名曰息贲而咳嗽。房劳肾水虚不能制火，相火与心火炎上而克肺金，名曰火刑金咳嗽。饮食过度咳嗽，夫饮肿胀咳嗽，水伤心下咳嗽。肺痈咳嗽，肺痿咳嗽，嗝咳嗽，伤寒咳嗽，妇人产前产后咳嗽。

鮯齁喘嗽，即气喘促咳嗽。”并论述了病因病机、脉象及用药。如：“假令脉浮缓为风，风宜发散，非麻黄、细辛、旋覆花、前胡之属，金沸草散、参苏饮之类，则不能散其风邪。脉弦紧为寒，寒宜温解，非干姜、官桂、款花、佛耳草之属，理中汤、温肺汤之类，则不能温其寒邪。脉虚软为暑，暑当清之，非柴胡、黄芩、地骨皮之类，六和汤中加麦门冬、乌梅之属，则不能清其暑毒。脉沉涩为湿，湿当燥之，非苍术、白术辈，不换金正气散、白术散之类，则不能燥其湿。”此外，尚有脉弦滑、脉浮盛在气口者、脉虚弱、脉弦细数、脉沉实有力、脉濡而弱等病机及治疗方药，主张“各随脏腑四时伤感之因而辨治之”。

第二，嗽者治痰为先。

徐枢认为“嗽者，治痰为先，治痰下气为上”，并介绍了祛痰须使用燥痰、利气、润肺等方法：“以白芥子加减皂角、青礞石之类，南星、半夏胜其痰，而咳嗽自愈；以木香、枳壳、陈皮、紫苏、桔梗之属利其气，而痰自下。咳而无痰者，以甘辛润肺，则愈矣；有痰而能食者，大承气汤下之；有痰而不能食者，厚朴汤主之。夏月而嗽发热，谓之热痰，小柴胡四两，加石膏一两、知母半两主之。冬月嗽，因感寒邪，谓之寒嗽，小青龙汤加杏子服之。”

第三，散敛之法的运用。

徐枢认为，治咳有散敛二法：“敛者，谓收敛肺气也；散者，谓解散寒邪也。宜散而敛，则肺寒邪一时敛住，为害非轻；宜敛而散，则肺气弱，一时发散，而走泄正气，害亦非小。且如感风咳嗽已，经散之后其表虚，复感寒邪，虚邪相乘，又为喘嗽。若欲散风，则愈重而虚；其肺若收敛，则愈又滞其邪。当先轻解，渐次敛之肺，不致虚，邪不致滞，喘嗽自止矣。”

总之，徐氏认为，临证当“辨其虚实寒热，对证施治用药；寻其风寒暑湿之由，求其痰气虚劳之所致，酌用发表淫里之剂、补泻散敛之方”；否则“何患喘嗽之不安哉”。徐氏对于咳嗽的论治，与当今《中医内科学》对咳嗽的论治原则几无差别。徐枢关于咳嗽的论述，清代喻昌《医门法律》曾加以引用。由上可知，明代初期，中医在咳嗽病因病机、辨治分型、方药用法方面的理论已经成熟。

第四节 东平医派之学术特点

一、钱乙学术思想及贡献

钱乙专心致业逾四十年，他认真钻研《黄帝内经》《伤寒论》《神农本草经》等，其学术思想主要在《小儿药证直诀》一书中体现出来。该书最早记载辨认麻疹法和百日咳的证治，也最早从皮疹的特征来鉴别天花、麻疹和水痘，并记述了初生疾病和小儿发育营养障碍的多种疾病，创立了我国最早的儿科病历。该书不仅是我国现存最早的一部系统完整的儿科专著，同时也是世界上最早的儿科专著。《四库全书目录提要》评说："小儿经方，于古罕见，自乙始别为专门，而其书亦为幼科之鼻祖。后人得其诸论，往往有回生之功。"

业医者知道，古代医家称小儿科作哑科，认为治小儿病最难。因为小儿脉微难见，诊察时又多惊啼，靠脉诊难以辨证，这是一；小儿骨气未成，形声未正，悲啼喜笑，变化无常，靠望诊了解病情也有困难，这是二；小儿不能言语，言语亦未足取信，凭问诊了解病情更难，这是三；小儿脏腑柔弱，易虚易实，易寒易热，用药稍有不当，就足使病情复杂化，这是四。因此，钱乙在行医过程中，也深感小儿病难治。他说："脉难以消息，求证不可言语取者，襁褓之婴，孩提之童，尤甚焉。"为了攻克这道难关，他花了将近 40 年时间钻研儿科，最终为中国小儿科医学专业发展奠定了坚实的基础。

《小儿药证直诀》是我国最早的较系统的儿科专著。它体现了钱乙的学术思想，对儿科学的发展有卓越的贡献。然该书非钱乙亲手所辑，而是钱乙的学生阎孝忠搜集钱氏的部分医论、医案和医方，并参酌当时流传京师的各种传本，加以系统整理而成。这一点阎氏有较详细的叙述："其治小儿，该括古今，又多自得，著名于时，其法简易精审，如指诸掌……余篮仕汝海，而仲阳老矣，于亲旧间，始得说证数十条。后六年，又得杂方，盖晚年所得益妙。比于京师，复见别本。然旋著旋传，皆杂乱。初无纪律，互有得失，因得参校焉。其先后则次之，重复则削之，讹谬则正之，俚语则易之。"

《小儿药证直诀》书名是宋人阎孝忠整理太医丞钱乙的有关儿科医论、医方、医案编次而定名。"直诀"即"真诀"，由于金元异族之讳（女真人）而改"真"为"直"。历代医家在整理这部书时的方式不同而书名有异，如南宋刘昉编《幼幼新书》引作《钱乙方》；明代医家熊宗立编著名为《类证注释钱氏小儿方诀》；太医院太医薛己编著名为《校注钱氏小儿直诀》；张山雷编著为《小儿药证直诀笺正》等。

钱乙的主要学术思想在《小儿药证直诀》一书中有集中体现，师梦雅、王广洋、卢红蓉等都对钱乙主要学术思想和贡献进行过总结。钱乙在继承《黄帝内经》及历代诸家学说的基础上，结合自己丰富的儿科经验，在小儿生理、病理及疾病辨证、诊断、治疗等方面颇有创见。

（一）论述小儿生理病理特点

钱乙对小儿生理病理特点作了精辟论述，他认为不能简单地把小儿看成是大人的缩影。钱氏指出："小儿在母腹中，乃生骨气，五脏六腑成而未全。"在小儿生理方面，提出了"五脏六腑，成而未全，全而未壮""长腑脏生智意，长骨髓添精神"的观点。

小儿出生后虽脏腑形体已具，但生理功能未臻成熟完善，还处在稚阴稚阳阶段，五脏六腑之形与气都相对不足，肺、脾、肾三脏更为突出。小儿生机蓬勃，发育迅速，从出生到成年一直处于旺盛的生长发育状态，两岁以内的小儿生长发育特别迅速，每隔一段时间即有一定变化，大脑逐渐聪明，表情逐渐活泼，身体逐渐长高，筋骨逐渐强壮。因而，钱乙将小儿的生理特点概括为“五脏六腑，成而未全，全而未壮”“长脏腑生智意，长骨髓添精神”。

在小儿病理上，钱乙指出小儿“脏腑柔弱”“血气未实”。小儿脏腑娇嫩，形气未充，稚阴稚阳，形体和功能均较脆弱，易受外邪侵袭，生病后，病情多变且变化迅速，易为寒热虚实之变，年龄小者更为突出。因此，治疗时不可妄攻妄下，否则易耗损津液；也不可滥用大寒大温，以防止生冷生热之变。

正确认识小儿生理病理对小儿预防保健和疾病防治具有重要意义。受钱乙影响，后世儿科医家注重小儿生理病理特点，并进行了新的阐发，极大地丰富和发展了儿科学。明代医家万全在继承钱乙思想的基础上提出了小儿“五脏之中肝有余，脾常不足肾常虚”“心常有余，肺常不足”的观点，高度概括了小儿生理病理特点，把儿科理论进一步推向成熟。

中医儿科学自创立至今，朴素的理论仍然影响着今天的医家。如现代著名的儿科名医刘弼臣先生明确指出他推崇钱乙的望诊及五脏论治的医学思想。刘先生在继承的基础上并加以发展，临证中总结出“面部望诊经验口诀”，方便学习掌握。在五脏论治中突出“以肺论治”的思想，这对治疗小儿病毒性心肌炎有很好的疗效。

（二）确立小儿五脏辨证纲领

钱乙在继承前人脏腑辨证思想的基础上，创造性地提出了心主惊、肝主风、脾主困、肺主喘、肾主虚的五脏辨证大纲。其曰：“心主惊，实则叫哭，发热，饮水而摇；虚则卧而悸动不安。肝主风，实则目直，大叫，呵欠，项急，顿闷；虚则咬牙，多欠……脾主困，实则困睡，身热饮水；虚则吐泻生风。肺主喘，实则闷乱，喘促，有饮水者，有不饮水者；虚则哽气，长出气。肾主虚，无实也。惟疮疹，肾实则变黑陷。”这不仅是对五脏病机的高度概括，也是五脏病证的分类纲领。

钱氏以五脏为基础，以证候为依据，辨别其虚实寒热，创立了儿科五脏辨证法，以此作为论治的准则。全书共收载近40种儿科疾病，半数以上采用脏腑辨证方法。用“心主惊，肝主风，脾主困，肺主喘，肾主虚”来归纳五脏的主要证候特点，以五脏为纲分类小儿常见病证，创立五脏补泻方，开五脏证治之先河。

1. 心主惊

心藏神，小儿乃纯阳之体，体内阳气旺盛，一旦外邪入侵，入里化热，引动心火或肝热上炎，木生火，引起心火旺盛，则见叫啼不宁，高热口渴，甚则出现动风抽搐等实证，或心虚无惊自悸之虚证。即《小儿药证直诀》中所谓“心主惊，实则叫哭，发热，饮水而搐；虚则卧而悸动不安”，“心病，多叫哭，惊悸，手足动摇，发热饮水”。心热条曰：“视其睡，口中气温，或合面睡，及上窜咬牙，皆心热也，导赤散主之。”钱氏用导赤散因热利导，使其热从小便而泄。心实条曰：“心气实，则气上下行涩，合卧则气不得通，故喜仰卧，则气得上下通也，泻心汤主之”。在此用泻心汤，直接清泻上焦心肺实热。惊啼条曰：“邪热乘心也，当安心，安神丸主之。”钱氏用安神丸清热泻火、宁心定志。目内证条曰：“淡红者，心虚热，生犀散主之。”

2. 肝主风

肝为风木之脏，小儿如少阳之春蓬勃发展，易感外邪，化热、化火伤肝，引动肝风，则见目直视、大叫哭闹、颈项强急、忽然闷绝等肝经有余之实证，或咬牙、呵欠之虚证。即《小儿药证直诀》中所谓“肝主风，实则目直大叫，呵欠，项急，顿闷；虚则咬牙，多欠，气热则外生，气温则内生”，“肝病，哭叫目直，呵欠顿闷，项急”。肝外感生风条曰：“呵欠顿闷，口中气热，当发散，大青膏主之。”用大青膏发散肝经风邪。肝热条中说：“手寻衣领及乱捻物，泻青丸主之。”肝热内盛则见欲作惊搐，用泻青丸清肝泻火。

3. 脾主困

脾属土，性恶湿。小儿脾常不足，若乳哺不当，饮食失宜，则易致内伤，出现倦怠困卧、身热、欲饮水等实证，或肿胀、食欲不振、吐泻不止之虚证。即《小儿药证直诀》中所谓“脾主困，实则困睡，身热饮水，虚则吐泻生风”，“脾病，困睡泄泻，不思饮食”。弄舌条曰：“脾脏微热，令舌络微紧，时时舒舌，治之勿用冷药及下之，当少与泻黄散渐服之。”指出弄舌为脾热，故以泻黄散清泻脾胃积热。若脾气虚弱，可用益黄散理气健脾、化湿涩肠；脾阳虚，可用调中丸、温中丸补虚温中；脾气虚，可用异功散补气理滞；脾虚气陷，可用白术散益气生津，升阳止泻；胃阴伤而气逆呕吐者，可用藿香散养胃阴、止胃逆。

4. 肺主喘

肺为华盖，属娇脏。小儿脏腑娇嫩，腠理不密，门户疏松，六淫疫病之邪均先及于肺，或肺热内盛，则出现胸闷、气促而喘、口渴（或不渴）等实证，或短气、喘息、吸少呼多之虚证，即《小儿药证直诀》中所谓“肺主喘，实则闷乱，喘促，有饮水者，有不饮水者；虚则哽气，长出气”，“肺病，闷乱哽气，长出气，气短喘息”。肺热条曰：“手掐眉目鼻面，甘桔汤主之。”以甘桔汤散热开郁。肺盛复有风冷条曰：“胸满短气，气急喘嗽上气。当先散肺，后发散风冷。散肺泻白散、大青膏主之。肺只伤寒，则不胸满。”以泻白散泻肺清热。肺脏怯条曰：“唇白色，当补肺阿胶散主之。”以阿胶散滋阴宣肺气，治肺气虚证。

5. 肾主虚

小儿稚幼，肾精尚不足，故主虚。肾气不足则出现两目无神、畏光、骨重不支、面色㿠白，囟门迟合、五软五迟、发稀不黑、耳薄、失音等虚证或疮疹黑陷等本虚标实证，即《小儿药证直诀》中所谓“肾主虚，无实也。惟疮疹，肾实则变黑陷”，“肾病，无精光畏明，体骨重”。肾虚条曰：“肾水，阴也。肾虚则畏明，皆宜补肾，地黄丸主之。”以地黄丸补肾滋阴壮水。钱氏不仅强调肾阴虚的一面。也不忽视肾阳虚的一面，如认为肿病的病机是肾阳虚而水气泛滥，反侮脾土，克制心火，并上凌于肺，说明肾也有寒水之气过盛的实证，其本质即是肾阳虚。

钱氏以五脏辨证为纲，临证时处处从五脏分证着眼，如将疳分为心疳、肝疳、脾疳、肺疳、肾疳、筋疳、骨疳等七种类型。同时，重视整体观念，绝不孤立地看待每一脏腑的证候，如杂病证条曰：“假令肺虚而痰实，此可下。先当益脾，后方泻肺也。”

钱乙重视五脏虚实的辨证，同时重视五脏之间生克制化关系在疾病发生发展中的作用，并在诊治小儿病时屡用五行生克乘侮关系来判断病情轻重缓急、预后好坏。以肝木与肺金关系为例，“假如肺病又见肝证，咬牙多呵欠者，易治，肝虚不能胜肺故也。若目直大叫哭、项急顿闷者，难治。盖肺久病则虚冷，肝强实而反胜肺也。视病之新久虚实，虚则补母，实则泻子。”按照五行相生相克关系，金克木，肺病时见咬牙、哈欠等肝虚之候，说明肝木侮肺金之力尚不甚大，故易治；若见肝实之证，肝木侮肺金，肺气本虚，又遭肝木反侮，则难治。

天时对五脏虚实的影响也是钱乙五脏虚实辨证的重要内容，但他没有沿袭惯用的应时之脏、脏气旺盛克所胜之脏发病的理论，而从五脏之气在其所主时令不旺反易受其他脏气的制约这个角度出发，应用五脏应时理论诊治疾病，即应时之脏，本应脏气旺盛，但因脏气本身虚怯，致其所胜之脏因脏气旺盛而反侮此脏，因而治疗时补应时之脏之虚，同时泄其所胜之脏旺盛之脏气。

在钱乙五脏应时理论中，他不仅将五脏对应于四时，还对应到一日之时。一日十二时辰分属不同脏腑：寅、卯、辰，肝主时；巳、午、未，心主时；申、酉、戌，肺主时；亥、子、丑，肾主时。钱乙根据不同时辰所发疾病，以判断脏气的衰旺，制定补母脏、泻子脏等治疗原则。

五脏虚实辨证是《小儿药证直诀》的重要内容，也是全书的辨证总纲。钱乙创建了五脏虚实辨证体系，这个辨证体系不仅有五脏虚实辨证纲领和五脏虚实病证主要证候特点，还有五脏虚实补泻的具体治法用方。钱乙所创建的五脏虚实辨证对后世脏腑辨证体系的发展影响深远。张元素在五脏辨证的基础上进一步深化与完善，发展了脏腑寒热虚实辨证体系，钱乙五脏补泻诸方也作为张氏脏腑补泻的方剂，成为其脏腑辨证体系的组成部分，从而将钱乙五脏辨证和五脏补泻学术思想影响扩展到整个中医理论领域。钱乙的五脏辨证与虚实补泻的立论立方，已成为中医临床学科脏腑辨证论治的基础。

（三）重视脾胃

小儿脾胃娇嫩，功能尚未健全，同时生机蓬勃，发育迅速，形成了营养需求量大与消化负担重的矛盾；加之小儿饮食不知自节，寒温不能自调，因此，无论内伤、外感，还是用药不慎，均可伤及脾胃。钱氏提出：“脾胃虚衰，四肢不举，诸邪遂生。”认为脾胃失调是导致各种疾病的主要因素。

小儿生长发育全靠后天脾胃化生精微之气以充养，身体恢复赖脾胃健运生化，先天不足小儿靠后天脾胃调补。再者，小儿脾胃本身柔弱，易受损伤，因此脾胃失调是小儿疾病的重要因素。

重视脾胃在小儿生长、发育以及疾病中的重要作用是钱乙脾胃学术思想的重要内容之一。钱乙对小儿脾胃病理特点以及小儿脾胃在发病中的重要作用进行了精要概括，提出“脾胃虚弱，四肢不举，诸邪遂生”以及“脾主困”的观点。在《小儿药证直诀》中亦多次强调小儿“脾脏怯”“胃怯”“脾脏虚怯”“脾脏虚”“脾胃虚”等脾胃观。

论治方面，钱氏不仅把吐泻、伤食、腹胀、积、疳、慢惊、虫症、虚羸、黄疸等病的论治归于脾胃，还认为疮疥、咳嗽、夜啼、肿病等与脾胃相关，也可从脾胃论治。如诸疳“皆脾胃病，亡津液之所作也”；虚实腹胀“由脾胃虚气攻作也”。他调治很多小儿疾病都从脾胃着手，并发明了很多有关脾胃并治方法，创立了调治脾胃寒热虚实的许多著名方剂。

治疗中处处重视调脾胃，无论何种疾病，只要涉及脾胃，钱乙必以脾胃为中心，或先顾脾胃，后治他证，或先治主证，后理脾胃。如日晚抽搐“当补脾治心肝”，伤风腹胀“当补脾，必不喘后发散，仍补脾也”。

治法方面，钱乙提出“小儿之脏腑柔弱，不可痛击”，“小儿易为虚实，脾虚不受寒温，服寒则生冷，服温则生热”，故治疗“以妄攻误下为禁约”，以“不可有泻无补，攻伐生生之气”为准则。在调治小儿脾胃病时，力求消补兼施，寒热并投，以运为补，以适应小儿脾胃虚实寒热之变。如虚实腹胀条“盖脾初虚而后结有积，所治宜先补脾，后下之，下后又补脾”，所创很多传世名方，皆体现了助运补脾的思想。如异功散、白术散均为四君子汤加味而成，前方加陈皮，有补而不滞、涩而不燥之功；后方加藿香、木香悦脾而健胃；益黄散用青皮、陈皮、丁香、诃子、甘草温中化湿、理气悦脾，而不用一味补药。注意护阴，尽量避免用辛温香燥之品。如地黄丸为肾气丸去桂枝、附子；用辛燥药时配伍柔润养阴之品。如藿香散麦冬配半夏。方中还常配伍健护脾胃之药，如泻白散佐以粳米、甘草，安神丸加入干淮山药、白茯苓、甘草以顾护脾胃。

给药方法、临床护理、饮食调养方面，许多方子用“饭和丸”“麦糊丸”“粟米饭和丸”“蜜丸”以及“米饮汤下”“乳下”。如白附子香连丸、豆蔻香连丸、小香连丸以饭为丸，米饮汤下，既顾护了脾胃之气，又易于小儿接受和其脾胃吸收。在饮食护理方面，钱乙提出“忌口”“慎口”“不可令饥”“频与乳食”等观点，且多在食后服用，以尽量减少对脾胃的损伤。

钱乙的脾胃观为后世脾胃学说的形成奠定了理论基础，后世儿科医家均非常重视脾胃在儿科中的作用。除此之外，后世医家还对钱乙脾胃学说有了进一步发挥。后万密斋、王肯堂、薛己等皆沿用钱乙“脾主困”的观点。除重视脾胃在小儿疾病中的作用外，万全还有新的发挥，提出“小儿之病，胃最多也”、“胃气壮实，四肢安宁。脾胃虚弱，百病蜂起。胃气既败，五脏俱损。故调理脾胃者，医中之王道”的观点。金元时期补土派代表医家李东垣学术观点的形成也深受钱乙脾胃观的影响。李氏“内伤脾胃，百病由生”的观点，是中医临床从中焦脾胃论治的核心理论。

（四）主张四诊合参，尤重儿科望诊

儿科又称“哑科”，小儿发病容易传变迅速，不能正确表达病情；加上小儿常哭闹难以配合检查，钱氏深感小儿疾病诊断之难。正如阎孝忠《小儿药证直诀·序》中所说：“医之为艺诚难矣，而治小儿为尤难。”《黄帝内经》以四诊方法诊察五脏病变，五脏藏于内，司外以揣内，钱氏主张四诊合参，独重望诊，提出了“面上证”和“目内证”。《小儿药证直诀·面上证》曰“左腮为肝，右腮为肺，额上为心，鼻为脾，颏为肾”，以左腮、右腮、额上、鼻、颏面部不同部位分别对应小儿肝、肺、心、脾、肾五脏，通过观察患者面部色泽来判断疾病的五脏归属。“面上证”和“目内证”的提出，标志着当时中医儿科学已形成比较系统的疾病诊断方法体系。

钱乙结合小儿生理病理特点，强调五脏辨证，灵活化裁古方，创制了五脏补泻诸方。比如经典的六味地黄丸加减，主方在肾气丸的基础上减去温燥的桂枝、附子，留存六味阴柔之品，变温阳之剂而为养阴之方，“补泻兼施”，恰合小儿阴常不足的生理特点。小儿服药困难，疾病复杂，年龄不同则药量不一，钱乙别出心裁，组方多以丸、散、丹为主，且组方精，用量少，便于小儿服用。足见钱氏在药物剂型和给药途径方面的造诣，为后世临床儿科开发疗效好且易为小儿接受的剂型药物提供了宝贵的借鉴作用。

（五）古为今用，创制新方

小儿脏气清灵，随拨随应，因而钱乙主张治疗小儿疾病要攻之有时、补之得宜，用药力求中正平和，注意顾护小儿正气，保护小儿脾胃。此治疗思想在其常用的治疗方法中得到了充分体现。

1. 五脏虚实补泻

钱乙重视五脏虚实，将五脏补泻立为施治规范。主张虚则补母，实则泻子，补泻兼顾，补偏救弊。《小儿药证直诀·目内证》曰："赤者，心热，导赤散主之。淡红者，心虚热，生犀散主之。青者，肝热，泻青丸主之，浅淡者补之。黄者，脾热，泻黄散主之。无精光者，肾虚，地黄丸主之。"此为五脏补泻的大纲及主方。在《小儿药证直诀》其他篇章，钱乙对五脏补泻法则以及方药做了进一步补充，制定了较系统的五脏补泻法则和药方，使五脏辨证体系理、法、方、药完备。

2. 注重升降气机

钱氏以重视脾胃而闻名，处方用药处处顾及脾胃之升降功能，治脾病注重升举清阳，治胃病重视降其逆气。针对小儿胃有虚寒致津液亏耗、中气下陷等证，钱氏创制了著名的白术散。盖脾胃虚弱，当健脾补中，但脾虚吐泻频发，乃中阳下陷之证，若仅以四君健脾，难以取效，故加葛根升举清阳，藿香、木香悦脾，振奋脾胃气机，从而使下陷之脾阳得升，中气得复，则诸症可愈。又如治疗胃虚有热、面赤呕吐等症，创制了藿香散，方中以麦冬、甘草滋养胃阴而清热，半夏降逆而止呕，重用藿香芳香化浊以散中州之气滞。此与白术散一升一降，前方重脾，后方重胃。

3. 善于化裁古方

钱氏灵活变通，采用药味加减化裁、剂型服法变更等方法创制新方。地黄丸、白术散、藿香散，皆由古方加味而成。又如异功散，亦以四君子汤加陈皮一味，成为调理脾胃、培土生金的常用方。再如唐代《兵部手集方》中香连丸用黄连苦降清热，木香芳香行滞，本是治痢之方，钱氏广为加减，加豆蔻温涩止泻，名豆蔻香连丸；加诃子肉苦温涩肠，名小香连丸；加白附子祛寒，名白附子香连丸；加豆蔻仁、诃子肉、没食子，名没食子丸；上述五方虽皆治小儿腹痛泻利诸症，但寒热通涩之性已有变化。又如升麻葛根汤，即《千金方》芍药四物汤的化裁，去黄芩之苦寒，加甘草之甘缓，于小儿伤寒、瘟疫、风热、疮疹初起等病最为适宜。以上诸方加减化裁，反映了钱氏师古而不泥古，于继承之中又有创新的精神。

4. 力戒呆补峻攻

小儿“脏腑柔弱，易虚易实”，不仅在感邪患病后邪气易实，正气易虚，用药不慎，也易导致虚实之变。钱氏据此特点，在祛邪务尽的原则下，力求攻不伤正，补不滞邪，或消补兼施，以通为补，力戒蛮补妄攻。例如小儿肺虚，唇色白，气粗喘促，理当补肺阴，然肺为娇脏，尤不宜呆补，故以阿胶养阴补肺，粳米、甘草培土生金，马兜铃、牛蒡子化痰宣肺，该方名阿胶散，是补中有泻、泻中寓补的典范，诚如《小儿药证直诀笺正》所评曰：“钱氏制阿胶散，专补肺阴，而用兜铃、牛蒡，开宣肺气，俾不壅塞，是其立法之灵通活泼处，与呆笨蛮补者不同。”又如上述地黄丸，更以三补三泻为制方之楷模。

观钱氏所创的祛邪诸方，并非单纯攻邪，而常于祛邪方中佐以扶正之品。如败毒散，本为治疗外感风寒表证而制，方中以羌活、独活、柴胡、前胡等散邪祛湿，尤妙在大队表散药中，加一味人参以扶正气，盖小儿易虚故也。此方补中兼发，邪气不至滞留；发中带补，元气不至耗散。其药物配伍颇有理法，用于小儿外感表证甚为合拍，迄今仍为扶正解表的代表方。余如导赤散用生地黄，泻白散之用粳米、甘草，皆有泻中兼补之义。

5. 创制简便成药

钱氏根据儿科发病急、小儿不易服药等特点，对药物的剂型、服法深有研究，《小儿药证直诀》载方120余首，除口服汤剂23首外，余皆为丸、散、膏方及少数外用药，其辨证准，用药精，味少量小，易为小儿所接受和脾胃吸收。钱氏善用成药，有其独到之处，简述如下。

（1）简便救急。儿科多为急症，来势迅猛，若临时配方煎药，缓不济急。钱氏善用成药治疗急性病，取其随时应急、方便效捷等优势。如急惊风用利惊丸除痰热，用泻青丸泄肝火；慢惊风用温白丸祛风豁痰；高热用泻心汤为末冲服等。

（2）寓猛于宽。钱氏遣药，继承了唐宋时期善用金石重坠、介类及香窜走泄药品之特点。这些药，有的不宜入汤剂，如麝香、冰片等；有的为峻猛之品，如干姜、甘遂、巴豆霜等。上述烈性药，制为成药，既可发挥其力专的祛邪作用，又能减轻药物的副作用，以尽峻药缓攻之妙。

（3）药饮多样。钱氏对于成药讲究服法，以利于药达病所及胃肠吸收。有的仅为了便于吞服，用开水或米饮汤送服，有的药引本身即是一味对症的药物，或是不宜入煎，或是作为药引，种种用意，因病而异。又选用薄荷汤、温酒、蜜汤、蝉壳汤、天门冬汤、乳汁、金银花汤、紫苏汤、龙脑水、生姜水等调服散剂或送服丸剂。

不论是化裁古方还是创制新方，钱乙均用药寒温适度、中正平和、补泻并用，始终以顺应小儿“脏腑柔弱、易虚易实、易寒易热”的生理病理特点为准则。在小儿服药方法和服药剂型上，也多用丸、散剂而少用汤剂，并发明了多种送药方法，且服用时间十分灵活，为开发疗效好又易为小儿接受的剂型药物提供了可贵的借鉴。钱氏创制的五脏补泻方剂导赤散、泻青膏、泻黄散、泻白散、补肺散、白术散等，已是临床常用方剂。如导赤散，可用于疱疹性口腔炎、白塞病、流行性腮腺炎、病毒性心肌炎、产后尿潴留等多个学科中。钱氏方剂主治明确、药味少，深受临床医家的喜爱，其实用性远远超出儿科应用范围。

二、董汲学术特色

董汲与钱乙同为东平人氏，为钱乙后辈，但钱氏对其学术十分欣赏，其谓：“予开卷而惊叹曰，是予平昔之所究心者，而子乃不言传而得之。予深嘉及之少年艺术之精。”今述其学术特色如下。

（一）与钱乙属不同的儿科流派

董汲医学理论和治疗方法与钱乙有相同之处，亦有不同之处。如关于小儿生理病理特点的认识，董氏认为小儿脏腑娇嫩，易为伤动，此与钱乙治疗思想有相同之处。但他用药与钱乙的用药风格不同，《四库全书总目提要》评曰：“（董汲）小儿一门，大概与同时钱乙《小儿药证直诀》相出入，第以柔脆之肠胃而多用腻粉朱砂诸峻药，古人气厚服之无妨，在后来亦未可概施也。”《四库全书总目提要》认为，董汲之学术“与同时钱乙《小儿药证直诀》相出入”，其所用方传承自古方，所用的方中“多用腻粉朱砂诸峻药”，按：腻粉即轻粉，成分为氯化亚汞。辛，寒，有大毒；朱砂，主要成分为硫化汞，甘，微寒，有毒，有清心镇惊、安神明目的作用。古人身壮气厚，服腻粉、朱砂等药可以承受，但不适用于后世之人。提醒不应对其中的方子照原样施用。

（二）擅长儿科，精治痘疹

董汲深谙儿科，尤擅治小儿斑疹。董汲曰：“小儿斑疹一候，不惟脉理难辨，而治疗最比他病尤重。”董汲认为此病初发与伤寒阴痫相近，斑疹未出时，有的医家往往疑为伤风，以麻黄等药重发其汗，致表虚里实；有的以阴痫治之，使用温热药品，使热势愈盛。直至三四日，出现斑疹之时，再以治斑疹药治之，已失先机。董汲认为斑疹之病机为“本以胎中积热，及将养温厚，偶胃中热，故乘时而作”。许多世俗医者，斑疹欲出时，多以热药发之，遂使胃中热极，使患儿处于危险境地，九死一生。董汲对斑疹初发、已发及出足之后均给出治疗原则及方药，现录如下：

> 大抵斑疹之候，始觉多咳嗽，身体温壮，面色与四肢俱赤，头痛腰疼，眼睛黄色，多睡中瘛疭，手足厥，耳尖及尻冷，小便赤，大便秘，三部脉洪数绝大不定，是其候也。其乳下儿，可兼令乳母服药。其证候未全，或未明者，但可与升麻散解之。
>
> 其已明者，即可用大黄、青黛等凉药下之，次即与白虎汤。如秋冬及春寒，未用白虎汤之时，但加枣煎服，不必拘于常法。仲景云：四月后，天气大热，即可服白虎汤，特言其梗概耳！大率疹疱未出，即可下。已出，即不可下。
>
> 出足，即宜利大小便。其已出未快者，可与紫草散、救生散、玳瑁散之类。其重者，以牛李膏散之。或毒攻咽喉者，可与少紫雪及如圣汤，无不效也。其余热不解，身热烦渴及病疹儿母，俱可与甘露饮。或便血

者，以牛黄散治之。

董汲特别提出治疗原则及禁忌："已出，即不可下。""出足，即宜利大小便。"以上治疗原则应为后世医者所谨记。董氏还指出斑疹可损及眼目，"宜常平肝脏，解其败热，虑热毒攻肝，即冲于目，内生障翳，不遇医治，瞳仁遂损，尤宜慎之"；他还提出母子同时服药的治疗方法，以及已出斑疹之后的将息等法，可为后世效法。

（三）著脚气治疗专书

董汲首作脚气专著《脚气治法总要》。脚气作为古代中医常见病名，与现代之脚气含义不同。古代之脚气系维生素 B_1 缺乏所致，症状表现为两脚软弱无力，脚胫肿满强直，或虽不肿满而缓弱麻木，甚至心胸筑筑悸动，进而危及生命为特征的一种疾病。晋代医僧支法存及仰道人均为治脚气病的高手。当时北方士大夫于永嘉之际南渡，从饮食以面食为主，改换成以米为主食。士大夫所食的精米中缺乏维生素 B_1，因此北方士大夫多患脚弱症，其症多凶险，毙人甚众。"防风汤……南方支法存所用多得力，温和不损人，为胜于续命、越婢、风引等汤。罗广州一门，南州士人常用。亦治脚弱甚良方。"北迁而来的士大夫多因支法存之医技而存活，支法存为治疗脚气病之先驱。此后晋代葛洪《肘后备急方》、孙思邈《千金要方》亦有论脚气治疗之内容，但以专书形式出现的首推《脚气治法总要》。

董汲曾在熙宁年间，因在大雪中行走，为寒湿冷气相乘，遂患脚气病。十年之间，发病七八次，每发则病情严重，且证候差异，一旬之内，变候不等。他深思其源，博求古方，采摘要法，累试神验。一方面，宋时因疆域扩大，南北交流增多，且承平日久，故食物无南北之异，道途无久远之期，有些人因宦游或远游为客，致内地感脚气病者日益增多；另一方面，诸前贤虽有论述，但未有专著论脚气者，故董汲"遂博采《素问》《九虚》《灵枢》《甲乙》《太素》《巢元》《千金要方》《外台》《圣惠》《小品》《删繁》《金匮玉函》诸家本草及苏敬方论、前古脉书，凡古有是说者，无不究极。而藏府之论、针艾之法、脉证之辨、食饮之宜、四时之要、导引之术，以至淋煤蒸熨，备急要方或经试验者，悉录而集之”，著成《脚气治法总要》一书。

董汲曾考证脚气之名，其谓：“脚气之疾，其来久矣。在黄帝时名为厥，两汉之间名为缓风，宋齐之后，谓为脚弱，至于大唐，始名脚气。其号虽殊，其实一也。”指出其病机：“厥疾之由，虽皆凝风毒湿气中于肝肾脾经，其脉起于足十指，且风毒之气者，出于地，寒暑风湿皆作蒸气，足常履之，故内传经络，因成肿痛、挛弱，乃名脚气。”其病机，根据禀赋之不同，有属虚、实、冷、热之不同，症状则有轻、重、干、湿、阴、阳、实、虚之不同。关于治疗方剂，则有治风、治湿、治风湿相兼、治风湿夹虚、治风湿瘴疠、治属阴者兼冷、治属阳者兼热、治属于阴阳而兼淋闭者等不同，《永乐大典》对《脚气治法总要》曾做了总结，兹录如下。

> 下卷方四十六，独活汤、木香散、传信方、防风粥、桑枝煎专治风，天麻丸、茴香丸、乌蛇丸、趁痛丸专治湿，薏苡仁汤、海桐皮散、木瓜丸治风湿相兼，独活寄生汤、石楠丸、牛膝丸治风湿挟虚，金牙酒治风湿瘴疠，八味丸、肾沥汤、地黄粥治虚，神功丸、麻仁丸、三脘散、大黄汤治实。属阴者兼冷，木香饮子治其偏于阴也。属阳者兼热，红雪治其偏于阳也。绛宫丸、白皮小豆散、木通散治其属于阴阳而兼淋闭者也。松节散、食前丸、食后丸、橘皮丸治寻常法也。三仁丸、润肠丸、五柔丸治老人血枯法也。天门冬大煎，则为总治法。

除以上方剂外，董汲还使用淋煤蒸熨等外治法，采用汤药蒸洗淋浴等方法，亦用针灸法。其治疗时注意老壮男女体质之异，体现中医因体质不同而治疗有所不同的差异性疗法。

（四）善用经典名方

董氏善用经典名方，如《旅舍备要方》中专列痰证证治方药，多化裁自经方。如《金匮要略》小半夏汤治停痰蓄水所致胸膈不快、手足厥冷为用其常，用治天行病噫不止乃达其变。又如用承气汤之变方枳实丸治风痹痰实之大便秘涩、伤寒胃热燥屎、结胸痛痞、痈疡疮疖，方中用承气汤中的大黄、枳实通腑泄热，再加牵牛子涤饮逐痰。又如用五苓散治五淋，小便不利，脐下胀满及胞转不得小便，小腹胀痛，此为其常；用其治中暑恶心，霍乱吐泻，烦躁饮水；又治瘴气瘟疟，不伏水土，或吐或泻；又治中酒、恶心呕吐痰水等，此为董氏之变。

董氏亦善用前贤之名方，如其用独活寄生汤治脚气流入脚膝，为偏枯冷痹，缓弱疼重，或腰胁痛等病，此方源自《备急千金要方》；董氏用龙脑煮水，外用淋煤脚气，治两足寒热肿痛、胀满挛缓，此方来自《深师方》；桑枝煎疗遍体风，风痒干燥，脚气，四肢拘挛，上气眼晕，肺气咳，方出《抱朴子》；苍梧道士陈元膏疗风毒壅滞作疼痛及荣卫气结涩诸风毒，源于《千金要方》卷七引《胡洽方》等。

（五）注重验案验方收集

《脚气治法总要》《旅舍备要方》均注重验案验方收集。《旅舍备要方》董汲自序称：“汲自业医以来，收经效奇方，计百余道，证详而法略，使览之者晓然可用。”《脚气治法总要》收集了大量的已效验案验方，如治毒风流于脚膝行立不得方，其组成为海桐皮、五加皮、独活、防风、枳壳、杜仲、牛膝、薏苡仁、干生地黄酒浸温服，博陵崔信官吴兴曾得此疾逾半年，“百药无效，朱仲邕为处此方，服之立效”。董氏还记录了崔信服用后的感受，其谓：“云其疾退状如蛇数百条，奔走自足而出矣。”董氏后将此方传与他人，无不效。

又如木香散治偏风、瘫痪、脚气等疾，此药为福唐陈氏所有，他依靠鬻卖此药以自给，同郡人未有能得到此方子者。一日，他的方子被亲戚窃取，并赠予董汲，董汲当时正在此处做官，于是按方合药，以施众人。此方效果颇佳，“如法煮服，以衣盖覆取汗，不过三五服，辄瘥，所至人来求药者无穷，其验如此。”

又如道人深师增损肾沥汤，治两足寒热，肿痛胀满，挛缓，“湘东王至江州，王在岭南病，悉如此，极困笃，余作此汤，令服，即得力。病似此者，服无不瘥”，董汲曾用此方治愈湘东王脚气病。

（六）旅舍备急、简切神验

董汲还著有《旅舍备要方》，他考虑到行旅之人途中得病，猝然间医药难备，故辑录此药方，以备急用。关于其所辑的药方数，其原书自序中称有一百余首，但此书已佚，今所见本是从《永乐大典》中辑出的，仅存四十余首。其内容分内、外、妇、儿、五官各科，涉及斑疹、痰证、霍乱、腰痛、眼疾、耳疾、口疾、齿疾、中毒、妇人科、小儿科、疮科、杂伤等病证。其中多数方剂是小方，切于实用。

如其指出，行旅之人若患疮病，仓促之间药物难寻，可只用大黄一味治疗，其谓疮肿之病机："大凡疮肿，本自蓄热，或因服金石等药，或因父母服热药，并饮酒消渴，人多病此，当以凉药下之。"其引孙真人《千金方》曰："病痈疽人，如道途无药，可只以大黄下之者，盖攻其本也。"且疮肿初起即可使用，不必待疮肿发而使用，其谓："近人多不达此意，至疮肿既发而下之，使毒内陷者，失其旨矣。"又如用伏龙肝，研极细，每服二钱，可治赤疹瘙痒，烦躁昏闷。以牛黄、郁金合成牛黄散，治疗小疮疹，阳毒入胃，便血，腹痛啼哭。以知母一味，熟枣肉为丸，治妊娠不足，胎动不安，或误服药，胎欲下之症。以丁香一味，同酒煮，治疗霍乱呕吐。以半夏一味，入生姜同煮，治痰逆，粥药不下，胸膈不快，停痰蓄水等。用药均简切神验。

（七）对后世的影响

董氏不仅精通儿科，还对内、外、妇乃至眼、耳、口、鼻五官科等皆有独到发挥，其理论及治方经验别具一格，许多方为后世医家所采用，并为某些名方化裁之蓝本。《四库全书总目提要》评曰："其治中暑一方，似即李杲清暑益气汤之蓝本；其无比香薷散，与后来《局方》稍有出入，盖亦本古方为加减。"颇值得我们深入研究。

总之，董汲以其医学传世，他和钱乙等北宋名医名士密切交往，实现了不为良相、便为良医的儒士理想，他在长期的行医生涯中对儒家精髓思想的践行一直没有停止。他借儒学研究医理，把仁义纳入医德，将儒家思想渗透到医学的方方面面，弘扬了医乃仁术的传统医道，终于成为医术精湛、道德高尚的苍生大医。

三、窦默学术特色

窦默师承李浩针灸之术，在精研经典的基础上，总结个人经验，阐释针刺手法与配穴处方，对针灸的发展有一定贡献。

（一）治病莫如用针

《标幽赋》一文首云：“拯救之法，妙用者针。”《通玄指要赋》亦云：“必欲治病，莫如用针。”可见，窦默首推针法，赋文中论及针法之言随处可见。

1. 尤重毫针

窦默尤其重毫针之应用，如《标幽赋》曰：“观夫九针之法，毫针最微。七星上应，众穴主持。本形金也，有蠲邪扶正之道；短长水也，有决凝开滞之机；定刺象木，或斜或正……然是一寸六分，包含妙理；虽细拟于毫发，同贯多歧。可平五脏之寒热，能调六腑之虚实。”对毫针的治疗作用，做了详细的阐述。认为毫针虽微，但治疗范围甚广，几乎无疾不医。而对灸法仅提及两句，且只说明灸法的禁忌和注意事项，“避灸处而和四肢，四十有九”，“无灸艾而坏其肝”，对灸法的具体应用及主治病证均未提及。由此充分说明窦氏临证以针为先、以针为主，对针刺应用十分重视，而对灸法则有忽略之嫌，这也是窦氏治病方面不足之处。窦默对毫针针刺治疗中产生的晕针现象作了记载，对晕针原因及防止晕针的方法作了论述，“空心恐怯，直立侧而多晕；背目沉掐，坐卧平而沉昏。”

2. 针刺特点

窦氏在《标幽赋》中指出“左手重而多按，欲令气散；右手轻而徐入，不痛之因”，说明在针刺时特别重视左右手配合的作用：左手爪切重按可以宣散气血，针刺时免伤荣卫；右手持针轻轻刺入可以减轻进针时患者的痛苦。对进针的手法，主张轻而缓，进针时要轻微捻转，轻轻刺入，不要紧捻猛插，令病者产生痛感。窦氏针刺的又一特点是透穴刺。即一针两穴的刺法，这种刺法在《扁鹊神应玉龙经》及《针方六集》中尚有保存。窦默常用透穴刺法，针刺时其深度有达二寸左右的，窦氏透穴刺法对后世针刺的临床应用产生很大影响。

3. 针刺十四法

窦默认为“原夫补泻之法，非呼吸而在手指”，指出针刺补泻主要在于手法操作。窦默在《黄帝内经》《难经》的针刺手法基础上使手法更为多样，丰富和发展了针刺补泻手法，在《针经指南》中列出“呼吸补泻”“寒热补泻”“手指补泻”“迎随补泻”“生成数法”等。手法的具体操作即动、退、搓、进、盘、摇、弹、循、捻、扪、摄、按、爪、切，后列下针十四种基本手法的具体操作方法。曰“动者，如气不行，将针伸提而已”“退者，为补泻欲出针时，各先退针一豆许，然后却留针，方可出之，此为退也”“盘者，为如针腹部，于穴内轻盘摇而已，为盘之也”“摇者，凡泻时，欲出针，必须动摇而出是也”“弹者，凡补时，可用大指甲轻弹针，使气疾行也。如泻，不可用也”“循者，凡下针于穴部分经络之处，用手上下循之，使气血往来而已”“扪者，凡补时，用手扪闭其穴是也”“摄者，下针如气涩滞，随经络上，用大指甲上下切，其气血自得通行也”等。后世徐凤《针灸大全》将其归纳为“下针十四法”，高武《针灸聚英》将其简称为“十四法”，杨继洲《针灸大成》则将其发展为“十二字手法”和“下手八法”。

4. 明确针刺宜忌

窦默也重视针刺安全问题，阐明针刺注意事项及针刺宜忌等，如“且夫先令针耀，而虑针损”，明确提出针刺前要检查针具等，做好针刺前准备。“空心恐怯，直立侧而多晕；背目沉掐，坐卧平而没昏”，指出患者在饥饿恐慌时不宜行针刺，并以坐卧位为佳，不宜站立，否则容易晕针。“色脉不顺而莫针”，凡遇到危重病症，色脉不顺时，均当予以足够重视，谨慎针灸。又有“寒热风阴，饥饱醉劳而切忌”“禁刺处而除六俞，二十有二”等论述，大寒大热或风雨阴盛之时，或过饥过饱、酒醉过劳之时，均不可行针刺之术，此外还有 22 个禁刺之穴，这些至今仍为临床治疗时应注意的问题，以保证针刺安全。

（二）用穴特点

1. 取穴要领

取穴准确是保证针刺疗效的前提和保障，窦氏对正确取穴的方法和要领有详细的叙述。在《标幽赋》中指出：“足见取穴之法，必有分寸；先审自意，次观肉分。或伸屈而得之，或平直而安定。在阳部筋骨之侧，陷下为真；在阴分郄腘之间，动脉相应。”从这里可以看出体表标志取穴法和骨度分寸取穴法的正确位置。并且窦氏对穴位的分布规律有比较深刻的理解，他意识到体表有一些固定标志如筋骨腘郄可帮助取穴，也有一些活动标志如关节、肌肉、皮肤随活动而出现的空隙、凹陷、皱纹等也可帮助定穴。又指出：“取五穴用一穴而必端，取三经用一经而可正。”窦默弟子王镜潭对此加以注释：“取五穴者，谓如阳经用甲、丙、戊、庚、壬时，取一时，分井荥俞经合五穴，既定，然后取一穴，得时刺之。三经者，假令胆经受病，宜取肝经拘关，又取脾经，甲胆与己脾为奇耦，三经只取一经。余同此例。”将井荥俞经合如何按时取穴与循经取穴的要领揭示出来。

2. 倡用流注八穴

窦默认为“交经八穴者，针道之要也”，“八脉始终连八会，本是纪纲”。倡用交经八穴。交经八穴即公孙、内关、临泣、外关、后溪、申脉、列缺、照海。盖此八穴者，除为本经腧穴外，还贯穿奇经八脉，如“公孙通冲脉”“内关通阴维，会合于胸、心、胃……列缺通任脉，照海通阴跷会合于肺、喉咙、胸膈”。流注八法得之于山人宋子华之手，乃“少室隐者”所传。“予嗜此术，亦何啻伯伦之嗜酒也。”因窦默善用此法，故又称“窦氏八穴”。窦默在前人经验的基础上，经过长期临床实践，总结出了八穴主治213个病证，如八脉交会穴中申脉、外关、后溪、临泣四阳穴主治全身肢体表证，照海、内关、列缺、公孙四阴穴主喉、胸腹等里证。在运用流注八穴治疗疾病时，主张“先刺主证之穴，随病左右上下所在取之，仍循扪导引，按法祛除，如病未已，必求合穴；未已，则求之，须要停针待气，使上下相接，快然失其所苦，而后出针。”窦默力主的流注八穴，后经明代徐凤及杨继洲扩充，加上配穴，主治范围又有所扩大。后来结合九宫、八卦、干支演变为“灵龟八法”及“飞腾八法”。

3. 善用特定穴

窦默针刺取穴少而精当，善用特定穴位治疗疾病。《标幽赋》全文载病21种，用穴仅35个，其中特定穴有27个。《标幽赋》载：“岂不闻，脏腑病而求门、海、俞、募之微；经络滞而求原、别、交会之道。”背俞穴和募穴是脏腑之气输注于腰背部和胸腹部的穴位，故多用于脏腑病；原穴、络穴、交会穴和八会穴贯通数经，所以主治经络疾病。还提出可利用一些特定穴组合来治病：“头风头痛，刺申脉与金门，眼痒眼痛，泻光明与地五。”特效穴如“泻阴郄，止盗汗，治小儿骨蒸；刺偏历，利小便，医大人水蛊……中风环跳而宜刺，虚损天枢而可取”“胁疼肋痛针飞虎”。针刺这些穴位至今在临床上有较好的疗效。

（三）注重“气”与“神”

1. 强调“治神”

《素问·宝命全形论》曰：“凡刺之真，必先治神。”《灵枢·本神》曰：“凡刺之法，必先本于神。”窦默遵从《黄帝内经》旨意，在针刺治病过程中强调“治神”，不仅要密切关注患者的精神状态，还要求医者全神贯注，心无杂念，心静守神，即“目无外视，手如握虎；心无内慕，如待贵人”，方能达到“使本神定而气随”的治疗目的。《标幽赋》曰：“凡刺者，使本神朝而后入；既刺也，使本神定而气随。神不朝而勿刺，神已定而可施。”阐述了针刺时患者应使自己精神安定，认真体会针刺酸麻胀沉等感觉；医者应全神贯注，注意观察患者的精神状态。

2. 注重得气

由于神亦是正气的表现，所以治神重在得气。窦默提出：“先详多少之宜，次察应至之气。轻滑慢而未来，沉涩紧而已至。既至也，量寒热而留疾；未至也，据虚实而候气。气之至也，如鱼吞钩饵之沉浮；气未至也，如闲处幽堂之深邃。气速至而速效，气迟至而不治。”对得气有形象而生动的描述。即进针后，得气时针下应是沉重、涩滞、紧实的感觉，有如鱼吞钩饵的下沉浮起感；若针下是空浮、虚滑、松慢的感觉，如坐在幽静的厅堂，寂静无所闻一样，提示并未得气。如此经典的描述成为后世对针灸得气判断的重要依据。进针后若得气，应“量寒热而留疾”，即根据患者寒、热病情，选择久留针或是速出针。若进针后未得气，则需“据虚实而候气”，即行补泻手法“补以治虚，泻以治实”“气速至而速效，气迟至而不治”，再次强调了得气与疗效预后的密切关系。

3. 强调气血的重要性

另外，窦默在《标幽赋》中强调气血的重要性，从取穴到针刺补泻手法都必须以气血为基础，并论述了经络气血多少等理论。如“定脚处，取气血为主意”“先详多少之宜，次察应至之气”“厥阴、太阳，少气多血；太阴、少阴，少血多气；而又气多血少者，少阳之分；气盛血多者，阳明之位”“本形金也，有蠲邪扶正之道；短长水也，有决凝开滞之机”，说明针刺治病原则在于通过调理气血使经络畅通而达到祛邪扶正的目的。

（四）辨证施治，按时取穴

在治疗原则上窦默主张辨证施治，分清脏腑虚实及经脉盛衰，脉证相符方可施针。如《标幽赋》曰“观部分，而知经络之虚实；视沉浮，而辨脏腑之寒温”，“色脉不顺而莫针”。窦默在治疗疾病方面有丰富的临证经验，且疗效显著，在《标幽赋》中列举了头痛、心下痞满、腹痛、喉痹、盗汗等十余种内科病证以及崩漏、带下、胞衣不下等妇科病的针刺疗法，多为依病变脏腑所在或相关之经脉而取穴，可见窦默治病以脏腑、经络辨证为指导，有深厚的针灸理论基础。

窦默主张按时取穴，《标幽赋》曰：“察岁时于天道。”运用针灸要顺应自然界的变化规律。“春夏瘦而刺浅，秋冬肥而刺深”，人以天地相参，人体营卫气血的运行、阴阳的消长、脏腑的功能活动以及疾病的发生、病情的预后无不表现出与天地四时相应。又曰“望不补而晦不泻，弦不夺而朔不济”，强调在大寒、大热、大风、阴晦之天气及一月之晦、朔、弦、望日，不可针刺或者不可施不适宜的针刺补泻手法。此观点近于《素问·八正神明论》所说：“凡刺之法，必候日月星辰、四时八正之气，气定乃刺之。”《针灸大成》对此注说：“此言无针大寒、大热、大风、大阴雨……凡此之类，决不可用针，实大忌也。”《扁鹊神应针灸玉龙经》注说：“古圣有云，针刺之法，大禁；一月之内，晦、朔、弦、望四日，谓之四忌。”然而对于气候因素，当如《针经指南》所说：“然‘大寒无刺’，令患者于无风暖室中，啜以粥食，饮醪酪，令患者无畏寒气，候气血调匀，然后可刺。”知常达变，若遇到卒疾暴病，则更应当不拘时日，救急为先。

另外，窦默提出从三才、脾胃角度处方来调人体阴阳：“天地人三才也，涌泉同璇玑、百会；上中下三部也，大包与天枢、地机。”又指出脉象与疾病不相符者，不可针刺，“慎之，大患危疾，色脉不顺而莫针”等。

《标幽赋》《流注通玄指要赋》流传至今，能成为针灸歌赋名篇，还由于其有出色的文采韵律，朗朗上口，易读易记，集文学与医学为一体，值得后学者品读欣赏。针灸作为一种治病手段，在明朝最为昌盛，而其间最有名的针灸大家莫不是以窦默二赋作为基准，并在此基础上形成了自己的学术及临床风格。

第五节 《伤寒论》注释与研究流派

《伤寒论》被称为“方书之祖”，汉末张仲景完成《伤寒杂病论》之后，不久此书即散失，幸得晋太医令王叔和整理存世。唐初孙思邈著《千金要方》，曾想将《伤寒论》收入书中，但他当时并未见到此书，原因是“江南诸师秘仲景要方不传”，可见《伤寒论》在当时传播的面不广，直至孙思邈编撰《千金翼方》时，才见到此书，并将《伤寒论》的内容收入书中。唐以前对《伤寒论》的研究基本上处于文献整理阶段。至宋代，宋仁宗时期设立校正医书局，对中医的经典书籍《素问》《难经》等进行校勘整理，其中包括《伤寒论》，后王洙于蠹简中发现《金匮玉函要略方》三卷，“上则辨伤寒，中则论杂病，下则载其方，并疗妇人，乃录而传之士流”。该书包括伤寒及杂病部分，因当时已整理《伤寒论》一书，王洙遂将其中的伤寒部分删除，将其他部分校勘整理，命名曰《金匮玉函要略方论》。宋代是印刷术发展的黄金时期，宋政府为了扩大《伤寒论》一书的传播范围，在出版大字版的同时，还印刷小字本，便于医生及好医之儒士购买学习研究。凡此种种，扩大了《伤寒论》的受众群体，学习及研究者日众。直至金代，出现了首部全文逐条注释《伤寒论》的专著——成无己《注解伤寒论》。成无己，山东聊城人，除注解《伤寒论》外，还著有《伤寒明理论》《药方论》，成无已研究《伤寒论》的方法为后世所继承，明代陶华及清代陈尧道继承了成氏的研究方法，从而形成了齐鲁《伤寒论》注释研究派。

一、《注解伤寒论》的学术特色

成氏注文，内涵丰富，涉及范围广泛，除对经文进行释词、释义、注音、阐释医理、训释名物外，还对《伤寒论》的学术思想进行了阐发。

（一）据经释论，强调以《黄帝内经》《难经》理论为指导思想

由张仲景自序可知，其著《伤寒论》时，撰用了《素问》《九卷》等书，表明仲圣学术思想之渊源亦是成氏据经释论的基本所在。与后世注《伤寒论》的注家相比，成注的特点是大量引用经文，且几乎每一条都要引文以示言之有据，体现了学术的继承性，强化了《伤寒论》以《黄帝内经》《难经》理论为依据的指导思想，提高了注释的权威性和真实可信度，正如《郑堂读书记》谓："然原书自明以来，为诸家窜改殆尽，唯无已所注犹为古本，盖二程改定《大学》之风，尚未渐染于北方也，注则本《灵》《素》《难经》诸书，以发其奥，可谓仲景之忠臣，医家之圭臬矣。"

以经解经，不仅表现在成氏引《黄帝内经》《难经》之条文上，亦表现在引其意以释经上。从贯穿于整篇的思想可以看出，其融合《黄帝内经》《难经》之理论解经的思想已不言而喻。如观"痓湿暍"篇，对于痓病的病机，经文中并未涉及"湿"字，成氏却以"寒湿"解痓之病机。其注源于《素问·至真要大论》"诸痓项强，皆属于湿"及《金匮要略》中"独头动摇，卒口噤，背反张者，痓病也，若发其汗，寒湿相得，其表益虚"观点。

又成氏于"辨脉法"中，释"形冷，恶寒者，此三焦伤也"时，引用三焦原气说释病机，其谓："如不汗出，发热，而反形冷，恶寒者，三焦伤也。三焦者，原气之别使，主行气于阳。三焦既伤，则阳气不通而微，致身冷而恶寒也。"按三焦原气说宗于《难经》，详《难经·六十六难》曰："五藏俞者，三焦之所行，气之所留止也，三焦所行之俞为原者，何也？然脐下肾间动气者，人之生命也，十二经之根本也，故名曰原。三焦者，原气之别使也，

主通行三气，经历于五藏（脏）六府（腑）。原者，三焦之尊号也。”

又第65条：“发汗后，其人脐下悸者，欲作奔豚，茯苓桂枝甘草大枣汤主之。”成氏以“肾气发动”释病机，其谓：“发汗后，脐下悸者，心气虚而肾气发动也。肾之积，名曰奔豚。发则从少腹上至心下，为肾气逆，欲上凌心。今脐下悸，为肾气发动，故云欲作奔豚。”其说源于《难经·五十六难》：“肾之积，名曰贲豚，发于少腹，上至心下若豚状，或上或下无时，久不已，令人喘逆骨痿，少气。”

（二）对王叔和撰次张仲景遗论的肯定

明清诸家对王叔和撰次张仲景遗论多有非议，如喻昌、柯琴等人。喻昌于《尚论篇》卷首设专篇《尚论仲景伤寒论先辨叔和编次之失》，指责王叔和撰次之失。柯琴于《伤寒论注·自序》中云：“《伤寒论》一书，经叔和编次，已非仲景之书，仲景之文遗失者多，叔和之文附会者亦多矣。”而成氏对王叔和撰次仲景遗论是持肯定态度的。从注文看，成氏按原编次注释经文，包括为后世所否定的“伤寒例”“辨脉法”“平脉法”，详成氏于注文中曰：“仲景之书，逮今千年而显用于世者，王叔和之力也。”指出若非王叔和的整理工作，《伤寒论》则有亡佚的可能。

（三）信守《伤寒论》原义

成氏在注释时，虽有许多观点为后人所非议，然考之经文，亦原有所本。

1. 伤寒传经说

成注于“辨脉法”第2条的注文中都提出了“日传一经说”。成注云：“论其数者，伤寒之病，一日太阳，二日阳明，三日少阳，四日太阴，五日少阴，六日厥阴，至六日为传经尽，七日当愈。”成氏将此说反复申明，贯穿于具体病证的解释之中，以推测病程。如释第8条时，注曰：“伤寒自一日至六日，传三阳三阴经尽，至七日当愈。《经》曰：七日太阳病衰，头痛少愈，若七日不愈，则太阳之邪再传阳明，针足阳明为迎而夺之，使经不传则愈。”其观点实源于《伤寒论》本义。如第5条经文曰：“伤寒二三日，阳明少阳证不见者，为不传也。”又“伤寒例”中有经文曰：“若两感于寒者，一日太阳受之，即与少阴俱病……二日阳明受之，即与太阴俱病……三日少阳受之，即与厥阴俱病……”“其不两感于寒，更不传经，不加异气者，至七日，太阳病衰，头痛少愈也，八日，阳明病衰，身热少歇也，九日，少阳病衰，耳聋微闻也，十日，太阴病衰，腹减如故，则思饮食，十一日，少阴病衰，渴止舌干，已而嚏也，十二日，厥阴病衰……”可见，经文中已有日传一经的观点。且此观点源于《素问·热论》，“岐伯曰：伤寒一日，巨阳受之……二日，阳明受之……三日，少阳受之……四日，太阴受之……五日，少阴受之……六日，厥阴受之……其不两感于寒者，七日，巨阳衰……八日，阳明病衰……九日，少阳病衰……十日，太阴病衰……十一日，少阴病衰……十二日，厥阴病衰……”成氏之“日传一经说”源于《内经》及《伤寒论》，而非杜撰。

2. 遵循“风伤卫、寒伤营”本义

成氏遵循“风伤卫、寒伤营”本义，并用来解释具体病证。如第35条注云：“此太阳伤寒也，寒则伤荣，头痛，身疼，腰疼，以至（致）牵连骨节疼痛者，太阳经荣血不利也。”释桂枝汤证云：“风则伤卫，寒则伤荣，卫受风邪而荣不病者，为荣气和也，卫既客邪，则不能与荣气和。”释大青龙汤证云：“此中风见寒脉也，浮则为风，风则伤卫，紧则为寒，寒则伤荣。荣卫俱病，故发热、恶寒、身疼痛也，风并于卫者，为营弱卫强，寒并于营者，为营强卫弱，今风寒两伤，则荣卫俱实，故不汗出而烦躁也。”（第38条注）虽后人议论颇多，然“风则伤卫，寒则伤荣”实出于“辨脉法”篇中“寸口脉浮而紧，浮则为风，紧则为寒，风则伤卫，寒则伤荣，荣卫俱病，骨节烦疼，当发其汗也”第7条。此段经文亦见于“可发汗”篇中。

（四）首提“半表半里证”

将“半表半里证”作为一个独立的证候提出，源于成注。《伤寒论》文中无“半表半里”一词，仅有“半在里半在外”一词，如第148条云：“伤寒五六日，头汗出，微恶寒，手足冷，心下满，口不欲食，大便硬，脉细者，此为阳微结，必有表复有里也。此为半在里半在外也。”朱肱《活人书》中有“半在里半在表”一词，其于“问表里两证俱见”中曰：“假令病人（患者）心下满，口不欲食，大便硬，脉沉细，是里证当下，其人头汗出，微恶寒，手足冷，却当汗，此两证俱见者，仲景所谓半在里半在表也，小柴胡汤主之。”成氏于第96条注文中首次提出“半表半里证”一词，其谓：“病有在表者，有在里者，有在表里之间者，此邪气在表里之间，谓之半表半里证。”成氏认为病位在表里之间者均可为半表半里证。《伤寒明理论》云：“表证未罢，邪气传里，里未作实，是为半表半里。”释第147条柴胡桂枝干姜汤证云：“今胸胁满，微结，小便不利，渴而不呕，但头汗出，往来寒热，心烦者，即邪气犹在半表半里之间，为未解也。”释第150条太阳少阳并病为半表半里证：“太阳少阳并病，为邪气在半表半里也。”后世医家多从其说，并将“半表半里”作为一个独立的证候来研究。如方有执认为半表半里为隙地。其于释第96条小柴胡汤时曰：“邪入躯壳之里，藏府（脏腑）之外，两夹界之隙地。所谓半表半里，少阳所主之部位。”程郊倩以半表半里为两歧间，其谓：“少阳脉循胁肋，在腹阴背阳两歧间，在表之邪欲入里，为里气所拒，故寒往而热来，表里相拒，而留于歧分。”虽其说不一，然均于成氏所注的基础上有所发展。

（五）首提太阳府病说

《伤寒论》并没有经证、府证的名称，经府证的概念是由注家渐渐发挥而成的。首次阐明经病的为朱肱，其在《活人书》中以经络释六经，在第1～6问中明确了足太阳膀胱经、足阳明胃经、足少阳胆经、足少阴肾经、足太阴脾经、足厥阴肝经的症状表现，但未提到府证。其谓：“（一）问伤寒一二日，发热恶寒，头项痛，腰脊强，尺寸脉俱浮。答曰：此足太阳膀胱经受病也……（二）问伤寒二三日，身热，目疼鼻干，不得卧，尺寸脉俱长。答曰：此足阳明胃经受病也……（三）问伤寒三四日，胸胁痛而耳聋，或口苦舌干，或往来寒热而呕，其尺寸脉弦。答曰：此足少阳胆经受病也……（四）问伤寒四五日，腹满咽干，手足自温，或利不渴，或时时痛，尺寸脉俱沉细，答曰：此足太阴脾经受病也……（五）问伤寒五六日，尺寸脉俱沉，或口燥舌干而渴，或口中和而恶寒，答曰：此足少阴肾经受病也……（六）问伤寒六七日，烦满囊缩，其脉尺寸俱微缓。答曰：此足厥阴肝经受病也。”朱肱以经络学说阐明六经形证，总结出六经经病，列于卷首，起着纲领性的作用。

首次提出腑证雏形的是成无己。成注在第106条、第124条中提出桃核承气汤、抵当汤的病机为太阳经邪入腑，热与血结。其谓：“太阳，膀胱经也，太阳经邪热不解，随经入府（腑），为热结膀胱。其人如狂者，瘀热内结，心不安宁，有似于狂也。”（第106条注）其释124条抵当汤之病机为“太阳，经也，膀胱，府（腑）也。此太阳随经入府者也”。

成氏明确提出阳明有经、腑证之不同，由经病入腑则为胃家实，二者截然不同。成氏于注文中提出阳明经病的表现为“阳明之脉，起于鼻，络于口，阳明里热则渴欲饮水，此口燥，但欲漱水，不欲咽者，是热在经，而里无热也。阳明气血俱多，经中热甚，迫血妄行，必作衄也”。（第202条注）注文中提出阳明经病与腑病之治法不同：“阳明病，面色通赤者，热在经也，不可下之，下之虚其胃气，耗其津液，经中之热，乘虚入胃，必发热色黄，小便不利也。”（第206条注）关于阳经之府证只提及太阳及阳明经，未及少阳经，或因胆为清净之府，无出入之路，故治法如经也。

成氏认为阴经亦有经府证，其在注文中曰：“三阴受邪为病在里，于法当下。然三阴亦有在经者，在经则宜汗，故云已入于腑者，可下而已。经曰：临病之工，宜须两审。”张卿子引王三阳语云：“成云：三阴亦有在经，正阴证亦有在经、在腑之谓也。经不云三经皆受病，可下而已，而必增已入于腑四字，亦以别直中阴经者，则当发汗，非谓阳证传到阴经，尚有可汗者在也。若阳证传到阴经，纵有未尽入腑者，当用大柴胡汤之时也。”

成氏提出的太阳、阳明腑病说对后世经、腑证的形成有肇始之功，此将于后文详述。

（六）首次详析伤寒方药之治则

张仲景论伤寒，详于症状、汤方，略于治则的阐述。《黄帝内经》则详于论治则，略于具体症状的论述，成氏以《黄帝内经》为基础，首次详析伤寒方药之治则。

1. 急则治其标，缓则治其本

成氏以《素问·标本病传论》中“急则治其标，缓则治其本”的论点释伤寒方药之治则。如《注解伤寒论》第 81 条：“凡用栀子汤，病人（患者）旧微溏者，不可与服之。”注曰：“《黄帝内经》曰：先泄而后主他病者，治其本，必且调之，后乃治其他病。”指出其治则为缓则治其本。

又《注解伤寒论》第 91 条：“伤寒医下之，续得下利清谷下止，身疼痛者，急当救里，后身疼痛，清便自调者，急当救表，救里宜四逆汤，救表宜桂枝汤。”注曰：“伤寒下之，续得下利清谷不止，身疼痛者，急当救里者，以里气不足，必先救之，急与四逆汤，得清便自调，知里气已和，然后急与桂枝汤，以救表，身疼者，表邪也。《黄帝内经》曰：病发而不足，标而本之，先治其标，后治其本，此以寒为本也。”指其治则为急则治其标。

2. 逆者正治，从者反治

成氏以《素问·至真要大论》“逆者正治、从者反治”的理论释伤寒治则。如第 315 条：“少阴病，下利脉微者，与白通汤，利不止，厥逆无脉，干呕烦者，白通汤加猪胆汁汤主之，服汤，脉暴出者死，微续者生。”注曰：“少阴病，下利脉微，为寒极阴胜，与白通汤复阳散寒，服汤利不止，厥逆无脉，干呕烦者，寒气太甚，内为格拒，阳气逆乱也，与白通汤，加猪胆汁汤以和之。《黄帝内经》曰：逆而从之，从而逆之，又曰：逆者正治，从者反治，此之谓也。”

又第 390 条通脉四逆加猪胆汁汤，注曰：“吐已下断，津液内竭，则不当汗出，汗出者，不当厥。今汗出而厥，四肢拘急不解，脉微欲绝者，阳气太虚，阴气独胜也。若纯与阳药，恐阴为格拒，或呕或躁，不得复入也，与通脉四逆汤加猪胆汁，胆苦入心而通脉，胆寒补肝而和阴，引置阳药，不被格拒。《黄帝内经》曰：微者逆之，甚者从之，此之谓也。”成氏用《素问·至真要大论》“逆者正治，从者反治”及“微者逆之，甚者从之”的理论阐明了二方加猪胆汁的治则。

3. 用六气胜复及五脏苦欲阐明仲圣配伍法则

《伤寒论》诸方，不仅显示了药物的配伍，且体现了严格的法度，成注用《素问·至真要大论》中六气胜复之说及五脏苦欲阐明仲圣方药配伍法则，颇有理论价值。现分述如下。

第一，以六气胜复之说阐明药物配伍法则。如《注解伤寒论》第 29 条调胃承气汤，注曰：“《黄帝内经》曰：热淫于内，治以咸寒，佐以苦甘。芒硝咸寒以除热，大黄苦寒以荡实，甘草甘平，助二物，推陈而缓中。”又《注解伤寒论》第 12 条桂枝汤方，注曰：“《黄帝内经》曰：辛甘发散为阳。桂枝汤，辛甘之剂也，所以发散风邪，《黄帝内经》曰：风淫所胜，平以辛，佐以苦甘，以甘缓之，以酸收之。”又《注解伤寒论》第 393 条枳实栀子豉汤方，注曰：“《黄帝内经》曰：火淫所胜，以苦发之。此之谓也。”又 29 条四逆汤后，注曰：“《黄帝内经》曰：寒淫于内，治以甘热。又曰：寒淫所胜，平以辛热。”又《注解伤寒论》《注解伤寒论》第 262 条麻黄连翘赤小豆汤，注曰：“《黄帝内经》曰：湿上甚而热，治以苦温，佐以甘辛，以汗为故止。此之谓也。”

第二，以五脏苦欲之说阐明药物配伍法则。如《注解伤寒论》第 63 条麻黄杏仁甘草石膏汤，方后注：“《黄帝内经》曰：肝苦急，急食甘以缓之。风气通于肝，风邪外甚，故以纯甘之剂发之。”又《注解伤寒论》第 66 条厚朴生姜甘草半夏人参汤，方后注：“《黄帝内经》曰：脾欲缓，急食甘以缓之，用苦泄之。厚朴之苦，以泄腹满，人参、甘草之甘，以益脾胃，半夏、生姜之辛，以散滞气。”又《注解伤寒论》第 40 条小青龙汤，方后注：“寒邪在表，非甘辛不能散之，麻黄、桂枝、甘草之辛甘，以发散表邪。水停心下而不行，则肾气燥。《黄帝内经》曰：肾苦燥，急食辛以润之。干姜、细辛、半夏之辛，以行水气而润肾。咳逆而喘，则肺气逆。《黄帝内经》曰：肺欲收，急食酸以收之。芍药、五味子之酸，以收逆气而安肺。”

4. 以四气五味释药物功用

熟知药物的性味是组方配伍的关键，亦是阐明张仲景配伍法则所必需的。成氏几乎于每味药下均注明了性味（个别经常用的药物除外）。且对具体药物功能的阐释常结合四气五味理论来进行。如释栀子干姜汤之药性：“栀子十四枚，擘，味苦寒，干姜二两，切，味辛热，苦以涌之，栀子之苦以吐烦；辛以润之，干姜之辛以益气。”此种解释法尚未结合药物归经理论，未将药物的功用与具体脏腑联系起来，在药性的解释中占大部分。但亦有部分药物功用之释与脏腑联系起来。如《注解伤寒论》第 103 条注云："柴胡、黄芩之苦，入心而折热。"《注解伤寒论》第 149 条注云："辛入肺而散气，半夏之辛，以散结气，苦入心而泻热。"《注解伤寒论》第 154 条注云："苦入心，寒除热，大黄、黄连之苦寒，以导泻心下之虚热。"《注解伤寒论》第 64 条注云："桂枝之辛，走肺而益气；甘草之甘，入脾而缓中。"说明归经理论虽尚未完善，对药物功用的解释还未出现新的突破，但已具雏形。张元素《珍珠囊药性赋》的出版，首次从理论上阐明了药物归经理论，对后人更准确地用药起到了巨大的指导作用。

要之，成注既将《黄帝内经》的理论具体化，又将伤寒方药的治则理论化，第一次从理论的高度概括了《伤寒论》的方药治则，推动了伤寒理论研究的进一步发展。

（七）揭示和丰富了辨证方法

《伤寒论》以六经辨证为纲，以辨阴阳、表里、虚实、寒热为法。成氏在阐释病机时，已十分注意分辨病情的阴阳寒热、表里虚实，进一步揭示和丰富了《伤寒论》的辨证方法。

1. 辨阴阳

如《注解伤寒论》第 29 条："伤寒脉浮，自汗出，小便数，心烦，微恶寒，脚挛急，反与桂枝汤，欲攻其表，此误也。"注曰："脉浮自汗出，小便数而恶寒者。阳气不足也，心烦脚挛急者，阴气不足也。阴阳血气俱虚，则不可发汗。"此为辨证之阴阳虚实。又《注解伤寒论》第 361 条："下利，脉数，有微热汗出，今自愈，设复紧，为未解。"注曰："下利，阴病也，脉数，阳脉也，阴病见阳脉者生，微热汗出，阳气得通也，利必自愈。诸紧为寒，设复脉紧，阴气犹胜，故云未解。"此以辨症状的阴阳属性辨病之愈与未愈。又《注解伤寒论》第 169 条："伤寒无大热，口燥渴，心烦，背微恶寒者，白虎加人参汤主之。"注曰："无大热者，为身无大热也。口燥渴，心烦者，当作阳明病，然以背微恶寒为表，未全罢，所以属太阳也。背为阳，背恶寒，口中和者，少阴病也，当与附子汤，今口燥而渴，背虽恶寒，此里也，则恶寒亦不至甚，故云微恶寒，与白虎汤，解表散热，加人参止渴生津。”此为辨背恶寒之阴阳属性，以决定治疗方药之不同。

2. 辨表里

如《注解伤寒论》第 99 条：“伤寒四五日，身热恶风，颈项强，胁下满，手足温而渴者，小柴胡汤主之。”注曰：“身热恶风，颈项强者，表未解也，胁下满而渴者，里不和也。邪在表则手足通热，邪在里则手足厥寒，今手足温者，知邪在表里之间也，与小柴胡汤以解表里之邪。”此为辨病位在表、在里、在表里之间。又《注解伤寒论》第 163 条：“太阳病，外证未除而数下之，遂协热而利，利下不止，心下痞硬，表里不解者，桂枝人参汤主之。”注曰：“若表解而下利，心下痞者，可与泻心汤；若不下利，表不解而心下痞者，可先解表，而后攻痞，以表里不解，故与桂枝人参汤和里解表。”此为辨表证之有无，施以不同的治法。又《注解伤寒论》第 172 条：“太阳与少阳合病，自下利者，与黄芩汤；若呕者，黄芩加半夏生姜汤主之。”注曰：“太阳、阳明合病，自下利为在表，当与葛根汤发汗。阳明少阳合病，自下利，为在里，可与承气汤下之。此太阳少阳合病，自下利，为在半表半里，非汗下所宜，故与黄芩汤，以和解半表半里之邪。”此为辨病位之属表属里。

3. 辨虚实

如《注解伤寒论》第 68 条：“发汗，病不解，反恶寒者，虚故也，芍药甘草附子汤主之。”注曰：“发汗病解则不恶寒，发汗病不解，表实者，亦不恶寒，今发汗，病且不解，又反恶寒者，荣卫俱虚也，汗出则荣虚，恶寒则卫虚，与芍药甘草附子汤，以补荣卫。”此为辨别表实与表虚。又《注解伤寒论》第 154 条：“心下痞，按之濡，其脉关上浮者，大黄黄连泻心汤主之。”注云：“心下硬，按之痛，关脉沉者，实热也；心下痞，按之濡，其脉关上浮者，虚热也，大黄黄连汤，以导其虚热。”此为辨别实热、虚热。又《注解伤寒论》第 255 条：“腹满不减，减不足言，当下之，宜大承气汤。”注曰：“腹满不减，邪气实也。《黄帝内经》曰：大满大实，自可除下之。大承气汤，下其满实，若腹满时减，非内实也，则不可下。《金匮要略》曰：腹满时减，复如故，此为寒，当与温药，是减不足言也。”此为辨腹满之虚实。又《注解伤寒论》第 375 条：“下利后更烦，按之心下濡者，为虚烦也，宜栀子豉汤。”注曰：“下利后不烦，为欲解，若更烦而心下坚者，恐为谷烦，此烦而心下濡者，是邪热乘虚，客于胸中，为虚烦也。与栀子豉汤，吐之则愈。”此为辨下后烦之虚实。

4. 辨寒热

如《注解伤寒论》第306条：“少阴病，下利便脓血者，桃花汤主之。”注曰：“阳病下利，便脓血者，协热也。少阴病下利，便脓血者，下焦不约而里寒也，与桃花汤，固下散寒。”此为辨便脓血之阴阳寒热的属性。又《注解伤寒论》第173条“伤寒胸中有热，胃中有邪气，腹中痛，欲呕吐者，黄连汤主之。”注曰：“湿家下后，舌上如胎者，以丹田有热，胸上有寒，是邪气入里，而为下热上寒也。此伤寒邪气传里，而为下寒上热也。胃中有邪气，使阴阳不交，阴不得升而独治于下，为下寒、腹中痛，阳不得降而独治于上，为胸中热，欲呕吐，与黄连汤，升降阴阳之气。”此为辨黄连汤证为上热下寒证。

由上可知，成氏在分析错综复杂的具体证候时，注重辨虚实的同时，亦结合辨表里、寒热，或于辨表里时亦结合辨虚实等，对确定病位病理起到了提纲挈领的作用，虽无八纲辨证之说，已有八纲辨证之实，推动了《伤寒论》辨证方法的发展和完善。此外，成氏还指出同一症状表现在伤寒与杂病中的辨证不同。如第215条注曰：“杂病虚为不欲食，实为欲食；伤寒则胃实热甚者，不能食，胃中虚热甚者能食，与杂病为异也。”强调辨病属伤寒还是杂病的重要性。以上辨证方法为成氏于释文中加以阐释，不够系统，稍显零乱，其在《伤寒明理论》中对辨证的阐述更为系统，限于篇章，滋不繁言。

二、《伤寒明理论》的学术贡献

《伤寒明理论》为金代成无己所撰，是从诊断学及方剂学的角度阐明伤寒的一部专著。包括《伤寒明理论》四卷，《药方论》一卷附于后，分别对《伤寒论》中常见的五十个主要证候及二十首方子作了阐发。其于中医症状鉴别诊断学与方剂学的发展等方面做出了重要的贡献，为伤寒学说的研究开辟了新的途径。

（一）《伤寒明理论》的学术贡献

本书首次系统鉴别诊断《伤寒论》中相似症，首释《伤寒论》之方剂命名、制方原则、君臣佐使，进一步揭示、丰富了伤寒辨证理论。

1. 首次系统鉴别诊断《伤寒论》中相似症

疾病过程中反映出来的外在表象是复杂的，两症或数症之间似是而非，因而确立症状的基本体象及辨析疑似症对确立治疗原则及遣方用药均有重要意义。《伤寒论》中有许多症状易于混淆，成氏之前，亦有涉及《伤寒论》症状鉴别诊断的，但数量少而不系统。首先成氏首次系统地对《伤寒论》相似症做了定体、分形、析证。成氏首先对所论的五十症做了定体，其所论五十症，除“郑声”外，每症起首均是以“伤寒某症，何以明之”为首，继而解释症状的基本体象。如悸，其定体为：“悸者，心忪是也，筑筑踢踢然动，怔怔忪忪，不能自安者是矣。”其次，对相似症做了鉴别。如短气与喘，易混淆而难明，成氏提出其在临床表现上有别，其谓：“短气者，气短而不能相续者是矣。似喘而非喘，若有气上冲，而非气上冲也。喘者，张口抬肩，摇身滚肚，谓之喘也。气上冲者，腹里气时时上冲也。”其他如发热与潮热、寒热、恶风与恶寒、自汗与盗汗、哕与噎、呕与吐等相似症，成氏亦做了鉴别。

成氏不仅在临床表现上指出相似症之不同，且在病因、病机方面将其加以区别。如战与栗，成氏指出二症病机有内外、虚实、轻重之不同。

2. 类症研究——进一步丰富了伤寒辨证论治理论

《伤寒论》中蕴含了丰富的辨证方法，然宋代以前，鲜有对《伤寒论》条文做深入研究者，至宋代庞安时始用以症类证的方法研究《伤寒论》条文，即将《伤寒论》中具有同一症状的若干方证条文汇集一处。朱肱在庞氏理论的基础上，对此法做了进一步改进，通过分析、比较和综合，揭示张仲景辨证论治规律，并开始在论治某些症状时，不仅运用六经辨证，且运用八纲辨证方法。成氏承朱肱之绪，进一步揭示和丰富了《伤寒论》的辨证方法，将八纲辨证作为重要的辨证手段。如其指出短气一症，有表、里、虚、实之不同，其谓：“短气有责为虚者，有责为实者……又有属表，又有属里者，要当审视之。”属表，以甘草附子汤治之；属里，十枣汤、大陷胸汤主之。又如烦躁之辨，有邪气在表、在里、火劫、阳虚、阴盛之不同，并举例以说明之，如邪气在表而烦躁者，举大青龙汤证之烦躁以证之。其他如无汗有表里虚实之分、霍乱有寒热之别、悸有虚实之分等，均体现了运用六经辨证的同时，亦运用八纲辨证的方法辨治疾病，此方法对进一步确定病位、病理起到了提纲挈领的作用，丰富了伤寒辨证理论。与庞、朱之类症研究相比较，《伤寒明理论》有以下特点。

（1）在写作方式上，庞氏在类症时的一个特点是引用条文较完整，而少有自己的议论；朱氏、成氏则较大程度上摆脱了整条引用条文这种写作方式，开始以自己的总结为主，而以引用条文要点为辅的写作方式。究其原因，可能为宋以前研究《伤寒论》者，其重点在条文的整理方面，庞氏有可能受此种方法的影响，较多地罗列了条文。而成氏之文较朱氏更加注重对有关症状病机的总结与对比，这种写作方式影响较大，后世陶华、陈尧道等人均受此影响。

（2）以八纲辨证论治疾病的比例加大。《伤寒百问》与《伤寒明理论》所论症状中有 20 个症状相同，其中均用六经辨证者有 2 症，均用八纲辨证者有 6 症，另有 12 症成氏用八纲辨证，朱氏用六经辨证。由此可以看出，《伤寒明理论》的研究，揭示了具有普遍意义的辨证论治的原则和方法，使张仲景辨证论治方法体系的理论研究由单纯以六经辨治伤寒进一步转向以六经辨证与八纲辨证相结合论治伤寒为主。

3. 对方剂学的贡献

成氏以前，无人对《伤寒论》中方剂的药物配伍意义及方名的取义从理论上予以系统解释，至《伤寒明理论》出，作者始摘取《伤寒论》20 方加以方解，并对其中约半数之方名进行诠释。

（1）首释《伤寒论》方剂之命名

方剂的命名，与我国的古代文化——天文、地理、哲学等密切相关，成氏于《伤寒明理论》中首次揭示了《伤寒论》中方剂命名的这一规律。如对白虎汤、大青龙汤、小青龙汤、真武汤等方剂之命名，即结合天文、地理知识释方名。如释白虎汤，其谓：“白虎，西方金神也，应秋而归肺……秋之令曰处暑，是汤以白虎名之，谓能止热也。”有些则是以功能、主治释方名，如半夏泻心汤、建中汤、大承气汤、理中圆、四逆汤等。

（2）首释《伤寒论》制方法则

成氏首次于《药方论》中阐明仲圣之制方法则，其特点是以《素问·至真要大论》“近者奇之，远者偶之……近而奇偶，制小其服，远而奇偶，制大其服”的制方理论为指导，结合十剂说、七方说阐释《伤寒论》制方法则。如其指出大承气汤、小承气汤为峻剂；大柴胡汤为缓剂；桂枝汤为发汗之轻剂；大青龙汤为发汗之重剂；小柴胡汤为和解表里之剂；大陷胸汤为峻剂，奇方之制；四逆汤温逆回阳，为奇制之大剂也；建中汤大之偶剂。又如释桂枝汤与建中汤中芍药用量不同的原因为：“或谓桂枝汤解表，而芍药数少，建中汤温里，而芍药数多，殊不知二者远近之制。皮肤之邪为近，则制小其服也，桂枝汤芍药佐桂枝以发散，非与建中同体尔。心腹之邪为远，则制大其服也。建中汤芍药佐胶饴以建脾，非与桂枝同用尔。”

（3）首明《伤寒论》方之君臣佐使

成氏首明《伤寒论》方之君臣佐使，将《伤寒论》常见的二十首方的配伍意义作了解释。其特点为以《黄帝内经》之六气胜复及五脏苦欲理论为依据，结合药物的四气五味，阐释方剂之君臣佐使。如其释桂枝汤，据《黄帝内经》中“风淫所胜，平以辛，佐以苦，以甘缓之，以酸收之”及“风淫于内，以甘缓之，以辛散之”的理论，释其配伍法则为“盖发散风邪，必以辛为主，故桂枝所以为君也，芍药味苦酸微寒，甘草味甘平，二物用以为臣佐者”“生姜味辛温，大枣味甘温，二物为使者”。

由此可以看出，成氏是以《黄帝内经》理论为指导，阐释《伤寒论》的制方法则及配伍原则的，弥补了《伤寒论》有方无论的缺憾，揭示了制方的内在规律。

（二）对后世的影响

成氏以类症法研究《伤寒论》，其写作方式及研究方法颇受后人推崇及效仿。如明代陶华作《伤寒明理续论》，其自序曰：“因观成无己《明理论》，止五十证，辨究详明，惜其未备，于是乃集所见所闻，比类附例，斟酌而损益之，遂成一书，名曰《明理续论》。”其在成氏的启发下，论述了伤寒中常见的371类症状，扩大了研究范围。清代陈尧道《伤寒辨证》亦受成氏影响，其在论述伤寒常见症状的同时，扩展到了对温病的研究。

在方剂研究方面，其首创方解对后世影响甚大，开方剂组方原则研究之先河。其最直接的一个私淑者当属许弘，许弘著《金镜内台方议》，虽未明言，然其以四气五味理论阐发药物的作用及阐明方中君臣佐使，为其私淑成氏的一大特点。后世许多学者的方解，往往用归经理论等指导方解，而不再以四气五味理论为主阐释君臣佐使的配伍，许氏所用之法则正与成氏同。归经理论是由金元名家张洁古正式提出的，而成氏之时，此一理论尚未成形，当然也谈不上应用，这是成氏解方所用的理论与后世不同的原因之一。应当说明的是，用归经理论阐释方解，针对性强，易于理解，当是一种优于以四气五味解方的方法。然而，这是时代原因造成的，成氏解方的方法不可避免地带有时代的烙印，不能苛责前人。由此也可以看出，随着时代的发展，后人在继承前人研究方法的同时，是有所发展、创新的。

总之，《伤寒明理论》首次系统地鉴别诊断《伤寒论》中常见症状，首次设专篇论《伤寒论》方，对后世方剂学的研究有重要影响；通过类症研究，进一步揭示和丰富了伤寒的辨证论治方法，为使《伤寒论》从一部有简单的方证条文的著作，转向在辨证、制方、配伍等各方面均有指导意义的经典著作做出了重要贡献。

三、陶华《伤寒明理续论》对《伤寒明理论》的发展

《伤寒明理论》是第一部从症状鉴别诊断学及方剂学的角度阐明伤寒的专著，对后世影响甚大。明代陶华著《伤寒明理续论》，此书是陶氏“因观成无己《明理论》，止五十证，辨究详明，惜其未备，于是乃集所见所闻，比类附例，斟酌而损益之，遂成一书，名曰《明理续论》”。两书在写作内容、方式、学术贡献等方面有其异同处。

（一）相同之处

两书在编写体例及方法上有相同之处。在编写体例方面，两书均将伤寒

常见症状摘出，以类症的方式加以辨别，围绕症状进行辨证分析施治。陶氏的某些观点亦继承了成氏的观点，如对血室的认识，成氏认为是冲脉。其谓："室者，屋室也，谓可以停止之处，人身之血室者，荣血停止之所，经脉留会之处，即冲脉是也。"陶氏亦持此论，其谓："冲脉为血之海，即血室也。男女均有此血气，均有此冲脉，冲之得热，血必妄行。在男子，则为下血谵语，在妇人，则为寒热似疟。"

（二）不同之处

两书在所论的病症数量、文笔写作、阐释辨证方法、所论伤寒温病的比重方面均有不同。

1. 所论的病症数量方面

《伤寒明理论》选取了《伤寒论》中常见的50个症状进行论述，陶氏则选取了70余个症状，其中有38个与《伤寒明理论》所论的症状相同。《伤寒明理续论》较《伤寒明理论》多10篇专论，即《伤寒三阴三阳脉证论》《阴阳虚实用药寒温辨》《六经用药格法》《阴阳虚盛用药寒温辨》等专篇，且较《伤寒明理论》多了温病相关的症状及杂病的论述。如述及风温湿温、风湿中湿、湿毒中暍的症状及治法方药，《金匮要略》中的杂病如百合、狐惑等病的症状及治法方药。

2. 在文笔写作方面

成氏的写作方法是首先对所论症状做了定体、分形、析证，其所论五十症，除"郑声"外，每症均以"伤寒某症，何以明之"起首，继而解释症状的基本体象，然后对相似症做了鉴别，如短气与喘、自汗与盗汗、哕与噎、呕与吐等相似症的鉴别。其次是据《伤寒论》中有关该病之条文，对该病病因病机、症状、治则、方药进行总结。成氏在写作时层次分明，先将症状的病因病机总结成若干个方面，再举《伤寒论》中的有关条文加以例证，层层推勘，说理清楚、明确。《伤寒明理续论》对症状的定体及鉴别很少涉及，仅有少数症状有所涉及，或是成氏著作中已有阐述的原因，其重点在病因病机的阐述方面。而陶氏的文笔较差，层次感不强，更多是将有关条文罗列于后。

陶氏在某些症状的定体方面显示了其通俗性的一面。如对于“哕”义之解释，成氏将“哕”释为“呃逆”，其谓：“伤寒哕者，何以明之？哕者，俗谓之咳逆者是也。”咳逆为宋时俗语，即呃逆之义。而陶氏则释“哕”义为干呕，云：“哕与干呕无异，但其声浊恶而长，然皆有声而无物。”

二人释义出现差别，并不存在对错的问题，而是释词的角度及时代性不同。中国文字在漫长的历史进程中，其词义或是扩大，或是缩小，或是感情色彩有转变，或是词义有转变，有的词的常用义变成了非常用义，非常用义反而上升为常用义。如“哕”字，在先秦及两汉之义为“呃逆”，如《礼记·内则》云：“在父母姑舅之所……进退周旋甚齐，升降出入揖游，不敢哕噫、嚏咳、欠伸、跛倚、睇视。”《黄帝内经》有11处言及哕字，其义为呃逆。至唐时，“哕”义已有“干呕”义，如唐代皮日休《二游诗·徐诗》：“有此竞苟荣，闻之兼可哕。”从《外台秘要》所言治哕方可知，其所言哕字仍为“呃逆”义。至金元时期，民间不再以“哕”字承担“呃逆”义，正如《丹溪心法·咳逆·附录》中所说：“咳逆为病，古谓之哕，近谓之呃。”明清之际，哕为“干呕”义更是上升为常用义，而其承担的另一个义项“呃逆”则降为非常用义。李时珍、陈尧道、吴谦等人的著作中以哕义为“干呕”，如《医宗金鉴》谓：“哕即干呕，因其有哕哕之声而无他物，故不曰干呕，而曰哕逆，属气上逆为病也。”此为词之常用义变化所致。由此可知，二书释义之所以形成差异，是由于成氏释义忠实于《伤寒论》原著中“哕”字之义，而陶氏释义用的是“哕”字在明代的常用义，更具通俗性。

3. 阐释辨证方法方面

《伤寒明理论》的学术特色之一是进一步揭示和丰富了伤寒辨证论治理论，成无己通过分析、比较、综合，揭示张仲景辨证论治规律，在论治某些症状时，不仅运用六经辨证，还运用了八纲辨证方法。如其指出短气，有表、里、虚、实之不同，其谓：“短气有责为虚者，有责为实者……又有属表，又有属里者，要当审视之。”属表，以甘草附子汤治之；属里，十枣汤、大陷胸汤主之。又如烦躁之辨证，有邪气在表、在里、火劫、阳虚、阴盛之不同，并举例以说明之。其他如无汗有表里虚实之分、霍乱有寒热之别、悸有虚实之分等，均体现了运用六经辨证的同时，亦运用八纲辨证的方法辨治疾病，此一方法对进一步确定病位、病理起到了提纲挈领的作用，丰富了伤寒辨证理论。

《伤寒明理续论》在此方面未有大的突破，其运用八纲辨证方法辨治症状的比例尚不如成氏。有些病症的辨证，为承袭成氏，如短气的辨证，均将其分为寒、热、虚、实，均曰："大抵心腹胀满而短气者，邪在里而为实，心腹濡满而气短者，邪在表而为虚也。"而有些症状成氏运用八纲辨证的方法，陶氏则用六经辨证的方法加以总结。如对于无汗，成氏将其病机分为伤寒在表、邪行于里、水饮内蓄、亡阳久虚等方面，陶氏则选取了太阳经无汗用麻黄汤；阳明无汗而喘，用麻黄汤；血虚无汗，用黄芪建中加术附汤等条文罗列于后。

4. 所论伤寒温病的比重方面

《伤寒明理论》所论条文不出《伤寒论》的范围，是单纯阐释《伤寒论》之作；而《伤寒明理续论》在辨证时较注重温热病与伤寒的辨别，对成无已将冬时伤寒之方通解温暑的做法颇有微词，其在《伤寒琐言》中云："成无已氏因之，顺文注释……以致将冬时伤寒之方，通解温暑，遗祸至今而未已也，温暑必别有方，今皆失而无徵也。"在选方用药上，已不限于《伤寒论》的经方范围，而是增添了一些时方，带有通俗伤寒的特色。如其在《伤寒明理续论》专论中，即有春温变热一篇专论，在辨诸证之始即提出风温与湿温、风湿与中湿、温毒与中暍之区别，将病因病机、症状、治方分别列于一条之下，虽无比较之言，但列于一处，已有比较之意。

《伤寒明理续论》增加了对时行两感及发斑等症状的论述，指出时行之病，"长幼之病多相似者"，具有传染性的特点，并根据发病时间及病位不同，而处以升麻葛根解肌汤、调中益气汤、麝香汤、半夏桂枝甘草汤、白虎加苍术汤、瓜蒌汤等方，瘟疫则通用人参败毒散、升麻葛根汤。发斑则分为温毒发斑、阳毒发斑及时气发斑等型。分别用黑膏、黄连橘皮汤、葛根汤、升麻汤、大青四物汤、猪胆鸡子汤、麦奴丸等药治疗。在某些症状的析证方面，已融入时病及温病的分型。如头痛的辨证治疗，除指出有三阳、厥阴、湿家头痛外，还指出天行、劳复头痛，宜葱头汤。又如发狂的辨证治疗，除热结膀胱、阳毒所致的发狂外，还指出："时行热病，发狂，黑奴丸。"又如咽痛的治疗，除有太阳病误下所致及少阴咽痛外，还有阳毒咽痛及非时暴寒伏于少阳之经所致之咽痛。

本书在进行病症分析时，不再单纯限于狭义伤寒的范围，而是将所用方剂的范围扩大了，提示临床医生注重寒温之别。这一点是非常重要的，因为伤寒与温病治法大不相同，投剂一差，死生立判。但是，陶氏所增关于温热病治疗的内容有限，从整体来看，详于伤寒，略于温病。如其开篇的十篇专论中，仅有一篇是论及春温的内容，在论述的70余个症状的辨证治疗中，仅有几处言及温热病及时行病的辨证治疗，所占的比例是较少的。虽然如此，陶氏注重伤寒与温病辨析的思想是正确的，对后世有关《伤寒论》的研究亦有一定影响。

总之，《伤寒明理论》是第一部以“定体、分形、析证”来阐释《伤寒论》的专著，选取了《伤寒论》中常见的50个症状进行论述，所论条文不出《伤寒论》范围，是单纯阐释《伤寒论》之作。《伤寒明理续论》采用《伤寒明理论》的编写体例，在辨证时较注重温热病与伤寒的辨别，摆脱了《伤寒论》单纯论伤寒的范围限制，所选的方剂不限于《伤寒论》中的方剂，采用了许多时方。在文笔写作方面，成氏在写作时层次分明，陶氏的文笔则较差，层次感不强，更多的是将有关的条文罗列于后，这是后世诟病陶氏的原因之一。但是，《伤寒明理续论》注重病症的寒温之别，使伤寒的辨证治疗从狭义伤寒辨证向广义伤寒辨证的方向发展，对后世影响较大。

四、臧应詹学术思想

《伤寒论选注》是臧应詹著作中仅存于世的全本书目，臧氏对于《伤寒论》一书之见解鞭辟入里，尤能体现其学术思想。

（一）广采诸家，详述己见

该书前有《伤寒论选注琐言》一篇，卷一至卷六为六经病辨证论治，每经病之前均有总论，提纲挈领地论述其病因、病机、传变、治法。卷论述合病、并病、结胸、痞，并认为，结胸发于阳，痞发于阴，阴阳两途，不能相混，不可同列太阳篇中，故在卷七中专门论述。卷八论温病、痉湿暍、百合、狐惑、阴阳毒、霍乱。卷九为可不可汗、吐、下诸篇。卷十为平脉法、辨脉法。每条之下详述己论，或选前人贴切者注释，条分缕析，明了准确，间附验案。书末附有臧氏运用《伤寒论》之心得，独具匠心，足见其医学功底之深。

臧氏广收《伤寒论》注家之论，尤重成无已《注解伤寒论》和《医宗金鉴·订正伤寒论注》两家的注释，认为两家的注释持论平正通达，虽不无小疵，但不掩其瑜。另选有程应旄、柯琴、汪琥、方有执、喻昌、沈明宗等多家注解。如辨燥屎一条，臧氏选程应旄《伤寒论后条辨》注云："不大便五六日，屎之燥不燥尚未可知，但绕脐痛，则知肠胃之结无去路，滞在一处而作痛。烦躁发作有时，因秽气攻冲，则烦躁有时，伏而不动则止，此有燥屎无疑也。"简明准确地阐述了烦躁发作的症状是辨明燥屎的关键。

书中也反映了臧氏自己毕生的经验和研究成果，许多问题乃是其苦思数十年所得，绝非易事。对于注释的选取不尚浮辞，务在实用，"文义深奥""附会穿凿""乱人耳目"之说皆予删除。对于前人未有言及、言之未详及谬误之论则予以详述。如臧氏注"夫实则谵语，虚则郑声"一条，其言："承上条言谵语，不可为阳明之确证也。邪气实则谵语，颠倒错乱，言出无伦是也；正气虚则郑声，言语重叠，淬淬不休是也。凡六经邪盛正虚皆可谵语，郑声须以兼证别之，不必执定阳明也。"后又附治验云："余曾治逾垣上屋，詈骂不避亲疏，声宏气壮，而以参附大补得愈。亦不必认是郑声、谵语之虚实，当以脉证别之。"

（二）尤重阴阳，强调中气

臧氏于书中言道："病状奇奇怪怪，虽汗牛充栋之书亦不能备载，乃欲以数卷之书，尽一切之状乎？论中三百九十七法，一百一十三方，其中阴、阳、表、里、寒、热、虚、实，淳淳殆尽，虽情万状，不过此八字概之。引伸触类，医道之能事毕也。"此论更加明确了八纲辨证在《伤寒论》思想中的核心地位。疾病的表现症状虽然千变万化，然而万变不离其宗，均能以阴、阳、表、里、寒、热、虚、实概括，从而于复杂多变的病症表现中进行辨析，"审之既明，然后或汗、吐、下，或温、清、补，酌宜而施万无一失矣"。

臧氏有言："每见世医，但遇伤寒，不问阴阳，便先发汗，汗之不愈，则杂治混施，阳证或可侥幸获愈，阴证则轻者重，重者死矣。"其在重视八纲辨证的基础之上，尤重阴阳。他认为，若读《伤寒论》，首当辨阴阳，阴阳既明，则治疗时不会出现寒热杂投、举措失当。伤寒乃寒邪为患，最易伤阳，治伤寒应时时顾护阳气。例如，三阳多用汗、吐、下法，三阴多用温法。臧氏认为三阳亦有温法，三阴亦有下法，当须明辨。他说："三阳而见阴脉、阴证，其需温也，更甚于三阴，迟则亡阳；三阴而转属阳明，其需下也，更甚于三阳，迟则阴竭。"又言："能于三阳而知温法，三阴而知下法，可与言《伤寒论》矣。"

臧应詹治疗伤寒病以扶阳为主，尤其重视中气。其谓："出阳入阴则祸不旋踵，转阴回阳则危险立愈。故阳经有寒则用姜附，深虑乎其亡阳也。阴经有热则用芩连，仍间以姜附保其阴，更恐伤其阳也。"伤寒以扶阳为主，重在固护。明清以来，温病学说逐渐兴起，清代形成了以叶天士、薛雪、吴瑭、王士雄等人为代表的温病学派，温病学说发展至鼎盛阶段，"以致药多以寒凉轻灵为风"。臧应詹不拘于时，反其道而行之，推崇扶阳，始终注意固护中气。其言："仲祖汗吐下三法，反复致慎，其中稍虚寒，即酌加参附，总为中气真阳计耳，而世乃有饿不死，伤寒及始终不可用参之戒，真贻害千古。"

（三）善用经方，灵活加减

臧应詹曾记载用桃核承气汤治鼻衄的一则医案，其选方用药思路可见一斑。乾隆三十四年（1769），臧应詹受邀为安丘（今属山东省潍坊市）黄公之子诊治，此子于四月病衄，先自觉血上巅顶，以手按之呼人取器，其器乃一铁火盆，可容二升许，器到手松，鼻血如瀑涌下，器满而止，止后即停。日二次，早卯晚酉，不失其期。六月内延医治之，医用六味地黄汤加牛膝，黄公大佳之。服数剂，午间又出一器，日三次衄矣。八月延枚吉诊，两尺浮大，告曰：此相火也。诘其由，黄公乃福建人，上任未携内眷，公子年方二十余龄，四月内，同从伯在济南宿一妓，已解衣上床。伯知，立叱令去之，以此得疾。枚吉以为此衄断不可止，止则成结。上行为逆，下行为顺，地黄汤加牛膝非泻其相火也，下之则血可止，乃用桃仁承气汤大剂与之，三服大便见血，鼻衄顿止，病去如失。又连服小剂数帖，更以童便制香附为君，大黄为臣，作丸常服，病遂得愈。

除此之外，民间亦流传关于臧应詹医人治病的故事，足以见其医术、医德之高。臧枚吉擅长妇科杂症，并且很注重培养人才，遇到疑难病症，常与徒弟一起会诊。一次，某村有个孕妇难产，请臧枚吉前去诊治。臧枚吉诊后便让两个徒弟也去诊视。臧枚吉先问大徒弟："你看她怀的是几胎？大人和孩子能否全活？"大徒弟说不出来。又叫二徒弟看，二徒弟说："她怀的是两胎，大人能活，两个孩子不能全活，先下生的死，后下生的活。"臧应詹一听诊断正确，就让他开方。等二徒弟开完方，臧应詹拿出自己压在砚台底下的处方，说："你开的方和我开的方用药一样，但是剂量不同。按你的处方吃三服孩子才能下生，按我的处方吃一服孩子就能下生。"这个妇女吃了臧枚吉开的一服药，果然生下了两个孩子，先下生的死，后下生的活了下来。

清代医家刘奎在其著作《松峰说疫》中也曾提到臧应詹，其言："闻之老医臧枚吉云：余髫时闻先祖言，凡人无故自缢者，为扣颈瘟。伊时未解详问，及后遍阅方书，并无此说。辛巳年一人来言：其乡有一妇人，平日家道充裕，子女成立，夫妇和偕，忽一日，无故自缢几死，救之始免。"臧应詹在当时的声名可见一斑。

臧应詹虽与黄元御并称"南臧北黄"，但今天其声名却难以企及黄元御。究其原因，应是臧氏著作大多散失，故其学术思想难以传承。然而，《伤寒论选注》的流传使世人得以一见其医学思想。因此，后人应当给予重视，深入研究以丰富齐鲁医学文化。

五、刘奎学术思想

刘奎崇尚吴又可《温疫论》之论，认为瘟疫一病，千变万化。在博采前贤瘟疫论述基础上，加以发挥补充，独抒心得，并广收民间治疫效方，结合自己治疫经验，以明瘟疫治法，编撰为《松峰说疫》一书。其言："第就自所经历者，聊纾管见，以羽翼又可，当亦谈疫者之所不斥也。"为瘟疫学说的进一步发展和完善起到了重要作用，现将其学术思想简述如下。

（一）强调瘟疫与伤寒之区别

《松峰说疫》自序提道：“伤寒之不明也，以中寒乱之。瘟疫之不明也，以伤寒乱之。”前人多将瘟疫与伤寒混为一体，没有明确的定义。但刘奎对此二病做了严格的区分，认为瘟疫有别于伤寒。首先，从病因来看，《松峰说疫·疫病有三种论》云：“其与伤寒不同者，初不因感寒而得，疠气自口鼻入。”提出疠气自口鼻而入的发病学观点，而伤寒是感受寒邪而发。其次，刘奎认为瘟疫具有表里分传的传变规律。“其表里分传也，在表则现三阳经症，入里则现三阴经症，入腑则有应下之症。”指出瘟疫在三阳经，则在太阳易化热，在阳明易化燥，在少阳易化火；在三阴经，则在太阴易化湿为燥，在少阴易化寒为热，在厥阴易病热；瘟疫入腑则“瘟疫三阳经病，营郁热盛，势必内传胃腑”；而伤寒是六经传变。在病症特点上，伤寒之病有寒有热，瘟疫始终以热为主，特别是邪在太阴与少阴时，“百病之在太阴皆是湿，而惟温病之在太阴则化湿为燥”，“百病之在少阴多是寒，而惟温病之在少阴则化寒为热”。从上述观点可见伤寒与瘟疫之间存在区别，应辨别施治。

又如《松峰说疫·辨疑》“辨张景岳言瘟疫”一章中针对《景岳全书》中“温疫本即伤寒”之说提出了异议，其指出：“第伤寒为寒所伤……以致头痛憎寒，皮肤壮热，脊强无汗，方谓之伤寒。此系自取之病，病只一人而止，而众人不然也。至于温（瘟）疫绝无诸项感触，而抖然患病，且非一人，乡邑闾里，动皆相似，其症虽有头痛身热，脊强而多汗，始终一于为热。”他明确将伤寒与瘟疫区分开来，而不是将瘟疫放在伤寒之中论述，对明清以来寒温分治的发展起到了促进作用。

（二）首创“三疫”学说

刘奎还补充和完善了疫病的定义与分类，首创“三疫”学说。指出“疫病所该甚广……瘟疫者，不过疫中之一症耳。始终感温热之疠气而发，故以瘟疫别之。此外尚有寒疫、杂疫之殊，而瘟疫书中，却遗此二条。”并于《松峰说疫·疫症繁多论》中言：“余于疫症，既分三种，曰瘟疫，曰寒疫，曰杂疫，三者具而疫症全矣。”明确指出疫病包括瘟疫、寒疫、杂疫。

（1）瘟疫。其指感受温热邪气而致的外感发热性疾病。戾气从口鼻而入，不因感寒而得，初得之即发热，症状表现为自汗而渴，不恶寒。传变为表里分传，在表表现为三阳经症，传变入里则出现三阴经症，入腑则有应下之症。如若痊愈，总会伴有汗出而解之。

（2）寒疫。其指感受风寒邪气突然作病，虽与伤寒伤风相似，但众人所病皆同，不耐受凉性的药，也不能发汗而解。不论春夏秋冬，天气忽热，众人毛窍方开，倏而暴寒，被冷气所逼，即头痛、身热、脊强。感于风者有汗，感于寒者无汗。寒疫四季可发，为天热毛窍开张感受暴寒所致，症状与太阳伤寒伤风相似，但具有流行性，众人所病皆同，治法以解肌发散为主，轻者可不治自愈。有的发于夏秋之间，症状与瘟疫相似，不耐受凉性的药，不能一汗而解，需多日才能痊愈。

（3）杂疫。其症千奇百怪，其病则寒热皆有。众人所患皆同，皆有疠气行乎其间，故往往以平素治法治之不应，必要洞察其中之奥妙深蕴，而究其脉症细微之处，细心体察，方能奏效，较之瘟疫更难揣测。杂疫的归类虽然不太确切，但刘奎提出杂疫的诊断和治疗较复杂等认识较为实际，这些观点较吴又可的认识更为全面。

刘奎分别从病因、症状表现、病程及其痊愈时间等方面详细阐述了疫病的分类方法，其对后世疫病的诊断与治疗起到了重要作用。

（三）承张仲景六经学说，创瘟疫六经治法

刘奎指出："仅读伤寒书不足以治瘟疫，不读伤寒书亦不足以治瘟疫。"在承袭张仲景六经辨证学说基础上，结合卫气营血辨证和自己的临床经验，刘奎指出"五脏六腑瘟邪之传变无所不到，谓脏腑诸症，不能一时皆现，则可谓瘟邪止在三阳经，必无是理也。"提出了瘟疫传于三阳，亦可传入三阴，首创瘟疫六经治法。

（1）治疗瘟疫病在太阳经

太阳之经，易于病热。冬不藏精，相火升泄，伤其寒水闭蛰之气，火旺水亏已久，及春夏感病，卫闭营郁，寒水愈亏，故受病即发热作渴而不恶寒也。太阳在六经之表，是以感则先病。其经自头下项，行身之背，故头项痛，

腰脊强。

若是太阳经因“瘟病卫闭而营郁”，法当清营热而泄卫闭，治宜凉金补水而开皮毛，元霜丹主之。若瘟疫在太阳，脉浮、头痛、发热、汗出、外有寒邪外束，烦躁喘促无汗，为病在太阳经，未入阳明，胸燥先动，故见烦渴。则宜以浮萍黄芩汤清散经络之热也。若表证已解，以白虎加元麦汤清燥生津。气虚者，则加人参以益气，恐因燥去而阳亡。

（2）治疗瘟疫病在阳明经

“阳明以燥金主令，足阳明以戊土而化气于燥金，太阴胜则阳明化气而为湿，阳明胜则太阴化气而为燥，故阳明之经易于病燥。”其经挟鼻络目，行身之前，故目痛鼻干而身热不卧。

治阳明身热目痛，鼻干不卧，胸烦口渴之症，方用素雪丹凉泄经络，以清其热。若阳明为盛，胃气壅遏，不能容受，故呕吐而泻痢；加之目痛鼻干，烦渴不卧，可予浮萍葛根汤。呕吐重，用浮萍葛根半夏汤；泄泻重，则用浮萍葛根芍药汤。另外，病传阳明经，腑阳素旺之人，成腑实之候，应急下，泄以大小承气汤，加养阴凉血之味，忌发汗。

（3）治疗瘟疫病在少阳经

少阳经以相火主令，最易病火。瘟疫阳明经疫热不解，则传入少阳经，出现但热无寒，胸胁痛，耳聋，咽干而口苦。相火内郁，可刑金克胃，入于胃腑。

治以清润之剂，清凉和解，凉泄经络燥热，方用红雨丹，不用麻桂辛温发汗，滋以清润泄热之剂。若伴呕吐泻痢，治宜清散邪热，防其入腑，方用大柴胡加玄参地黄汤。若内传胃腑，脏阴枯竭，出现谵语腹满，潮热口渴，宜泄胃攻下，用白英丹。

（4）治疗瘟疫病在太阴经

太阴以湿土为主令，故百病在太阴皆是湿，而唯有瘟病在太阴则化湿为燥。因营郁热旺，湿气当耗。其经自足走胸，行于身之前，布胃络咽喉。故疫病传太阴，出现腹满嗌干、发热口渴，可以黄酥丹清泄阳明燥热，防太阴之湿为燥热所夺。

（5）治疗瘟疫病在少阴经

少阴多见火旺水虚之证候，其经贯肾络肺而系舌，可出现口燥舌干而渴、发热的临床表现，治宜清泄君火，益肾水，方用紫玉丹，防水枯火亢而亡。

（6）治疗瘟疫病在厥阴经

疫邪入厥阴，病则火郁而生热，热更炽张，厥阴经自足走胸，循阴器，故烦满而囊缩、发热口渴，以苍霖丹清泄相火，滋养风木。若邪热不能外透，出现紫黑斑，为营血败伤，多至不救，宜解表凉血，营热外达，亦用苍霖丹。

（四）倡导“瘟疫统治八法”

刘奎广泛采集前人治疗瘟疫方药，在继承的基础上，也有自拟验方及刮痧等外治方法，还提出解毒、针刮、涌吐、罨熨、助汗、除秽、宜忌、符咒，即“瘟疫统治八法”，在治疗瘟疫方面具有很大价值。

（1）解毒法。刘奎认为瘟疫发病，皆毒气相随为患，无毒不成疫，故解毒十分重要。自拟金豆解毒煎清热解毒，并于瘟疫九传中加减应用。

（2）针刮法。刘奎因跟随郭右陶而擅长针刮疗法，其曰：“针法有二。用针直入肉中曰刺；将针尖斜入皮肤向上一拨，随以手摄出恶血曰挑。刮法有四：有用蛤壳者，有用瓷盅者，有用麻蒜者（惟刮臂用），有用铜钱者。”针刮在书中所列杂疫中的应用极为广泛，在《松峰说疫》卷之三论治杂疫中，有49例用到这种治疗手段。其中关于痧症治疗，大多出自《痧胀玉衡》，如放痧法、刮痧法、新定刮痧法等。这些方法皆为针刮疗法的具体应用。

（3）涌吐法。其目的在于导疫邪外出。吴又可治疫邪在胸膈，心烦喜呕，欲吐不吐，欲饮不饮，欲食不食，以瓜蒂散催吐。刘奎云：“瘟疫不论日数，忽得大吐，甚是吉兆，将欲汗解也。”认为疫病忽得大吐为吉兆，吐即发散，疫邪将欲汗解也。还列有一些吐法，如仙传吐法、萝卜子汤吐法等，可为当今疫病治疗提供参考。

（4）罨熨法。其是指用布包裹药物或者将布或纸用药液浸渍后，熨于患处以治疗疫病的方法。刘奎罨熨法用生葱、生姜、生萝卜入锅炒热布包熨患处，汗出而愈。且该方可随症加减：如有表邪或气滞者，生葱为君；寒多者，生姜为君；痰食滞者，萝卜为君。广泛应用，则各等分，或葱可多些。

（5）助汗法。刘奎论之：“古有汗、吐、下三法，而汗居其首者，以邪之中人，非汗莫解也。吐虽有散意，尚待汗以成厥功。”认为汗易出，则邪易散。并列举取汗之方：可用姜梨饮（大梨、生姜、童便）治久汗不出；葱头粳米粥（白粳米、葱头加水煮粥滚服取汗）治时瘟取汗；洋糖百解饮（白糖）治瘟疫，阴证以葱汤下，阳证以沸汤下，暑热以新汲水下；也可用新青布冷水或黄连水浸过略挤干，置胸上取汗，用于夏月极热。如若瘟病大汗不止，还列有止汗法，免致亡阳之患。

（6）除秽法。对瘟疫流行，通过焚烧或佩戴药物以除秽，既能治病，又能防病，值得重视，尤其是在新发传染病暴发流行时，更应注重运用传统避秽祛邪方法，多有灵验。还拟定了除秽靖瘟丹，即将药末装入绛囊，阖家分带，时时闻嗅，防病治病。在《松峰说疫》卷之五所列诸避瘟方中的老君神明散、藜芦散、太乙流金散等，均可用于佩戴或悬挂来预防瘟疫。苍降反魂香，即以苍术、降香为共末，揉入艾叶内，绵纸卷筒，烧之，以除秽祛疫。

（7）宜忌法。刘奎所列宜忌，其中如焚降香，实为防病祛邪；注意穿衣冷暖适宜，足保暖；适当避免外邪入侵；保持情志舒畅；注意饮食宜忌，避免过劳，酒、病后禁冷水浴等，对防止感染瘟疫和病后复发具有重要意义，其实质体现了中医学天人相应思想，即顺应四时，起居有常，正气存内，疫邪才不会犯人发病。当然，如疫邪太盛，则应避其毒气；不要到疫区，不与患者或携带者接触。

（8）符咒法。刘奎采用道教符咒等方法，其实质是通过心理暗示调动机体的正气，以达到抵御邪气之目的。

（五）辨前贤治瘟思想，继承与扬弃并存

刘奎认为，在临证过程中，要思求经旨，融会各家之长，逐渐形成自己的认识，而不可拘泥于一家之言。

如“辨吴又可偏用大黄”一节，对吴又可在瘟疫治疗中戒用寒剂而专用大黄一药表示认同：“大黄虽寒，其性走而不守，当瘟疫胶固之时，得此一番推荡，邪便解散，较纯用寒凉者固胜一筹。”认同大黄有荡涤邪气之能。但

是在持肯定态度的基础上，继而提出大黄应在邪气入腑之后用之，言：“邪未入腑而辄用之，既不能解在经之邪，徒受寒中破腹之患，其害有不可胜言者。”但瘟疫为病，起病急，传变快，宜早逐邪外出，所谓“伤寒下不厌迟，温病下不厌早”，虽有破腹之患，似亦应早用为是。

刘奎在阐述总结自己的药用思想时，对前贤治疗瘟疫的验方不是盲目照抄，而是在如何辨证使用古方时有自己的见解。

如圣散子方，苏东坡谪居黄州（今湖北省黄冈市）时，当时连年瘟疫，苏东坡应用此方，取得很好的效果。苏东坡还将此方传给伤寒名家庞安时。由于苏东坡名气很大，后遇有瘟疫时，士大夫如法炮制，运用此方治疫，但起到了相反的效果，导致许多人死亡。因此，刘奎“辨东坡圣散子”一节，谓：“《活人》以老君神明散、东坡圣散子为治疫疠之方，不拘日数之浅深，病症之吐下，亦不问阴阳表里，便率尔妄投，其不杀人如麻者鲜矣！”认为应辨明疫病病因而用，不然救人之药反为害人之药。并评价此方：“盖二方中用乌、附、吴萸毒热之品，阴寒直中者，服之庶或无过。若伤寒传经热证，以及瘟疫、瘟毒正宜用芩、连、大黄之时，若投此汤，入口必毙。此方药味乱杂，即真阴寒证用之亦恐未能获效也。”据圣散子方的组成推测，当年苏东坡所居之地为黄州，其地濒江多潮湿，瘟疫的属性当为寒湿疫，故此散对证，效果很好。后士大夫不辨阴阳寒热，运用此方，造成严重后果，则当时瘟疫的性质不属寒疫，当属热疫。

总之，刘奎认为治疫之方亦应辨证使用，反对不分阴阳表里，随意投药。

（六）瘟疫的预防和调护经验

对于疫病，刘奎提出了具体防疫措施，如“将初病人（患者）贴身衣服甑上蒸过，合家不染”，“入病家不染：用舌顶上额（腭），努力闭气一口，使气充满毛窍，则不染”。从传染源头进行控制。他还提出“凡瘟疫之流行，皆有秽恶之气……入瘟疫之乡，是处动有青蝇”，说明苍蝇是传播疫病的重要媒介，因此相应提出了“逐蝇祛疫法”，以及用屠苏酒方、麻豆投井方、苍术、贯众、赤小豆等进行饮用水的消毒，有效地切断了疫病的传播途径。

刘奎认为治疗瘟疫应重视五运六气，指出“治疫者，必先明乎化水化火之微，客气主气之异，司天在泉之殊致，五运六气之分途”。以运气理论来预测疫情发生的可能性和变化趋势，通过天、地、人三者合参，把握疫病发生发展规律，防患于未然。总结历代中医以及民族医学中的瘟疫预防方法，在书中设有“避瘟方”一章，应用避瘟方药来截断病源而预防瘟疫；也注意到祛邪药物容易伤及人体正气，故通过熏烧、佩戴等外用方法减少药物对正气的损伤，防止祛邪伤正。《松峰说疫·善后》篇中也论述到疫病后期的调养：“瘟疫愈后，调养之方，往往不讲，而抑知此乃后一段工夫，所关甚巨也。”并总结了疫病复发的三个因素：一曰淫欲；一曰劳复；一曰食复。强调应重视后期调养。疫病可适当补益，常用人参大补元气，扶正祛邪，或固正护阴。

书中还论述瘟疫杂疫70余证，其治法列举放痧、刮痧、治痧法并论述了用药大法与禁忌；另又对“辨温病阴暑”等14个瘟疫的疑难问题进行了剖析。对孕妇、小儿瘟疫的治疗、护理及病后调理的有效方法，也值得后人借鉴。总结瘟疫应用药，按功效分为10类，每类下详列药物等。

综上所述，刘奎的瘟疫学思想，从侧面反映了明清时期温病学术流派对瘟疫的认识。他在前人瘟疫理论的基础上，防治并重，总结并提出了疫病的发病、辨治和预防思想，对于当今临床防治疫病的发生和治疗仍具有重要的指导意义。刘奎在医学界的影响，既深远又广泛，在非典、禽流感等大疫来临之际，他的学术成果，仍被当今医学界奉为必不可少的医学真经，这是对他的医学成就及其影响最为充分的肯定。

第六节 齐鲁扶阳学派

黄元御通过研究《素问》《灵枢》《难经》《伤寒论》，提出扶阳抑阴之说，为后世所尊崇。

一、黄元御学术思想

（一）力倡贵阳贱阴

在黄元御医学思想中，阳气在人体生命过程中居主导地位。阳气充足，则脏腑充满活力，身体健康；阳气衰弱，则气运行失常，或致痰饮、血瘀、气郁等病证。黄元御指出人之为病，“阳盛而病者，千百之一，阴盛而病者，尽人皆是”（《素问微缊·脏象解》）。又曰：“人莫不病发于阴进而病愈于阳长。”（《四圣心源·六气解》）大倡贵阳贱阴之说，黄氏认为，人身立命，全赖阳气，唯阳气旺盛，化生精血液以养五脏六腑、四肢百骸、五官九窍，阳气旺盛，生机振奋，则邪气不能外侵，七情不能内扰，神安体健，禀受天年。故此黄氏在辨证中处处以顾护阳气为先，对贵阴贱阳，滥用寒凉滋润的流弊深恶痛绝，指出：“阴易盛而阳易衰，故湿气恒长而燥气恒消，阴盛则病，阳绝则死，理之至浅，未尝难知，后世庸愚，补阴助湿，泻火伐阳，病家无不夭枉于滋润，此今古之大祸也。”（《四圣心源·六气解》）

黄氏的“扶阳”思想落实到脏腑的生理论述之中，重点体现在肝木、脾土、肾水三者之阳气上。肝木之气生发于人体当中，相当于四季中的春气，与六气中的厥阴风木相对应。肝木的内在含义为“子气初胎，而火令为旺”。

人身之阳气经过冬天的闭藏，于春季风气鼓动，阳气萌动，生意凸显。一年之中，春季的一阳出生畅达，夏季则阳气输布全身，可达到“蕃秀”的状态。黄芽汤为黄氏医学中的祖方，其中“芽”字在《说文解字》中解释为“芽，萌芽也”，这也是指刚刚出生的状态；“黄芽”一词来源于《周易参同契》中的“阴阳之始，玄含黄芽”，此处“黄芽”也是萌芽之意。从方剂名字可见，黄氏对于由肝木出生的阳气在人体中的作用给予较大的肯定。

基于这种贵阳贱阴的思想，黄氏临证时从阳衰立论，认为百病之源，源于阳衰土湿，指出：“凡内伤诸病，如气鼓水胀，咳嗽痰饮，泄（泻）痢淋浊，吐衄崩漏，瘕疝带下，黄疸消渴，骨蒸毛热，闭经绝产，霍乱腹疼，伤风齁喘，种种幻怪，百出不穷，穷其根源，悉源土湿。”（《长沙药解·茯苓》）故在治疗上强调泄水补火，扶阳抑阴，在用药上以温补之品为主。如甘草、茯苓、桂枝、干姜等均为其常用药物。

黄氏贵阳贱阴的思想，还表现在对某些药物的评价方面，如对多数具有助阳补脾作用的药物，往往大加赞扬，认为其有却病延年之功用。对泻火伐阳滋润之品极为贬低，认为用之有夭人损命之虑。如对于温阳健脾之肉苁蓉，称其有“补精益髓，悦色延年”之功，健脾利湿之茯苓称之为“功标百病，效著千方”；而对具有清心泻火功用的人中白，则称之为“以夭人命，甚可恶也”，像这样的论述在《长沙药解》及《玉楸药解》中多有描述，据此也可见黄氏贵阳贱阴思想之一斑。

黄元御治疗从扶阳抑阴、补火泻水立法，补火和扶阳皆系脾阳，泻水和抑阴皆指水湿之邪，处处顾护阳气，用药喜温热而远苦寒，善用甘草、干姜、桂枝、茯苓、半夏。《四圣心源》载自拟方 140 首，有 107 方用甘草，78 方用茯苓，70 方用桂枝，39 方用干姜。虽然黄元御善用温阳以及燥湿之药，但是并非滥用，而是辨证用之。譬如相火不降、燔灼津液造成津液亏虚，后致阴损及阳。在此情况之下，黄氏善用麦冬、玄参、龙骨、牡蛎等药潜降相火，收敛阳气，最终目的仍在于保养阳气。如黄元御自创的地魄汤：炙甘草二钱、制半夏三钱、麦冬三钱、芍药三钱、五味子一钱、玄参三钱、牡蛎三钱，用以治疗相火不降。

黄元御治疗疾病常从培补中土阳气入手。针对当时用药寒凉的情况，黄氏用药以温通为主，少用寒凉或滋补之药。“以故医家之药，首在中气。中气在二土之交，土生于火而火死于水，火盛则土燥，水盛则土湿，泻水补火，扶阳抑阴，使中气轮转，清浊复位，却病延年之法，莫妙于此矣”。黄氏治疗法则，多立足于散寒、达郁、利湿、温中，多用干姜、桂枝、甘草、茯苓、人参几味药，“黄芽汤”为黄氏众多药方的基础方。其在《长沙药解》中指出干姜“运其轮毂”，即指干姜有温中散寒的功效，中焦可以运转，则人体此一车轮之中轴可运转。黄氏用药阴中有阳，阳中有阴，其用干姜时，根据夹杂症状常配合清金润木之药，常效若桴鼓。对于肺金不能下敛所导致的上热之证，肝木不能上达所导致的下热之候，均为中轴不能输转，若只用清泄肺金或清利肝木的药物治疗则会更伤中土阳气，上焦之火会愈加燔灼，下焦之热会愈加剧烈。固然大量清热之品可消上下之热，但热消之时，也是中土衰败之刻。

黄氏针对肝郁不能升达的病证，所用方剂的典型代表是达郁汤：桂枝三钱，鳖甲三钱，甘草二钱，茯苓三钱，干姜三钱，砂仁一钱。黄氏针对阳虚的代表方剂是天魂汤：甘草二钱，桂枝三钱，茯苓三钱，干姜三钱，人参三钱，附子三钱。达郁汤的发明体现了黄氏温通脏腑、通达阳气的重阳思想，天魂汤的发明体现了黄氏集温通肾阳、脾阳、肝气于一体的治疗思想。

（二）重视脾胃功能，崇尚温阳补土

黄氏受河北易水学派的影响，重视脾胃功能，将其比喻为“如车之轮，如户之枢，四象皆赖以维纤”。

黄元御介绍脾胃中气在人体气机变化作用时讲道：“清浊之间，是谓中气，中气者，阴阳升降之枢轴，所谓土也。”又云：“阴生于上，胃以纯阳而含阴气，有阴则降，浊阴下降，是以清虚而善容纳；阳生于下，脾以纯阴而含阳气，有阳则升，清阳上升，是以温暖而消磨……水谷入胃，脾阳磨化，渣滓下传而为粪溺，精华上奉而变气血；气统于肺，血藏于肝，肝血温升则化阳神，肺气清降则化阴精……总由土气之所化生也。”

在生理上黄氏认为脾胃位于中焦，为脏腑、阴阳、气机升降运动的枢轴，脾胃功能健全，中气旺盛，则脏腑气机升降有权，五脏六腑气血生化有源，

人体健康无病，故曰：“脾为己土，以太阴而主升，胃为戊土，以阳明而主降，升降之权则在阴阳之交，是谓中气，胃主受盛，脾主消化，中气旺则胃降而善纳，脾升而善磨，水谷腐熟，精气滋生，所以无病。”同时认为脾胃升降功能的正常也是维持五脏六腑升降功能、发挥水升火降正常功能的决定因素，指出：“脾升则肾肝亦升，故水木不郁，胃降则心肺亦降，故金火不滞，火降则水不下寒，水升则火不上热，平人下温而上清者，以中气之善运也。”

在病理上黄氏认为中气虚衰，升降失常，百病由生，而导致中气虚衰的病机主要为阳虚土湿，治疗上以温阳补土为大法，故曰：“湿则中气不运，升降反作，清阳下陷，浊阴上逆，人之衰老病死，莫不出此，以故医家之药，首在中气。”此阳虚土湿病机的形成，黄氏认为，主要是由于“足太阴脾以湿土主令，足阳明胃从燥金化气，湿为本气，而燥为化气，是以燥气不能敌湿气之旺，阴易盛而阳易衰，土燥为病者，除阳明伤寒承气证外不多见，一切内外感伤杂病，尽缘土湿也”。黄元御认为中土脾湿是致病主因，认为十人之中，湿居八九而不止。并诊释为“湿则中气不运，升降反作，清阳下陷，浊阴上逆。人之衰老病死莫不由此”。所以，“以故医家之药，首在中气，中气在二土之交，土生于火，而火死于水，火盛则土燥，水盛则土湿。泄水补火，扶阳抑阴，使中气轮转，清浊复位，却病延年之法，莫妙于此矣”。

总之，黄氏在临床中着眼于阳虚土湿，多用温阳燥湿之剂，忌用寒凉滋润之品，如对各种出血性疾病，要求慎用寒凉药物，否则“人随药损，百无一生”。主张从温中补土着手。对遗精之病，反对用寒凉固涩之品，因其会败其脾阳而遏其生气；对臌胀、反胃、中风等诸病，黄氏认为均由中气衰败，土湿阳微所致，故治疗上均以温阳补土为治疗大法。

（三）用六气理论分统六经

黄元御所研究的六气这一部分可以概括为以六气统十二经脉。一方面，他用“气化”的思想解释了六经的内涵；另一方面，他用“气化”思想分析了六经病的病机。如其所言：“人有十二经，仲景伤寒但立六经者，六气也，少阴、少阳、阳明，手经司气而足经从化者也，厥阴、太阴、太阳，足经司气而手经从化者也。”

黄氏尊崇《黄帝内经》的学术思想，非常重视风、寒、暑、湿、燥、热六气病因的致病作用，认为人与天地相应，天地有五行六气，人体有五脏六腑，内伤则由于人体之气偏胜，外伤则由于人体感受天地偏胜之气。故曰：“天有六气，地有五行。……在天成象，在地成形，六气乃五行之魂，五行即六气之魄，人为天地之中气，秉天气而生六腑，秉地气而生五脏，六气五行皆备于人身。内伤者，病于人气之偏；外感者，因天地之气偏而人感之。”天有六气，人有十二经，天人相应，以主气统十二经，故曰：“内外伤感总此六气，其在天者，初之气，厥阴风木也，在人则肝经应之。二之气，少阴君火也，在人则心经应之。三之气，少阳相火也，在人则三焦之经应之。四之气，太阴湿土也，在人则脾之经应之。五之气，阳明燥金也，在人则大肠之经应之。六之气，太阳寒水也，在人则膀胱之经应之。”以六气统十二经，每一气应二经，有司化、从化之不同，均以司化者为主，从化者不司气化为辅，所以为六气统六经。如少阴君火，以手少阳君火司气，而足少阴癸水在从化之列，余皆仿此。

黄氏主张以六气统六经来论述人体的生理和病理特征。在生理情况下，六气之间相互滋生，相互制约，处于相对平衡的状态，以维持人体正常的生命活动。其相互之间的生克关系与五行之间的生克关系相同，《四圣心源·六气偏见》指出：“人之六气，不病则不见，凡一经病，则一经之气见，平人六气调和，无风，无火，无湿，无燥，无热，无寒。”在病理情况下，或一气偏见，或本气衰旺。一气偏见如“厥阴病则风盛……太阴病则寒盛也”。一气偏盛必致另一气偏虚，如“厥阴风盛者，土金之虚也……太阴寒盛者，火土之虚也”“以六气之性，实则克其所胜，而侮所不胜，虚则己所不胜者乘之，而己所能胜者亦来侮之也”。本气衰旺，“病则见司化者之本气或见从化者之本气，或司化者而见从化之气，或从化者自见其本气，以水性原寒，手少阴之病寒，是司化者而见从化之气”。余者类同。

对于《伤寒论》理法的探索，黄氏认为言六经不及六气，则无以辨识经脉为病的性质，也无法因其病变以祛邪，指出：“（张）仲景《伤寒（杂病论)》以六经立法，从六气也。六气之性情、形状，明白昭揭，六经之变化虽多，总不外乎六气。”认为伤寒虽为外感病，但外界的六气与人体五脏六腑相应，故对伤寒的立论也以六气所化为基础。黄氏的这一独到见解，对六气、六经和脏腑关系的病机理论有很大发展；同时由于黄氏受崇阳思想的影响，认为六气从化阳易衰，故在治疗上主张以温阳为主。

（四）重视方药配伍，喜用古方而不拘古方

黄氏学术思想源于“四圣”，处方用药多遵张仲景，重视药物的配伍使用，认为药有个性之特长，方有合群之妙用，一味药难以治疗各种病证，必须配伍使用才能发挥更大的治疗作用。《长沙药解·白术》中有关白术的配伍宜忌：“白术性颇壅滞，宜辅之以疏利之品，肺胃不开加生姜、半夏以驱浊，肝脾不达加砂仁、桂枝以宣郁，令其旋补而旋行，则美善而无弊矣。”如《玉楸药解·何首乌》中讲何首乌：“滋肝养血，则魂神畅茂，长生延年，理有必至，但宜加以扶阳之药，不可参以助阴之品。”由此可见黄氏重视药物的配伍宜忌。

黄氏不仅非常重视药物的配伍宜忌，还主张创立新方。如其效仿张仲景理中丸而创制的黄芽汤以人参配干姜补气助阳，甘草配茯苓培土制水，方中仅四味，配伍恰当，深得张仲景组方之秘且有所创新。又如变张仲景之苓桂术甘汤为苓桂甘姜汤，按张仲景小建中汤之意，创出姜苓桂枝汤以治腹痛，这些都是其在张仲景思想的基础上另创新方，其处方思路值得后世学习。

（五）以气机为基础，精通脉诊

黄元御精熟脉法，在脉诊造诣颇深，运用寸口脉法、寸口人迎脉法、三部九候脉法、脏腑脉象、四时脉体，真脏脉及浮、沉、迟、数、滑、涩、大、小、长、短、缓、紧、石、乳、促、结、弦、牢、濡、弱、散、伏、动、代二十四脉，以阴阳为纲，以五行为基础，以《黄帝内经》《伤寒论》《难经》为基础，诊释脉理，揭示其临床意义，启迪后学。黄氏省病问疾，首重脉诊，谓“精而熟之……游心于虚静之宇，动指于冲漠之庭，以此测病，亦不啻鬼谋而神告已”。

杨必安将黄元御脉诊特点总结为以下几点。①黄元御重脉理，多从气机升降的角度分析病情。如黄元御《四圣心源》卷三中论述了大量的整体脉象特征，且都成对出现，肝脉弦（欲升而沉之象）、心脉洪（升之极之象）、脾脉缓（柔和之象）、肺脉涩（欲降而浮之象）、肾脉沉（降之极之象），此为五脏脉象总括。弦、洪、缓、涩、沉之象表现明显，即为五脏之象。②黄元御把复杂的脉法化繁为简，提纲挈领，对比研究，易于掌握。譬如浮沉：脉浮而有散大之象则为心本位脉；浮而有沉降之意则为肺本位；脉沉而有稳健坚实之象则为肾本位；脉沉而有升浮之象（弦）则为肝本位脉；半沉半浮之间，四维之中者，是脾胃本位脉。黄元御将脉之浮沉定位为“阴阳之性”，即是说明浮沉可以昭示阴阳的一种走势，阴阳不可得见，脉象可以昭示。③黄元御脉学将四时五行纳入脉象中，并运用自如，解答了许多困惑。《素问·脉要精微论》言：“天地之变，阴阳之应。彼春之暖，为夏之暑；彼秋之忿，为冬之怒。四变之动，脉与之上下，以春应中规，夏应中矩，秋应中衡，冬应中权。”又言：“春日浮，如鱼之游在波；夏日在肤，泛泛乎万物有余；秋日下肤，蛰虫将去；冬日在骨，蛰虫周密，君子居室。”脉气之升降浮沉，随时变更。寸脉象阳，本位脉当浮。入秋冬，寸脉则有“欲沉”之意。尺脉象阴，本位脉当沉。入春夏，尺脉则现“欲浮”之机。人之脉气与四时五行之变更，冥冥之中似有暗合之机。④黄元御关于脉学的论述体现其重视“胃气”的观点。比如他在《四圣心源·真脏脉义》里说：“脾胃者，四脏之母。母气亏败，四子失养，脉见真脏，则人死焉。故四脏之脉，必以胃气为本。”人有胃气，则脉势上必然有“缓”和“柔和”之象。肝脉弦，心脉钩，肺脉毛，肾脉石。弦、钩、毛、石而缓者，有胃气也；弦、钩、毛、石而不缓（拘急不舒）者，无胃气也。

二、黄元御学术思想之不足

任何一个学术思想均不是十全十美的，同样，黄元御思想亦是如此。杨必安将黄元御学术思想的不足总结为两点。一是忽视先天一阳盈缩。黄元御注重后天脾胃之气，强调中土斡旋枢机的作用，提出土枢四象、一气周流的医学生理模型，而忽视了先天一元之气的盈缩。认为一气周流应该是先天的元阳之气即坎中之阳与后天的中土之气的统一流通，而非仅为后天中土之气，并提出应与后世火神派医家思想互为借鉴。二是详于阳生阴长，略于阳杀阴藏。黄元御详于左路木火的阳生阴长，略于右路金水的阳杀阴藏，即左路阳升阴长，右路阳杀阴藏。万物负阴而抱阳，若欲其成立，皆不可臆偏。

此外，亦有学者指出，黄元御在有限的从医生涯中却写出了接近百万字的书籍，且其理论全面周详，不免让人认为其有闭门造车之嫌疑。此仅为一说，已无据可考。虽然黄元御医学思想有以上不足，但瑕不掩瑜，对于继承者而言，理当扬长避短，使其学说更臻完善，以有效地指导临床运用，造福于民。

三、黄元御学术影响

黄元御学术思想虽然在当时被官方排挤，然民间谙习其学术者仍不乏其人，其学术思想的影响主要体现在以下方面。

（1）扭转当时治病以寒凉为主的医疗风气。黄元御正直率真，敢于直言，其批评较多名医，如钱乙、刘完素、朱震亨、李杲、严用和、薛雪、陶节庵、张景岳、赵养葵、程郊倩、喻嘉言等人，且常常毫无顾忌。其中黄元御对河间学派善用寒凉药物进行了猛烈抨击，认为其用药极易败土伐阳。这与其“重视脾胃，扶助阳气”的观点有关，同时又与黄元御年轻时因庸医滥用苦寒之药致眼疾加重而一目失明的医疗事故有关。

黄氏对河间学派的批判不无道理，对后世医家的影响深远，吴达、彭子益、吴佩衡等临证处方皆以顾护中土、慎用苦寒之药为大法。

（2）为补土扶阳理论的兴起奠定基础。黄元御非常重视人体阳气的顾护，尤其是脾胃之阳。阳气是生命的象征和人体生理活动的主导。阳气亏虚是出现各种疾病的重要原因，因此力倡扶阳益气。黄氏重阳思想对火神派医家产生深远影响。

（3）著书写作，启迪后学。黄元御在有限的生命中写出了大量较为完备的医学著作，其学术自诞生以来，就受到不少医家的青睐，并高度评价黄氏学术思想。如张琦《四圣心源后序》评曰：“世之为医者能读黄氏书，则推脉义而得诊法，究药解而正物性，伤寒无夭札之民，杂病无膏肓之叹。上可得黄岐秦张之精，次可通叔和思邈之说，下可除河间丹溪之弊。昭先圣之大德，作生人之戴维，不亦懿哉！”

黄元御以其高超的理论、渊博的知识和非凡的医学成就纵横捭阖于医林。尽管他对唐以后历代医家持有否定态度，“自命甚高，欲驾出魏晋以来医者上，自黄帝、岐伯、秦越人、张机外，罕能免其诋词者”，但其在医学经典著作及临床研究方面多有发挥，其影响是深远的。清代张琦在《四圣心源·后序》中对黄氏医学成就的评价尚属中肯，其谓：“能读黄氏之书则推脉义而得诊法，究药解而正物性，伤寒无夭札之民，杂病无膏肓之叹，上可得黄、岐、秦、张之精，次可通叔和、思邈之说，大可除河间、丹溪之弊，昭先圣之大德，作人生之大卫。”

第七节 流寓齐鲁之名医

河间学派和易水学派为中国医学史上承前启后且影响最大的两大学派。李杲为易水学派的中流砥柱，他学医于张元素，创立了“补土派”。他本是儒而兼医，当时的人不敢以医来看待他。但“壬辰之变”，他被俘虏，境况十分艰难，不得已以医为业，变成专业医生。在这个过程中，他对蒙金战争中山西太原、陕西凤翔、京城汴梁等地蒙军围城后百姓大量死亡的情况进行了考察，在内伤学说方面建树颇深，从而使内伤学说走向成熟。

一、内伤与外感病的辨别

《内外伤辨惑论》又称《内外伤辨》，是中医学第一部内伤病学专著。李东垣通过辨阴证阳证、辨脉、辨寒热、辨外感八风之邪、辨手心手背、辨口鼻、辨气少气盛、辨头痛、辨筋骨四肢、辨恶食与不恶食、辨渴与不渴、辨表虚表实、辨劳役内热与阳明中热等“十三辨”来阐述内伤与外感病的不同。总之，内外伤十三辨，以首辨“辨阴证阳证”为总纲，下列十二方面全面论述了内外伤病因、病机、症状之不同，为中医学理论之完善，做出了贡献。

《内外伤辨惑论》对中医理论和临床发展具有重要价值。首先，澄清了内外伤之鉴别问题，对纠正当时医者滥用张仲景外感之法与刘完素、张从正祛火攻邪之时弊起到了重要作用，使医者明了内外伤不同之理，患者对自己的病情有所了解，“山野之间，卒无医者”，不至于束手无策。其次，李杲在辨别内外伤的同时，重点论述的是内伤的病因、病机及治则、制方用药等，从而提出了系统的内伤病辨证体系，形成了中医完整的内伤证治系统。诚如谢观所云：“唐以前之医家所重者术而已，虽亦言理，理实非所重也。宋以后医家乃以术不可恃，而必推求其理。”《内外伤辨惑论》是李东垣第一部著作，对脾胃学说的形成奠定了基础。

二、饮食劳倦，脾胃内伤

李东垣的学术观点重视脾胃，认为脾胃是元气之本。他在《脾胃论》中说：“脾胃之气既伤，而元气亦不能充，而诸病之所由生也。”认为脾胃是元气之源，元气又是人身之本，脾胃伤则元气衰，元气衰则疾病由此而发生。因此，他在临床治疗中以“补益脾胃，升发元气”为总则，抓住“脾胃”这个根本问题进行各种疾病的治疗。

脾胃学说的中心内容就是脾胃元气论，这是人体发病与否的根本问题。李东垣重视内因在病变中的作用，认为无论内伤或外感发病，都是由于人体气虚。即疾病的形成，是由于气不足，而气之所以不足，是因为脾胃损伤。因此，必须注重脾胃，这是李东垣脾胃学说的基本论点。他同时提出了临床上脾胃病处理的常法。如胃病则湿胜，怠惰嗜卧，四肢不收，或大便泄泻。治从平胃散。脾胃不足，土不生金，则肺脾气虚，自汗，四肢发热，或大便泄泻，或皮毛枯槁，发脱落。治从黄芪建中汤。或脾胃不足，阳虚不能生阴血。治从本证中摘取四物汤一二味，使阳生而阴长。或脾胃真气虚弱，气短脉弱。治从四君子汤。如脾湿下流，下焦气化不行，或渴或小便闭涩、赤黄而少，治从正药中摘取五苓散一二味，化气利湿。李东垣将上述治脾胃病的常法称为“五证五药”。

李东垣禀《黄帝内经》之义，重视后天之本，他认为“人受水谷之气以生，所谓清气、荣气、卫气、春升之气，皆胃气之别称”（《内外伤辨惑论·饮食劳倦论》）。如果饮食失节，则脾胃受伤，进而会导致元气损耗。因此，虽然内伤病与外感病在证候的某些方面相似，但其本质却大相径庭。“伤外为有余”“伤内为不足”，因而治疗方法是有余者泻之，不足者补之。“内伤不足之病，苟误认作外感有余之病而反泻之，则虚其虚也。”“惟当以甘温之剂，补其中，升其阳，甘寒以泻其火则愈。”这是《黄帝内经》“劳者温之”“损者温之”的宗旨。据此李东垣创立了补中益气汤。

三、脾胃为升降的枢纽

李东垣认为，自然界的一切事物都是时刻在运动着的，而这种运动的形式，主要表现为升降沉浮的变化。这种变化即为“天地阴阳生杀之理”。一年四季，以春为首，春夏地气升浮而万物生长，并由萌芽而繁茂；秋冬天气沉降而杀藏，万物逐渐凋亡。这一年之气的升降，唯长夏土气居于中央，为之枢纽。而人体精气的升降运动，亦赖脾胃（属土）居于其中而主宰，亦为之枢纽。《天地阴阳生杀之理在升降沉浮之间论》曰：“盖胃为水谷之海，饮食入胃，而精气先输脾归肺，上行春夏之令，以滋养周身，乃清气为天者也；升已而下输膀胱，行秋冬之令，为传化糟粕，转味而出，乃浊阴为地者也。”可见脾胃健运，升则上输心肺，降则下归肝肾，才能维持“清阳出上窍，浊阴出下窍；清阳发腠理，浊阴走五脏；清阳实四肢，浊阴归六腑”的正常升降运动。若脾胃升降失常，则内而五脏六腑，外而四肢九窍，都会发生种种病症。

李东垣在升降问题上，特别强调生长和升发的一面。他认为只有谷气上升，脾气升发，元气才能充沛，生机才能活跃，阴火才能潜藏。与此相反，若谷气不升，脾气下流，元气即将匮乏和消沉，生机也会受到影响，不能活跃起来，阴火即可因之上冲而为各种病症。因此，李东垣在理论上非常重视升发脾之阳气，在治疗时喜用升麻、柴胡之类的药，以遂其生升之性。并由此而提出“胃虚则脏腑经络皆无所受气而俱病”“脾胃虚则九窍不通”等论点，这些在发病论中大加阐发，以强调升发脾胃之气的重要，从而构成了土为万物之母之说。治疗上虽然主张升发脾胃之气，但同时也注意潜降阴火，二者相反相成。《脾胃论》中的许多方剂，均体现了这一治疗观点。

四、重视甘温补益、扶助阳气

李东垣独辟脾胃学说，强调脾胃不足会导致胃气的升发，因而在治疗上重视甘温补益、升阳益气，如升麻、柴胡、黄芪等药物在方剂中的应用，充分体现了他的这一治疗思想。他创制了治疗脾胃病的很多方剂，其中补中益气汤是治疗脾胃病的核心方，李东垣用此方治疗因脾胃受伤而致阴火炽盛的某些发热性疾病，取得了很好的效果，此后后世医家沿用至今，对当今临床上一些脾胃虚弱性疾病亦卓有成效。

补中益气汤的药物组成：黄芪、甘草、人参、当归、陈皮、升麻、柴胡、白术。方中黄芪用量最多，因肺为气之本，重用黄芪以补肺气、益皮毛而固腠理，不令自汗损其元气，故为主药；脾为肺之母，脾胃一虚，则肺气先绝，故辅以人参、甘草，泻火热而补脾胃中的元气。白术燥湿健脾，亦可助黄芪补中益气。气为血帅，血为气母，又以当归和血脉调营，协参、芪益气养血。佐以陈皮行气和胃，醒脾调中，使芪、参补而不滞。同时以升麻、柴胡升举下陷的阳气。李东垣的立方之旨，不外乎补脾益气、升阳调中，使脾气健运，升降有序，气机畅达，阳气不得闷郁，故身热等诸症皆除。这一治法被后世称为“甘温除热法”，并广泛应用于临床治疗中。如治疗中气不足、气虚下陷的胃下垂、脱肛、子宫脱垂，以及久泻久痢属中气下陷者；同时，对于素体气虚，易患感冒，或气虚外感发热不退、身倦多汗等，亦有较好的疗效。

脾主四时，李东垣认为脾胃病随着四时气候的变化病情会有所出入，治疗时在补中益气汤的基础上可随症加减变化。

如时在春令，风湿相搏，一身尽痛，即于补中益气汤中加羌活、防风、藁本、升麻、苍术等，以补中升阳，风以胜湿，合而用之；如为风木夹阴火为患，则病情较为复杂，可参用通气防风汤的方法，益气祛风，兼泻阴火。

若暑伤胃气，治以清暑益气方法，主用清暑益气汤。此方以补中升阳为主，兼以泻火坚阴。配伍苍术、白术、泽泻等，上下分消其湿；神曲、青皮消食快气。益以麦冬、五味子合人参，以保肺清金，清暑而养气阴。

如时在秋令，有两种病情。一种为秋凉外束，湿热未退，肺脾两虚，则治以升阳益胃汤，甘温补中，重用风药，升脾阳益肺气；配伍半夏、黄连，有苦辛通降、清化湿热之意；合陈皮、茯苓、泽泻等，健脾和胃化湿。这种治法，实际上一方面是治本，另一方面是治标。另外一种为秋凉偏甚，客寒犯胃，又当温胃理气，治以厚朴温中汤。方用厚朴、木香、陈皮、茯苓、炙甘草理气和胃，草豆蔻、干姜温中散寒。

如时在冬令，亦有两种病情，多见的是脾肾俱寒，治以温通，用沉香温胃丸。方用附子、桂枝、干姜、吴茱萸等，以温运三阴。配伍沉香、丁香、茴香、木香等，用以辛通脾肾之气；并佐调补气血之品，兼以扶正。如见上热下寒，寒热错杂之证，治以神圣复气汤。东垣将肝、脾、肾三阴同治，集合益气升阳、甘寒除热、温肾阳于一方，这是病情复杂的立法，临证时不可不知。

除此之外，李东垣还有四时用药的加减法，区分主次配伍。如脾胃不足，则以白术为君，人参、黄芪为臣，甘草、芍药、桑白皮为佐，黄连为使；心火亢盛，则以黄连为君，黄柏、生地黄为臣，芍药、石膏、知母、黄芩、甘草为佐。可见李东垣临证制方用药法度严谨，因四时气候的变化、临床症状的不同，又不乏灵活性，这是中医辨证施治的精髓所在。

总之，李东垣脾胃论的核心是“内伤脾胃，百病由生”。同时，他将内科疾病系统地分为外感和内伤两大类，这对临床上的诊断和治疗有很强的指导意义。

对于内伤疾病，李东垣认为以脾胃内伤最为常见，其原因有三：一为饮食不节，二为劳逸过度，三为精神刺激。另外，脾胃属土居中，与其他四脏关系密切，不论哪脏受邪或劳损内伤，都会伤及脾胃。同时，各脏器的疾病也都可以通过脾胃来调和濡养。但他绝对不主张使用温热峻补的药物，而是提倡按四时的规律，对实性的病邪采取汗、吐、下的不同治法。他还十分强调运用辨证论治的原则，强调虚者补之，实者泻之，不可犯虚虚实实的错误，这样就使他的理论更加完善，并与张子和攻中求补、攻中兼补的方法不谋而合。

他的理论学说诞生后，其弟子王好古、罗天益等人传承其术。王好古一方面大量吸收李东垣的药物学理论，重视其临床应用；另一方面受其深入阐发内伤脾胃病机理论的启发，创立了阴证论。罗天益则比较全面地吸收了脾胃学说，在脾胃内伤病纲目分类及其临床应用经验的认识上，进一步丰富了东垣的脾胃学说。

第八节 其他齐鲁名医之学术思想

一、孟诜食疗学术成就

孟诜著《补养方》，后经张鼎增补为《食疗本草》，此为孟诜及张鼎将自己所积累的经验、见解，以及唐代的食疗成就和发展情况进行融汇总结的医学书籍，其文中反映了唐初养生的思想及状况。

（一）药食同源，阐明食物宜忌

《食疗本草》是第一部食疗专书。关于食疗之渊源，早在《汉书·艺文志》著录有《神农本草食忌》，但此书已不传。唐初孙思邈《千金要方》有“食治”一篇，其食疗用涉及果实、菜蔬、谷米、鸟兽等；但只是作为综合性著作中的一部分。最早以食疗专著出现的即是孟诜的《补养方》。

从今存敦煌出土残卷《食疗本草》可知，其写作方式为：每味药首注药物的温、寒、冷、平等内容，其次为主治、饮食宜忌、附方等。从今人辑佚的内容可知，其涉及的内容有果实、菜蔬、谷米、鸟兽、鱼类等。以上内容均为百姓平常食用的食物，但这些食物亦有一定的偏性，具有寒热温凉不同的属性，有的多食或长期食用会导致不良反应，有些食物相互之间有相克的属性，但是，百姓或许日食用而不知。因此，孟诜书中对于食物的偏性、忌食及补养功效的记载，可为平常百姓饮食提供参考。

白苣为寒性，“产后不可食之，令人少腹痛”。

莼菜，“多食动痔，虽冷而补”。

椿，“温，动风……多食令人神不清，血气微”。

栗子，“生食治腰脚。蒸炒食之，令气拥，患见水气，不宜食”。

书中还记载了食物之间的相生相克，如其记载：

蕹菜，“主解野葛毒，煮食之……云南人先食雍（蕹）菜，后食野葛，二物相伏，自然无苦。又，取汁滴野葛苗，当时菸死，其相杀如此。”孟诜指出蕹菜能解野葛毒：“魏武帝啖野葛至一尺，应是先食此菜也。”孟诜认为，魏武帝能吃一尺长的野葛，丝毫不惧野葛的毒性，当是先食用了蕹菜。

（二）主张服用植物类、动物类及金石药类养生延年

孟诜主张服用植物类、动物类及金石药类养生。

藕：“久服轻身耐寒，不饥延年。”

黄精：“能老不饥……服三百日后，尽见鬼神。饵必升天。”

鹑肉：“补五藏，益中续气，实筋骨，耐寒暑，消结气。”

豹肉：“补益人。食之令人强筋骨，志性粗疏，食之即觉也。”

其中值得指出的是，孟诜主张服用金石类药养生延年，敦煌出土残卷《食疗本草》载石榴：“和铁丹服之一年，白发尽黑，益面红色。仙家重此，不尽书此方。”

孟诜本人服用石英类的药物以求长生，《外台秘要》卷三十七载“同州孟使君饵石法一首”，即使用粗白石英“一大斤”，经制用后食用。“服石之后，即下热自然上冷，骨气坚实。腰肾强健，万病自除，诸况可悉。石气力得三年以来，若不得力，十斤亦须常吃。若得力，讫一斤即止也。”

从现代观点来看，石类药含有砷类元素，会导致人中毒，但当时的人未认识到这一点，反而认为是补养之药，可延年益寿。处在当时的环境下，受此影响，孟诜将石类药当作补养药服用。其在《食疗本草》中亦著录了大量适合服丹人食用的食物，如：

荞麦：“作饭与丹石人食之，良。”以荞麦做饭，给服用丹石的人食用较好。

猯肉：“主服丹石劳热。”即猯肉可治疗由丹石引发的虚劳发热。

菠薐：“冷，微毒……服丹石人服之佳。”菠薐因其性冷，给服丹石的人吃效果很好。

瓜蒌：“服金石人宜用。”

荠苨：“丹石发动，取根食之尤良。”

芥：“生食发丹石，不可多食。”

涉及的食物很多，在此不一一列举。从这一方面也可以看出，当时因服用丹药而出现的副作用，促使孟诜等学者思考如何使用食物以减轻此类不良反应，亦反映到本草类著作中。

总之，孟诜主张药食同源，阐明食物宜忌，书中反映唐初人养生、饮食等情况，但其主张通过服用金石类药以求延年祛病则不可取。

二、王象晋药物学成就

由王象晋所著《群芳谱》包含天文学、农学、植物学及药学诸多内容，其中所记载植物对中药药物基原等方面的研究有重要意义。

（一）《群芳谱》中的木木植物

《群芳谱·花谱》正文共载有木本植物18种，即海棠、紫薇、玉蕊、玉兰、木兰、辛夷、紫荆、山茶、栀子、合欢、木芙蓉、木槿、扶桑木、蜡梅、绣球、夹竹桃、牡丹、瑞香。以下通过《群芳谱》中文字记载的木本植物形态，考证该类植物品种，以确定花谱木本类植物的药用价值。

1. 海棠

《群芳谱》书中共载有海棠四种，分别为贴梗海棠、垂丝海棠、西府海棠及木瓜海棠。其中贴梗海棠果实干制后入药，有舒筋、活络、镇痛、消肿之效；木瓜海棠果实入药可作木瓜的代用品，有活血通络、滋脾和胃等功效；垂丝海棠与西府海棠二物则无药用价值。

贴梗海棠［*Chaenomeles speciosa*（Sweet）Nakai］，为蔷薇科木瓜海棠属落

叶灌木，花先叶开放，3 或 5 朵簇生于 2 年生老枝上，花色猩红色、稀淡红色或白色，果实球形或卵球形。“贴梗海棠，丛生，花如胭脂”“又贴梗海棠，花五出，初极红，如胭脂点点然，及开则渐成缬晕，至落则若宿妆淡粉矣，叶间或三或五，蕊如金粟，须如紫丝，实如梨，大如樱桃，至秋熟可食，其味甘而微酸”。贴梗海棠的文字描述中可见有三或五簇生的花且花色为红至淡粉，卵球形的果实，均准确描绘了该植物形态。木瓜海棠，《群芳谱》描述为“有生子如木瓜可食者，名木瓜海棠”，木瓜海棠［*C. cathayensis*（Hemsl.）Schneid.］为蔷薇科木瓜海棠属落叶灌木或乔木，其果实卵球形或近圆柱形，先端有突起，黄色有红晕，味芳香，确与蔷薇科木瓜属植物木瓜［*Pseudocydonia sinensis*（Thouin）C. K. Schneid.］果实形状相近。

2. 紫薇

紫薇，其皮、木、花有活血通经、止痛、消肿、解毒等作用。《群芳谱》中载紫薇：“树身光滑，花六瓣，色微红紫，皱，蒂长一二分……叶对生，一枝数颖，一颖数花……四五月始花，开谢接续可至八九月，故又名百日红……紫色之外，又有红白二色。”此处所说紫薇应为千屈菜科植物紫薇（*Lagerstroemia indica* L.）。该植物树皮平滑，叶互生或有时对生，花淡红色或紫色、白色，顶生常聚生为圆锥花序，花瓣六，皱缩，花期 6—9 月，与《群芳谱》中所载形态基本一致。

3. 玉兰

《群芳谱》载玉兰：“九瓣，色白微碧，香味似兰……三月盛开……亦有黄者，最忌水浸。”玉兰［*Yulania denudata*（Desr.）D. L. Fu］，花芳香，被片九，白色，雌蕊群淡绿色，花期 2—3 月，花蕾入药与“辛夷”功效相同。文字中记载“花九瓣、色白、三月盛开”均与玉兰形态符合，所述亦有黄者，应为与玉兰同属植物飞黄玉兰（Y. d. “Fen hang”）。飞黄玉兰与玉兰为同属植物，其花蕾亦同玉兰一样，可作药用，与“辛夷”同效。

4. 木兰

《群芳谱》对木兰形态的描述多有混乱不清之处，比如文字中所载“似楠，高五六丈，枝叶扶疏”，应为木莲属中的木莲（*Manglietia fordiana* Oliv.）或海南木莲（*M. hainanensis* Dandy）。“皮似板桂，有纵横纹”则与同属武当玉兰［*Yulania sprengeri*（Pampanini）D. L. Fu］形态相符。“叶似菌桂，厚大无脊，有三道纵纹”所描绘的则不是木莲属植物特征。“内白外紫，四月初开，二十日即谢”应为玉兰属植物紫玉兰［*Y. liliiflora*（Desr.）D. L. Fu］。木莲果及树皮入药，可治便秘和干咳；紫玉兰树皮、叶、花蕾均可入药。

5. 辛夷

辛夷条下载：“树似杜仲，高丈余……叶似柿叶而微长……正、二月花开，初出，枝头苞长半寸，而尖锐俨如笔头……及开，似莲花而小如盏，紫苞红焰，作莲及兰花香。”文中所描绘确与辛夷基原植物紫玉兰［*Y. liliiflora*（Desr.）D. L. Fu］形态相符。紫玉兰花蕾晒干后即为辛夷，主治鼻炎、头痛，可作镇痛消炎剂使用。

6. 紫荆

紫荆（*Cercis chinensis* Bunge）树皮入药，具清热解毒、消肿活血之效，可治产后血气痛、疔疮肿毒，花可治风湿筋骨痛。紫荆为豆科丛生或单生灌木，花通常先于叶开，紫红色或粉红色，2～10 朵成束，簇生于老枝和主干上，叶近圆形或三角状圆形，荚果扁狭长形，种子阔长圆形。《群芳谱》载紫荆形态为：“丛生，春开，紫花甚细碎，数朵一簇，无常处，或生本身之上，或附根上枝下直出花。花罢叶出，光紧微圆，园圃庭院多植之。花谢即结荚，子甚扁，味苦。”与紫荆形态较为一致。

7. 山茶

山茶（*Camellia japonica* L.）花可入药，有收敛止血、调胃理气、散瘀消肿等功用。《群芳谱》载山茶：“一名曼陀罗，树高者丈余，低者二三尺。”依书中别名“曼陀罗”，可确定所载植物应为山茶，但“树高丈余，低者二三尺”又与山茶树高不符。山茶的其他形态为“叶似木樨，硬有棱，稍厚，中阔寸余，两头尖，长三寸许，面深绿光滑，背浅绿，经冬不脱”。王象晋所述山茶叶似木樨，木樨应为木樨科植物木樨［*Osmanthus fragrans*（Thunb.）Lour.］，叶椭圆至长椭圆形，山茶叶为椭圆形，且山茶叶上面深绿色下面浅绿色也与文字记载相符。但关于“花有数种，十月开至二月”的记载则与山茶同属植物茶［*C. sinensis*（L.）O. Ktze.］的花期相符。依上述分析可知，《群芳谱》中对山茶形态的认识尚存不足之处，存在近缘植物分辨不清、混用的现象。

8. 栀子

栀子文字中载："一种木高七八尺，叶似兔耳，厚而深绿……入夏开白花，大如酒杯，皆六出，中有黄蕊，甚芳香。"其所描述的形态确与茜草科灌木栀子［*Gardenia jasminoides* Ellis］形态较为相似。且书中另载一种叫徽州栀子的，其形态为"小枝、小叶、小花，高不盈尺，可作盆景"，此种其实也应为栀子，而非他种。栀子树高变化较大，30 厘米至 3 米不等，现代也多将栀子作为盆景植物。栀子生长在不同环境，叶形、果实形状都会发生一些变化。其变异主要可有两种类型：一种通常称为"山栀子"，果卵圆形或近球形，较小；另一种通常称为"水栀子"，果椭圆形或长圆形，较大，一般前者可作药用。而《群芳谱》"一名越桃、一名鲜支，有两三种""入药用山栀子，皮薄，圆小如鹊脑"的记载，说明王象晋对栀子的认知与了解较为深入，可明确辨别其变型与可入药物种。

9. 合欢

合欢（*Albizia julibrissin* Durazz.），豆科落叶乔木，树皮与其他药材配伍可治心神不安、忧郁失眠。《群芳谱》描述其形态为"枝甚柔弱，叶纤密，圆而绿，似槐而小，相对生，至暮而合，枝叶互相交结……五月开花，色如醮晕……至秋而实，作荚子，极薄细"。合欢代表形态特征为具二回羽状复叶，小叶线形至长圆形，花粉红色，花期 6—7 月，荚果带状。上述形态与《群芳谱》所描绘的合欢形态十分接近，可确定所载植物为合欢。

10. 木芙蓉

王象晋描绘木芙蓉的形态记载为："灌生，叶大如桐，有五尖及七尖，冬凋夏茂……有数种，惟（唯）大红千瓣、白千瓣、半白半桃红千瓣、醉芙蓉、朝白，午桃红，晚大红者，佳甚……"木芙蓉（*Hibiscus mutabilis* L.）为落叶灌木或乔木，叶宽卵形至圆卵形或心形，常 5～7 裂，裂片三角形，花初开时白色或淡红色，后变深红色，与王象晋文字记载形态较为一致。文字中记载木芙蓉另有一种名为四面花，花为红白杂色，八九月开放、凋零，耐寒不落，不结子。据王象晋记载形态特征，应为与木芙蓉近缘植物高红槿（*H. elatus* Sw.）。木芙蓉花叶可供药用，有清肺、凉血和解毒之效；而高红槿则无药用价值。从木芙蓉的记载可以看出，王象晋在编写《群芳谱》时重视植物的药用价值，明确以可入药的木芙蓉为佳。

11. 木槿

木槿（*H. syriacus* L.）为锦葵科木槿属落叶灌木，叶菱形至三角状卵形，具深浅不同的 3 裂或不裂，边缘具不整齐齿缺，花单生于枝端叶腋间，花钟形，淡紫色，花瓣 5，雄蕊柱黄色，长约 3 厘米。《群芳谱》记载其形态为："叶繁密，如桑叶，光而厚，末尖而有丫齿。花小而艳，大如蜀葵，五出，中蕊一条，出花外，上缀金屑，一树之上，日开数百朵，有深红、粉红、白色、单叶、千叶之殊，朝开暮落。"书中文字所记载形态与木槿基本一致，但木槿花仅紫色一种，与文中花有深红、粉红、白色的记载稍有不符。木槿另具多个变型，白花重瓣木槿（*var. f. albus-plenus* Loudon.）花白色，雅致木槿（*var. f. elegantissixnus* Gagnep.）花粉红色，大花木槿（*var. f. grandiflorus* Hort.）花深红色。木槿的多个变种形态十分相近，大多仅花色存在不同，因此出现花为深红、粉红及白色的记载应是作者未能区分木槿变种与原种区别所致。

12. 扶桑木

扶桑木即朱槿（*H. rosa-sinensis*），锦葵科木槿属常绿灌木，《本草纲目》载其叶及花可治痈疽肿毒。朱槿树高 1～3 米，叶阔卵形或狭卵形，边缘具粗齿或缺刻，花单生，玫红、淡红或淡黄色。《群芳谱》记载其形态为："高四五尺……叶深绿色，光而厚，微涩如桑。花有红、黄、白三色，红者尤贵。"与朱槿形态一致，可确定扶桑木应为朱槿。

13. 蜡梅

《群芳谱》中记载蜡梅形态为"小树、丛枝、尖叶，本身与叶类桃，而阔大尖硬，花亦五出"。文中所说"叶类桃，而阔大尖硬"，桃（*Prunus persica* L.）叶长圆状披针形、椭圆状披针形或倒卵状披针形，蜡梅［*Chimonanthus praecox*（L.）Link］叶卵圆形至宽椭圆形，与记载相符。此外，《群芳谱》记载了蜡梅的另一品种，形态为："又有开最先，色深黄如紫檀，花密、香浓……此花多宿叶，结实如垂铃，尖长寸余，子在其中。"此处所描述的应是蜡梅同属植物山蜡梅（*C. nitens* Oliv.）。山蜡梅，花黄色或黄白色，果托坛状，内藏聚合瘦果，山蜡梅花期为10月至翌年1月，要比蜡梅花期早1个月，且与《群芳谱》中所记载的“垂铃”状果实一致。因此蜡梅词条下所载植物应有两种，即蜡梅与山蜡梅。蜡梅根、叶可药用，花可解暑生津，治心烦口渴等症，山蜡梅根可药用，治跌打损伤、风湿等。

14. 夹竹桃

夹竹桃（*Nerium oleander* L.）为夹竹桃属常绿灌木，叶窄椭圆状披针形，花芳香，花萼裂片窄三角形或窄卵形，花冠漏斗状，花紫红、粉红、橙红、黄或白色。《群芳谱》记载夹竹桃形态为“花五瓣，长筒，瓣微尖，淡红，娇艳类桃花，叶狭长类竹，故名夹竹桃。自春及秋，逐旋继开”。夹竹桃花确与桃花较为相似，且花瓣为五，《群芳谱》文字中所描述的“瓣微尖，淡红”等均与夹竹桃花型相符，且描述叶为“叶狭长类竹”，竹亚科植物叶多为狭披针形，这也与夹竹桃叶形相符，可确定此处记载应为夹竹桃。

15. 牡丹

牡丹（*Paeonia suffruticosa* Andr.）为芍药科芍药属落叶灌木，在我国作药用已有十分悠久的历史，自《神农本草经》起就有记载。牡丹依据花形及花朵构成的演化规律，可分为单瓣型、荷花型、菊花型、蔷薇型、千层台阁型、托桂型、金环型、皇冠型、绣球型、楼子台阁型共10大类型。生于我国的牡丹又有多种花色存在，包括复色类、绿色类、黄色类、粉色类、白色类、紫色类等。《群芳谱》中共记载了“黄类”“红类”“粉红类”“白类”“千叶楼子”“千叶平头”“千叶”7大类型的牡丹。其中“千叶楼子”即今皇冠型牡丹，“千叶平头”即今菊花型牡丹，“千叶”应是绣球型牡丹。《群芳谱》中已然了解牡丹花形存在较大差异，且能依据花形对牡丹进行大致分类，说明作者对牡丹进行了细致的观察与研究。

16. 瑞香

《群芳谱》中记载了两种瑞香，描述二者共同特征为：“高者三四尺许……四时长青，叶深绿色……冬春之交，开花成簇，长三四分，如丁香状。”单独描述其形态为“枇杷叶者，结子，其始出于庐山”。此种植物叶似枇杷，可结子，叶披针形至倒披针形。瑞香科瑞香属植物中芫花（*Daphne genkwa* Siebold et Zucc.），其叶为卵状披针形至椭圆状长圆形，且可在宿存花萼筒下部结一颗种子，与文字所述形态相符。芫花花蕾作药用，可治水肿并有祛痰之效。其二为“挛枝者，其节挛曲，如断折之状，其根绵软而香，叶光润似橘叶，边有黄色者，名金边瑞香”。第二种记载名为金边瑞香的植物应是瑞香的变型金边瑞香（*D. odora* Thunb. *f. marginata* Makino in Bot. Mag.），金边瑞香叶片边缘为淡黄色，中部绿色，与记载形态相符。其根可供药用。瑞香属中存有较多观赏植物，也有重要的药用植物。芫花与金边瑞香形态上也多有相似之处，《群芳谱》中记载的两种均可供药用，可见本书在编写时对药用植物的重视。

经考证可知，《群芳谱·花谱》中所记载的18种木本类植物中，有16种可作药用。其中海棠、玉兰、木兰、蜡梅与瑞香五种植物的记载中均出现了另一种可供药用的近缘植物，王象晋在文字记载中另明确指出可入药植物品种为好。可见《群芳谱》虽是一部记录群芳花卉的谱录，但其对医药亦非常重视。

（二）《群芳谱·花谱》木本植物的医药学价值

《群芳谱》中虽另设药谱三卷，但并非仅药谱存有医药相关内容，经考证，此花谱木本类植物中的18种植物中16种有药用价值，且花谱木本类所记载的内容也并非仅药用植物这一处医药价值。

1. 详述药用植物形态特征

《群芳谱·花谱》仅木兰、山茶二物的形态记载稍显混乱——将近缘物种形态混入了该植物的形态记载；其余16种植物均描绘准确，且具他书所未备的独到之处。

首先，明确了植物整体形态与高度，比如木兰“似楠，高五六丈”，辛夷“树似杜仲，高丈余”。《群芳谱》在记载植物形态时，多首先明确植株高度，且书中关于植株高度的记载与现代考证结果相差无几，为考证书中记载的植物品种提供了有力佐证。其次是花形的描述，“叶间或三或五，蕊如金粟，须如紫丝”“色白微碧”“内白外紫，四月初开，二十日即谢”等文字对花生长的位置、花的数量颜色及花期的描述言简意赅，仅寥寥数语便道明了花的形态特征。其次，在花型的描述中，尤其提到花瓣数量的记载，书中对诸多植物的花瓣数量均有准确记载。无论是同时期的《本草纲目》，抑或是《证类本草》《新修本草》等前代本草著作中，都少见对花瓣数量的记载。因此《群芳谱》中能有准确的花瓣数量记载应是王象晋亲自观察的结果。最后，是对近缘植物及变型植物的认识。《群芳谱》在记载某种植物时多有提及该植物的另一物种，而后人经过考证发现，《群芳谱》所载的其他物种多为该植物的近缘物种或变型。比如对贴梗海棠及木瓜海棠两种近缘植物形态的区分，说明木槿具白花重瓣木槿、雅致木槿、大花木槿等多个变型，这均说明王象晋对植物形态的认识具有较高水平。

从文字记载来看，王象晋在编写《群芳谱》时对如何描述植物形态这一问题进行了深入思考，不仅准确地描述了植物形态，而且能抓住植物形态的典型特点。《群芳谱》中对植物形态独到且准确的记载对本草考证、药物资源开发及植物史等相关研究具有重要参考价值。

2. 丰富药用植物救荒内容

明代自然灾害多发，王象晋心怀天下，在编写《群芳谱》时对植物的救荒之用也多有涉及，花谱木本植物中共有 5 种植物记载了救荒之用，见表4－6。

表 4－6 《群芳谱·花谱》的救荒记载

植物名	制用
木瓜海棠	有子如木瓜，可食
贴梗海棠	实如梨，大如樱桃，至秋熟可食，其味甘而微酸
玉兰	花瓣摘洗净拖面麻油煎食至美
紫荆	花未开时采之，滚汤中焯过，盐渍少时，点茶颇佳。或云：花入鱼羹中食之杀人，慎之
木槿	嫩叶可数，作饮，代茶叶

《群芳谱》一书中除天、岁、茶、竹、鹤鱼五谱外，其余各谱中均有植物救荒之用的记载。王象晋亲耕农事，辨五谷，识群芳，并将积累经验著于书中，只求水旱不稳、五谷不丰时，流离失所的百姓可靠菜茹以疗饥。《群芳谱》对植物食用救荒之用的记载，丰富了古代救荒本草的内容，也为现代中

药食疗的开发提供了参考。

3. 补充本草疗治功效

《群芳谱》记载植物时并未单列疗治之项，但在植物形态的描述中对部分植物的疗治效用进行了阐述，见表4－7。

表4－7 《群芳谱·花谱》木本植物疗治功效

植物名	功效	制用
辛夷	治鼻渊、鼻鼽、鼻塞、鼻疮及痘后鼻疮	并研末入麝少许，葱白蘸入数次，甚良
紫荆	皮、梗、花气味功用并同，能活血消肿，利小便，解毒	
山茶	治吐血、衄血、下血，可代郁金	红花为末，入姜汁、童便、酒调服；为末，麻油涂汤火伤灼
百合	安和五脏，利心志，令人欢乐	
木芙蓉	清肺、凉血、散热、解毒，消肿毒恶疮，排脓止痛有殊效	
木槿	治肠风下血、痢后热渴、肿痛、疥癣，润燥活血，除湿热，利小便，妇人赤白带下。小儿忌弄，令病疟，俗名疟子花	

经前人研究，《群芳谱》的医药内容多来自《本草纲目》。花谱木本类植物中共有6种植物记载了疗治功效，其中辛夷、紫荆与木芙蓉的内容与《本草纲目》完全一致。《群芳谱》虽引用了《本草纲目》药物疗治的诸多内容，但并非盲目引用。王象晋在保留《本草纲目》原意的基础上将分散的药物疗治内容重新杂糅，汇于一处，更为简洁易懂，也体现了本书用于民生的成书主旨。在引用基础上，王象晋也有所创新。如山茶增加了“红花为末，入姜汁、童便，酒调服”“为末，麻油涂汤火伤灼”的验方记载，且在前人基础上概括总结了百合“安五脏”的效用，并在木槿条下增加了“小儿忌弄”的禁忌事项。《群芳谱》中增加的药物疗治内容应是王象晋本人所积累的用药经验，数量虽少，但对补充与完善本草疗治内容具有重要意义。

（三）结论

《群芳谱》虽仅药谱中明确了植物的药用价值，但经后人考证发现，书中所载植物多为药用植物。书中对药用植物形态的描述独具特点，言简意赅且通俗易懂。同时，王象晋将自己所积累的植物救荒与疗治之用也载于本书中，丰富了食疗本草经验，补充了历代本草相关记载，具有重要的医学价值。

第五章

百年医道

第一节 孔伯华：善用大剂石膏

孔伯华（1884—1955），谱名繁棣，字以行，号不龟手庐主人，祖籍山东曲阜，孔子第七十四代孙，生于山东济南。

孔伯华祖父孔宪高是清朝进士，精于文学，兼通医理。先生 6 岁入私塾，少时随祖父游学于河北各地，秉承家学，刻苦钻研，不慕荣利。14 岁时，因其母病，医药无效，便决心不求取科举功名而专攻医学，济世活人。由此遍读家藏善本医书，对其日后行医大有裨益。16 岁时，先生随父移居河北易县，向当地名中医梁纯仁、蔡秋堂求教，因其勤勉好学，德才兼备，二公对先生辨证察脉之造悟才度及平素的为人和作风早有所闻，甚是器重，因此倾囊相授。先生得二公真传，医术大为精进，自 24 岁起便在当地行医。1910 年，孔伯华应聘北京外城官医院（北京宣武中医医院旧址），任该院内科医官。辛亥革命后，先生毅然辞官在北京悬壶应诊。

先生 30 岁便已名噪北京，与汪逢春、萧龙友、施今墨并称“北京四大名医”。他对湿热病的医治有独到之处，且善用石膏，效如桴鼓，为中医界同仁所诚服，民间称其为“石膏孔”。孔伯华先生不仅医术高超，其为人亦是高风亮节，民间流传着不少关于他的逸闻趣事。

一、救死扶伤之心切，妙手仁心之德高

1917 年，晋绥地区鼠疫流行，情势危急。当局派先生随曹巽轩率医官组成晋绥防疫队前往进行救治，甚有成效。次年夏秋时节，河北廊坊一带霍乱又起，防疫会派先生与杨浩如等人率队前去防治。彼时疫病流行肆虐，传变迅速，死亡率极高，百姓极为恐慌，在当地流传“今夕聚首言欢，明朝人鬼异域”之谣。起初，防疫队驻扎在学校内坐诊，而前来应诊或邀诊者却寥寥无几。先生遂与同仁共同商量对策，发觉是医疗队尚未取信于当地百姓，于是决定留陈伯雅在驻地处理日常事务，其他人等均深入村庄，挨家挨户访问，一边宣传，一边治疗，不辞辛劳，专心救治。不久，当地群众见防疫队治疗皆有速效，确实能救人性命，于是竞相求治，疫情便很快得到了有效控制。事后防疫会要求就此撰述疫病证治之法，总结此次防疫工作的经验和疗效，先生即与同行诸人共同编写了《传染病八种证治晰疑》十卷，刊行问世。

1923 年，先生辞去医官之职，开办诊所，坐堂行医。先生题其诊室曰“不龟手庐”，自号为不龟手庐主人。此乃先生自谦之辞，引《庄子·逍遥游》“不龟手”典故，意为自己只不过是有龟手之小技而已，亦足见先生文史之深厚功底。先生工于书法，临证亲笔疏方。病因脉治之医案书于前，君臣佐使之药味列于后，字体清秀俊逸，笔势潇洒，时人皆以收藏先生处方笔记为幸事。有时其疏方以颜、柳、欧、赵四体换用，这样 4 个患者，4 个方子，4 种字体，相得益彰，颇为有趣。先生对孤贫患者殷切关怀，施以援手，不但免收诊费，而且为其提供药用或疗养等生活物资。先生妙手仁心，救死扶伤之高尚医德，人人称颂，闻名遐迩。

二、为中医之发展振臂高呼，为中医之教育呕心沥血

随着帝国主义列强的入侵，以及近百年来受西医思潮引入的影响，1927 年曾先后有一些虚无主义者喧嚣一时，诬蔑中医为“学术既不科学，理论又极荒谬”，引起了中医药界诸位同道的不满，其后双方在报纸上展开了激烈论战。1929 年 2 月，国民政府卫生部召开第一届中央卫生委员会。

会上余云岫、褚民谊等人提出“废止旧医以扫除医事卫生之障碍”之提案，欲使中医最终灭亡。国民政府随即通过该议案，并做出“取缔中医”的决议。此举激起了中医药界和全国人民的极大公愤，大家纷纷抗议。各界代表聚集上海，成立了“全国医药团体联合会”，于当年 3 月 27 日召开临时大会，通过决议，组成“联合赴京请愿团”。孔伯华先生当时为华北中医界代表，被推选为临时大会主席，率领全团前往南京。在社会各界的舆论支持下，请愿团成员据理力争，迫使国民政府最终收回决议，并同意设立国医馆。

经过此番抗争，先生深刻认识到，培养人才，壮大队伍，提高中医疗效，确保人民健康才是中医发展的当务之急。1930 年，他与萧龙友联合中医界人士创办北平国医学院，萧老任董事长，先生任院长，聘请当时知名中医专家担任各门课程的讲师。因学校开支较大，经费又拮据，先生常以个人诊费收入挪补开支，甚至不惜借贷。先生艰苦办学，为教育事业牺牲个人的这种高尚品德，深得杏林和社会各界人士的敬仰。

先生平易近人，对学生循循善诱，诲人不倦。临床带教时，每遇疑难病症，当即提示学生，随后讨论，畅所欲言，尽情辩论，最后做出总结，进行指导。他常告诫学生：医学是事关人命的大事，必须因人而异，详加辨证，愈辨愈明，才能使病无遁形，药不虚发。先生亦重视对学生的医德教育，某天阴天下雨，诊所里患者不多，先生就对弟子说：“咱们玩对对子，我出上联，你们对下联。”言“勿意勿必勿固勿我”，弟子们面面相觑，无人能对。先生自己对出了下联：“有智有勇有德有仁。”此联不仅告诉学生不要傲慢无知，更要虚心向学，实际上也是先生自己有德有仁的人格写照。先生常采用这种方式激励学生勤勉学习，培养他们深厚的国学根底。

1944 年，迫于日伪当局企图接管学院之野心，先生等人“宁为玉碎，不为瓦全”，毅然停办学院。北平国医学院开办 13 年，为中医事业之发展培养了大批优秀人才，这也正是先生一生之夙愿。

新中国成立后，孔伯华先后任全国政协第一、第二届委员会委员，原卫生部顾问，中国医学科学研究委员会委员，中华医学会中西医学术交流委员会副主任委员，北京中医学院顾问，中医研究院名誉院长，北京中医学院筹备委员会副主任、副院长等职。多次受到毛泽东主席和周恩来总理的接见。1952 年受到毛泽东主席接见后，他写信给毛主席，多次提出中医人才的培养问题，其言：“医之作用也，求百病之本，执技精良，方能济疾苦，故宜首重培养人才。”“医之活人，何分中西，存心一也，但其理法不同。逢毛主席洞察其旨，发扬数千年文化，可幸为之，愿努力发挥，以期理法臻于至善，达于合理，使病者有所依，必先从教育人始。”周恩来总理对先生亦甚是器重，先生对中央领导同志的医疗保健工作极其关心，多有建树，常受到周总理的表扬，曾言：“孔老不高谈空理，务求实干。”

因诊务过忙，先生未能将一生临证之经验心得加以总结，形成著述，甚是遗憾。故晚年病中直至逝世之前，先生便夜以继日勤于著书，主要著作有《脏象发挥》《时斋医话》《诊断经验》《中风说》《肺病防治手册》等。其见解之独到，饱含着先生付出的莫大心力。1955 年 3 月，先生身体已衰，终因劳累过度患病，辗转床榻达半年之久。同年 11 月 23 日，先生自知不起，临终嘱托：“儿孙弟子，凡从我学业者，以后要各尽全力，为人民很好服务，以承我未竟之志。”溘然长逝，终年 71 岁。

先生逝世以后，党中央深切关怀，成立了治丧委员会，国家领导人彭真同志等主祭。当日，周总理亲自到先生寓所吊唁，对家属慰勉备至，特别关怀先生后代之培养和教育，并对先生家中的一切事宜做了妥善安排。先生生前好友萧龙友先生听闻噩耗，倍切深恸，并洒泪亲题挽联“抱病哭君魂欲断，承家有子业当兴”，以悼先生亡灵。

三、长于治温病，妙用大剂石膏

先生长于治外感温热病，且常用大剂量的石膏，被时人称为“孔石膏”。

先生认为人体内的郁热伏气是感受温热病的主因，其言“夫外感温热病者，时或先赖于体内之郁热伏气，而后感于天地厉（疠）气淫邪而成，况乎六淫之风、寒、暑、湿、燥，五气皆可化火，然又皆附于风”。同时，又深受河间、丹溪学说的影响，将多年来对于湿热病的病机研究凝练为“肝热脾湿”，即在湿热之邪致病的病机中，格外重视肝、脾二脏，认为在脾、胃、肝相互关系的基础上，肝热、脾湿是导致湿热病的两大主要因素。

先生尤喜用石膏，并专门著述“石膏药性辨”一文，对石膏一药进行全面的阐释。先生对石膏作用的深刻理解是在博览医籍，广采诸家，并结合个人临证经验而形成的，其赞同近人张锡纯、吉益东洞之论，对石膏的功效进行了系统总结：“其体重能泻胃火，其气轻能解肌表、生津液、除烦渴、退热疗狂、宣散外感温邪之实热，使从毛孔透出；其性之凉并不寒于其他凉药，但其解热之效，远较其他凉药而过之；治伤寒之头痛如裂、壮热如火尤为特效，并能缓脾益气，邪热去，脾得缓而元气回；催通乳汁，阳燥润、乳道滋而涌泉出；又能用于外科，治疗疡之溃烂化腐生肌；用于口腔而治口舌糜烂；胃热肺热之发斑发疹更属要药；其他卓效难以尽述，惟（唯）气血虚证在所当禁。”

先生曾多次指出，石膏之性能是微寒无毒，谓石膏大寒之说，主要倡于唐、宋之后，沿袭成风，习而不察，畏如虎狼。先生不唯于外感方面运用石膏得心应手，且于杂病方面亦用当通神，至于所用剂量亦因病情所需而定，少时三五钱，多至半斤，甚至数斤煎煮代水饮用。

四、善用中成药

先生在组方时药味偏多，并且非常善用中成药。他最常用的中成药基本上是清热、补肾两类。其后人将孔老常用中成药大致分列如下。

（1）清热类。清热开窍用紫雪丹、安宫牛黄丸、局方至宝丹、十香返魂丹、苏合香丸；清热解毒用六神丸、梅花点舌丹、犀黄丸、醒消丸；清热利湿用益元散、六一散；清热化痰用礞石滚痰丸、竹沥化痰丸；清大肠湿热用脏连丸、槐角丸；清头目、止眩晕用清眩丸；清肝热用黛蛤粉、左金丸；小儿解毒镇惊用牛黄抱龙丸、五福化毒丹、太极丸等。

（2）补肾类。补肾阴用六味地黄丸；补肾助阳用龟鹿二仙胶、金匮肾气丸、虎潜丸、健步虎潜丸、再造丸；纳气归肾平喘用黑锡丹；温补脾肾用附子理中丸、更衣丸等。

先生常用的中成药多为清热解毒、豁痰开窍之品，历来也多用于神窍闭塞等危急重症。先生不拘一格，认为成药的使用可与汤药发挥协同作用或补充汤药所不及的一面，共同发挥疗效。有时也将丸药包煎与汤药一起煎煮，或用胶囊装裹，临用时以汤药送服。同时强调，在温热病早期，或其他疾病辨证确属湿热者，须尽早使用，遏止病情加重，亦是先生“既病防变”思想的体现。此外，先生还擅长紧扣病机，灵活运用某一种中成药治疗多种疾病，体现了其“异病同治”的思想。

孔伯华先生一生为了振兴祖国医学事业，呕心沥血；为了解除患者痛苦，保障人民健康，鞠躬尽瘁。为培养中医人才艰苦办学的执着精神，影响着一代又一代中医后辈。

五、典案举隅

孔伯华先生学识渊博，医学造诣颇深。先生离世后，北京中医学会、《北京中医》编辑部组织先生后人对其留存的论述、医案进行整理编写，著成《孔伯华医集》一书。书中辑录有大量的医案，先生的遣词造句、医理逻辑得以一见。现撷取医案两则以供赏析。

1. 滑女　三月二十四日

热邪深陷，神昏谵妄欲狂，口渴引饮，服清疏之品略转，而证仍实，脉伏数，拟重剂辛凉芳通。

生石膏一两　莲子心二钱　银花六钱　知母三钱　生鳖甲钱半　地骨皮二钱　白僵蚕三钱　黄柏三钱　鲜芦根一两　薄荷二钱　龙胆草三钱　川黄连二钱　鲜九菖蒲四钱　桃仁二钱　杏仁二钱　安宫牛黄丸一粒（分化）

连服三剂痊愈。

2. 邵男　八月初二日

秋温，初未得解，邪遂深陷，神昏谵妄，势将发狂，口渴饮冷，壮热便秘，脉大而数，亟宜辛凉芳化降热（病后经二旬，曾服误药八剂）。

生石膏二两　白僵蚕三钱　龙胆草三钱　酒军钱半（开水泡兑）　鲜芦根一两　鲜茅根一两　薄荷二钱　莲子心二钱　甘中黄三钱　忍冬花五钱　全蝉衣三钱　竹茹八钱　生知母四钱　生黄柏四钱　全栝楼四钱　滑石块四钱　鲜九菖蒲根四钱　紫雪丹五分（加元明粉八

分同冲入）　安宫牛黄丸一粒（分吞）

二诊：加生石决明六钱，川郁金钱半，旋覆花、代赭石各钱半，车前子三钱，川牛膝三钱

三诊：去酒军、元明粉。

第二节 郝云衫：近代齐鲁中医教育家

郝云衫，著名中医，名玉章，山东省齐河县孙耿村人，生于清同治九年（1870），卒于民国三十三年（1944）。幼年入塾，勤奋好学，饱读诗书，成绩优异。乡试举人。早年曾在临邑教私塾，1906 年应聘来济，先后在济南师范和女子师范担任国文及历史教员。

清末，随着帝国主义列强对中国的文化入侵，西医在山东省会济南迅速传播。在帝国主义奴化思想传播和民族虚无主义思潮汹涌影响下，民国初年，南京政府打着提倡科学、反对封建的口号，把中医当成封建糟粕的一部分加以反对。1914 年，北洋政府教育总长江大燮竭力主张废止中医；民国十八年（1929），南京政府卫生部第一届中央卫生委员会议上，通过了余云岫和汪企张提出的“废止旧医，以扫除医事卫生之障碍案”，并规定了六项办法以消灭中医。代表买办资产阶级的反动统治者，试图以行政命令的办法强制取缔中医，激起了全国中医界的抗议。郝云衫亦是抗议的积极参与者。

一、为“废止旧医”案首赴南京请愿

“废止旧医，以扫除医事卫生之障碍案”通过后，郝云衫挺身而出，作为山东中医药界代表赴南京请愿。后与北京代表施今墨、武汉代表南崇望三人，代表全国中医药界晋见最高法院院长于右任、教育总长朱家骅和中央国医馆长焦易堂。在中医药界的强烈抗议和全国各界人士的大力支持下，南京

政府被迫撤销了“废止旧医”的决议案，改组中央国医馆，郝云衫被补为中央国医馆委员。然中医所处的地位仍然堪忧。

二、再赴南京请愿

1933 年，国民党第 306 次中央政治会议上，支持保存中医药的中委提呈了《国医条例（草案）》，该提案被送至行政院属下历来奉行废止中医的教育、内政两院审查，且行政院当时由汪精卫把持。因此，内政两部即借口中央国医馆非行政机关，须由“充分具备现代医药学术设备的机关担负整理中医药学术的任务”，及“现在中医中药之管理，均已有法规分别发布”等为由，否决了此条例。《国医条例（草案）》虽后获得立法院审议通过，并改为《中医条例》，但是，行政院院长汪精卫不但反对该提案的通过，不肯执行，而且提出废除中医中药。由于行政院的种种阻挠，《中医条例》被压了两年之久。国民党政府对中医实行的名为“整顿”实为“扼杀”的歧视政策，引起了全国中医药界的强烈抗议。1934 年 1 月 22 日，国民党四届四中全会开幕之际，各省市均派代表向南京政府请愿。

郝云衫被公推为代表赴南京请愿，济南市中医药同业公会联络省市中药界人士在请愿书上签名，反对国民党政府歧视中医的政策。在这次请愿中，郝云衫在南京多次发表演讲，强调中医对民生的重要性，他的演讲受到各界人士的拥护与支持。经过代表们十几天的努力，南京政府终于迫于形势做出了让步，最后妥协的结果是焦易堂发布了一篇《为采行中医条例告国人书》，由国医馆执行中医管理行政权。行政院保持沉默。

民国二十四年（1935）十一月，冯玉祥等 81 名国民党代表在第五次全国代表大会上，再次提出“政府对于中西医应平等待遇的提案”，其中拟定办法三项：

第一，前经立法院议决通过之《中医条例》，迅予公布执行。

第二，政府对于医药卫生等机关，应添设中医。

第三，应准中医设立学校，当经审核通过。

民国二十五年（1936），国民政府公布了《中医条例》在案。而以上第二、第三项办法并未实行。

同年十二月，虽经立法院第八二次会议审议，在卫生署内设立中医委员会，但未能包括以上第二项之全部。

而对中医教育问题尤为重要的第三项办法，国民政府却一直未实施，导致国内所有中医学校，因教材未能列入学制系统，均无法获得教育部立案。而卫生署规定的中医审查规则，曾注明中医学校系指已在教育部立案者而言，以致中医学校毕业生均无法领得中医证书，热心组织创办中医学校之人，亦以所办学校无法获得教育部准予立案为憾。

三、萌生办学初心

尽管如此，当局反对中医的形势仍未完全扭转。民国二十五年（1936）五月五日，南京政府公布的宪法草案（内含中医条例）中，仍有歧视和排斥中医的言辞。

郝云衫明白，要想消除当局歧视中医的想法，就必须从根本上提高中医队伍的专业素质；欲使中医发扬光大，就必须发展中医的教育事业。在此形势下，郝云衫即投身于中医的教育事业。民国二十三年（1934），郝云衫联合济南市中医药界知名人士张汉臣、张研臣、李伯成、张聘三等人，得到当时中药分会会长李伯成的大力支持，以全省中药界捐款的方式筹集经费，发起筹建“国医专科学校”，同时创办国医慈善医院。成立了由辛铸九、李伯成、张汉臣、张研臣、刘仲华、郝云衫、张聘三、韩纯一等十余人组成的董事会，省商会会长辛铸九任董事长、郝云衫任校长兼国医慈善医院院长，具体负责学校的筹备工作。

彼时，西医医学教育在济南兴起和发展，先后兴办了多处院校。而山东培养中医人材的学堂只有 1906 年官立中西医院附设的医学堂，仅招收学生十余人。

四、建立私立山东省国医专科学校

经过一年多的努力和筹备，全省市、县中药界依约捐方式共募集捐款四千余元，作为办学基金。1935 年 9 月，“私立山东国医专科学校”在舜井街舜皇庙正式成立并开学。同时还创办“国医慈善医院”，为该校教学医院，郝云衫分任校长和院长。

郝云衫亲自编写教材，并为国医学校的学生授课。为了满足教学需要，他与刘仲华捐献出几百部中医药典籍，其中有宋版、明版的珍本、秘本和孤本。

教师均选聘全省中医界名流，学制四年。第 1～2 年学习中医生理、病理、《伤寒论》、《金匮要略》、中药、方剂、诊断和医学史等基础课；第 3 年学习针灸、正骨、外科和儿科等临床课；实习 1 年后毕业。

该校于 1935 年秋季第一届招收全省高中毕业生或同等学力者 70 余名，次年招收第二届学生 80 余名。学生每学期交纳学费 12 元、杂费 4 元、讲义费 8 元。第一届开学后，全省中药行业又增添二厘公捐作为该校的经费补助金。国医专科学校分校（预科班）后在齐河郎庄创办，由华焕亭任校长，首届招生五十余名。

五、编著教材启后学

郝云衫精心研究祖国医学，尽力实践，博学多识，造诣颇深，为济南中医界所推崇，医药界人士常常求教于他。先生著有《伤寒论注释》，惜未及刊印而散佚；另著有《扁鹊仓公学术异同论》《伤寒论注释》《祭医圣文》《国医专科学校歌》等（见“八、际录”）。

兴办私立山东国医专科学校时，郝云衫组织当地名医，为学校编写了一套系统教材。郝云衫搜集名医之论，汇粹文人名篇之精华，编著了中文讲义。其文医融为一体，是一部很好的教材。

郝云衫为启迪治学方法，曾有言：“有志医学者，首当辨明途径，潜心灵素之义，屏弃邪僻之说，凛先圣之矩矱，疗斯世之沉疴……所望后起之英，振衰起靡，昌明至道，上绍轩岐之宗风，下延人类之生命。”孜孜不倦，探研医理，著书立说。郝云衫尤崇徐灵胎《慎疾刍言》一书，曾参照自己的治学和医疗经验详加考订。每篇末附加按语，于民国十八年（1929）十月付梓刊行。

六、捍卫中医教育事业

由于对中医教育问题尤为重要的“政府对于中西医应平等待遇的提案”第三项办法，国民政府一直未实施，民国二十六年（1937）二月，国民党召开五届三中全会，全国各地五十三个中医药团体纷纷派代表齐集南京市中医分会会师请愿。恐因人数过多妨碍秩序，每单位仅派一人。

郝云衫连同上海唐吉父、杭州祝敬铭、江西吴琢之、湖南吴汉仙、广东方东溥六人被公推为总代表，向国民党三中全会大会主席团递交请愿书，要求实行五届全会议决议案全部。郝云衫与总代表们同心协力，据理力争，请愿再次获得了胜利，此次胜利为中医药教育事业的发展奠定了基础。

民国二十六年（1937）五月二十二日，中央国医馆第二届第二次理事会议上，郝云衫以本会理事身份，在关于教育学术案的讨论中提议六条。

（1）编辑教材应遵经守道，正本清源，以端学生趋向案。

（2）学生入学资格请暂予通融以示提倡案。

（3）中央应设国医学院并令各省市县多设国医预科学校，以期国医本位成立教育系统案。

（4）凡在国医专科学校充当本科教授者均得发给执业证书，以便领导第四年级学生实习诊病案。

（5）取缔各省市县关于国医之各项短期学社研究所（针灸、外科在内），以正医统而保民生案。

（6）各级中学加添国医简易课程案。

七、日寇入侵，学校停办

1937 年 7 月 7 日，日军发动了全面侵华战争，中国人民奋起抗战。其时，郝云衫创建的中医专科学校正值暑假。郝云衫当即召集济南籍学生组成医疗救护队，成立救济医院，义务救治抗日伤兵和难民。同年 11 月，济南沦陷前夕，郝云衫为避免学校落入日军之手，毅然将学校解散，并动员部分学生奔赴抗日根据地开展医疗救助工作。临行前郝云衫主持欢送会，送给每位学生一个饭盒，一张车票，以资鼓励。其中不少人成为解放区的医疗骨干。

国医专科学校因外敌入侵而停办，郝云衫办学两年所招收的一百五十名学生也均未完成学业，但在济南市中医教育事业上，产生了深远的影响和推动作用。

济南沦陷后，日伪欲借郝云衫的威望维持其殖民统治，邀请他出任市公署秘书长，被他严词拒绝。日伪不罢休，三次将郝云衫的儿子郝小云逮捕，并进行威胁、恫吓，郝云衫仍毫不为之动摇。

民国三十三年（1944）六月，国医慈善医院张敬轩医生被日军拘押，时年 74 岁高龄的郝云衫不顾盛夏酷暑，四方奔走，设法营救，不幸中暑身亡。郝云衫为祖国中医教育事业的发展奠定了基础，建立了功勋，鞠躬尽瘁，死而后已。他的爱国精神和对济南中医药事业的继承和发展所做的贡献，将永留人间。

八、附录

山东国医专科学校校歌

中医学术，肇自炎黄，功参造化，济世慈航，师仲景，积经方，御贤宗仰，齐鲁有扁仓，绵于吾党，发仰国光，接薪传于事代，布德惠于八荒，慈航在念，人类悉健康。

山东国医专科学校祭医圣文

中华民国二十五年（1936）九月二十六日，即旧历八月朔越祭，日辛丑，私立山东国医专科学校全体同仁，谨以一瓣馨香三献清酒，致祭于炎黄圣帝及历代名医之前曰：

国医之道，日月争光。肇始古帝，曰炎曰黄。药物医理，辨析精详。深明气化，谨肇阴阳。岐雷桐俞，左右赞襄。济人寿世，此为滥挚。自是而后，代有贤良。伊尹任圣，汤液以彰。秦和秦缓，襄挚扁仓。仲景元化，其道大昌。叔和士安，稚川华阳。继统传业，项背相望。六朝多士，爰及隋唐。外台秘要，千金奇方。沉疴立起，二竖潜藏。宋迨元金，各守门墙。张刘朱李，角胜疆场。明清两代，犹遵周行。六科施治，王氏肯堂。喻徐叶薛，画界分疆。青齐大师，坤载姓黄。渊源灵素，树帜东邦。乡之先哲，应共导扬。四千余载，久阅星霜。神圣辈出，历述不遑。道尊术妙，源远流长。永免夭札，共保健康。推行世界，寿域八荒。人类和乐，大同之祥。何物曲学，敢肆狄猖。日月一出，阴翳消亡。凡我同志，古训勿忘。崇正黜邪，共履康壮。民胞物与，普渡慈航。今当吉日，敬献瓣香。崇德报功，宜奉蒸尝。医圣医贤，来格来饷。

扁鹊仓公学术异同论

同为大贤，而颜闵游夏异其科；同为名臣，而萧曹房杜异其业；同为大儒，而程朱陆王异其趣；同为美人，而西子太真异其色；同为释氏，而神悟静秘异其宗。扁仓皆良医也，可谓其学术尽同而无异乎。扁鹊之师长桑君，行踪飘忽也。仓公之师公乘阳庆，里居甚详也。扁鹊出入十八年，始传长桑之术。仓公一言契合，悉受阳庆之方。扁鹊游行各国，乃在野之名流。仓公为太仓令，又齐国之官吏，似乎无一粗时者矣。然此皆就出处言之，而于学术无关也。试更论其学术，考之扁鹊传中，医案凡三，赵简子不治自愈者也，虢太子死而能生者也，齐桓侯生而必死者也。仓公传中医案凡二十五，治而能愈者十五人，断其必死者十人，女子竖舍人奴，不病而料其必死，且预定其死期。此何异于扁鹊之诊齐桓侯乎。至于潘满之死不及期，赵章破石皆过期，余七人皆如期。似诊断之精微，稍失之矣。扁鹊之对中庶子，自诩不待切脉，而能决生死，史氏称其洞见五脏癥瘕，特以诊脉为名，殆可信也。然何以《难经》一书，其言诊脉独详乎？仓公之对汉文帝曰“意治患者必先切其脉”，是直以诊脉为能事矣，而何以本传而外，竟无脉书流传乎？扁鹊于赵为带下医，于秦为小儿医，于周为耳目痹医，因地变易，不住故常。而仓公则谓“所期死生，视可治，时时失之，臣意不能全也”，由是言之，二人之学术，或有所轩轾矣，而抑知扁鹊本传史氏之记载也，故文多揄扬。仓公医案，臣下之奏对也，故语必笃实。安知据此以定二人之优绌哉。要之扁鹊之学术奇，仓公之学术正，扁鹊之学术通于仙，仓公之学术基于圣，扁鹊开后世术医之先河，华佗为其嫡系，仓公为百代儒医之嚆矢，仲景为其正宗。学仓公不成，不失为醇谨之士，所谓刻鹄不成尚类鹜，学扁鹊不成必流为怪诞之人，所谓画虎不成反类犬也。学者将何去何从乎？而太史公之为二人合传，且有特识，亦犹之名贤、钜儒、良相、高僧、美人、以类相聚，虽曰高明沉潜之各判，环肥燕瘦之攸分。究竟大同小异，何必深为辨别哉？

中国医学史讲义序

谓我国医学无史乎，何以神圣工巧诸先哲，其微言精义，奇迹秘方，犹留传简编，而供后人之探索耶！谓我国医学有史乎，何以炎黄岐伊之薪传，若存若亡，忽绝忽续，徒令后人生望古遥集之欢，而传信传疑耶！盖上古之世，医与政合，故医学有史。神农黄帝知医为治国抚民之先务，《神农本草经》《黄帝内经》备载药品病情，即医学之专史也。其次如左氏之记秦缓秦和，战国策之记扁鹊，此医学之杂见于正史者也。周秦而后，医与政分，故医学无史。惟（唯）司马子长作《史记》，著《扁鹊仓公列传》，详录其言论治疗，不与日者龟筴同科，真文章之鼻祖，良史之特笔也。无知后之学者，学不足以知医，识不足以知政。对于子长所记，反多抨击之词。无怪乎范氏蔚宗，仅记郭玉华佗两人。尚夷之于方术之流，与遇怪幻妄之士，同曹合伍。而医圣如仲景，并不得于国史列传，占一席地，大可痛也。自是厥后，历代史家，无不列各医于方技，虽学贯天人，术等雷跗，亦不能去此窠臼，而暴其济世之功。此千古学术上最不平之事。惜无人能发其覆，所以殷仲堪狄梁公耻以医术自见于世也。尚得谓医学有史乎？即以医学名流考之，周秦以前，皆医而在朝者也。汉代而下，皆医而在野者也。偶有召为太医，位至令丞。亦以精于方药，名动九重，始而在野，终仕于朝耳。由是观之，古今来医与政分合消长之机，可以得其梗概矣。考之《周礼·天官冢宰》："有医师掌医之政令，聚毒药以供医事。"疾医中士八人，掌养万民之疾病。夏商虽无载籍可考，而周因夏殷，三代之注重医政可类推也。降而至于宋元丰中，定制京府及上中州，设职医、助教各一名。元世祖中统二年（1261），遣副使王安仁，授以金牌，往诸路设医学。明洪武三年（1370），外府州县，置惠民药局，边关卫所及人聚处，各设医生、医士或医官。又清雍正三年（1725），定制每省设立医学官教授一员。迨清之末叶，此制遂废。秦汉迄今已二千余年矣。医政之及民者，只宋元明清四朝而已。其他历代虽各有太医御医等官，然皆供帝室嫔御、王公大臣之治疗，无关民生疾苦也。奚医政之足云，政尚如此，史于何有乎？吾因之有感矣！夫我国医学至战国时代，固已大告成功，后人已不能有所增益，今之学者，恃蠡管之陋见，而欲改良古学，如蜀犬之吠日，蹇人之上天，徒见其愚妄而已矣。然则吾人之责任何在乎？曰抱残守缺，温故知新焉已耳。独是医卜等书，本不在秦人焚炀之列，何以神圣著述，书目空存，鬐翰残编，蒐访弗出，令人深茫茫坠绪，渺渺前修之慨乎！吾以为项羽咸阳经月之火，余元竹殿一夕之焚（焚毁古今图书四十万卷，元帝拔剑斫柱曰：文武之道，今夕尽矣）。古代奇书秘笈之丧失，已百不一存矣。不较吕政炬为九酷耶。况秦汉而后，既无访求遗书之贤君，更无导扬医学之良相，则古籍之丛残散轶，无足异矣。而吾之述是编也，不复溯国史之掌，仅弘筑野史之亭，上考诸子之微言，下徽私家之记载。俾从游诸生，有以窥历代上工之余韵，古今医学之源流云尔。

第三节 王兰斋：民国济南四大名医之首

王兰斋（1878—1942），江苏扬州人。幼时即聪敏好学，研习岐黄之术，后于1910年携夫人迁居济南，挂牌行医。初居住于兴隆店街，后又搬迁至东西菜园子一号院内。其医术精湛，医德高尚，临床辨证精细，处方严谨，且用药轻灵，张志远老评价其“具江南风格，亦有果子药称号”，吴少林赞其“善于配伍，表现灵巧”，刘彤云称其“遣方小巧，为叶、薛典型”。王兰斋与吴少怀、王玉符、韦继贤并称“济南四大名医”。

王兰斋先生行医30余年，术精岐黄，深受江南温热理论之影响，擅长治疗温热病，尤善妇科，亦创制成方，配制成药，对妇人产后受寒之证疗效甚佳。先生擅用时方，开药常常味少量轻，不用有毒之品，且所用药常用易得，价格低廉。张志远先生曾记载其所创制的一首小方，可治夏月伤暑所致头目昏沉，困倦嗜睡，疲倦无力等症状，全方仅由菊花、金银花、茉莉花、荷花四味药组成，水煎10分钟，代茶饮。先生行医，习惯于每日上午坐堂接诊，下午出诊，接诊诊费为1元大洋，出诊诊费为5元大洋，来诊者络绎不绝，先生皆一一问诊，完毕后开药处方，每位患者之症状，先生皆记得清晰明了，从不会混淆打乱。

先生德行兼备，心系患者，对来诊患者从不分高低贵贱，皆一视同仁。面对穷苦病家，无力承担医药费用者，他代为赊药；有亲朋好友介绍之患者，有邻里街坊前来求医者，他也一概不收诊费。《山东省志·人物志》专门设

“王兰斋”条，载其“医德高尚，凡有患者求诊，不问贫富贵贱，随请随到，亦常为贫民舍药。深得民众赞誉”。先生着手成春，留下了许多治病救人的佳话。现略述一二。

1920 年，王兰斋先生应邀去天津，为北方著名实业家周学熙的左右手王锡彤治疗疾病。据王锡彤《抑斋自述》记载，王锡彤因胃病严重，而辞去京师自来水公司总理等职，归家服药养病。然药无间断，胃病却迟迟不好，遂请了很多医生为其诊治，遍及中西医界：中医有施今墨、曹巽轩、王华庭等著名医家，王兰斋亦在此列。王兰斋为王锡彤把脉后即辨证处方，王锡彤服温热补养之药后，病情大为好转。

著名国学大师季羡林亦曾在其日记本中记录王兰斋先生为其婶母医疾一事。据季羡林《清华园日记》记载，1933 年农历六月十三日，季羡林正值暑假，夜晚于家中欲睡觉时，其婶母突发疾病，呕吐不止，不省人事，遍身冷汗淋漓，情况危急。于是季羡林匆忙打电话通知其正在外地公干的叔父，翌日，叔父归家，同时请王兰斋前来诊治。只一日，其婶母之病便有所好转。六月二十日、二十二日，王兰斋先生数次登门医疾，直至二十四日，婶母之病便已大好。六月三十日，季羡林又去兴隆店街请王兰斋前去诊病，前前后后只半个多月，其婶母之病便已基本痊愈。

先生在治病救人的同时，亦不忘奖掖后进。山东中医学院附院院长韦继贤，于 21 岁时来到济南宏济堂药店，任司药生一职，后为坐堂医。此时年长其 20 余岁的王兰斋，亦于宏济堂坐堂行医，他为韦继贤指点迷津，亦传授其治病经验，韦继贤在先生帮助下，医术大为长进，一时间声名鹊起，成为济南四大名医之一。

先生晚年依然坚持接诊，出诊时常自备一辆人力车，车上挂有四盏灯，前有一人拉车，后有一人拥车，众人谓“王氏乘车，前拉后拥”。后先生因年老体衰，在繁忙的诊治工作中感染风寒，经调理，无甚大碍。一次，先生于出诊途中，因舟车劳顿而受风寒，致旧病复发，虽经救治，但先生于 1924 年冬驾鹤西去，时年 64 岁。在其丧葬时，五六百名送葬者皆哀护涕泣，人数之多，颇为少见。

第四节 吴少怀：创达胆调胃之说，用药轻灵

一、生平及成才之路

吴少怀（1895—1970），名元鼎，字少怀。祖籍为浙江省杭州市，父亲名吴淦，五岁时便过继到了济南其叔父家中。吴淦的叔父为科举出身，曾任山东诸城、历城等县知县一职，后定居济南。其叔父膝下无子，乃以侄吴淦继为后嗣。5 年后，叔母生一子，便废除与吴淦的承继关系，但其仍居于叔父家中。

1895 年吴少怀先生出生于济南，父亲吴淦 23 岁时病逝，此时先生年仅 3 岁。先生幼时即聪颖好学，7 岁入私塾攻读经史，精于文学。18 岁时，因家庭不和睦，乃随母亲脱离叔祖家另立门户，由母亲一人抚养长大，备尝辛酸，生活十分艰苦，母亲因操劳过度而抱病不起，经年不愈。吴少怀先生日夜陪护在母亲身边，此时心中已萌生了研习医学的想法。

后吴少怀先生进入山东公立法政学校财政处夜班就读，幸遇历下区名医管竹书先生，不但为其母治好病，还让吴少怀先生进入济南私立大同医院免费学医。在学医的 6 年过程中，他深得管院长的器重，学业期满后即被留院任中医师，时年 24 岁。可以说在大同医院开始学医，是吴少怀先生人生的重要转折点。

吴少怀先生自习医之始，业精于勤，熟读经典，潜心医业，笃学不殆，

后由于时世变迁，入鹤龄堂以坐堂行医。他在战乱期间多次迁徙他地，每到一处则挂牌行医。他于1928年在司里街开业行医，此时先生已医技卓著，闻名遐迩。先生自幼因母病，深感穷人求医之难，由此凡贫苦患者，一律不收诊费，这使得他自己生活极为艰苦。他常说："我就是专门为穷人治病，让富人拿钱。穷人都是指着身子混饭吃，哪有时间、哪有金钱来看病？给穷人治病，应该药少效高，少花钱也能治好病，才是我们做医生的天职。"他宁肯自己为难，也不会耽误患者的治疗，这些善行义举深受广大患者的爱戴称赞。吴少怀先生对患者的态度和蔼，语言亲切，在山东省立救济院施诊时，因患者特别多，常常无暇进餐，夜以继日，毫无厌倦之心，认真负责。大家劝他珍惜身体，不要过度劳累，他说"做医生的想到患者的痛苦，一切劳累就都忘了"。也有的人说："请吴老诊病，一进大门就觉得温暖如春，走进诊病室病就好了一半。"这说明吴少怀先生在患者当中的威信之高。其医术精湛，开诊期间为各方百姓解除病痛，乐善好施，深受广大患者的赞誉而闻名遐迩。其精湛的医术和救济贫苦之心使得吴少怀先生在20世纪30年代便已跻身于济南名医之列。

吴少怀先生重视医德，其谓："医德重于技术，治病救人，不能自卖聪明，宁作鲁肃，莫学周瑜。"吴少怀先生不仅如此告诫后人，亦身体力行，他曾在救济院和惠民诊所施诊，患者常排队以待，不分昼夜，他则昼夜诊治，从无烦怨之心，顾不得个人疲劳和健康。所以群众都称赞道："吴老真是医道高明、医德兼优的好医生。"

1939年，先生任中国红十字会济南分会顾问。1946年，任济南中医师公会理事，被聘为山东省政府医药顾问。其诊务繁忙，常废餐忘寝，因积劳成疾，体力日衰。1948年9月，济南解放后，党和政府不但安排了他的工作，而且给予优厚的待遇，他的社会地位越来越高，先后担任山东民众慈善医院医师、难民诊所医务主任、济南市医学讲习所中医部副主任、第二联合诊所主任、市医务进修学校中医部副主任等职。虽年老力衰，先生仍每日坚持大量诊疗工作，一丝不苟。患者何时来，他就何时治，50年中他没拒绝过一个求诊的患者。领导和同事劝他多休息，要保重身体，他总是说："我对照白求恩大夫，还差得远呢！"1956年，先生当选为济南市人民委员会委员，同年加入九三学社。1957 年后，历任济南市立第一医院中医科主任、济南市立中医院院长、山东省暨济南市中医学会副理事长等职。1958 年、1963 年分别当选为山东省第二、第三届人民代表大会代表。1965 年济南市卫生局授予先生中医带高徒一等奖。吴少怀在中医界享誉较高，20 世纪 40 年代即被公认为济南“四大名医”之一。

先生开创重视胆胃治疗的轻灵派之先河，并为培养中医事业的接班人倾注了全部心血，对徒弟言传身教，循循善诱，使他们成为济南市中医界的中流砥柱。先生在中医界享有颇高威信，出诊之余还积极参加社会活动，参与中医药事业的管理，在医疗、教学、科研等工作中倾注了大量心血，发挥了重要作用。

吴少怀先生的遗著因时世的动乱而散失，现存寥寥无几且散落不全，《济南中医药志》《山东省卫生志》《济南市卫生志（1840—1988）（上）》《山东省科学技术志》对其生平做了简要记载。其主要学术思想刊于《胆胃证论》《吴少怀医案》《吴少怀学术经验》。

二、学术特点

吴少怀先生在临床实践中，承管师之传，亦私淑于东垣学派，并集伤寒与温病的精粹，深谙各流派的学术思想，遵古而不泥古。补东垣脾胃论之未备，以审证精细，配伍灵活，方精味少，用药轻灵，价廉效奇为治疗特点，充分说明了吴老理法方药中的辨证规律，继承了伤寒论组方之精练与温病学派之性轻味薄且随证论治的特色。现将其学术特点整理总结如下。

（一）强调治病求本，注重顾护脾胃

吴老早年于临床诊治过程中，强调治病求本，注重顾护脾胃。这与他在救济院施诊，接触到的许多贫苦患者有关。这些患者中食不果腹、脾胃失和者占绝大多数，其他诸疾，溯本寻源，亦常与脾胃化源不足有密切关系。

吴老认为由于外感与内伤的病机不同，治本的方法也有所不同。外感病多为邪气盛，急祛其邪，便是治本；风寒在表，一汗而解；实热壅里，随下而除，汗下皆为治本之法。内伤病多是虚实错杂之证，正气虚为病之本。人

体正气之虚有五脏之异，而五脏之中又以脾肾亏虚最为根本。

先生认为维护后天是王道之法，必须治上不犯中，治表不犯里，才能不违土气之敦阜。因土生万物，中土强则万物得荣，五脏六腑皆以脾胃为化源，脾胃旺盛则人体气血津液可随之而旺。肾为先天之本，五脏之阴有赖于肾精的滋养，五脏之阳气有赖于肾气之激发，故滋补肾精才能化生肾气，维持肾的正常生理功能。养胃阴即能和胃气，胃气和方能腐熟水谷，维护人体脾升胃降的气机升降过程，脾阳赖肾阳以温煦，胃阴靠肾阴以滋养，故在治病过程中，既要重视补脾胃，也要重视补肾精，或脾肾双补，使人体先后天之本旺盛，则疾病可随之而解。

有鉴于此，吴老用四君子汤、六君子汤（丸）、平胃散、左归丸、右归丸等方最多最精，游刃有余。春夏养阳，常用香砂六君、八珍、十全大补汤以养脾胃之阳，用八味丸、右归丸等方以温肾阳；秋冬养阴，常用一贯煎、养胃汤等方以养脾胃之阴，用六味丸、左归丸以滋养肾阴。

例如，汪某，济南名士，胃病多年，脘腹胀痛，少食不化，舌赤少津，脉弦细数，拟用和肝养胃、益气调中之法。与沙参、玉竹、杭芍、川楝子、桑叶、枇杷叶等品，服之显效，连用数十剂诸症全消。汪某既而赞叹说：“少怀治病如大将用兵，坐镇从容，使人登寿域。”

又如陈某，夏天之时行食管手术后，嗳气腹满，胃纳呆少，口干不欲饮，心烦自汗，气短乏力，彻夜不寐，大便燥结六日未解，苔白黄腻。前曾用芳化辛开苦降之剂，反致恶心呕吐，脘腹胀痛。吴老诊其脉虚大，知其脾胃不健，然体虚是热伤气在前，复手术伤气耗血于后，导致气虚血少、阴阳失调、虚热内扰。改取反治法，热因热用，以补开塞，方用增损八珍汤益气补血以养阳，滋液润燥以养阴，竟获显效，渐趋痊愈。

养阴养阳吴老都从脾胃后天之本入手，他说：“治病求本，就是要维护脾胃，遣方用药，务要冲和，否则只见其病忽视根本，虽小病也难愈。”综观吴老医案中脾胃诸病，方药不离杭芍缓肝，以期土中泄木；常佐菟丝子、淫羊藿温肾，以期益火暖土，这是吴老早年临证的一贯主张。

（二）重视达胆调胃，提出胆胃同治

吴少怀先生通过临床调理脾胃的实践，于晚年对胆胃学说有较深造诣，提出了胆胃证治的理论。胆者，为中精之府，为六腑之一，又称奇恒之腑，与其他诸腑不同。诸腑皆浊，唯胆独清，此清为精纯之意，并非清澈透明之清。中藏精汁，气凉味苦，有别于诸腑之气味。

吴少怀先生根据阴、阳二气同性相斥、异性相引的道理，认为缓肝可以运脾，达胆可以和胃。胆与胃，均属阳腑，同气相求。胃气以降为和，除了依赖肺之肃降，即借胆之转枢，胆失条达则浊阴不降。脾胃同居于中焦，中焦如沤，是气血营卫之发源地，中焦受少阳之胆气方能取汁化赤而为血。胃喜温暖柔润，必须少火之温煦，少火之生发亦受胃气之资助。先生曾说："胆与胃相互促进，同气相求，则平若权衡，如失其调和，同性相斥，则反若冰炭。"

吴老强调胆升胃降在气机升降中的重要地位，认为"人无胃气则化源断绝，人无胆气则生气停废。而胃气之和降常以胆气的和调为主，胆气不和则胃气上逆，二者一是根本，一是开端"。胆主储藏，排泄胆汁，以助脾胃消化水谷，胆主气机之枢转开合。若枢转有序，则胃亦和顺而降。可见，胆气和调是胃气下降正常的重要保证。对于胃气不和之证，一般常责之于肝，其实胆胃不和，尤为多见。达胆即可以和胃，胜于疏肝。所以吴老尤为强调胆的枢纽作用。胆属少阳，主少火，少火生气，在人体阴阳升降气血循行活动中起鼓动作用，少阳之气象春，春生而后夏长，秋收冬藏，故《黄帝内经》有"春夏养阳"之谓。胆属少阳，少阳为枢，枢机不利，则升降之机废。故胆气和调则脾升胃降，脾胃升降有序，则人体一身气机和调，胆气不和，则脾胃升降紊乱。

基于此，吴老临证善以温胆汤调和少阳胆之枢机，在临床中会根据病情灵活化裁。该方化痰调气，调理中焦，畅和胃胆。吴老稍作加减，可治疗胆胃不调所引起的一系列疾病。

如治疗一般感冒，原方加紫苏叶，香附。

治疗失眠不寐，原方加远志、酸枣仁、合欢皮。

治疗脘腹胀满，原方加白术、姜制川朴。

治疗胃脘作痛，原方加山栀子、香附、砂仁，或九香虫。

治疗食欲不振，原方加神曲、麦芽或木瓜、乌梅、豆豉。

治疗腹胀大便干燥，原方加杏仁、川楝子、大腹皮。

治疗胁部左痛，原方加郁金、柴胡；右痛，加姜黄、肉桂。

以上所加各药，并不局限于此，其他亦可辨证施治，随症加减，能奏事半功倍之功，应用于临床常取得满意疗效。

（三）用药轻少通灵，力主冲和之法

吴老在其老师的影响下，遣方用药，力主轻少；辨证论治，讲究通灵。他说："治病如开锁，钥匙对簧，轻拨即开。"又说："人身所有者，气与血耳。一气流行，何病之有?"并常告诫后学：轻开上焦之气，则血流畅通，治上焦如羽，非轻不举，善用轻开，以祛邪实。

吴老遣方用药反对贪多求重，习用小方轻剂。一方面能令患者减轻就诊负担，用最少的药物来达到最好的治疗效果。他曾常说："诊治的患者当中，穷人占绝大多数，遣方用药最忌炫奇立异，浪费金钱，浪费药品。这是做医生应具备的起码条件，我之用方药少量轻，即在于此。"另一方面也体现出吴老对疾病的辨证精准，对证开方，做到了以病为纲，以证为目，辨证施治。

吴老认为治疗外感病，若邪在卫分，药宜清宣。例如：1966 年夏天一学生已因乘凉感冒四五日，发热身痛，无汗，鼻塞声重，咳嗽，身热如烧炭，胸闷脘满，胃纳不香，尿少色黄。经检查舌苔薄白，脉象濡数。诊断为外感寒邪，内伤于湿，为暑病兼外感。吴老拟用薷杏汤来加减治之，方用香薷 2.4 克，杏仁 9 克，连翘 9 克，栀子 4.5 克，豆豉 4.5 克，桔梗 4.5 克，秦艽 6 克，青蒿 9 克，六一散 9 克，患者服药 2 剂便得痊愈。此方仅用香薷 2.4 克，与杏仁辛温开肺，连翘辛凉清上为使，暑邪从微汗而解，宣肺利湿。然患者表有寒湿，里有邪热，应宣肺清里并治，故以薷杏汤与栀子豆豉汤合法加减，上开肺气，下通水道，使寒湿得化，里热也清，疾病痊愈。轻可祛实，疗效卓著，此实为上焦温病用药之规范。吴老常说："药贵精，不贵多。伏其所主，则寡可以胜众。如果泛药以误治，不如不治为中医。"

吴少怀先生用方，药少、效专。例如 1963 年春天治疗南京一例上消化道出血不止的急症，先生处以茜根饮，仅用紫苏子、降香、茜草炭、血余炭四味药组方，患者服后血止，转危为安。他秉承治“血先治气，气降血自止，瘀血不去，出血不止”的治疗原则治愈此例急症，达到降气止血而不留瘀的效果。此一治例使先生在金陵名声大噪。

又如 1950 年秋天，朱某腹胀多年，脐下悸动，经过医院反复检查，未见器质性病变，曾用行气活血、消胀导滞诸法未应。吴老问询后，知病者嗜茶成瘾，认为其为水气内停，处方以茯苓、荷叶、生枇杷水煎代茶频服，数日后，患者来述诸症均愈，称谢不已。先生用方药少量轻，调其升降，水气因行。吴老谓“贪多求重，药过病所，欲速则不达，反伤中气”。确属经验之谈。

吴老治病，机圆法活，运巧制宜。他说：“诊病也应顺藤摸瓜，就是因端竟委；不离规矩，不泥规矩，就是运巧治宜。”不会通权达变，就不能左右逢源。例如张某因臌胀住院，病势垂危。其爱人陪伴在侧，因悲伤过度发病，据病者言为宿疾脏躁发作。当即予甘麦大枣汤，期其必效。结果恰恰相反，不但悲哭不止，而且欠伸烦急。吴老说：“患者危重，陪人心中如何不焦急！治其宿疾，忽其新病，宜其不效。”嘱原方加栀豉，顷刻即愈。此证属脏躁，患者因劳而病情复发，故加栀豉而速效。

其女性，小便失禁，众医束手无策，吴老嘱用鸡肝 1 副，焙干研末，加肉桂少许，混匀分服，豁然病愈。

某男孩，病肠梗阻，准备手术。吴老经用桔梗、杏仁、牛蒡子、枳壳开肺气，大便畅通。治病之法既有原则，又能灵活化裁。

总之，吴老力主遣方用药，方小量轻，既治愈了疾病，亦为患者减轻了经济方面的压力。

第五节 韦继贤：长于温病，补益重肾及胃阴

韦继贤（1895—1976），字起孟，北京郊区郭家村人，民国时期济南四大名医之一。先生长于内、儿、妇科，尤擅温热病的诊治。曾任山东省中医院副院长、院长。1955—1959 年，任山东省政协常委。曾任中华医学会山东分会常务理事、山东省科委委员，应聘为济南军区总医院中医顾问。

一、生平及成才之路

先生幼年师从本村名儒王绪堂先生读书。16 岁师从姑父张世臣学习中医，深受教益。翌年，参加由夏禹臣等人创办的中医研究所，系统学习《黄帝内经》《难经》《神农本草经》《伤寒杂病论》四大中医经典著作，以求深造。后经亲友介绍，在济南宏济堂药店工作。来到济南宏济堂之初，韦先生与乐镜宇先生一道从事中药研究，并帮助乐镜宇在经二纬五路 375 号开设了西号，这也是宏济堂的第一家分店（史称第一支店）。因韦先生年少习医，已具有相当的医学知识与治病基础，故宏济堂安排他为“坐堂医”侍诊。韦先生在工作中，一方面探求药理，严格掌握药物性能及应用，另一面攻研医学，深明奥义，其间还得到名医徐菊如、王兰斋指点，学业日进。韦先生 27 岁时，考取中医资格，在济南正式悬壶应诊，因医术精湛，很快声噪泉城。

韦先生于 1929 年与他人合办了济南民众中医慈善医院，他担任理事兼中医部主任。在国民政府提案要废止中医的年代，韦先生不争名夺势，不忘初

心，脚踏实地，用精湛医术换来泉城人民的良好口碑，在济南为中医扛起了一面大旗，以己之力推动中医药事业的发展。

《济南旧韵——旧时济南的四大名医》载先生妙用荷叶做药引的故事。

某个夏季的上午，韦先生正在院内躺椅上纳凉。患者因工作原因，经常倒班，作息不规律，而致持续低热半年，疲乏无力，于这天上午求诊于韦先生。韦先生十分热情地予以茶水相待，并开了药方。韦先生前后给开了5剂中药，共看了两次，又照方抄了1次，便药到病除，体温完全恢复正常。患者虽不懂医，但记得有一味药引子是荷叶。医者用药，如古之将领排兵布阵，每一味药皆是一枚棋子，一着棋活，则满盘皆活。韦先生多年行医，经验丰富，对药物的运用已臻化境，在单味药的应用上，他颇有创见。荷叶多入肝分，平热、去湿，以行清气，以青入肝也。然苦涩之味，实以泻心肝而清金固水，故能去瘀、保精、除妄热、平气血。《滇南本草》谓之“能清头目之风热”。本案中，患者虽未言明症状，但因患者长期低热，故用荷叶为引，轻清上焦之热，有祛邪而不伤正之妙。韦先生凭精湛的医术、高尚的医德而受到群众的广泛赞誉。

韦先生善用平淡小方愈顽疾，处方用药具有量小味少、短小精悍的特点。中医大师张志远先生回忆说：“济南医家韦继贤、吴少怀执业多年，经验丰富，常开平淡小方，不超过十味。对老朽讲，城市居民、公务员所患多为小恙，如胃炎、肠道疾病、神经衰弱、围绝经期综合征，且身体较虚，不耐药力，不宜投予大剂，清化之品便可解除。若量重、妄用猛烈，反增病情，迁延难愈。”

韦先生于1976年去世，距今已经40余年。2003年山东人民出版社出版的《山东省志·人物志》中，专设“韦继贤”词条，高度概括了他的一生。

二、临证特色

韦先生行医近60年，重视补肾、养胃阴；长于治温病，曾奉命带队进入疫区控制肠伤寒流行；师古不泥，巧妙化裁经方，现分述如下。

（一）治虚善于补肾，重视柔润胃阴

邵念芳教授是韦继贤先生所带的关门弟子，遗憾的是，邵念芳拜师不到一年，先生即去世。邵念芳教授总结韦老的内科用药规律：一为重视柔润胃阴，一为治虚善于补肾。韦老补肾，不像有的医者使用六味地黄丸，而是“善用黄精、首乌、黑豆代熟地；用五味子代山茱萸；用芡实、莲子肉代山药；用巴戟天代附子等。临床收效较好”。

韦先生认为，脾胃是后天之本，故胃阴是本，不得有亏，亏则百病丛生；胃属阳明燥土，喜润而恶燥，故得阴则安，得润则下，得柔则和。先生喜用叶氏养胃汤滋养胃阴。

韦先生曾于1937年冬治愈一患者。病患既往有高血压、冠心病、脑血管硬化、胃窦炎等多种慢性疾病病史，还因胃部大出血行胃大部分切除术，术后继发性贫血，每日除服用多种西药外，还要定期输血，否则就会出现头晕、乏力等症状。此外，患者同时还每日一剂服用一省级名医开的昂贵中药，但仅仅是勉强维持身体，不能久坐久立，故请韦先生诊治。韦先生处方：沙参12克，麦冬12克，玉竹12克，石斛12克，白扁豆15克，砂仁5克，炙甘草2克，炒麦芽12克，水煎服，每日1剂。

患者因药费低廉，自觉无用，遂将药弃置家中。因当时接连下雪，家中先前的昂贵中药喝尽，头晕、乏力、纳呆加重，无奈因交通不便，不能前往医院输血，想到家中还有韦先生开的几服中药，遂取来煎药服用。患者喝完后自觉胃里舒适，食欲和精神状态好转。等服完7服，直觉比输两袋血还轻松。于是又进7服，共服用14服药后，再行化验，血常规示血红蛋白86克/升。于是，患者顺手把处方给医院主任看，主任在韦先生处方上加上人参、鹿茸、阿胶、熟地黄、当归等药，不料服药后胃肠不适，食欲下降。遂改服韦先生原方，服了3个月，再无头晕症状，也再未输过血，精力充沛。

韦先生认为，该患者胃已切除大半，胃体（胃阴）受到极大损伤，容量大减，生气生血的功能甚弱。若医者不察，滥用滋补之品，残存的胃气就难以承受。因此，韦先生采用量小味淡气清的叶氏养胃汤，恰合病机，故疗效卓著，其医术令人惊叹。

（二）辨湿热之偏盛，救治肠伤寒

1958 年 11 月，莱阳专区栖霞县桃村牙山铜矿暴发肠伤寒流行，63 岁的韦先生奉党中央之命挂帅出征。当年 12 月份初步统计结果显示，已有患者 285 例，且 5 例患者因并发肠穿孔而死亡，严重威胁职工的生命和生产任务的完成。党政领导立即采取紧急措施，由省及青岛、烟台、莱阳等地区，调来中西医务人员十多名，在莱阳专区第三人民医院党组织的领导下，积极进行抢救，于 12 月份基本上控制了肠伤寒的流行。由于中西医密切协作，在治疗上取得良好的疗效，特别是中医组在韦先生的主持和领导下，经治将近百例病例中，没有一例死亡。

韦先生认为，肠伤寒为传染病，其致病原因系内有伏湿，外感新凉。本病病位主要在于脾胃，有偏湿偏热之别，应辨清湿热之偏重而论治。

韦先生指出，湿邪偏重者，一般表现为凛凛恶寒，温温发热，头目胀痛昏重，如裹如蒙；汗出黏冷，四肢倦怠酸疼，身重难于转侧，胸膈痞满，口淡微腻，渴不引饮，引而喜热，或不渴；面色黄而滞，多睡眠，神色略见昏蒙；舌苔白腻，或白滑而厚；脉濡而缓，大便溏而不爽，或水泻，小便混浊不清等。此乃湿温病。湿邪偏重之证，治宜渗湿健脾为主，清热化气为辅，可用五苓散三仁汤合方加减。

热邪偏重者，其症状和湿邪偏重者有显著不同，一般是不恶寒，发热较甚，甚或壮热，出汗热臭，头眩而痛，或抽掣而疼，嘈杂似饥而不欲食，口秽喷人，口苦渴不欲饮，或烦渴喜凉，胸腹热满，按之灼手，面赤微红，或面黄而有油垢腻，小便短赤，舌质边尖红赤，苔白少而黄多，或黄厚，或黄燥欠润，脉象濡数或弦数等。这些热邪偏重的症状，是由于胃热熏蒸，阳明气盛，与邪气交并以后形成。治宜清阳明胃家之热为主，渗湿化气为辅，故以白虎汤为主剂，配合三仁汤加减治之。

验案举隅

吕某，男，27 岁，1958 年 12 月 2 日住院。

患者发病已 12 日，头晕且痛，午后发热，夜间汗多，汗后遍体轻松或酸痛无力，口渴思饮不多，食欲不振，饥饱不知，大便稀，日夜 5～6 次，小便色黄。颜面赤，舌苔腻白滑，尖微赤。脉左濡，右数而无力。体温 39.3 ℃。

诊断：湿热郁于胃肠，脾胃弱，浊阴不降，湿温证。

处方：赤苓四钱，猪苓三钱，泽泻三钱，滑石六钱，炒薏苡仁一两，苦参三钱，甘草三钱，白蔻一钱，扁豆四钱，水煎分二次服。

12 月 3 日上午：药后汗出而身舒，头痛止，口不渴，小便多。大便仍稀，舌白滑，脉左浮数右无力。体温 36.9 ℃。

处方：上方去白蔻，加山药八钱，服二服。

12 月 4 日上午：脉象滑数，右关有力，舌白滑有裂纹，根腻，胃纳后胀闷，精神已好转；大便稀，日行 3～4 次，小便正常。体温 36.7 ℃。

处方：继服前剂。

12 月 5 日上午：脉象左缓和右无力，苔淡黄而腻润，自觉一切症状消失。曾出小汗，大便 1 次，较前稠，小便清。体温 36.8 ℃。

处方：赤苓四钱，猪苓三钱，泽泻三钱，滑石六钱，炒薏苡仁一两，苦参三钱，甘草三钱，扁豆四钱，山药八钱，水煎服，一服。

12 月 6 日：夜间微汗，食欲精神正常，二便无变化，脉缓和，苔淡黄而润，体温 36.6 ℃。照上方服一剂。

12 月 7 日，夜间仍出汗，其他无异感，苔淡黄而润，脉左浮少力，右细弱，体温 37 ℃。照上方再服一剂。

12 月 8 日：汗出则身舒，不汗则难受，二便无变化，胃纳尚佳，苔滑白而润，脉左细弱，右无力。体温 36.5 ℃，尿隐血试验（++）。

处方：赤苓四钱，猪苓三钱，甘草三钱，滑石五钱，薏苡仁八钱，苦参三钱，山药一两，马齿苋一两，水煎二次服。

12 月 9 日：症状大致同前，又感头昏，脉苔如上。体温 36.2 ℃。照上方服一剂。

12 月 10 日：头昏微疼，肢体无力，二便如常，苔薄白腻，脉缓和。体温 36.8 ℃。照前方再服。

12 月 11 日：症状同上，未出汗，口渴不欲饮，苔白腻，脉濡弱无力。体温 36.9 ℃，照前方服。

12 月 12 日：头昏，余无恙，苔脉如前。体温 36.5 ℃。病近愈，如检查结果正常，可出院，予善后处理法。

处方：苦参粉九钱，日服三次，每次一钱，饭后服。

12 月 15 日，头晕多在下午，口渴不饮，大便二日未行，小便清，苔薄白，脉缓和。体温 36.6 ℃。

处方：同上，三日量。

12 月 17 日：症状无变化，行路则头晕，继服前药，等待出院。

（三）师古不泥，巧妙化裁经方

刘裕钊在《韦继贤医案三则》中指出，韦先生精于温热病的诊治，常用滋阴之品，于是有人认为韦先生是“时方派”，实际上并非如此。韦先生亦对仲景之学有较深钻研，常师法仲景之意，并在原方的基础上加减化裁，用药不过七八味，却应手取效，深得经方真谛。

《韦继贤医案三则》中提到，韦先生曾治疗一胃脘及两胁疼痛的患者，该患者近 1 个多月脘腹胀痛，自觉两胁下有水饮流动，攻撑作痛，推之漉漉作响，平卧则减轻。伴有纳食少，胸闷背胀，嗳气频繁，头昏神疲，嗜睡，大便不畅。面色淡黄，舌质红、苔淡黄而腻，脉象两寸弦而长，上出鱼际，两尺沉弱。韦先生认为，此属痰饮内停中焦，以致阳虚不能化水。予以苓桂术甘汤加味。处方：桂枝 4.5 克，炒白术 12 克，猪苓 9 克，白茯苓 12 克，干姜 3 克，细辛 3 克，甘草 3 克。患者服上药 6 剂后，诸症均减轻，唯觉消化力稍弱，有时吐少量白痰。舌质淡红，苔薄白，脉象濡缓。韦先生在此基础上减去干姜、细辛之辛温燥热之品，加入健脾助运之品。处以白茯苓 12 克，炒白术 12 克，猪苓 9 克，桂枝 3 克，炒杭芍 6 克，甘草 3 克，鸡内金 9 克，炒稻芽 12 克。

三、韦继贤经验方选录

邵念方在《简述韦继贤处方用药规律》一文中，介绍了韦先生的 8 首经验方，均具有简明实用、短小精悍的特点，现介绍如下，以供读者参考使用。

（1）胃阴不足型十二指肠球部溃疡方：沙参、玉竹、麦冬、生首乌、生枇杷叶、桃仁、佛手、降香等。

（2）治胃窦炎方：沙参、玉竹、生枇杷叶、黑芝麻、桃仁、白薇、龙胆草、降香等。

（3）治慢性结肠炎（五更泻）方：生首乌、生黄芪、淡附子、姜川连、莲子肉、炒杭芍、小谷芽等。

（4）治再生障碍性贫血方：生首乌、黄精、炙龟甲、生牡蛎、沙参、丹参、杭芍、小谷芽、莲须等。

（5）治哮喘方：生首乌、五味子、天冬、知母、川贝母、桃仁、细辛、款冬花等。

又方：冬瓜仁、桃仁、薏苡仁、生桑皮、生地骨皮、海浮石、海蛤粉、青黛、细辛、芦根等。

（6）治慢性支气管炎方：桑皮、地骨皮、桔梗、炒薏苡仁、冬瓜仁、桃仁、浙贝母、牛蒡子、芦根等。

（7）治胆囊炎方：青蒿、郁金、杭芍、竹茹、地骨皮、栀子、龙胆草、白薇、元胡、炒枳壳等。

（8）治阳痿方：炙龟甲、生首乌、枸杞子、炒芡实、莲须、石菖蒲、远志肉等。

时至今日，韦先生已离世数十年，然而先生所留下的逸闻轶事仍体现了其大医精诚、大道至简之儒医风范。先生学术及经验值得我们细细研读。

第六节 刘惠民：医术精湛，规划发展中医事业

刘惠民（1900—1977），名承恩，字德惠，号惠民，山东省沂水县胡家庄人。祖籍山西，明初移居鲁中。著名中医学家、教育家，中医学教育的先行者。曾任山东省卫生厅副厅长、山东省中医院院长、山东中医学院院长、山东中医研究所所长、山东省中医药学会理事长、中国医学科学院特约研究员。曾担任毛泽东主席的保健医生。他一生热爱中医事业，为国家的医疗卫生事业做出了卓越贡献。

1900年，刘惠民生于沂水山区，家中祖传三代行医。他8岁入当地私塾读书，16岁因病辍学，受家中长辈影响，亦有感于山区人民患病求医之苦，刘惠民走上了习医济世的道路。1916年，拜同邑中医李步鳌为师，边随师侍诊，学习识药、辨证、处方，边潜心研读《黄帝内经》《难经》《神农本草经》《伤寒杂病论》等中医经典著作，不论寒暑昼夜，常手不释卷，几年间医术小有成就。为进一步提升医术，20世纪20年代，曾远赴奉天张锡纯先生创办的“立达中医院”进修。两年后，考入全国名医丁仲祜（福宝）主办的“上海中西医药专门学校”，毕业后返归故里，行医为业。

九一八事变爆发，中华民族危在旦夕，面对日益严重的民族危机，刘惠民奋然而起。1934年国民政府发布禁锢中医法令，中医发展情况不容乐观。为培养中医人才，刘惠民与赵恕风医生在沂水西部山区创办“沂水县乡村医药研究所”及“中国医药研究社”。招收学员36人，自编教材，如《中西混

合解剖生理学概要》《伤科学课本》《中西药物学概要》《中西诊断学概要》《战地临时救护医院组织概要》等，亲自授课，以“培植是项（中医）专门人才，而供国家之急需”为办学宗旨。为改善中医生存和发展环境，主办《中国医药杂志》月刊，以此为阵地宣扬中医理论和研究成果，为中国传统医学事业建言献策。刘惠民先生在国家命运多舛和前途危机重重面前，不畏艰险，勇于承担，展现了中华儿女的英勇气魄。

一、运用中医知识，助力革命事业

七七事变爆发，日本开始发动全面侵华战争，中华民族到了最危急的时刻，刘惠民毅然决定加入保卫祖国的革命队伍。为准备抗日，他将“沂水县乡村医药研究所”改为“中医救护训练班”，培养了一批战时医务人员。于1938年，参加了八路军，奔赴抗日第一线。曾先后任八路军山东纵队第二支队医务主任、山东省卫生总局临沂卫生合作社社长、山东大药房副经理、鲁中卫生局中药制药部及鲁中南卫生局新鲁制药厂经理等职务，并一直坚守临床一线，治病救人。1940年春，为解决根据地缺少药品难题，他在许家峪村开设诊所，为百姓诊治疾病，暗中筹集医药用品，并运用所学知识寻找替代品，如用骡子骨替代虎骨。当时局势动荡不安，战争频发，传统药剂应用非常不便，他积极研究药剂改良，带领药剂人员制作片剂或丸剂，供应前线。由于战争和天灾，临沂地区麻疹、天花、霍乱、疟疾、痢疾等疫病广泛流行，百姓深受其害。刘惠民边为患者诊治疾病，边运用所学制成多种成品药，如急救丹、疟疾灵、金黄散、痧痘平、红白痢疾丸等，有效控制了疫情发展。十余年的革命工作中，刘惠民长期从事药材采购、炮制、成药制备、药品经营，不仅为抗日军民的身体健康提供了有力保障，也使他精通药理，熟悉药性，为以后的临症诊疗中精妙用药奠定了基础。

二、创办医药机构，发展中医事业

新中国刚成立，百废待兴，刘惠民创建多家医药机构，为祖国医疗卫生事业做出了很大贡献。1951年，刘惠民被调往济南试办中医公费医疗诊所——济南市福利药社。1952年药社合并到山东省合作总社，刘惠民担任山东省合作总社医药部经理。同时，他又奉命成立“济南市立中医诊疗所”，其为全省第一家中医公费医疗机构，1957 年发展为济南市中医医院。1955 年任山东省卫生厅副厅长，在他的倡议下，经省委批准，建立了山东省立中医院。为了大批、正规地培养中医专业人才，解决后继乏人问题，于 1955 年成立中医研究班，使省内中医耆老、有识之士会聚一堂，进行中医学术研讨，对中医事业提出规划。在此基础上又先后举办了 1957 年、1958 年、1959 年、1960 年四期省内进修班，使大批中医工作者得到正规学习和训练。1958 年，刘惠民筹建并创办了山东中医学院和山东省中医药研究所，任院长与所长，被中国医学科学院聘为特约研究员。同年年底，举办西医离职学习中医班，并在开班仪式上讲话，刘惠民指出，西医学习中医是发展祖国新医学的捷径。会中会西，一个医生有两套技术，中西医结合就容易了。经过两年的学习，结业时学员们普遍感觉收获颇丰。1959 年他光荣加入中国共产党。他先后被选为山东省第一届（1954）、第三届（1964）人民代表大会代表，第二届（1959）、第三届（1963）全国人民代表大会代表，还先后担任山东省人民政府委员、山东省科协中医组组长与副主席、山东中医学会理事长、山东省聋哑人学会理事长、中国医学科学院特约研究员等职务，积极为人民卫生事业建言献策。1961 年倡建山东省中医文献馆，任馆长。1974 年，他不顾年迈体衰，疾病缠身，坚持向周总理反映中医问题并就中医工作与发展后继乏人的现状提出了四条建议，他的建议得到了总理和卫生部相关领导的重视，就解决有关问题也有了明确的批示。在刘惠民先生的努力下，山东省委决定恢复山东中医学院（1970 年 8 月，在“备战备荒”和“学校越办越向下”的影响下，山东省革委会决定，山东医学院与山东中医学院合二为一，称为山东医学院。正式合并后，山东中医学院变更为山东医学院中医系，失去了独立办学资格），为学校为后来的发展奠定了重要基础。同时，成立山东省中西医结合研究院，将医疗、科研、教学巧妙结合，为国家的卫生健康事业做出很大贡献。

三、医术精湛，起患者于危急

刘惠民研读了大量的医学经典名著，理论基础扎实，在诊疗中又大胆探索，认真总结经验，能充分地将理论与实践相结合，临床经验丰富，辨证施治，其效甚佳。1957年夏，毛泽东在青岛开会期间患感冒，恶寒发热、无汗咳嗽，几经诊治未见好转。与会的山东省委书记舒同推荐刘惠民赴诊。刘惠民经过四诊合参后，考虑毛泽东发病虽在盛夏，但由于青岛昼夜温差较大，仍是因外感风寒日久，表未解而里热盛所致，用大青龙汤重剂加减，两剂即热退病除，保证了毛泽东出席会议。毛泽东感慨地说："我多年没吃中药，这次感冒总是不好，刘大夫一两剂中药就解决了问题，中医中药好，刘大夫的医术也好啊。"刘惠民从此成为毛泽东的保健医生之一。1957年11月毛泽东受邀赴苏联访问，就带了刘惠民同去，作为随从医务人员，并介绍他为时任苏联领导人赫鲁晓夫、米高杨等人看病，受到他们好评。于是"中药香飘莫斯科"，成为一段佳话。后来刘惠民在北京、上海、杭州、广州等地多次为毛泽东主席、周恩来总理和中央、外省其他领导同志诊病治病，这是他一生努力学习中医所做的贡献之一。

刘惠民对民间单方验方很有研究，他用烧苹果治疗小儿腹泻，柿饼治疗慢性腹泻，上京墨治疗妇人大出血等疗效甚佳。友人王先生有女，17岁，月经来潮前，不慎饮冷水，致使经血崩下不止，已三日，有大血块，棉裤、被褥均被浸透，伴有少腹疼痛，面色苍白，四肢冰冷，已卧床不起。家长甚为焦急，特请刘惠民为其处方治疗。刘老当即拟方，并特取家中珍存的一块好墨，交王先生带回，嘱用木炭火烧红，放醋中淬后取出，将墨用开水研匀，加炮姜9克、红糖少许为引，1次服下。服药1服及墨汁1次血止痛除，2服病愈。

病情危急的患者，经刘惠民治疗，也多能药到病除。1959年诊一3岁男童，患麻疹逆证，病情危急。患儿素来体质较弱，发热，流泪，喷嚏，不欲进食，轻微咳嗽1周，自头面部发现红色斑丘疹，迅速遍及周身4日。因故受凉，次日突然烦躁不安，泻稀水十余次，全身发凉，无汗，四肢逆冷，疹色由红变为暗紫，有欲骤然隐退之象，呼吸急促，唇、指发青，患儿家长急邀赴诊。检查：患儿精神萎靡，口唇青紫，四肢发凉，喘息急促，全身干冷，无汗，布满紫黑色疹痕，指纹青紫达命关，脉沉细微弱。刘惠民辨证为疹毒内陷，阳气欲绝。处方用药，2服疹即透齐而愈。

四、扶危济困，彰显大医风采

新中国成立后，刘惠民虽公务繁忙，但仍坚持临床诊病。刘老一生医治过许多患者，有老一辈国家领导人，也有普通工人、农民，他治病从不分贵贱，皆平等以待，尽己所能为病患诊治。践行习医人上以疗君亲之疾，下以救贫贱之厄的初心，他时刻把患者放在第一位，急患者之所急，想患者之所想，帮患者之所需。曾有一年轻人患急性视网膜炎，深夜上门求治。刘惠民在自己感冒高热的情况下，不顾家人劝阻，立即起床，拖着病体为患者诊治。他对家人说："我不要紧，已是70多岁的人了。而他才20多岁，如不分秒必争地治疗，就会失明。"经刘老精心治疗，患者的病情很快好转。若遇求医问药有困难者，常慷慨相助。曾诊一小儿，高热不退，时时惊厥，病情危重，急需羚羊角磨汁服用方可退热解痉。然此药稀有，家属前往多家药铺未能购得。刘惠民知道后，慷慨解囊，毅然拿出自己珍藏的羚羊角给患儿家属救急。因用药及时，患儿很快热退病愈，家属甚为感激。1925年他在家乡创办协济学堂药铺行医，有感贫苦百姓患病求医之苦，特为自己立下规矩：为穷人看病，随叫随到，远近不坐车，十里之内不吃饭，药费诊费酌情减免。当地百姓经济条件较差，刘惠民怜患者贫苦，药费常有赊欠，诊所收入微薄，甚至两次典卖土地以周转购药。刘惠民以高尚的医德、愈加精湛的医术为许多患者解除病痛的折磨，深受百姓喜爱，患者更是称赞他为"活菩萨"。他晚年体弱多病，仍坚持应诊。

五、嗜好读书，勤于实践

刘惠民先生一生嗜好读书，勤于实践，始终把学习新理论、新技术牢记心间。他说："做一个好医生，既要有全心全意为患者服务的热情，也要有高明的医疗技术。那就必须努力学习业务本领，不学习的医生是庸医，是野医。"早在20世纪30年代，刘惠民就购买大量中医书籍以及各种中医刊物学习。他生活俭朴，工资收入也多用来买书，日积月累，家中藏书甚多。去北京为领导人诊病，除去看病，其余时间总是在安静地读书，沉浸在医学知识的海洋中。1957年随毛泽东主席出访时，也多在埋头读书。原卫生部原副部长、中央保健局局长黄树则文章回忆：“他唯一的爱好是读书，而且主要是读医书。1957 年毛主席到莫斯科参加庆祝十月革命节，他是随从人员之一。使我惊奇的是，初到一个新的环境，竟没有引起他的什么反应，他仍然足不出户地读他的书。一日晚上，他不得不和我们大家一起去看马戏，可是这对于他简直是一场折磨。好半晌，他不是在看表演，而是在低头摆弄自己的衣角。他若有所思，然而谁都不知道他在思索着什么。”工作时，刘老很注重将书本所学灵活地应用于临床治疗中，吸收书中精华，提升医疗水平。曾为一女孩诊治，七岁，患疳积兼大便下血，身形羸弱，不思饮食，甚为危险。经多次治疗无效，特来求诊。刘老检视其腹部，其间血管现露，色青微紫，腹胀且疼，两颧发赤，潮热有汗，目睛白处有赤丝，口干不渴，六脉沉数，肌肤甲错，毛发焦枯。审证辨脉，后认为是瘀血致病，处方用药，思索再三，忆及《医学衷中参西录》中论三七“不但善于止血，且更善化瘀血”，遂以三七研粉早晚分服，五日而大便下血愈，又服数日疳积亦愈。刘老特致函张锡纯先生：“用三七一味，治愈中西诸医不能治之大病，药性之妙用，真令人不可思议矣。然非先生提倡之，又孰知三七之功能如斯哉！”

刘惠民从事中医诊疗工作 60 年，积累了丰富的临床实践经验，擅长治疗外感疾病和内科杂病（尤擅神经精神系统疾病），于妇科、儿科疾病治疗亦有独到之处。他一生忙于诊务，著述较少。主要著作有《与张锡纯先生的通信》《麻疹和肺炎的防治》《黄元御医学史迹考俟正》等。曾编写《中医经络学选要》《中医妇科学选要》《中医伤寒病学选要》等多部书稿，以及由他的学生根据病历整理而成出版的《刘惠民医案》等。

第七节 王玉符：用药如用兵，贵精不贵多

王玉符（1900—1966），男，原名王命轲，字玉符，山东省济南市历城区人。为民国时期济南“四大名医”之一。

一、人物生平

（一）七岁入学，博览医籍

王玉符先生1900年10月出生，1907年入乡塾，攻读四书五经。后去本乡殷家林村继续求学，任学长。攻读十余年，品学兼优。1922年任私塾教员，授课之余，每喜岐黄之术，博览中医典籍；受校董、清末秀才、老中医李公田先生启发，走上自学中医之路。

（二）悬壶乡里，声名鹊起

王老先生在教学之余，兼为四邻乡亲问诊治病。后又去本乡董家庄私塾任教，边教学边行医，悬壶乡里，因治愈沉疴之疾，声名鹊起。之后辞去教学，回乡以医为业，治病救人。

1931年，经好友推荐在剪子巷怀恩堂药店开诊，不索诊费，且详记患者居址，随访治疗，深得病家赞誉。1932年，被经四纬四路明德堂药店聘为坐堂先生，问诊治病。1937年由济南郊区举家迁往市里。1942年，在经一路纬

九路投资合股开设成德堂药店，坐堂行医，以其高尚医德和精湛医术饮誉泉城，20 世纪 40 年代跻身济南“四大名医”之列。

慕王玉符先生之名求诊者络绎于门。无论官民贫富，一律精心诊治，且不附权贵，尤恤贫病，常送诊于寒家，赠药于赤贫，为此留下了众多医事佳话。贫妇田秀石病笃，无钱医治，其夫外出多年无信。先生知后，免费为其治疗，直至病愈。后其夫归来，带重金酬谢，先生不受。又赠房产，先生婉言谢绝，遂成至交。又如时任国民党山东省政府主席韩复榘患病，派员乘汽车接先生诊治。时适南郊一贫民家有患者正候先生处，先生毅然说要有先后。韩的派员虽抱怨，而未敢言，只好用汽车先送先生去贫民处诊病，再返回给韩问疾。

（三）孜孜不倦，奋斗一线

1948 年济南解放，先生扬眉吐气，拥护党和人民政府。一次，济南特别市市长郭子化同志请先生诊疾，郭礼贤下士，与之促膝谈心，先生深受党的政策感化，从此积极参加各项活动。1949 年 7 月加入济南中医学会。1950 年担任济南第六区防疫站副站长。先生团结同仁，倡导走合作道路，同老中医刘英华先生携手筹备，以个体诊所为基础，于 1952 年 11 月建起了济南第六联合诊所（现为济南市槐荫区人民医院），担任副所长兼中医内科医生。其间，入中医进修班进修数年。同年荣获济南第六区政府拥军二等奖。1955 年 6 月，山东省立中医院建立，就职山东省立中医院妇科医生。1956 年 8 月加入九三学社，获济南市医务工作者奖章、山东省卫生厅授予的先进工作者称号。1957 年，被评为济南市卫生先进工作者、山东省先进工作者。同年加入山东省中医学会，任常务理事。1958 年，被选为山东省第二届人民代表大会代表，后蝉联第三届代表。同年获技术革新先进工作者称号。1959 年任内科主任，同年获“六比”先进工作者称号。1961 年《大众日报》刊登专题，介绍先生先进事迹，并刊出照片。1962 年年初升任副院长。1962 年年底山东省中医院改名为“山东中医学院附属医院”，先生继任该院副院长。

（四）治学严谨，工作勤奋

先生一生勤勤恳恳，孜孜不倦，忙于看诊和治学，因此无暇著书立说，于是山东中医院党委委托其学生刘龙秀医生将先生的医案整理编纂，编成《王玉符临床验案集》一书并由山东中医院印发。后先生的学生又整理了《王玉符老中医经验拾零》等文集，供后学者参考。

1963 年冬，先生身体不适，济南军区司令员杨得志同志亲自登门看望。1965 年 10 月调任山东医学院（今山东大学医学院）附属医院副院长，先生仍奋斗在门诊和病房，为提高人民健康水平倾注心血。他还担任保健任务，为许多领导人、老干部查体诊疾，不分昼夜，尽职尽责，受到了众人敬仰。1966 年 1 月 27 日，先生因患急性心肌梗死逝世，终年 66 岁。先生的逝世使众人悲痛无比，以副省长王哲为主任，共二十一人组成治丧委员会，于 1 月 28 日为先生举行追悼会。中共山东省委办公厅、统战部，政协山东省委员会、山东省人民委员会，驻省、市解放军医疗单位，九三学社济南分社，中共山东省委领导人白如冰、谭启龙及医界人士、亲朋好友等，皆向先生敬献花圈。

二、学术特色

王老先生从医 40 余年，善治杂病，巧治难治之证，尤善用经方治疗内科、妇科疑难重症。现将其学术特色分述如下。

（一）注重辨病与辨证相结合

王老先生在诊疗疾病过程中，四诊合参，注重辨病与辨证相结合，故能用药效如桴鼓。先生强调诊断要精，只有诊断得当，辨证准确，药物才能发挥作用。治病必求于本，要抓住本质，找到疾病的根本原因。

如下所举吕某心肌梗死案，先生诊断其因心情抑郁，肝气不舒，思虑伤脾，致饮食难消，脾失运化，水停心下，心区疼痛。先生并未用活血化瘀之法通其心络，而是先以疏肝调脾之法，使肝脾得和，然后用养心安神之法，以恢复心脏的功能。但值得注意的是，此案患者虚损较重，故先生调理三个多月，患者方始痊愈。

又所举肺结核案，先生诊断其肺虚损，心肾虚。以补肺养津强心的方法治疗，经4个月15次诊治，患者自觉症状均消失，疾病基本痊愈。这些病案都充分体现了先生辨病与辨证相结合的精妙之处。

病案举例

（1）患者吕某，男，44岁，1961年11月24日初诊。

吕某自1958年起自觉心区阵阵隐痛，饭前饭后或活动时更为明显。时有心烦，夜间醒后感到口干，头晕脑涨，胸口闷，牵引胸胁疼痛，胸口按之似有水饮。西医诊断为心肌梗死，血压110/80毫米汞柱。面色暗黄，舌色正常。闻诊：语音略短。右寸脉沉细，关弦而略滑。诊断为心脏虚损（心下有水气，肝气不舒）。

【治则】疏肝调脾，镇静安神。

【方药】茯苓三钱，炒白术二钱，炒枳壳一钱，清半夏二钱，广陈皮一钱半，竹茹二钱，川芎八分，龙齿四钱，党参二钱，杭白芍四钱，炒枣仁六钱，炒稻芽三钱，琥珀粉（冲）一钱，水煎服。

1961年12月8日二诊：服药后精神好转，食欲增加，头晕脑涨消失，但胸部微有胀感，腹胀。

【方药】按上方加菖蒲一钱，鸡心粉（冲）五分，继服五剂。

1961年12月15日三诊：服药后腹胀消失，食欲好，诸症均有减轻，但胸部仍感到不适，有阻塞感。血压不稳定，大便略干，夜眠多梦，需服安眠药方能入睡。舌色正常，左寸脉略弱。治法改用养心安神。

【方药】茯神三钱，菖蒲一钱，龙齿三钱，龟甲四钱，远志钱半，蒲黄八分，炒枣仁五钱，人参一钱，丹参一钱，甘草一钱，沙参三钱，麦冬三钱，当归二钱，杭白芍三钱，炒稻芽三钱，鸡心粉（冲）钱半，琥珀粉（冲）一钱，水煎服。

1961年12月22日四诊：服药后夜眠好，安眠药已停止，心区反应不大，二便正常。

【方药】按上方继服，每服三剂，停药一日。

1962 年 1 月 26 日五诊：近日后两小时左右胃腹部作响，感到似有水向上冲，胸部微有不适。按上方加减。

【方药】茯神三钱，龙齿三钱，蒲黄八分，菖蒲八分，党参三钱，炒枣仁五钱，紫参钱半，杭白芍三钱，远志二钱，广陈皮二钱，清半夏二钱，炒白术二钱，炒枳壳一钱，炒稻芽三钱，鸡心粉（冲）五分，三七粉（冲）三分，琥珀粉（冲）一钱，水煎服。

1962 年 2 月 2 日六诊：服药后精神好转，夜眠、食欲皆正常，胃腹胀消失，大便略干燥。

【方药】按上方加黑芝麻八钱（炒捣）继服，每服三剂，停药一日。

【治疗过程】患者共服药 3 个多月，自觉症状皆消失而病痊愈，心电图检查基本正常。

（2）患者，男，40 岁，1960 年 9 月 26 日初诊。

1960 年 3 月，患者体格检查时发现左肺浸润性病变，左胸疼痛。同年 9 月初在北京某医院检查为左肺干酪样病变，最近经某传染病医院检查，诊断为肺结核浸润型，部分有干酪样病变如核桃大，细菌培养有抗酸杆菌（结核分枝杆菌）。现症见胸痛，咳嗽吐痰，腰背酸痛，夜眠多，噩梦，下午疲劳，食欲尚可，不发热，小便黄，大便正常。患者面色少乌，唇青紫，舌中部苔乌灰，舌质紫、边缘不整齐。发音无异常。左寸尺弱，右脉虚大无力。诊断为肺虚损，心肾虚。治则：补肺养津，强心。

【方药】百合五钱，川贝母三钱，麦冬四钱，山药三钱，薏苡仁六钱，珍珠母三钱，百部二钱，桔梗二钱，沙参三钱，天冬二钱，甘草一钱，生地黄三钱，炒枣仁三钱，冬瓜仁四钱，杭白芍二钱，白及粉（冲）四分，三七粉（冲）四分，水煎服，服三剂停药一日。

1960 年 10 月 6 日二诊：服药平妥，无异常感觉，腹胀略减，胸部隐痛，夜眠不佳，二便正常。

【方药】按上方加茯神三钱，继服，每服三剂停药一日。

1960 年 10 月 13 日三诊：最近几日因开会稍多，感到头晕，食欲不振，有时胸痛，血压稍高［(140～150)/109 毫米汞柱］，咳痰不多。

【方药】百合五钱，川贝母三钱，麦冬四钱，珍珠母四钱，白薇二钱，百部一钱，天冬二钱，薏苡仁五钱，杭白芍三钱，橘红一钱，生地黄四钱，冬瓜仁四钱，阿胶二钱，炒谷芽三钱，炒麦芽三钱，三七粉（冲）四分，白及粉（冲）四分，水煎服。服三剂停药一日。

1960 年 11 月 14 日四诊：本月 11 日经某医院 X 线胸片检查示肺部病灶稍吸收，效果显著，细菌培养已无结核分枝杆菌。夜眠四五个小时，梦少，精神良好，胃纳增多，胸部仍有痛感，吐痰量不多，色白黏。血压 140/90 毫米汞柱，大便略干。

【方药】①按上方加钟乳石四钱（捣，先煎），黑芝麻四钱，麦冬改为六钱。水煎服。②三七粉八钱，白及粉八钱，煅珍珠粉四分，川贝母粉一两。共研细粉，分为四十二包，每次一包。

1960 年 11 月 29 日五诊：服药后情况尚佳，吐痰减少，睡眠下半夜较差，仍头痛。血压 140/110 毫米汞柱。

【方药】按前方加川牛膝一钱，百合改为三钱，继服。

1960 年 12 月 16 日六诊：头晕，易疲劳，腰酸痛，血压上午正常，下午略高，头部不清爽，胸部尚有不适。（按：下午血压高，头部不适，可能是阴分虚热不彻。）

【方药】生地黄五钱，女贞子三钱，珍珠母六钱，百部一钱，龟甲四钱，生薏苡仁六钱，冬瓜仁四钱，杭白芍四钱，黑芝麻四钱，天冬二钱，川贝母三钱，百合四钱，杭麦冬三钱，霍石斛四钱，水煎 300 毫升，分两次温服。

1961 年 1 月 20 日七诊：一般情况同前，入睡较差，咳嗽、吐痰少许，头晕易疲劳，血压晚上略高［(120～140)/(85～110) 毫米汞柱］。舌苔厚，微黄色，边缘稍淡，右寸脉弱。

【方药】麦冬六钱，百部二钱，龟甲六钱，西洋参粉（冲）一钱，生牡蛎八钱，天花粉三钱，天冬二钱，生百合六钱，钟乳石三钱，薏苡仁八钱，橘络二钱，黑芝麻四钱，霍石斛四钱，冬虫夏草四钱，羚羊角粉二分（冲），水煎服。

1961 年 1 月 27 日八诊：服药后症状同上，但前天发现痰中带血。

【方药】按上方去牡蛎、冬虫夏草、橘络，加川贝母三钱，生地黄四钱，阿胶三钱，继服。

1961 年 2 月 3 日九诊：服药后血压已正常，胸部感到舒服，晚上吐少许灰痰，未再发现有血，脉象渐和缓，舌苔黄色已退。

【方药】按 1 月 27 日方继服。

1961 年 3 月 10 日十诊：服药后病情减轻，体重增加，体温、血压皆正常，舌苔微黄，脉象和缓。

【方药】生地黄五钱，女贞子三钱，珍珠母六钱，生百合四钱，龟甲四钱，薏苡仁六钱，杭白芍四钱，黑芝麻四钱，钟乳石三钱，杭麦冬四钱，天冬二钱，百部钱半，橘红八分，牛膝二钱，炒稻芽三钱，干青果二钱，川贝母三钱，羚羊角粉（冲）三分，水煎服。

1961 年 6 月 16 日十一诊：按上方连服三个月后症状均大减，病灶吸收，钙化增加，但还未完全钙化。痰细菌培养为阴性。早晨微吐痰，别无异常感觉。

【方药】生地黄三钱，女贞子三钱，珍珠母六钱，百部钱半，龟甲四钱，杭白芍三钱，黑芝麻四钱，炒薏苡仁六钱，天冬四钱，云茯苓二钱，百合五钱，钟乳石三钱，橘红一钱，沙参三钱，山药三钱，炒稻芽三钱，冬虫夏草一钱，羚羊角粉（冲）二分，白及粉（冲）五分。水煎服，每服十二剂停药一日。

1961 年 7 月 16 日十二诊：又按上方续开十剂，患者带药至外地疗养。

1961 年 8 月在青岛会诊（十三诊）：服上药后体重下降，食欲不振，咳嗽、吐痰，大便滑泻，舌色正常，脉象沉弱。

【方药】沙参二钱，白术三钱，云茯苓二钱，莲子三钱，川贝母二钱，橘红一钱，炙甘草一钱，水煎服。

1961 年 9 月 26 日十四诊：最近在上海某医院检查，病灶有所扩张，胸部感到憋闷，咳嗽。舌色微黄，中间有薄白苔，左寸弱，沉缓无力。肺气虚，体力弱治以补肺气，顾虚损。

【方药】①炙百合五钱，麦冬四钱，薏苡仁五钱，山药四钱，杭白芍三钱，女贞子三钱，生地黄四钱，阿胶三钱，龟甲四钱，川贝母一钱，珍珠母四钱，白及一钱，西洋参粉（冲）五分，水煎服。

②三七粉五钱，白及粉五钱，煅珍珠五分，川贝母粉五钱。共研细粉，分为十五包，每次半包，每日两次。

③炒薏苡仁三钱，麦冬二钱，西洋参三分，水煎至100毫升，送服粉剂。

1961年10月18日十五诊：上方连服十余剂后，精神好转，身体较前有力气，微有咳嗽，血压略高，大便有泡沫。①按9月26日方第一方加炒白术二钱，云茯苓二钱；②第三方去西洋参，继服。

患者共服药4个月余，自觉症状均消失，精神好转，食欲正常，夜眠好，胸部无不适，咳嗽基本消失，血压正常，脉象和缓，二便正常，舌色正常。后经中西医综合会诊后确诊病灶是稳定状态，可以恢复半日工作。最后按上方五倍量配成蜜丸，每丸五分，每日两次，每次六丸，以巩固疗效。

（二）药小量轻，轻可去实

王老先生从医40余年，以小方取胜，并善用“小药”，发挥四两拨千斤之效。正所谓“用药如用兵，贵精不贵多”。

据王老先生徒弟刘龙秀医生统计，在238则有效病例中，有119则全方用药在10味以下，88%以上全方用药总量在90克以下，大部分在60克左右。如下所举病案，28岁男性患者，口干、口渴，饮水多，头背痛，小便频，先生仅用五味药，共36克，服用6剂，便使患者口渴消失，小便减少，头痛止而病愈，可谓药小量轻的典范。

又如治疗胰腺炎案，患者发病迅速，病情较重，但先生用香砂平胃散加味，药少量亦轻，患者服药十二剂即痛止，让人感叹中药之神奇。

病案举例

（1）患者王某，男，28岁，1961年9月28日初诊。

【问诊】自1951年开始头痛，1960年10月份经某医院检查为神经衰弱、消渴病。口干、口黏、饮水多，饮水少时从后脑延至前脑发生胀痛，自觉眼球向外鼓，背及腰部两侧隐痛，背至两肘上部发紧、隐痛，两下肢胀痛，有时足后跟疼痛，夜眠多梦，鼻尖及两手心自汗出，小便频数。舌质淡红，舌苔薄白。声无异常。切诊左大于右，脉弦滑。诊断为肾虚水泛。治则：温阳化气行水。

【方药】五苓散。

桂枝二钱，茯苓四钱，猪苓二钱，泽泻二钱，炒白术三钱，水煎服。

【治疗过程】患者共服药六剂，口渴消失，小便减少，头痛止而病愈。

（2）患者侯某，女，25岁，1963年2月9日初诊。

【问诊】1963年1月17日突然发现胃脘部剧痛，恶心呕吐，立即到省某院住院。经检查确诊为胰腺炎。住院治疗半个月，胃脘剧痛消失而出院，但疼痛一直未止，按之痛甚，饭后胃口不适，吐酸水，恶心，大便干燥。舌色正常。脉沉涩。诊断为气郁停滞胃口（胰腺炎）。治则：燥湿健脾，行气和胃。

【方药】香砂平胃散加味。

川厚朴二钱，陈皮二钱，木香钱半，炒苍术二钱半，砂仁二钱，清半夏三钱，川姜钱半，炙甘草钱半，水煎服。

1963年2月13日二诊：饭后胃部仍痛，恶心、口吐酸水，大便一日一次，舌色正常，脉沉弱，依据脉症可知胃气尚不和。

【方药】清半夏三钱，云茯苓三钱，陈皮二钱，藿香三钱半，佩兰三钱，炙甘草一钱，生姜二钱，水煎服。

1963年2月20日三诊：服药后精神好转，胃痛消失、食欲增加，不恶心，舌色正常，脉平和。

【方药】按上方继服三剂。

【治疗过程】患者服药十二剂后胃痛止，不吐酸，食欲增加，炎症消失，病愈。

（三）善用《傅青主女科》方药，重补脾肾

先生精于妇科，善用《傅青主女科》所载的方药。在治疗先兆流产、习

惯性流产时，一反药少量轻的惯例，重补脾胃，收效甚奇。

如曾有一婚后四年、怀孕三次均自然流产的妇女，第四次妊娠后求治于王老。王老诊察，属脾肾双亏，便用《傅青主女科》所载安奠二天汤加减，补脾肾的药量大至30克。该患者服中药治疗两个月，足月顺产一女婴。随访10年，女孩成长健康，发育良好；又如所举病案中的赵某因劳累，出现夜间阴道流血，腹痛，先生诊断其伤胎下血，脾肾双亏，应予补气安胎养血，方用安奠二天汤加减，患者仅服5剂药，血止胎安。

又如治疗闭经，先生喜用傅青主的顺经两安汤加减。

先生重视肾、脾二脏在女性生理和病理上的重要作用。治疗妇科疾患时重视补益脾肾。脾胃为后天之本，气血生化之源，肾为先天之本。肾主藏精，精能生血，血能化精，精血同源而互相资生，成为月经的基础物质。《傅青主女科》曰："经水出诸肾，肾气本虚，何能盈满而化经水外泄?"肾气盛实，天癸至，任通冲盛，月事以时下。冲为血海，任主胞胎，而冲任之本在肾。脾、肾二脏互为协用，才能使先后天之本平衡，为"精血"充盈提供充足保障。如下所举谷某经闭病例，先生诊断其脾肾皆虚，治疗应补脾益肾，以四君益气健脾，黄芪补血汤补气补血，再加益肾的药物，使其中气健运，肾气足，太冲脉盛，月经来潮。

病案举例

（1）患者谷某，女，38岁，1961年9月5日初诊。

谷某停经一年余，头晕、心慌、气短，全身无力气，四肢发沉，面部及下肢水肿，腹胀，小便频。患者面部水肿，舌色正常。声音无异常。关尺脉略弱。诊断为脾肾皆虚（经闭）。治则：补脾益肾。

【方药】黄芪五钱，当归尾三钱，党参四钱，炒白术二钱，龙眼肉三钱，阿胶三钱，丹参二钱，茯苓二钱，炒枣仁六钱，菟丝子五钱，大枣五枚，大豆黄卷五钱，麦冬三钱，水煎服。

患者按上方连服三月余，水肿消失，月经来潮。

（2）患者赵某，女，33岁，1955年9月20日初诊。患者妊娠五个月，头天因筛煤过劳，夜间阴道流血，腹痛，不发热，食欲正常，素日身体健康。

望诊：舌色正常。声音无异常。脉沉滑。诊断为伤胎下血，脾肾双亏。治则：补气安胎养血。

【方药】安奠二天汤加减。

党参六钱，熟地黄五钱，山茱萸肉三钱，焦白术三钱半，山药三钱，阿胶珠四钱，艾叶炭钱半，杜仲炭五钱，川续断三钱，酒黄芩五分，棕边炭三钱，水煎服。

【治疗过程】患者共服药五剂，血止腹痛消失，胎安而病愈。

（四）内服外贴，治疗外科疑难杂证

先生治疗外科病有独到经验。先生治疗外科病常内外兼治，如下所举姜某脐出臭水病案，王老诊断其为湿热凝聚，内服用当归芍药散加减，以清热渗湿；外以车前子敷脐，三诊后郁湿得消，病得痊愈。

病案举例

患者姜某，女，43岁，1962年3月22日初诊。

姜某肚脐出臭水已三四年，每次持续三四日，腹痛，有时鼻出血。最近全身关节疼痛，手发麻木，右肩疼痛，腹泻，一日四五次，消化不良，饭后胃部不适，脐部有硬块，白带黏稠。患者面部浮虚，舌平滑无苔。脉沉而缓。触诊：平脐偏右侧有一硬块如鸡蛋大，有压痛。诊断：湿热凝聚（脐出臭水）。治则：和血祛湿。

【方药】①当归二钱，川芎钱半，云茯苓三钱，白术五钱，泽泻四钱，杭白芍五钱，赤小豆五钱，车前子二钱，忍冬藤三钱，砂仁一钱，炒谷芽三钱，炒枳壳钱半，水煎服。②车前子五钱（炒焦）研细粉，敷脐内，外用胶布固定。

1962年3月26日二诊：服药后大便次数减少。但仍有腹痛，大腿部肌肉有跳动感。

【方药】按上方去忍冬藤，加吴茱萸一钱，小茴香一钱，益母草炭四钱，水煎服。

1962年4月10日三诊：服药后腹部硬块渐小，脐未出水，食欲、

二便皆正常，白带极少。

嘱按上方继服三剂。患者共服药十二剂，诸症消失而病愈。

歌诀：

脐出臭水三四年，当归芍药散用全。
赤豆车前砂仁谷，吴茴益母枳壳煎。
脐部可用车前子，研来敷之胶布粘。

（五）善制丸剂，攻克疑难

先生善制丸剂，研制成复肝丸、清肝丸、调肝丸治疗肝病疗效显著，干漆二血丸、除丝丸、干漆丸治疗血丝病效果明显，直到晚年仍旧与学生制出多种丸剂，以求攻克疑难杂症。

先生所制复肝丸、清肝丸、调肝丸未见具体组成，《中医方剂大词典》仅能查询到复肝丸的组成及用法。复肝丸组成：龙胆草 500 克，黄芪 500 克，鸡血藤 500 克，当归 500 克，炼蜜 800 克，用法为取红花、当归为细末；再取黄芪、龙胆草、鸡血藤置煎煮锅中煎煮两次，首次 2 小时，第二次 1 小时，合并煎液滤过，浓缩成稠膏状，与上末混合搅匀，烘干后粉碎过筛（应小于 100 目），加炼蜜混合均匀，使柔软滋润，搓条为丸，烘干包装，丸重二钱。每次 1 丸，一日 2～3 次。能够活血化瘀，消炎解毒。治疗肝炎、肝硬化。但不知此方是否与王老先生当年所制之方为同一方，此处摘录以备参考。

总之，王先生注重辨病与辨证相结合，治病方小药轻，在内科、妇科、外科等方面积累了丰富的经验，值得深入研究学习。

第八节 孙镜朗：国医巨匠

孙镜朗（1901—1974），复姓颛孙，名铭勋，字镜朗，以字行。济宁人。1963 年由山东省济宁市政府确认为“济宁四大名医”之一。主要著作及学术论文有《〈黄帝内经〉素问白话注解》《治疗传染性乙型肝炎的体会》和《治痢心得》等。

一、成才之路

（一）幼承庭训，立志学医

孙镜朗先生出身于一个手工业者家庭。祖父颛孙益太，少年习武，曾参加太平天国起义军，清同治年间流落苏州，开设济源公镖局，任总镖师，后英年早逝，家道中落。父亲颛孙士章，以缫丝为业，惨淡经营，积劳成疾，每延医诊治，须持重金，三番五请，方得一顾。鉴于绅士医家的百般刁难，不为患者着想，深感痛苦，故对晚辈教诲：“受尽十年寒窗苦，不为良相，当为良医。”因此，镜朗先生幼承庭训，立志学医。

（二）少年苦读，奠定根基

先生自幼天资聪颖，勤奋好学，七岁入私塾，以四书五经为启蒙书籍，继而遍览《史记》《汉书》，唐诗宋词及诸子百家。寒窗苦读九载。为深造，于1916年入师范讲习所一年。由于幼年勤奋苦读古书典籍，打下了良好的古文基础，为后来研习医学奠定了坚实的基础。1918年，初览医籍，以《医学三字经》《长沙方歌括》《汤头歌诀》《医方集解》为启蒙，进而攻读《黄帝内经》《难经》《神农本草经》《伤寒杂病论》《脉经》等经典著作。先生深深体会到"读书重在明理，若不明理，死记条文，虽读犹未读也"，为牢固掌握经典著作的基本内容，又博览各家学说，如《千金方》《外台秘要》《巢氏病源》《温病条辨》等名家名著。他常说："我生不才，唯在勤奋上痛下功夫。"从他所读医书对重要章节的圈点标画、批加按语与近百本的读书精要笔录，足见先生早期遍览之丰，钻研之深。

（三）名师指点，医术精进

先生认为，读书之捷径，无非苦与专。先生在长期自学实践中，深深地体会到，自学的局限性，医书中奇巧绝伦处须得高人指点。纵观前贤医家，多得名师真传，遂产生拜师之念。1924年，先生经邻友马星驰先生（20世纪20年代上海《申报》编辑，我国著名漫画家，济宁人）介绍，赴南京拜名医石芸轩先生为师。石老先生饱学岐黄，善脉理，决安危，勤求古训，博采众家之长，为一代名医，在江浙金陵一带颇负盛望。石老甚喜镜朗聪敏，口授心传，临证指点内难奥义，绝危技巧。先生侍于石老左右，耳濡目染，心领神会，颇得真传，历时六载，未及而立，医术大进。

（四）忧国忧民，勇赴上海

先生有着强烈的忧国忧民意识。20世纪20年代末客居武汉期间，他结识了革命家任弼时，深受其进步思想影响。1929年，民国政府第一次中央卫生会议召开，余云岫提出"废止中医案"，并制定取消中医的六项办法。得知消息，孙先生毅然赶赴上海，以山东代表身份参加张赞臣、陆渊雷等人发起的全国医药团体代表大会（会议曾有数百人合影留念，惜今已不存），向政府当局请愿，并强烈呼吁中医界人士进行抗争，最终迫使当局取消了这一提案，使得中医国学这一民族瑰宝免遭劫难，功大比天！

（五）悬壶泉城，誉隆遐迩

1929 年从上海回来后，赴济南参试，被山东省警察厅卫生科考核录取。在济南鞭指巷悬壶，每日病者盈门，一时名贯泉城。其间曾有一妇人，年三十余，妊娠近六个月，患阳明燥结证，神昏谵语，高热，脉洪大，数日不大便。先生诊脉辨证，毅然拟攻下方剂增液承气汤，药房人不敢发药，认为妊娠之身怎能行攻下之药。先生以内经理论解释了用药之道，说："虽妊娠之体，患阳明燥结证，当投攻下药，此所谓有故无殒也；有是症，症受之，胎亦不受。"后果然一剂而大便通畅，再以保固安胎法调摄安养数日而愈。先生治病，胆大心细，药简效宏，立起沉疴。省会名流赠"家学渊源""思邈遗风""神乎技矣"等匾额以示谢意。

（六）荣获国医称号，悬壶南京

1934 年，先生由济南赴南京报考国民政府中央国医馆，以第一名的优异成绩获得国医资格，被授予由叶楚伧先生题写的"国医孙镜朗"（本铜匾于 1958 年大办钢铁时献出）铜质匾额一面。随后在南京中央国医馆悬壶二载。其间，国民党元老于佑任、围术馆馆长张之江、民族英雄范筑先、梨园名家奚啸伯等社会名流常向孙老请教健康之道，他们都喜欢跟这位饱读诗书、年轻沉稳的文人国医纵论古今，点评时弊，赋诗抒怀，鉴赏书画，品茗对弈，正所谓"长啸歌罢大江东，几许诗朋酒侣，恍如名山春梦，知己几人逢，别久殷殷问，潇洒意更浓"。

（七）回乡开诊所，齐人称颂

1936 年，先生因父患病，回济宁省亲。当年的家乡风雨飘摇，先生看到家乡人民面黄肌瘦，特别是面对一个个需要医治的患者，感慨良多："医者，义也！风光一世，不如急人所需于一时，事业在我乡。"待父亲病愈后，他决计不再回南京，便毅然辞去在南京的中央国医馆所担任职务，在济宁创办镜朗国药小室，要用自己的医术为家乡人民服务。国医馆馆长焦易堂闻讯发来贺电："贺镜朗弟江北再立杏林。"开诊后，每日患者盈门，应诊不暇，名噪家乡。即使相距百里的患者也赶赴诊治。每遇贫苦患者，施诊送药不索报酬。因此，家乡人民争相传颂其治病救人佳话。如西寺街沈氏老太太，年过六旬，以卖粥为生，生活极困窘，患失血症，大口吐血，倾碗而注。曾注射止血针剂无效，其他医家束手无策，患者奄奄一息，家人已备整寿衣。经人介绍请到先生，以图最后之希望。先生临证诊其脉象甚是伏微，尚具缓象，认为可救。遂返家取回人参一棵相送，嘱其煎熬成独参汤。又用热童子便砚京墨半杯，合独参汤频服，果然功效独擅。再用戊己汤加蒲黄炒阿胶珠，冲两枚鸡子黄，数剂而愈。患者得救，患者全家人对先生肃然起敬，念念不忘先生的救命之恩。而富贵绅士之求治，常不卑不亢，从不降低人格。某日上午，驻济宁的日本特务队长杜瀛洲因患痰喘症，派一宪兵持请柬，命立即出诊。这时来候诊的患者甚多，先生回话："患者在医生眼里无贵贱之分，不能放下别人就走；上午繁忙，难以脱身，下午可去。"杜瀛洲知后恼羞成怒，即派两名宪兵持枪迫使而往。先生医德高尚，品行端庄，受到了人们的尊敬，医药界及社会知名人士联名赠送一百三十余人书"轩岐遗风""指下生春""思邈遗风""杏林春暖"等五面木质及软缎匾额，以资赞颂。

（八）瘟疫流行，疗救病苦

镜朗国药小室营业数年后，时年正值日本侵略我国疆土，济宁也沦陷于东洋倭寇铁蹄下，先生身为爱国知识分子毅然将药室关门罢业，以示抗议。不久之后，由于战乱，尸横遍野，腐朽秽气使济宁瘟疫流行。清真西大寺成立了"难民收容所"。回民代表马文环等出面邀请先生和西医大夫傅干臣，每天去收容所为难民义诊半日。他欣然应邀。自己不索报酬反捐助药物，并拟定治疗预防瘟疫的药方"普济消毒饮"，用大锅熬煎，凡有过路人均劝其饮服一碗，有效控制了瘟疫的流行。

（九）喜逢盛世，传道授业

从 1937 年到 1949 年，历时 12 年的兵荒马乱，祖国迎来了崭新的时代。新中国成立后，孙镜朗先生参加了中医进修班，学习并掌握了现代医学知识。在济宁市各界人民代表大会上，先生作为医界代表受到了余昕市长的接见、鼓励，会后先生响应政府号召，积极主持中医工作，加入了中华医学总会，任卫生工作者协会分会主任委员、济宁市中医协会名誉会长。为感谢党和政府的知遇之恩，也为了所钟爱的医疗卫生事业，他将珍藏多年的稀世珍本《褚氏遗书》《医经小学》及已绝版的《心印绀珠经》等医学文献捐献给国家，刊行于世，为发掘祖国医学遗产做出了贡献。

1951 年，已年近七旬的济宁市著名针灸家毛玉会患偏枯症，拄杖来先生家求医。在诊病期间谈起了有关针灸学术问题，先生劝毛老破除“传内不传外”的陈旧思想，孙先生说道：“旧社会，我等从医社会之人各自为业，生无保障，虽各怀绝技，亦难对国家有一番作为。而今政通人和，政府提倡发展中医，且给我们政治地位。作为报答，当以自身一技之长传授后人，并发扬光大。先生康复后，何不开课授徒?”毛老深以为然，慨然应允。于是在镜朗先生主持下，毛老与之联合开办了济宁市第一期针灸学习进修班，培养造就了新中国成立后济宁市第一批针灸人才，大大推动了针灸事业的发展。

1955 年，人民政府号召联合起来走集体化道路，先生欣然将“国药小室”并入第七联合诊所，并担任所长。济宁专区开办了第一期中医进修班，先生应聘为讲师团成员，教授《伤寒论》。详细阐述了六经证候的标准，以现代科学知识研究六经辨证，阐明了伤寒与温病之争、伤寒与温病之鉴别；伤寒与温病的相同和不同处。不同处是伤寒发表可用温热，温病发表必须辛凉；其共同处是后期病传阴明之后，无论伤寒与温病，皆治以寒凉而大忌辛温。先生凭借自己的才学和三十多年的实践经验，讲课条理井然，深入浅出，全班同学鼓掌称快，一致要求复讲一遍。他亦不推辞，共用了四个月的时间讲授了两遍《伤寒论》，学员们受益匪浅。

1956 年，孙镜朗被山东省卫生厅推荐赴济南筹建山东中医学院，先生以名医的身份参加由山东省卫生厅组织的第一期中医研究班，任著作审核组组长，提议并且主持编著了《〈黄帝内经〉白话注解》（1958 年人民卫生出版社出版）。先生制订了注释计划，并亲手释译了《黄帝内经》第一篇《上古天真论》。同时，邹县名医孙馨亭编写的《药性赋注解》一书，先生做了审编，助其定稿、签发出版。在此期间，时任省委书记舒同在珍珠泉礼堂接见了中医研究班的部分同志，林竹亭主任委托先生向省委汇报。1956 年 8 月 1

日出版的《山东卫生报》创刊号刊登了先生与丁仲山等四位名中医在济南编审医籍时的照片。

山东中医学院成立后，山东省卫生厅中医处聘请先生担任中医学院医学顾问，因济宁举办西医学中医班，缺乏师资。于1957年经有关领导申请，先生回宁担任教学工作。临别前，中医研究班全体同志将注释《〈黄帝内经〉白话解》的蓝本，清版《黄帝内经》一部赠先生留作纪念。返济宁后，先生为西医学中医班讲授了《黄帝内经》《伤寒论》等四大经典著作。在教学中对古典医学的讲授非常认真，做到了抒内难之精义、发仲景之奥秘，使学员们深刻体会到，中医学是一个伟大的宝库，今后应中西合流，相互学习，取长补短，共同探索，发扬提高。

（十）疫病频发，力挽狂澜

1957年，济宁由于洪水泛滥，蚊蝇孳生，流行性乙型脑炎流行传染，给人民带来了巨大灾难。在此紧要关头，卫生主管部门决定由先生担任抢救流行性乙型脑炎组组长，分管临床主治。他立即带领全组同志紧张地投入抢救治疗工作。当时全国都在推广石家庄的治疗经验，而他则凭自己的经验，认为鲁西南的乙型脑炎与水灾有关，不应模仿当时全国学习的石家庄治疗流行性乙型脑炎经验，他指出：应首先分清偏热、偏湿，热胜于湿者可清热、解毒、养阴；湿胜于热者宜宣透、芳香、化浊。在抢救流行性乙型脑炎患者过程中，他带着多病的身子，兢兢业业，把个人安危置之度外。由于疲劳过度，大便突然下血，同志们多次动员他回家休养，先生说："在这患儿生命攸关之际，我怎能安逸下去?"先生看到重型患儿牙关紧闭，两目天吊，四肢抽搐，不易服药，他利用化学物质硫酸铁（皂矾）、辛夷、六神丸，亲手炼制合成为"搐鼻醒脑散"，喷入鼻内有开窍、止痉、定痫之功。将搐鼻醒脑散喷入患儿鼻孔，待药效发挥后，患儿鼻窍即出红色黏液物，顿时目视灵活，收效神奇。此项创举，曾在济宁市文教卫生展览馆展出，受到上级领导表彰，被命名为"脑炎新药"。

先生精研温病学说，常论真伤寒患者甚少，温患连年不断，在多年临床实践中细心观察，善于总结。历代医家多提倡选方用药，对摄护论述不为多见。他认为流行性乙型脑炎患者在治疗期间，摄护亦属关键一环，如护理不当，用药再妙亦难以奏效。因此，先生制定了六条摄护准则，并总结出两种异常症状：如果体温突降又突然上升，这是死亡先兆。轻者延至二三日，重者数小时即死。再者大汗不止、汗出如珠、肢冷脉扶，是阳气外越、厥重于热的表现，乃恶变之先兆，重者汗尽而死，轻者不过延一二日。

此后，肠伤寒、黄疸型肝炎、猩红热诸病相继在济宁流行，他均受组织委托主持参与抢救工作。1960 年在治疗肝炎中发挥了中医药的优势，并撰写了对急性黄疸型肝炎的认识，该论文共七个部分，以独特论点进一步对肝司机能有关生理、病理、病因、选方用药等较为系统地进行了总结，由高足孙隆久在济宁市治疗肝炎学术经验交流会上代师宣读。1963 年，济宁白喉病流行，先生与喉科名医徐大元先生受组织委托，共赴济宁市传染病院抢救白喉患儿。采用“仙方活命饮”“养阴清肺汤”化裁加减，大锅熬药，治疗百例白喉患者，收到满意效果。徐老撰写了《白喉要略》一书（已刊行于世），先生为该书作序，并以诗赞曰：“仲师未著白喉篇，喉疫延患几许年，妙解医林千古恨，君书哪得不流传。”又增补了《调养篇》，以五字韵律编写而成，徐老对此大为赞赏。在他和广大医务工作者的努力下，各类传播性疾病得到有效控制。

1961 年经医林同道公推，政府授予先生济宁市四大名医称号。同时推荐确定两名高徒继承其医道。一是孙隆久，专长内科，曾任济宁市医学会会长，在济宁市享有盛名，是 20 世纪 50 年代的著名中医。另是王作民，出身于世医家庭，著名中医王维周次子，时任济宁医学院附属医院中医科主任、主任医师。当时卫生局为此召开了隆重的拜师大会。

1963 年，先生以市政协委员的身份提出了关于筹建济宁市中医院的提案。10 年后，该提案变成现实，济宁市中医院建成并投入使用。1965 年，济宁地区中医学术会议在曲阜召开，原卫生部郭子化部长助理、山东省卫生厅刘惠民厅长亲临大会指导。张体贤、王作人两位局长邀请先生出席，并做个人学术思想的报告。先生闻讯异常兴奋，然因患病卧床不能出席，深为遗憾。为向大会表达心意，将稀世手抄珍本《辨证奇闻》（陈元公著，未刊于世）共六大本献出，作为向大会的献礼。

（十一）风云突变，医德垂世

1966 年，先生被斥为“反动学术权威，漏网地主”，受到不公正待遇。先生不仅没有意志消沉，而且作诗自勉：“劝君涵养怒中气，烦恼看开觉路多，医书未焚留心读，豪情把酒且高歌。”仍旧每日救死扶伤。1973 年济宁市委、市政府为其落实了政策，恢复其名誉。

先生在日常诊务中，对各类患者均精心诊治，谈病论证，权衡病情，立法定方，考辨精审。同道共颂：“以四两之药，拨千钧痼疾。”先生文、医并茂，冠绝一时，吾济医林多推重之。除医道外，先生兼通佛学、法学、周易、历数，雅好诗词、韵律、书法，擅长金石书画鉴赏。他平易近人，甘于淡泊，性情豁达豪放，喜交友，健谈吐，往来多儒雅之士。每遇贫穷困厄者，他慷慨解囊相助。而自己则甘于淡泊，虽处困窘亦从不受他人之施。有评论曰：镜朗先生书不如文，文不如诗，诗不如医，医不如人。

1973 年 2 月 16 日凌晨，先生突发脑出血，神志昏迷。经多方治疗，症状仍无改善。先生卧病一年又三个半月，于 1974 年 5 月 10 日上午 9 时与世长辞，终年 74 岁。同道友人王伴村在先生逝世一周年之际，挥笔作词以慰先生九泉，其词为《水调歌头·纪念济宁名医孙镜朗先生》：

好学岐黄术，保健出良工，杏林春暖普受，病患起东风。有说奉亲温凊，棠棣之华可称，饱暖应始终。每向先生拜，灵犀自心通。

究哲理，明辨证，擅律宗。韩康余事，长啸寄声大江东。不少诗朋酒侣，恍似秋波春梦，知己几人逢，识得拈花意，潇洒情更浓。

二、学术思想

（一）师古不泥 精通温病

先生行医正值 20 世纪三四十年代，受战争和饥荒的影响，瘟疫流行，医者多用温病学理论治疗各种疫病。温病之说起源于《黄帝内经》，至明清时，经叶天士、薛生白等医家潜心研究，理论体系不断完善。孙镜朗先生从事 50

余年中医教学与诊治工作，尤其对温病有深入研究。对于温病的理法方药和经典名著谙熟于心，倒背如流，先生对叶天士的《外感温热论》和吴鞠通《温病条辨》深入研究，机杼善发，形成了自己的学术观点和临床方药。论治温病，他能自辟蹊径。如湿温病辨证，先生指出：首先分清偏热、偏湿，论治以三大法则，即苦寒法、芳香法、淡渗法。针对湿热交结的特点，凡热胜于湿者，治疗以苦寒法为主，芳香淡渗为辅；湿胜于热者，治疗以芳香淡渗为主，苦寒为辅；对失治误治而湿以阴化者，湿伤阳气，法当扶阳，使用淡渗利湿之药，便可收到通阳之效。

（二）用药轻灵 以寡胜强

轻灵者，即药量不宜过大，药味不宜过多过杂，先生用药素以“四两拨千斤”而著称，认为用药在精不在多，方小量轻，中病辄止。譬如：一刘姓患者血液冲其上停疼痛，先生诊断患者是血热冲其上焦疼痛，遂用金银花四钱、川芎一钱、醋香附二钱、酒丹皮等凉血解毒，活血通瘀，几剂量药后，药到病除，全方仅用几味药便使患者痊愈，可谓方小量轻的典范。

（三）组方精妙 善用药引

药引是指某些药物能引导其他药物的药力到达病变部位或某一经脉，起“向导”的作用，进行针对性治疗。在服用成药时辨证地选用“药引”，可达到引药归经、提高疗效、矫味矫臭和减少毒副作用的效果。关于“药引”的临床应用，《伤寒论》中的许多方剂就有许多引使药的配伍。如桂枝汤中的生姜、大枣；白虎汤中的粳米；十枣汤中的大枣等；《千金要方》艾叶汤中的“生姜六两，大枣十二枚”等；《太平惠民和剂局方》平胃散中的“入姜二片，干枣二枚”；《伤寒论》瓜蒂散“以香豉一合，用热汤七合，煮作稀糜，去滓，取汁和散，温顿服之”等。

先生开方擅用药引，认为药之有引，如舟之有楫，引药归经，直达病所。先生的药引，种类繁多，别具一格。如治疗血液冲其上焦疼痛，以红糖为引药入血之引经药；治疗脾胃泄泻，以药引荷梗为药引，具有升阳止泻之效；治疗闭经加黄酒半盅冲服；治疗小便短赤加甘草梢；治疗咳嗽加蜂蜜，等等。

（四）用药精良，重视炮制

中药成分复杂，常常一药多效，中医治病往往不是利用药物的所有作用，需要根据病情有所取舍，只有通过炮制才能使药物的某些作用减弱或加强，更有针对性地发挥药物的治疗作用。先生极其重视药物的炮制，入煎剂用时，常注明某药与某药同炒，某药包住某药，或某药与某物同打烂。认为临床疗效与其应用药物的精当炮制密切相关。先生采用炮制既取古方、经方之原旨，也有依本人临证经验搭配。如荷叶包炒全蝎、醋炒香附、酒炒柴胡、酒蒸大黄等；治疗肝气犯胃，两胁疼痛之症，用吴茱萸炒黄连，疏肝健胃和止痛、治心肾不交证，用肉桂炒黄连，肉桂温热，擅长和心血，补命火；黄连苦寒，善于清心热，泻心火。二药参合，寒热并用，相辅相成，有泻南补北、交通心肾之妙用。

（五）调养之法 长于食疗

《黄帝内经》曰“五谷为养，五果为助，五畜为益，五菜为充”，先生的食疗思想渊源于此。中医食疗是根据药食同源、养医同理的原则，充分发挥各类食物与药物的功效，达到防治疾病、养生康复、延长寿命的目的。先生认为食物调养常能辅助药物巩固疗效。他常说：“治病虽主以药物，而久服亦能伤脾败胃，体虚之人更难接受。食物既治病又益身，药物唯疗疾而不养人，虽滋补之品，亦止于祛病而已。”如治疗脾胃虚损、脏器脱垂、慢性泄泻等中气虚损类证，用粳米、糯米、芡实、莲子、菱角米熬成粥，熬好后放入白色鲜荷花，升阳举陷。再如清解暑热用西瓜汁；治疗小儿疳积厌食用山楂，等等。食疗之法简便易行，寓医于食，既将食物赋以药用，又将药物作为食物，食助药威，药借食力，二者相得益彰。

三、病例赏析

以下病例赏析均来自孙镜朗先生后人孙兴、孙相如先生整理。

病例1　公历一九五三年九月八日

姓名：姜德顺　年龄：47岁　住北乡史家庄

肺受寒郁，失治节矣，先治咳。

前胡二钱　紫菀茸三钱　陈皮二钱　炙款冬五钱　云苓四钱　白术二钱　紫苏梗三钱　清半夏二钱　扁豆三钱　当归三钱　甘草一钱　煨姜一片

孙相如按：肺主治节，患者肺受寒郁而失治节，故呼吸不畅、宣降不调而咳。先生方以炙款冬化痰止咳为君，又辅以前胡、紫菀为臣，增其祛痰止咳之效；佐以紫苏梗理气宽中；陈皮、半夏、云苓、当归、白术、扁豆补中焦气血以化湿防湿阻中焦而成痰饮；煨姜一片为使温化痰饮散寒，甘草调和诸药。

病例 2　公历一九五三年九月十日

姓名：乔太太　年龄：25 岁　住八里屯

双脉，发黄少食，有时作胀。

酒炒黄芩二钱　白术三钱　陈皮一钱五分　砂仁一钱二分　桑寄生三钱　薄荷一钱　紫苏梗一钱五分　云苓三钱　桔梗二钱　炙甘草一钱　大枣三枚

孙相如按：诊患者双脉可知其怀孕，发黄为舌苔色，少食、作胀可知其中焦有湿热。故治以安胎、清化中焦湿热为主。先生以朱丹溪方黄芩、白术安胎散为先，桑寄生增其安胎之功；又陈皮、砂仁、紫苏梗、云苓理气化湿镇呕；佐以薄荷清热、桔梗行气除胀；以甘草调和诸药，大枣和中。全方量轻，以防重剂伤胎。

病例 3　公历一九五三年九月九日

姓名：李士孝　年龄：不详

颇告轻快，便泻已止，食欲亦强，仅不时寒热状，当再和胃治疗。

桔梗三钱　醋炒柴胡二钱　百合四钱　净归身三钱　陈皮一钱五分　山药二钱　酒丹皮三钱　炒苍术一钱五分　炒谷芽四钱　茯神三钱　炙甘草一钱　荷梗一尺

孙相如按：患者为复诊，知其为脾胃疾病，因有寒热状，知为余邪留恋半表半里之间，又曾便泻体虚、纳差。故先生治以平胃散加减，加醋炒柴胡即可清解半表半里之热，且有收涩止泻之功；加山药补脾益气；又以百合、归身补其因便泻所致阴伤；炒谷芽、茯神利湿又增其食欲；格外值得一提的是先生的独特药引荷梗，具有升阳止泻之效。

病例4　姓名：刘基瑞　年龄：17　住刘营

血液冲疼，日期年余，拟清化畅解法。

银花四钱　川芎一钱　醋香附二钱　酒丹皮三钱

孙相如按：由案可知患者血热冲其上焦疼痛，又日期年余。先生治以凉血解毒、活血通瘀为法，故用君药金银花凉血解毒；又用川芎、香附、牡丹皮活血行气解痛。先生应用红糖为引药入血之引经药，为先生常用药引之一。

病例5　王儿　五月十六日

肿邪退后，又受风害，一经侵袭，肿发特甚，切勿轻视至要。

大绵耆四钱　苍术一钱五分　浮萍五分　防风一钱五分　白芷一钱二分　陈皮一钱　云苓二钱　薄荷一钱　天仙藤一钱五分　荆芥一钱五分　甘草五分　灯心草二子①

孙相如按：由案患者身患肿邪预后复感风邪发病可知，风邪侵袭其血分，症发疮疡，肿发痈疼。故先生治之以祛风散邪、培补本源托毒为法。重用黄芪培元托毒，又用方玉屏风散加减，苍术易白术以祛风，再以浮萍、白芷、荆芥、薄荷增其疏风祛邪之效；而佐以陈皮、云苓、灯心草利湿退肿。

病例6　金水胎元汤

［药物组成］　鲜紫河车3具，活鸭1只（白毛乌骨者良）。将紫河车切成块状喂鸭，每具喂鸭两日，六日喂完。

［适应证］　凡阴虚盗汗、哮喘肺痨、梦遗等虚劳损极诸类证候。

① 按："子"，义不可解，疑为"分"之误。

［使用方法］ 将喂过紫河车的活鸭宰杀洗净，文火炖至脱骨，令患者食之，以冬至季节前后如法食用为佳。

［注意事项］ 少佐调味，勿入酱、醋，以淡味白汤为佳。

［孙相如按］鸭为水禽，性降入肺肾，为益阴上品。《本草纲目》曰：“鸭，水禽也。治水、利小便，宜用青头雄鸭；治虚劳热毒，宜用乌骨白鸭。”故本方治疗阴虚劳损诸类疾病以乌骨白鸭为佳。紫河车乃元阴元阳之体，为滋补之佳味，《本经逢原》曰：“紫河车禀受精血结孕之余液，得母之气血居多，故能峻补营血，用以治骨蒸羸瘦，喘嗽虚劳之疾，是补之以味也。”亦有人谓其甘温助火，有伤阴之弊，然《折肱漫录》曰：“有谓河车性热有火，此说最误人。河车乃是补血补阴之物，何尝性热，但以其力重，故似助火耳，配药缓服之，何能助火?”本方鸭之寒性与紫河车之温热性相制平衡，且做汤服缓其药力，故去其弊而存其利，无寒热之虞而有益阴之功。此即本方之要，起效常非药石所能媲比。

病例7　荷花八宝粥

［药物组成］粳米、糯米、芡实、莲子、菱角米各适量，百合10克，大枣10枚，白色鲜荷花数朵。

［适应证］脾胃虚损，脏器脱垂，慢性泄泻等中气虚损类证候，尤其久服药物，胃气受损以致厌药者。

［使用方法］先将粳米、糯米、芡实、莲子、菱角米文火熬至八成熟，再加入百合、大枣，待粥成后入荷花数朵。

［注意事项］以上组成不受拘泥，可据个人口味加入赤小豆、白扁豆、豇豆、黄豆等豆类，亦可酌加红糖、白糖、蜂蜜适量。

［孙相如按］本方以粳米、糯米、芡实、莲子、菱角米为主料成粥。其中，粳米补中益气、平和五脏。唐代医学家孙思邈在《千金要方·食治》中强调：粳米能养胃气、长肌肉；《食鉴本草》也认为粳米可补脾胃、养五脏、壮气力。糯米益气健脾，然人有谓其黏滞难化，患者小儿宜忌之，此误也。《本经逢原》曰：“糯米，益气补脾肺，但磨粉作稀

糜，庶不黏滞，且利小便。若作糕饼，性难运化，患者莫食。”故糯米做粥食无难以运化之弊。本方主治脾损气陷，可知本病气虚已极，恐其遂漏再伤元气，故糯米与芡实、莲子同食，共奏收敛固涩之效。菱角米为“养生之蔬果，药膳之佳品”，《本草纲目》中说菱角生食能消暑解热，除烦止渴；熟食能益气健脾，祛疾强身。后加入大枣，《本草新编》谓其：“通九窍，和百药，养肺胃，益气，润心肺，生津，助诸经，补五脏。乃非补益之味。《本经》（《神农本草经》）曰其补者，亦因其调和之故也。”故大枣犹如方剂中入甘草一般调和诸味。百合一味，得土金之气，而兼天之清和，清热消胀之效最佳，能除因气损而致虚热胀满证候。最妙乃是荷花，（孙）镜朗先生赞其“清香透发，大醒脾胃”，它不仅助药力透入五脏，更能清胃醒脾、祛壅导滞，使此补益粥食“补而不滞，滋而不腻”。荷花实乃此方点睛之笔、运用之枢，不能或缺。本粥全方，滋补清导面面俱到、寒凉温热无有偏颇，可谓力缓效宏之佳作，针药虽猛却自叹弗如。粥食不仅可疗疾解病，更能延年益寿，诗坛寿翁陆游，享年八十有六，他深受粥食补养之益，从中悟出吃粥养生是最简便有效的延年益寿妙法。他专门写了一首《食粥》诗，大力赞颂：“世人个个学长年，不悟长年在目前，我得宛丘平易法，只将食粥致神仙。”只可惜今人皆迷信药物，殊不懂得食物益身最佳。

第九节 刘季三：著述讲学，传承发展中医事业

刘季三（1906—1975），名篴，号松荫，山东诸城人。少时从父学医，20岁始独立行医。1943年后定居青岛，悬壶济世，兼以著述讲学，广植后进，声名著于齐鲁。20世纪40年代曾主持青岛中医研究会并主编《医药针规》医刊。中华人民共和国成立后，任青岛市中医院院长、青岛中医学校校长、山东省中医学会副理事长等职，并曾被选为中华医学会第十届大会主席团成员，受到周恩来总理的接见。在学术上，力主辨证施治，推崇《伤寒论》，对各家学说均有精深研究。晚年寓青岛伏龙山，宅旁有丹桂一株，爱其春敷夏绿秋华冬荣，因号老桂山房老人。

一、家学渊源

先生祖上原居江苏丰县（今属江苏省徐州市）。明弘治年间，始祖刘福迁至山东诸城逄戈庄（今属高密市）。祖上原为贫苦农民，以劳力为生。至六世祖必显于清顺治九年（1652）进士，遵"读书兴家"的祖训，中进士，官至广西司员外郎。不久，刘必显便辞官归乡，隐居山林。刘必显是逄戈庄刘氏考中进士第一人，自此之后逄戈庄刘氏人才辈出，可谓清朝山东第一高门第。刘必显第三子刘棨为康熙二十四年（1685）进士，历任陕西羌州知州、四川布政使等职。刘棨为官清廉，重视教育，曾获康熙帝御赐"清爱堂"称号。

刘棨之子刘统勋，清雍正二年（1724）进士，官至内阁大学士、首席军机大臣。乾隆三十八年（1773），病逝于任上。皇帝亲临奠祭，谓众臣曰："朕失一股肱矣！"晋赠太傅，入祀贤良祠，谥号"文正"，成为清朝大臣中初殁即得谥"文正"第一人。

刘统勋长子刘墉，乾隆十六年（1751）进士，官至吏部尚书、体仁阁大学士、太子少保。嘉庆九年（1804）病逝，追赠太子太保，谥号"文清"。刘墉精通儒学，喜爱文学，书法更是名噪一时，为乾隆时期四大书法家之一。其书法用墨饱满，墨浓字肥，雄厚劲遒，时人有"浓墨宰相"之美誉。

刘统勋之孙、刘墉之侄刘镮之，乾隆五十四年（1789）进士，历任户部尚书、顺天府尹、吏部尚书、太子少保等职。道光元年（1821）病逝，谥号"文恭"。

诸城刘氏一门自清顺治时期六世刘必显入仕至道光年间，出任七品以上官员 73 人，接近家族男丁总数的十分之一。尤为瞩目的是，刘氏一门出了"文正"公刘统勋，"文清"公刘墉，"文恭"公刘镮之，实属难得。由此，亦可见刘氏一族重视教育，家风严明，为政清廉，无愧于乾隆所赐"海岱高门第"之美誉。

刘氏一族除入仕为官外，家中亦多有行医者。其中最为著名的是九世刘奎，清代嘉靖年间名医。刘奎自幼聪慧好学，才思敏捷，酷好读书。曾跟随叔父刘统勋在京学习，叔父多次推荐他为官入仕，但他志不在此，未入仕途。其父刘绶烺，精于医理，曾周游各地治病救人。刘奎受其熏陶，加之其弟 18 岁病逝，刘奎悲痛不已，由此立志发愤行医，济世救人。有医著《松峰说疫》流传于世，影响甚广。

刘墉四世孙刘炎昌亦从医，刘炎昌（1870—1933），又名燕昌，字景文，号师农。炎昌生于清末，见战争频仍，深研岐黄，悬壶济世，活人无数。著有《伴松居诗草》。常教子"吾家素勤俭，日后汝当规""诗书勉继先人业，昔日家规且莫违"。季三兄弟三人，均以文章书法著称于时，其兄少文、稚文一生致力于教育；季三则继承祖业，以医术称著，业医 50 年。刘炎昌子刘季三、孙刘镜如皆有医名。

至此可见，刘季三先生祖上自清代起名声大振，家学底蕴之深厚可想而知。正是在清明家风的影响之下，先生方能涉猎广博，走上从医之路。

二、成才之路

先生自幼聪慧颖悟。六岁时，因家贫无力延师，其父刘炎昌亲授四书十三经，皆能倒背如流。1914 年，其兄少文自青岛返乡，居于涨洋河畔结洋浒学社，研究文学，又从兄学习。先生亦精通《说文解字》，为日后习医奠定了坚实的文字基础，其于《松荫庐医话》中言道："秦汉以上文字，非难读也，使习小学者读之，即亦甚易。世医畏《内（黄帝内经）》、《难（经）》、仲景书者，特患其不可解者多耳使能通训诂，则必无隔阂之患，不必恃注释也……习医必明训诂。"

在家庭的熏陶下，先生立志学习医学，继承祖业，自修《伤寒论》，背诵如流。其后从其父肄业九载，医家典籍皆领悟纯熟。17 岁时，随父侍诊，抄方按脉，勤苦实习三年，医技大进。20 岁时，开始独立行医，时流感蔓延，经其治疰愈者甚众，由此名声大振。1933 年，先生父亲因中风辞世，先生后于青岛小住，求诊者络绎不绝。返家后又应青岛无棣三路同生药房徐幼平之邀，于 1934 年再赴青岛，诊务应接不暇。1938 年，因七七事变，先生举家迁往青岛并定居于此。

彼时，中医地位低下，加之当时国民政府下令要取缔中医，中医危在旦夕。先生坚信中医是科学的，而科学的东西不会消亡，必定要发展。继而愤然埋头著述，讲学授徒，广收门徒，成果斐然。他常教育学生："伪医不可为，良医尤难为也。风骨峭峻，则近于傲；同流合污，则近于谄；见富贵而谄谀者，固为鄙夫，而视福贵浼己者，尤属好名。疾病当前，无论贫富贵贱，要当详察病之轻重，而为治之。"当时，先生所赚诊费仅能养家糊口，然而他为解除群众就医困难，慷慨解囊，提出了"赤贫无力者免费"的主张，并在中医研究会设免费门诊，于《医药针规》杂志发出通告："本会为市民诊病概免诊费。"

先生尤为注意医德的修养。他常教育学生：学习医学，不是为了贪图名利，而是为了人民的健康去忘我地劳动，贡献自己的聪明才智。医学是一项十分科学、严肃的事业，必须兢兢业业，不能有丝毫马虎。

20世纪40年代，先生主持青岛中医研究会，并主编《医药针规》医刊，意在激励广大中医同行研讨学问，发展中医学术。先生一生著述甚多，有《〈伤寒论〉约注》《〈伤寒论〉提要》《〈伤寒论〉提要讲义》《〈伤寒论〉药品简方》《医方歌诀》《〈伤寒论〉教学参考资料》《松荫庐医话》《本草一览》《外科提要》《疡医宝鉴》《症全术》《眼科秘要》《松荫诗稿》《唐诗绝句选》《清代名人七律选》《渔洋初白七律选》等，惜皆于20世纪六七十年代散失。

三、治学方法

先生一生治学态度刻苦严谨，终日手不释卷。常与往来亲朋探讨学问，凡所读之书逐字推敲，联系实际，圈点批注，抄录记载。《伤寒论》一书终生诵读不废。

先生强调，学习中医，首先要有明确的目的，要立志终生从事中医学术与实践。浅尝辄止、见异思迁，是绝对不能学好中医的。必须有坚定的意志，刻苦的精神，并要讲究学习方法。其在《松荫庐医话》中说："读书、作文、学诗，必有恒乃精而医道尤贵有恒。"在《〈伤寒论〉读法之研究》中言："习医所最难者，厥为《伤寒论》一书。习之者约分三期；初期为全篇之背诵，此虽较易，然畏难而中止者，上常八九本文熟读之谓已过第一关。次则遍取各家之论注，是非互相证之。自古至今，注伤寒（《伤寒论》）最流传者百数十家，只此已费功不少矣！初读成注，觉王叔和为不可及；既读方注，又觉王叔和非是：再读喻注，又觉方注亦非及；遍读诸家之注始觉有批判之力。此所谓第二关也。各家之说，各有是处，亦各有非处，自不得不由博返约，取原文逐篇逐条逐句逐字细为参详：此经何以有此证？此证何以用此方？此方何以加此药减此药？反复推求，必至无疑义而后已。此所谓第三关者，较前者之难，不啻十倍。能过此关则几乎成矣！"其在《〈伤寒论〉约注》序中有言："早岁即有志习医，自熟经文后，遂取自宋以来释伤寒（《伤寒论》）者数十家，朝夕浏览，率各主一说，卒鲜通论。既久乃尽屏诸书，独取《伤寒论》原文，危坐而读之三载。始而惑，继而明，既而恍然大悟，乃知伤寒（《伤寒论》）之例或因此以喻彼，或就彼以明此。"以上诸论，皆是先生读书刻苦，勤于思考，持之以恒的体现。先生所提倡的“学医贵有恒”，正是学好中医的根本方法。

总之，先生生性仁慈，济人为先，办中医药杂志，讲课授徒，为中医事业的发展做出了贡献。

四、典案举隅

先生一生著述颇丰，然惜均毁于“文革”，未能流传于世。幸先生弟子将其遗世医案整理公布，使后人得以一见先生珍贵的临证思路与方法。

（1）厥病治验（1944）

中秋节前五日，王甥佩金邀诊。马君春芳夫人，厥病已七八日。由暴怒得之。证有时瞀乱，有时清爽，头痛如破，目珠如突，喘促气逆，喃喃谵语，舌卷而阴中拘挛。经西医治疗，以为脑髓之病，治之未效，不饮不食，状至沉困。

刘老诊其脉弦长有力，几于真藏脉见，喜其沉取有根，法在可治，嫌其为日已久，非能一剂奏效耳。考经旨，厥有十四皆隶厥阴。怒则气逆而上，薄所不胜，而乘所胜，气升则血升，升之不已，则如天地之郁，而沙飞水涌，莫之可当。诚以厥阴之脉走足跗，上股内、过阴器、抵小腹、属肝、络胆、挟胃、循咽喉，上过目系与督脉会与巅顶。故其致证如此。气返则生，气不返则死，经有明训矣。法当清阳明而镇厥阴，拟方：

姜夏四钱，黄连二钱，镜砂一钱（冲），云苓五钱，龙骨五钱，牡蛎五钱，阿胶三钱（烊），怀牛膝二钱，水煎两杯，作再服。

服药一剂，神志即清，再诊而能坐，三诊而能行，四剂病已霍然（而除）。

（2）蚘厥治验（1944）

安丘刘松五夫人住青岛郓城北路，月初旬因夜深纳凉，当晚忽患四肢厥逆，消渴，气上冲心，腹痛，往来寒热，吐蛔，烦躁。平素胁下有痞气，此次因新病致令旧痛亦发，连在脐旁，痛引少腹，一夜之间昏厥数次，黎明即以电话相邀。

刘老诊其脉现沉弦有力，证有时静，有时烦，许以可治。刘君素嗜医籍，因问之曰："仲师言'病胁下素有痞，连在脐旁，痛引少腹，入阴筋者，此名藏结，死'。是死候，令先生以为可治，其故安在？"刘老答之曰，"此蛔厥之病，非藏结也。经（《黄帝内经》）曰：'藏结无阳证，不往来寒热。'此有往来寒热，非藏结一也；又曰：'其人躁无暂安时者为藏结'，今病者有时静，有时烦，非藏结二也；又曰：'寸脉浮，关脉小细沉紧，名曰藏结'。今脉现沉弦有力，非藏结三也。"

现旧病虽发作，一夜之间尚不至合而为一，急治当有效，缓则内外合邪，难为力矣！投以乌梅丸，腹痛与吐蛔俱止，厥逆亦回。次日唯往来寒热，呕而不食，投以小柴胡汤一剂后，寒退而热增，大渴引饮，热已入阳明之经。刘老诊之曰："此不能再传矣！"投以白虎汤，嘱令饮水时，频而少与之，令胃气和则愈。病者渴极尽量饮之，次日热虽退而心下悸，此停水之证也，投以茯苓甘草汤而愈。

（3）热毒痢

张某，男，八十岁，1964年8月9日初诊。三日前突然高热，呕吐、嗜睡。两天前又感脐下痛，里急后重，痢下脓血，一日十余次。近一日，神志昏迷，躁动不安，经西医诊断为"中毒性细菌性痢疾"。用5%葡萄糖盐水加入氯霉素静脉滴注，并肌内注射链霉素、氯丙嗪。

初诊时，患者神志昏迷，面色灰色，时时抽动，四肢发冷，舌苔黄厚，脉细弱。刘老认为痢疾以腹痛、里急后重、便下脓血为主症，但病情却因身体的强弱、病邪的性质、病程的长短等因素而有所不同。临床必须仔细观察、分析，找出主要矛盾。此证暑热郁内，正气难支，属热毒痢，以健脾培中为主，佐以祛热解毒。

处方：党参8克，茯苓8克，白术6克，黄连6克，黄芩8克，白芍12克，当归8克，赤石脂15克，阿胶（烊化）8克，炮姜3克，钩藤6克。水煎服，鼻饲，冲服紫雪丹1.2克。

刘老治老年体弱的热毒痢，常用此方加减。用党参以扶持正气，补脾建中，并助以茯苓、白术；用黄连、黄芩清炽盛邪热；茯苓、白术合赤石脂又能祛湿浊；紫雪丹治神昏；钩藤平肝息风；白芍、当归、阿胶补血，少用炮姜以通阳。刘老谓此方取法于《千金要方》。《千金要方·卷十五（下）》：“治热毒下黑血，五内绞切痛，日夜百行，气绝欲死方：黄连一两，龙骨、白术各二两，阿胶、当归、干姜、赤石脂各三两，附子一两。上八味，㕮咀，以水一斗，煮取五升，分五服。”孙思邈说：“余以正观三年七月十二忽得此热毒痢，至十五日，命将欲绝，处此方药，入口即定。”

张氏服药一剂后，下利（痢）明显减少，一日五次；再剂，日下利（痢）三次，抽搐止。共服三剂，脐下疼痛消失，大便正常，四肢温度如常。仍少食倦怠，不欲言。脉弱舌苔薄白，系病后正气虚。改用益气补虚之剂。

处方：党参9克，茯苓9克，扁豆15克，白芍6克，甘草8克，阿胶8克（烊化），炒枣仁15克，白芍3克，陈皮6克。水煎服，每日一剂。服药三剂，恢复健康。

按前人治痢疾经验，有主张不宜用参芪及渗利、躁利之品者；近人冉雪峰亦认为“利（痢）不用参芪”“利疾（痢疾）忌开支河”。刘老以己之经验，主张：“痢疾若正气不支时，当用人参、黄芪。虽白术燥利，茯苓渗利，但苓、术皆有健脾止泻之功，即热毒痢亦可用之。”

第十节 李克绍：精研伤寒，独辟蹊径

李克绍（1910—1996），字君复，晚号齐东墅叟。1910 年 10 月出生于山东省牟平县龙泉乡东汤村的一个农民家庭。先生七岁入学，读完四年制国民小学，又入高等小学读了 3 年。毕业后因家中经济条件所限，已无力再赴外地升入中学继续学习，但适值山东当局提倡读经，并在东汤村西头的龙泉小学举办了读经补习班，由于离家较近，先生得以继续深造。在补习班攻读 5 年，主要课程为四书、五经、古文、古诗等。这些课程奠定了先生深厚的国学功底，也为先生以后自学中医创造了有利条件。先生自 19 岁起便任职小学教师，从事教学工作十年。后因当时社会教育工作者的职业极不稳定，加之叔父患热性病被庸医误治致死，于是下定决心改业行医。先生一边教学，一边学医。利用课余、晚间、假期时间，以诵读与手抄之法，粗通四大经典等医籍经典。1935 年，先生参加烟台市中医考试，以第二名的优异成绩通过，自此便弃儒从医。

从医后，先生先于原籍开设福兴堂药铺，在当地群众中颇有威信。后在烟台、大连等地挂牌行医，由于当时社会秩序混乱，所以时间都较为短暂。1949 年 10 月后，先生在威海市石岛联合诊所任中医师。1958 年，先生进入山东省中医进修学校学习。同年，调入山东中医学院（现山东中医药大学）任伤寒教研室讲师，自此定居济南。1978 年成为全国首批中医专业硕士研究生导师。后又相继晋升为副教授、教授。曾任山东中医学院伤寒教研室主任、

顾问，全国中医药学会仲景学说专业委员会顾问，并应聘为张仲景国医大学名誉教授。1984 年加入九三学社，翌年入中国共产党，其传略被《中国当代名人录》收录。

一、寒窗苦读，天道酬勤

先生少时便立志自学医学，起初有志于西医，阅读的第一本书便是日本人下平用彩著，汤尔和翻译的《诊断学》，汤氏在其所作序中言："吾固知中医之已疾，有时且胜于西医，但此系结果，而非其所以然。图以结果与人争，无以时。"这段话本意是贬低中医不科学，鼓励大家学习西医。先生读后反而不解："结果"和"所以然"何者重要呢？作为医者，治好病乃是首要，既然中医能治好病，那便学习中医。

先生家境并不富裕，学医又无家传师承，买书不易，故常借书手抄。正是这样边读边抄的学习模式，才使其晚年亦能流利背诵青年时读过的医学典籍。他常说："无师传教，养成了苦思的习惯；买书不易，锻炼了背书的功夫。"数十年来，先生每日晨起诵读，夜晚笔耕不辍，已成习惯。无论在家或外出，有暇便读，以至于废寝忘食。先生读书每遇难解之处，从不马虎大意，常苦思冥想，直至得出满意的解答，方肯罢休。在博览群书的同时，先生尊古而不泥古，对待经典医籍中机械教条、形而上学等脱离实际的内容则予以批驳。

先生早年爱好广泛，书法、音乐、戏剧、文学等，无不涉猎。当其立志学医后，便放弃了这些爱好，将全部精力投入医学。其之所以能从普通的小学教员到晚年成为国内外知名的中医学家，靠的便是孜孜不倦、锲而不舍的进取精神。这种刻苦专注的自学方法和精神，便是先生学医成功的经验之一。

二、勤于思考，由博返约

先生对"六经根底史波澜"进行思考，认为做学问之人想要写出一篇有价值的文章，须熟读"六经"（《诗》《书》《易》《礼》《乐》《春秋》），此乃基础。还需用历代史料加以充实和润色，才能把文章写得有声有色，有理有据。类比中医学，他认为中医学的根底就是《黄帝内经》《难经》《伤寒论》《金匮要略》《神农本草经》等。这些经典著作，对于中医的生理、病理、药理、诊断、治则治法等具有重要的指导意义。如若不通，却想把中医学好，是不可能的，因如无源之水，无根之木。但仅靠通读经典著作还不够，须广泛阅读历代医家名家的著述，加以阐发论证，结合临床经验，方能学深学透。

纵览中医漫长的发展过程，医家经典卷帙浩繁，想要从中去伪存真，绝非易事。先生认为，必须由博返约，从全部资料中归纳重点，从不同的现象中找出共同规律，所以不下大功夫、不学深学透是做不到的。先生以陈修园《医学三字经》对金元四大家用药规律的总结为例："迨东垣，重脾胃，温燥行，升清气。""若子和，主攻破，中病良，勿太过。""若河间，专主火，遵之经，断自我。""丹溪出，罕与俦，阴宜补，阳勿浮，杂病法，四字求。"先生认为此类归纳言简意赅，为由博返约的经典案例。由此深受启发，对金元四大家的治疗技巧作了归纳，认为东垣诸方之所以补而不壅，全在于补中有行。试看升麻、柴胡、陈皮、木香等气分药，都是他常用的配伍之药。河间诸方之所以寒不伤中，全在于寒而不滞。其常用药如走而不守的大黄、芒硝自不必说，就是守而不走的黄芩、黄连、栀子、黄柏等，也大都与枳实、厚朴、木香等气分药合用，使苦寒之药只能清火，不至于留中败胃。他虽然有时也纯用守而不走的苦寒剂，如黄连解毒汤等，但这只是少数。子和之主攻破，毕竟是施于经络湮淤或肠胃瘀滞之实证，如果不实而虚，即非所宜。丹溪养阴，也是在误服金石燥烈药，元阴被劫、相火妄动的情况下才相宜，如果阴盛阳衰，亦为大忌。

先生初学之时便觉得四大家各不相同，不知如何选择，便在学习的过程中将四家学说作了归纳：张子和的攻破，是祛邪以安正；李东垣的"重脾胃"，是扶正以胜邪，当正虚为主时，采用东垣法；邪实为主时，采用子和法，二者并不矛盾：刘河间之寒凉，是泻阳盛之火，朱丹溪之补阴，宜于治阴虚之火，两家都能治火，只是虚实有别。先生这一归纳，取各家之长，对证选方，并行不悖，这便是由博返约。

某次，先生于胶东出诊。胶东沿海地区，乡间人多腹泻。那时，当地医疗基础设施及医生较少。先生注意采集病历，按症分类。回到济南后，遍查典籍，于丹波元坚之《杂病广要》，获益良多。此后数年间，通过与学生交流、阅读医刊、病例研讨，对腹泻一病认识渐深。一次，其在德州医校讲学，第一日在课堂所讲标题为《腹泻八法》。当天夜里，先生若有所失，久不能寐，便披衣起身，在乡间田埂散步。突然忆一病例，逢春则泻，逢夏则止，且每日自上午泻重，下午及晚间则无。春应肝旺，而上午之时，恰为寅卯，亦应在肝，先生顿悟此乃肝强脾弱。第二日，先生所讲标题为《腹泻九法》，学生便问："怎么比昨天说的题目多了一法？"先生笑答："昨天我讲的八法，是我在济南所学。今天又讲九法，是我在德州所学。"清代医家李士材也有九法，但缺乏临证病案说明，且过于简约。先生通过其自身临床、教学几十年经验，将"九法"扩充，增添了大量丰富的病例、验案，并逐渐定型，为医界同道所推崇。这也是先生勤于思考，举一反三，理论与临床相结合的生动写照。

三、精研伤寒，独辟蹊径

先生从医从教50余年，博览群书，医理精湛，他尤精伤寒，认为《伤寒论》过去的注解之所以分歧百出，莫衷一是，主要是因为一些注家或脱离实践故弄玄虚，或死抠字眼牵强附会，或主观臆断不加思辨等。为此，先生撰写了大量学术论著，有《伤寒解惑论》《〈伤寒论〉串讲》《〈伤寒论〉语释》《伤寒百问》《漫话胃肠病的中医治疗》《〈金匮要略〉浅识》等。此外，还撰写了探讨《伤寒论》相关疑难问题的论文30余篇。其中，最具影响力的是《伤寒解惑论》，该书一扫旧论，见解独到，观点新颖，称得上《伤寒论》研究的突破性成果，在国内外引起巨大反响，深受好评，确立了先生在《伤寒论》研究史上的地位。40多年来，该书不断再版，关注度不减。

本书不仅是对《伤寒论》的经典阐释之作，书中所体现出先生的治学方法亦别具一格。《伤寒解惑论》常常以较有争议的问题为切入点，再进行抽丝剥茧的分析，无不体现先生研读《伤寒论》的毕生心血。

（一）前后联系，读于无字处

先生认为，在学习《伤寒论》的过程中要注意前后联系，善于读无字处。所谓“读无字处”，先生解释为：“要从原文的简略处下功夫、找问题。因为古人的著作，有时略去人所共知的一面，只写人所不知的一面；有时只写突出的一面，而略去普通的一面；有时只写其中的某一面，而另一面让读者自己去体会。”《伤寒论》的条文虽然从形式看是逐条分列、节段分明的，但实际上互相联系、互相对照、互相启发、互相补充，是一个不可分割的整体。只有前后联系，读无字处，才能真正做到“会通全书读伤寒”。

例如《伤寒论》第187条：“伤寒脉浮而缓，手足自温者，是为系在太阴。太阴者，身当发黄，若小便自利者，不能发黄。至七八日，大便硬者，为阳明病也。”读这样的条文，从“若小便自利者……七八日大便硬者”，应当想到“是为系在太阴”句之前，是略去了“小便不利，大便不硬”这两个症状。只有把略去的这两个症状同“脉浮缓、手足自温”结合起来，才能对伤寒系在太阴的病理认识得更清楚；对《伤寒论》“至七八日，大便硬者，为阳明病也”和第278条“至七八日，虽暴烦下利（痢）日十余行，必自止”这同一疾病的两种不同机转就更容易理解了。

（二）分类条文，提出阅读之法

《伤寒论》虽然是经典著作，但在内容上各有侧重，也不可能条条皆可做法。先生创造性地对《伤寒论》的条文进行了分类，并提出了相应的阅读法。先生认为，只有属于治疗原则类的条文，才必须强记。如“伤寒脉弦细，头痛发热者属少阳”“渴欲饮水，口干舌燥者，白虎加人参汤主之”等，这类条文是经过反复临床实践综合归纳得出的理论，反过来又可以指导临床，当是记忆的重点，但不必死记硬背。他认为有些人即使“看得全，也记得熟，但若不善于分析，那也只不过是一名好的图书管理员罢了，但他终究抵不过一台电子计算机，记得多又有什么作用呢”。

先生所提出的阅读法，核心价值是强调“理解重于记忆”的治学观，其中辩证明晰的读书思维，值得后人借鉴学习。

（三）注疏全面，着眼方后之注

先生认为，《伤寒论》中诸如选方用药、病因病机等关键问题，均可于方后注得到启发。如桂枝汤去桂加茯苓白术汤方后注云："小便利则愈。"可见本方的目的是化水饮，利小便，而不是发汗；茵陈蒿汤方后注云："一宿腹减，黄从小便去也"，可知茵陈蒿汤证常兼有腹满这一症状。这些都是着眼方后注以分析条文的典型例证。先生从众人不太重视的方后注入手，破解了《伤寒论》的许多疑难问题，同时也为我们指明了研究《伤寒论》中的又一条重要途径。

（四）分析经文，注重语法结构

先生认为，了解《伤寒论》的语法结构特点，对于经文的理解亦十分重要。例如《伤寒论》第131条"病发于阳，而反下之，热入，因作结胸，病发于阴，而反下之，因作痞也"使用了"借宾定主"的古代语法。先生从语法结构切入分析的这种方法确实别具一格，与他雄厚的古文功底有关，其对《伤寒论》的独到见解，在一定程度上得益于对张仲景写作特色和叙述习惯的重视。

（五）相互印证，结合同代著作

先生指出，要证实《伤寒论》的观点和论据，就必须与其他经典医籍相结合，如《黄帝内经》《难经》《神农本草经》《金匮要略》等，《伤寒论》中的许多名词术语、理论观点，都可以在这些经典著作中得到启发或印证，而这些印证无疑是最具有说服力的。如注家将《伤寒论》第243条吴茱萸汤证的阳明与上焦强行分了家，就是没有联系《难经》"上焦当胃上口，中焦当胃中脘，下焦当胃下口"的论述而造成的。李克绍先生提出的"结合同时代医著，相互印证"，是学习《伤寒论》以及其他医学经典最为重要的思维方法，这个问题的实质是学习与研究中医经典医著时能否运用唯物史观分析问题。

四、典案举隅

李克绍先生认为，《伤寒论》的理论研究，最终要落实到临床。因此，《伤寒解惑论》专设20例经方医案，以示辨证论治指导下的经方运用。

1. 当归四逆汤治头目不清爽案

李某，男性，中年，1996年初夏，到省中医院求诊。主诉：头目不适，似痛非痛，有如物蒙，毫不清爽，已近一年。自带病历一厚本，若菊花、天麻、钩藤、黄芩、决明、荆芥、防风、羌活、独活等清热散风的药物，几乎用遍，俱无效果。我见他舌红苔少，考虑是血虚头痛，为拟四物汤加蔓荆子一方，3剂。患者第二次复诊时，自述服本方第1剂后，曾觉一阵头目清爽，但瞬间即逝，接服2～3剂，竟连一瞬的效果也没有了。我又仔细诊察，无意中发现，时近仲夏，患者两手却较一般人为凉。再细察脉搏，也有脉象。因想《伤寒论》中论厥证指出，肢冷脉细，为阳虚血少，属于当归四逆汤证。此患者舌红苔少，也是血少之征，《伤寒论》中虽未言及本方能治头痛，仍不妨根据脉证试服一下。即给予当归四逆汤原方3剂。下次复诊，果然症状基本消失。为了巩固疗效，又给予三剂。患者说，已能恢复工作。

李克绍先生自述：余讲伤寒课已有多年，不通过临床，还不知此方能清头目，理论结合实践是多么重要啊！同时也理解了前服四物汤加蔓荆子方之所以能取瞬间之效，全在辛散与益血并用。但续服之后，川芎、蔓荆之辛散远不敌地黄、芍药之滞腻，益血虽有余，通阳则不足，所以也就无效了。

2. 小柴胡汤治低热案

张某，男，50岁，济南精神病院会计。1973年初夏，发低热，在楼德治疗无效，返回济南。西医检查，找不出病因、病灶，每日只注射盐水、激素等药物，治疗2个月，仍毫无效果。该院西医大夫邀余会诊。患者饮食、二便均较正常，只是脉象稍显弦细，兼微觉头痛。《伤寒论》云："伤寒脉弦细，头痛发热者属少阳。"因与小柴胡汤原方，其中柴胡每剂用24克，共服2剂，低热全退，患者自觉全身舒适。该院医生有的还不相信。结果过了3日，患者病愈，已能上班工作。

李克绍先生曰：外感发热，总离不开三阳，头痛、发热是三阳共有的症状，属太阳就应当脉浮，属阳明就应当脉大，如果脉不浮不大而弦细，排除了太阳和阳明，就理所当然地属少阳了。少阳脉的弦细，不一定是沉细弦劲，临床证明，只要够不上太阳之浮，阳明之大，而又指下端直有力，就算弦细……所以治太阳发热，可加入羌活、防风；治阳明发热，可加入葛根、白芷。有人运用小柴胡汤灵活加减，治疗一切外感表热证，就是对本条深有体悟。

叶发正在其所著《伤寒学术史》中评价先生对《伤寒论》的贡献主要有三个方面。

一是对过去影响较广的错误观点的纠正。如对于蓄水的五苓散证，过去有“循经入腑”之说。先生认为这属于牵强附会。他认为，蓄水证的根本原因，是行水之道的三焦不利，而不在于蓄水之器的膀胱。

二是对有争议而无统一结论问题的研究。如先生论证了胃家实是阳明病，但阳明病却不一定是胃家实，从而驳斥了胃家实包括阳明经的说法。其论据有力，令人信服。

三是对一些难度较大的问题的研究。少阳病和柴胡证，历来未能详加分析，先生从二者的发病机制、临床表现、治疗原则、预后转归等方面论证了自发于本经的少阳病，和由太阳转属少阳的柴胡证，两者有共同点，也有很大的差异。

李克绍先生无师自通，秉持坚定的求学信念、采用严谨的治学方法和运用灵活的临床思维，始从一名普通的小学教员成为一代伤寒大家。

第十一节 周凤梧：谙熟岐黄经旨，敏于临证变通

一、生平事迹

周凤梧（1912—1997），山东临邑县人，祖籍浙江萧山。出身于三代中医世家。自16岁高小毕业后，家道中落无奈辍学，在亲族的影响下，立志学医。起初，他随伯父的弟子、清末科庠生出身的表兄张文奇习医4年有余，其思想和学习理念均深受张氏影响。在其影响下，周凤梧苦读《黄帝内经》《难经》《伤寒论》《金匮要略》等中医典籍，打下了深厚的中医理论基础。

1937年迁居济南，受名医指点，医术日渐精进。1940年考取行医执照，自1945年起进入永安堂总店、分店挂牌行医的临证历练后，医名渐显。1956年，周凤梧进入山东省中医研究所研究班进修，结业后留任教员。1958年，调入山东中医学院（今山东中医药大学）任讲师、副教授、教授。

周先生早年曾参加九三学社，1986年加入中国共产党，被选为济南市第一、第二届政协委员，山东省政协第四、第五届常委，山东省政协第五届委员会常务委员，1993年起享受国务院政府特殊津贴。周凤梧艰苦钻研、勤奋好学，日常生活之中，他喜以书画自遣，曾拜师画家黄固源，1931年从济南画校毕业后，曾应聘为齐鲁书画研究院画家、济水书画联谊会顾问、日照书画院高级画师、顾问等。

二、成才之路

1912 年冬，周先生在山东省临邑县的一个三代中医世家出生，其曾祖父、祖父、伯父皆为当地名医。至第四代，周家后生虽多，却无人钟情医业，只得将医术传于他姓。先生少年时，生活尚且宽裕，父亲将其送入私塾启蒙，后考入县城接受新学教育。16 岁高小毕业后，因先辈相继逝世，家境日渐衰落，无力供其继续求学。家族亲友商议后，决定送他跟随表兄张文奇学医，既可继承祖业，又能养活自身。自此，周凤梧便正式走上了习医之路。

张文奇原是晚清末科秀才，饱读经书，博览医籍，医学造诣精深，传习于周凤梧伯父，主治内科外感风热兼及妇、儿各科，是临邑县的名医。周凤梧随张文奇习医 4 年有余，正是这段经历为其名老中医之路奠定了深厚的中医理论基础。

彼时“西学东渐”，崇西贬中之风狂兴不止，张文奇既忧虑中医的前途，亦为试探周凤梧学习中医的态度，决定与周凤梧长谈一次。张文奇说：“医学是科学，原不应有什么国界。中医、西医皆以治疗人类疾病为目的。中国医学历史悠久，由于历史的原因，形成了独特的流派。不仅有独特的理论体系，也有独特的药物和技术。中医也是科学，在中华民族丰厚的遗产中，中医学是最宝贵的遗产之一。我们应当为此感到自豪，应当努力加以研究和发扬。”这些言论中满溢张文奇对中医学的真情与热爱，使周凤梧有了正确的学习态度，打下了良好的中医思想基础，亦坚定了其学习中医的信心与决心，后来被周凤梧称作“一席启蒙话”。

在学习理念方面，张氏认为系统学习经典、坚实理论基础，是成为一个学有渊源、根深蒂固的医者的必备素养。但周凤梧前来求学时，张文奇在县城广益堂药店坐堂行医，求医者众，白日里忙于应诊，少有时间指点周凤梧学习。故而周凤梧随师期间，以自学医书典籍为主，每遇疑难问题，只能留积于夜晚再请教表兄，直至心领神会。周凤梧先后攻读《黄帝内经》《难经》《伤寒论》《金匮要略》及本草学等重要中医药典籍，又学习《内经知要》《注解〈伤寒论〉》《〈金匮要略〉浅注》《濒湖脉学》《辨舌指南》《本草备要》《本草从新》《〈伤寒论〉类方》，背诵了《药性总赋》《汤头歌诀》等医药歌赋。在做好背诵章节、条文、方药等这些基本功之外，周凤梧在表兄的指导下，学习辨别剔除古人迷信荒诞之论，努力吃透其中精神，逐步具备扎实系统的中医药理论基础。在侍诊过程中亦尽得表兄指点，初步积累了临床经验。

满师后，毛遂自荐为偶有小恙的亲友诊治，成为周凤梧将中医理论独立运用于临床的第一步。本着严谨负责的医者态度，他诊疗后必得回探，观察疗效，总结经验，发现用药无效者甚少，但得验者也不多，甚至还有束手无策的时候。在这种情况下，周凤梧为解迷津多方求教，遍访名师。自 1937 年迁居济南后，相继问业于济南名医王静斋、徐鞠庐、吴少怀，对医理大有感悟，医术日渐精进。

1940 年，已经累计学习 12 年医理医术的周凤梧参加了济南市中医考试，顺利领取行医执照，开始正式行医。起初他在寓所挂牌行医，一年后已小有名气。1945 年，他接受了济南市前大街永安堂药店老板的邀请，在总店和大观园永安堂药店分店同时挂牌坐堂。随着接触的病患愈多，先生愈感所学不足，求知若渴的他尽量利用坐堂时间的有利条件精进医术，方法有三。第一，在药店柜台上检阅本市各医家的处方，以资观摩，取人之长，补己之短，其临证处方的能力大为精进。第二，利用诊余向药工学习膏、丹、丸、散的制作程序，亲自操作练习，熟认 300 多种中药饮片，其在临床处方遣药方面终身受益。第三，结合诊疗中遇到的问题，利用夜间着重攻读临床各科医著，其间阅读《笔花医镜》《医学心悟》《医宗金鉴》《温病条辨》《温热经纬》《时方妙用》《医方集解》《济阴纲目》《医林改错》等古籍，使其理论体系更加深厚。这段坐堂经历，不仅使周凤梧在辨证论治、组方遣药等方面丰富了知识储备，还加深了其对中医学理论基础重要性的认识。

1949 年，周凤梧先生积极响应政府号召，与刘惠民、吴少怀等山东名医共同创办了济南市医务进修学校暨济南市中医学会，担任该校中医部副主任及中医学会副主任，负责教学及中医学术活动。1951 年，周凤梧放弃收益颇丰的诊所坐堂工作，创立济南市第一中西医联合诊所，亲自遴选三十余名学验俱丰的中医药人才共事，被推举为所长，兼任中医部主任。因其医术精湛，临床经验丰富，且医风朴实、医德高尚，诊所开业后不久便广受称誉，名扬泉城，逐步扩建。后来，为培育知识与经验俱备的中医药学人才，周凤梧开办了中医、中药两个业余在职青年医药人员学习班，亲自制订教学计划和内容，并兼授课，除诊所内部人员外，闻名而来的求教者甚多，听者座无虚席。

通过长期的临床实践，周凤梧先生不但熟悉常见病、多发病的治疗，还逐渐积累了某些疑难重症的诊疗经验。时至1953年，济南市突发流行性乙型脑炎，在西医治疗效果不理想、死亡率不减的严峻形势下，济南市卫生局紧急组织中医介入，周凤梧积极参与这场抢救危重疾病的行动，与刘惠民、吴少怀、韦继贤共同负责中医组，所治患者均先后痊愈，无一死亡，为发扬中医药治疗流行性传染病做出了重要贡献。1955年，济南再次发生流行性乙型脑炎，周凤梧又一次迅速投身救治工作，凭其医术之精，抢救回苏，全活者众。

1956年，为发展山东省中医事业和继承发扬中医学术，选拔培养一批高质量的中医人才，山东省中医研究所举办了第一期中医研究班，主要任务是整理研究《黄帝内经素问》。此时的周凤梧医业已有所成，然其一直遗憾自己坐堂出身，不曾体会过学校教育培养人才的规矩。现面临与名医切磋、掌握教学规矩的好机会，便怀着虚心求教的态度报了名。进修期间，与王万杰、徐国仟两位名中医共同主编的《〈黄帝内经素问〉白话解》，被出版社作为重点推广的书籍之一出版。结业后，周凤梧选择留于研究班任教。

1958年，山东中医学院（现山东中医药大学）创立后，周凤梧调来任教。建校之初，因师资极度匮乏，一位教师要兼授多门课程，非通识之才难以承担。周凤梧医理精深，博学多识，几年时间里相继承担了中国医学史、《金匮要略》、内科、妇科、中药学、方剂学、内经等多门学科的教学工作。他讲课内容丰富，通俗易懂，详略分明，深受学生爱戴，1985年被评为山东省优秀教师。

周凤梧先生执教30余年，教导学生数千名，他的2名亲传弟子中，邹积隆曾任山东中医药大学校长，刘持年任该校方剂教研室主任，为祖国中医药医疗、教学、科研人才培养做出了突出贡献。

三、临证经验与特色

周凤梧先生临证长于内、妇、小儿诸科，擅治内科杂证，对温病学颇有研究，尤长于治湿温、暑温、痧胀等时令病；治疗妇科疾病时，重视护养肾肝脾，以调和气血为要旨。治小儿病时，投药以药味平和、组方慢功缓图、无吞咽之难为要。

（一）内科擅杂证，深研温病学

先生曾治愈老年癃闭、尿崩症、乳糜尿、痨瘵、荨麻疹夹斑毒、多食多便肥胖症、食管裂孔疝等数十种内科杂证，疗效出色，广获患者赞誉。

如1945年9月20日治疗湿温一例：王某，男，34岁，前来诊治时形容枯槁，两目暗黄，痰涎胶着难咳。患者自诉胸闷不饥，口渴不饮，两脚酸痹不良于行，午前畏寒，午后潮热，小溲短赤浑浊，大便微溏。先生诊按六脉濡细，舌苔黄腻而微灰，显系湿热弥漫三焦，且虚象毕露。问询患者曾服方药，前医认为感寒，误用紫苏、防风表散；后医认为虚劳，误用参芪滋补，以致缠绵不解、日渐衰羸。复请教于前医，仍以为表邪未解，拟再投表散之剂，幸患者以体力不支为虑未敢饮服。

湿温证被误治者并非少见。因为此证有头痛身痛、恶寒发热，易误诊为外感风寒而误用发散；有胸闷腹胀不饥，易误诊为胃肠积滞而误用导泻；有午后身热，又易误诊为阴虚而误用滋阴。此患者前两次误诊便是如此。

周凤梧先生学识渊博，对温病学研究深入，辨证后，便将此例对应到吴鞠通《温病条辨》“湿温”条描述病症，云：“头痛恶寒，身重疼痛，舌白不渴，脉弦细而濡，面色淡黄，胸闷不饥，午后身热，状若阴虚，病难速已，名曰湿温，汗之则神昏耳聋，甚则目瞑不欲言，下之则洞泄（泻），润之则病深不解，长夏深秋冬日同法，三仁汤主之。”三仁汤为治疗湿温证的名方，先生遵先贤之训，据症加减，以该方合茵陈四苓散，宣肺、运脾、渗下，使热解于外，湿渗于下。患者服四剂后诸症大减，复诊守原方，再服四剂，诸症几失，仅有自汗不止。先生认为此时的湿热之邪已磨荡殆尽，自汗现象是其病久阴虚的表现，又以当归六黄汤加味以善其后，三剂则汗敛身静。后又靠饮食调养月余，患者体力已然康复。

三仁汤合茵陈四苓散方：生薏苡仁 24 克，苦杏仁 9 克，白蔻仁（研）4.5 克，姜半夏 9 克，厚朴 4.5 克，黄芩 9 克，滑石 12 克，白通草 6 克，茵陈 15 克，炒白术 9 克，茯苓 12 克，猪苓 6 克，泽泻 4.5 克。水煎 2 次，合兑分 2 次服。

当归六黄汤加味方：当归 9 克，生黄芪 15 克，生地黄 12 克，黄芩 6 克，黄连 1.5 克，炒杭芍 9 克，麻黄根 9 克，煅牡蛎 12 克，浮小麦 30 克。水煎 2 次，合对分 2 次服。

另外，先生曾辨证治疗湿温病属的流行性乙型脑炎，疗效出色。1953 年济南暴发流行性乙型脑炎，西医治疗一般多采用冰敷降温，用磺胺类制剂、青霉素、链霉素、金霉素、氯霉素等抗生素以及对位氨基安香酸等药物，多数效果不理想，死亡率高。周凤梧先生等加入紧急抢救工作，负责 20 名病员的治疗。在这些病员中，有 14 岁的少年，也有 60 岁的老人，其共同症状是突发高热（40 ℃左右）、头痛、呕吐、抽搐、嗜眠、昏迷、烦躁和谵妄、头颈强直、四肢痉挛甚至偏瘫，或扬手踯足、昏狂不安，等等。中医诊断证属湿温病，而热重于湿，亟宜辛凉淡渗、芳香开窍，制以白虎汤加广犀角、飞滑石等大锅煎剂，普遍投服。另据病情分别给予局方至宝丹、安宫牛黄散或自制的清热镇痉散。经过短期治疗，所有患者均先后痊愈，无一死亡。

面对这样好的治疗效果，有同志想不通，质疑中药石膏的化学成分是碳酸钙，西医只是用它做石膏床、石膏绷带，并没有治疗疾病的功能，为什么可以治疗脑炎发热？发热到 40 ℃，中医为什么不主张用冰囊之类？先生运用《温病条辨·湿温》记述的中医理论，对此做出解释：治湿温病禁忌汗、下、润，如用发汗剂、利尿剂、泻下剂，尤其是用冰囊冰敷这一招，在中医理论中乃使热无出路，迫邪内陷，必然造成恶化之局。面对中西医的不同看法，先生将良好的治疗效果作为事实依据，总结了中医药在治疗流行性乙型脑炎中的优势，使得中医学理论的科学内涵更加丰富。

先生自制清热镇痉散：羚羊角粉一两，白僵蚕八钱，蝎尾六钱，蜈蚣（隔纸炙）一条，天竺黄、琥珀各四钱，朱砂、雄黄各二钱，麝香四分，共为细粉，瓶装二分，成人每服二分，十二岁以下每服一分，病重者日服二至三次，白水送下。投服方法：灌服或鼻饲。

（二）妇科护肝肾，要旨调气血

先生对妇科亦有研究，曾于1985年5月出版《实用中医妇科学》一书。他指出："气血失调、脏腑功能失常及冲任督带的损伤，皆可引起妇科疾患。"故在治疗妇科疾病时，先生以调和气血为要旨，重视护养肾、肝、脾，着重把握脏腑经络之间的整体联系。先生将妇科治法概括为补肾填精、疏肝养肝、健脾调胃、调和气血四法。

如在1950年11月治疗妊娠水肿一例：梅某，女，26岁。妊娠6个月，遍身水肿，小溲癃闭。某医院认为须将胎儿取出，始可治疗。其夫不肯，旋另转某院妇科，仍以取出胎儿为治疗之先决条件，否则，别无善策。事出无奈，不得不遵医嘱，遂忍痛允其手术。住院4个月，虽创伤愈合，然问题并未解决，仍通体水肿，小便不利，医者无药可施，令其出院休养。患者已丢掉男婴，受尽痛楚，而原病未解除，殊为懊丧，且医者又告束手，唯企卧以待愈。爰复改治于中医。

先生见患者全身肿胀，面项四肢浮肿特甚，皮薄而光亮，特别是项肿及颏，按之凹陷不起，手肿不能握，腰酸足凉，胃纳量少而不甘（也与忌盐有关）；小溲短少，大便稀软；气短胸闷，精神疲倦，体力不支。六脉濡弱无力，舌苔灰腻，辨证为脾肾阳虚之病机。除嘱兼用开盐方以助饮食外，遂拟《金匮要略》肾气丸加车前草、琥珀等利水之品。药进4剂，虽无不良反应，但毫无效验。转思脾肾阳虚，且舌苔灰腻，在此阳虚阴盛之际，采用熟地黄、怀山药、山茱萸等以滋肾阴，反助湿滞、碍脾运，虽有淡渗之味、温阳之品，然作用力微，与法相背，宜乎不应。遂转方以健脾温阳利水为主，计服药30剂，肿胀消除。唯久病之后，气血两伤，子宫体似有坠感，嗣拟气血双补佐以升提，制丸善后，诸症全瘥，身体康复。

开盐方：鲫鱼一尾（约250克），剖去鳞杂。食盐1两，装填鲫鱼腹腔内，将鲫鱼置铁锅内反复干炙令焦，研细末。每用少量以调味。

第 1 方：熟地黄 15 克，炒山药 12 克，山茱萸 9 克，牡丹皮 9 克，茯苓 18 克，泽泻 9 克，熟附子 6 克，肉桂 3 克，车前子（包煎）12 克，琥珀粉（分 2 次冲）3 克。水煎 2 次分服。

第 2 方：高丽参（另煎对）3 克，炒白术 12 克，茯苓 18 克，大腹皮 12 克，干姜皮 6 克，生桑皮 9 克，陈皮 6 克，熟附片 9 克，炒杭芍 9 克，鸡内金 9 克，阳春砂仁 3 克。水煎 2 次分服。

第 3 方：高丽参 15 克，炒白芍 60 克，茯苓 60 克，炙黄芪 45 克，熟地黄 60 克，炒山药 60 克，炒杭芍 45 克，当归 45 克，陈皮 15 克，砂仁 15 克，肉桂 9 克，炙甘草 30 克，绿升麻 9 克，北柴胡 9 克。上 14 味共研细末，加炼蜜 500 克为丸，如梧子大。每服 9 克，每日 2 次，早、晚饭前 1 小时各温水送下。

（三）小儿保稚阳，用药在平和

周凤梧先生认为，小儿为稚阳之体，不任克伐，投药当药味平和，组方须慢功缓图，以药味不苦不涩、无吞咽之难为要。

如施小儿调胃散治儿瘦一例：患儿 5 岁，胃呆纳少，面色㿠白，形体消瘦。治以醒脾和胃，方用调胃散：炒山药 90 克，建曲 90 克，清半夏 75 克，藿香 60 克，炒麦芽 45 克，炒谷芽 45 克，炒枳壳 60 克，橘皮 45 克，广木香 45 克。共研细面。每次服 1.5 克，每日 2 次，加白糖温水调服。该药主治小儿脾胃虚弱、消化不良、肚大青筋、多食消瘦或胃呆纳少、大便不正常等症。先生曾用此方医治小儿多人，疗效均佳。

又如治疗小儿强中症一例，此病多见于成人，小儿少见，治疗无成法，先生谨慎辨证，疗效甚好。现介绍如下。

患儿，男，3 周岁。1983 年 4 月 10 日初诊。家长代诉：患儿阵发性阴茎勃起，伴有痛苦不适 5 个月余，加重 2 个月余。1982 年 11 月，该儿突然频繁呕吐，腹部不适难忍，同时阴茎勃起，哭闹不安，日发 3～7 次，每次持续数十秒。经中医推拿、西医对症治疗，十几日后病情渐趋平复。1983 年 1 月，因感冒发热、鼻出血，引旧病复发频繁，且逐渐加重，阴茎勃起日达 20 余次，1 次持续数分钟。每至发作，痛苦哀号。1983 年 3 月以后，多于早上醒后发作，晚上发作次数明显减少。1982 年 12 月底，曾就诊于市某医院中医科，予知柏地黄汤加减，40 余剂未效，遂改往某医院神经科治疗。该院以“勃起原因待查”收治入院，给予维生素 B_1、维生素 B_6，α-酪氨酸治疗，仍无疗效。当年 4 月初，更医于某医院推拿科，治疗 10 日不见好转，转诊于周先生处。

患儿发育情况一般，面色憔悴，脉弦、苔少、舌红而燥。家长代诉：不发作时，唯口干多饮，余皆正常。患儿自出生 3 个月始，腹泻呕吐反复发作，至 2 岁方愈。之后，时有便秘、鼻衄等症。审其舌脉，度其病情，确诊为强中。

先生认为，患儿长期服药，胃气大伤，当先以谷气养胃气，以固后天之本，故暂不给药内服，拟外用方稍息之。外用方：玄明粉 10 克，纱布包扎，每晚睡前外敷两手心，连用 1 周。《本草从新》载玄明粉性咸寒软坚，善荡涤阳明实热，能治阳强之病，正与此病机相合，故以之外用，先挫其势。

二诊：1982 年 4 月 16 日。用上方后发作次数减少，胃纳亦佳，遂疏方内服。用大补阴丸合玉女煎化裁，少佐肉桂引火归元以滋阴潜阳，兼清阳明实热。

大补阴丸合玉女煎化裁方：生地黄 12 克，炙龟甲 9 克，知母 6 克，黄柏 6 克，生石膏 24 克，麦冬 6 克，北沙参 6 克，肉桂 1.5 克。水煎服，日服 1 剂。

进药 6 剂后诸症皆轻，原方加减再进 2 剂，基本痊愈。遂停汤药，仍用玄明粉外敷 3 次，以巩固之，病竟全瘥。追访 1 年，未再复发，患儿健康活泼，发育良好。

周凤梧先生学识渊博，谙熟岐黄经旨；医理精深，敏于临证变通；为人师表，执教期间培育学生数千名，对中医药医疗、教学、科研的骨干人才培养贡献颇大。

第十二节 李乐园：学问深厚，长于疑难杂症与疫证

李乐园，男，汉族，1914 年 5 月 1 日出生，山东省梁山县人，中共党员，先生于 2001 年 12 月驾鹤西去，享年 87 岁。

李乐园先生自幼入私塾，16 岁自学中医，1935—1946 年在原籍行医。1947—1950 年在济南市开业。1951 年入济南市第一中西医联合诊所任医务主任。1956 年调济南市第二人民医院，任中医科主任。1957 年调济南市中医医院，任内科主任。1979 年任济南市中医院副院长，1984 年退居二线，任中医院技术顾问。兼职：曾任中华全国中医学会第一届理事会理事，山东省暨济南市中医学会副理事长（任顾问），山东省暨济南市科协理事，山东省暨济南市红十字会常务理事，《山东中医杂志》《济南医药》编委会委员。1963 年当选为济南市第五届人民代表大会代表，1978—1985 年连任山东省第三、第四、第五届政协委员。

李乐园先生从事中医临床工作 60 余年，擅长内科、妇科，兼通儿科、针灸，并熟悉现代医学基础知识及诊疗技术。现略述其生平及学术特色。

一、生平及成才之路

先生家境贫寒，先祖是前清秀才，以教书为业。李先生 8 岁随祖父读书，13 岁读完四书五经，15 岁失学，转事农业劳动。祖父粗通医理，常对先生说：科举已废，仕途又无门径，而学医既能济世活人，又可养家糊口。在祖

父的教导下，农闲时，李先生开始读《雷公炮制药性赋》《汤头歌诀》《笔花医镜》等著作。先生十七岁时，母亲突患血崩，大量流血，晕厥欲脱，急请一位老中医救治。适逢他和几位老头赌纸牌，等了约两小时，这位老中医才慢条斯理地来诊视了一下，但服药未效。后又请当地一位名老中医，他用益气止血固脱的归脾汤加减，三剂而愈。这使先生尝到了求医难的苦头，也促使其下定学医的决心。

先生最初学医时，将《药性赋》《汤头歌诀》《笔花医镜》《濒湖脉学》《中西医学速成法》《医学入门》等作为入门之书。俗话说："书读千遍，随着舌头转。"为了便于熟读背诵，先生还注意选读带有歌诀的医书，如陈修园的《医学三字经》《医学实在易》《长沙方歌括》等。以后逐渐读内容更为系统全面的书，如《医宗金鉴》之"四诊心法""杂病心法""妇科心法""幼科心法""伤寒心法"等。从而口诵心唯，循序渐进，夜以继日，寒暑无间。蜀道虽难，并非不通之路。不到两年，先生就把以上各书读得烂熟。

读书时，李先生发现各书序言与每一章节皆引用《黄帝内经》《伤寒论》《金匮要略》《难经》等经典条文，或正本清源，或画龙点睛。先生因当时没有系统学习经典著作，感到茫无头绪，不好理解。思之再三，认识到中医医学源远流长，一脉相通。张仲景著《伤寒杂病论》，也是"撰用《素问》《九卷》《八十一难》"，不学经典著作，犹如无源之水，无本之木。于是李先生又开始读《素问》《灵枢》《伤寒论》《金匮要略》《难经》。读经时，先生把之前所读过的医书，凡有引用经文和经方的章节逐字逐句地对照，顺藤摸瓜，溯流寻源，务必找到它的来龙去脉。这样，思路广了，颇有触类旁通、左右逢源之感，学习的劲头更大了。后来，先生机缘之下拜了三代祖传的针灸医生王广山为师，向他学习用针灸治疗急症的经验，半年就掌握了治疗急性疼痛、休克、中风、呕吐、霍乱等的针灸方法。

20 世纪三四十年代，先生来到济南，初来济南，人地生疏，当时中医还属于自由职业，以行医为业者就有 500 多人。为了解济南当地行医的情况和水平，他走访了济南诸多名医，如刘惠民、吴少怀、韦继贤、赵润生、吕秉钧、张松岩、王玉符及袁平等先生。先生说袁平先生文字好，医学面窄，处方小，药味差不多。袁写了两本小儿科的书，文字流畅。王玉符（后为山东省中医院副院长）先生，患者众多，有的患者夜间去排队。王先生精通一部书，即《医学心悟》。赵润生先生精通《温病条辨》。李先生还拜访了全国名医刘惠民先生（曾任山东省卫生厅厅长、山东省中医院院长），刘先生所读的医书多，善开大方，药味多、剂量重，喜用贵重药。先生对每一位名医都有深刻印象，对他们的医学经验和造诣也都认真领悟。

先生一生重视医德，自 1935 年开始，在教书之余，先生也为村邻群众看病，取得一定疗效。1937 年始，即弃教行医。在行医期间，先生有求必应，不索分文，对乡里的老中医都尊以师礼，虚心请教。对初诊过的患者，不论路途远近，常主动登门走访。先生治病时不问贵贱，不分亲疏，坐诊时严肃认真，待人随和亲切，值得后人学习。

二、学术特色

先生认为，要想在业务上有所成就、有所创新，就要勤奋好学，以读书为乐，博闻强记，学用结合，持之以恒，而没有其他平坦大道和捷径可走。

（一）师古而不泥古

先生不崇流派，不拘一格，不囿于一家之说。注重在实践比较中择善从之，诸子百家，经方时方，兼收并蓄。先生在学术上主张立足经典、博览群书，不拘一格、不崇流派，兼采各家之长，反对拘泥不化。有是证则用是方，有是病则用是药。遵古不泥，善于变通，择药平达，贵在对证，逐渐形成求实、灵活的治疗风格。

先生认为，学医应学古而不泥古，学今而不离古。古为今用，今从古来。学古而不学今，则失于疏略；学今而不学古，则失于浮泛。倘若不学《灵枢经》《素问》等经典著作，则源流不清，大法不明；若学伤寒而不学温病，则不明三焦、卫、气、营、血与逆传心包之理，不能应一切流行性热病之变。学温病而不学《温疫论》，则不知“疠气”“戾气”温热之不同和治温、治疫之殊。又如学李东垣《脾胃论》而不知叶天士养胃法，则不知脾、胃属性和喜恶有异及治法有别。先生认为学医应兼收并蓄，不崇流派，不拘一格，取各家之长为自己所用，这样可以减少主观性、片面性、局限性。有条件的中医，也要学习近代医学基础知识，特别是生理、解剖和实验、物理诊断，以补中医四诊之不足。

总之，先生认为金元后诸家，各有长短。或宗仲景，或得《灵》《素》之一长。在治疗方面，或善用寒凉，或善用温补，或擅长滋阴，或偏于攻下。应立足经典，博览群书，取长补短，不宗流派。

（二）思求经旨，以衍其所知

学习中医名家的经验，一般人只学到形似，须有上乘功力者才能学到神似。继承名老中医经验，除直接学习他的学术研究和经验外，还需多读书，方臻完善。李先生强调中医必须熟读经典，“思求经旨，以衍其所知”，把局限的知识面拓宽，以求发展、创新。李先生认为，家传也好，师承也好，不足的地方都是源于知识的局限，因此需要多读书，特别是多读经典，方能拓宽思路。李先生认为读经可以开智。读经的诀窍是多读，他说读经百遍，其义自现，而穷经必先专于一经，不可泛骛。经典是中医一生的必修课，他极力赞成宋代朱熹的“三到”读书法，即心到、眼到、口到，并赞成“三贵”，即贵博、贵精、贵通，这样才能把书读好。

据熟悉李先生的前辈回忆，李先生查房之后，给年轻大夫分析病情时，先引经据典，次引《医宗金鉴》的诊治大法，然后再参以个人意见，条分缕析，颇为精到，让年轻大夫受益良多。先生说过，凡是精通《医宗金鉴》的医生，都是当地的名医。先生强调由博返约，除熟读经典外，须精通一部书。他说各地的名医大都如此。他以济南名医为例，著名中医吴少怀先生精通陈修园的医书，韦继贤先生精通《沈氏尊生书》。他们所读的书多为丛书，既包括临床各科，也有单尊一科的名医，如外科专家李廷来先生精通《外科正宗》，他对中医外科有一定的贡献。现在的医生都是学院派，今后路子怎么走，值得研究。李先生还发现了一个古怪现象，精于《伤寒杂病论》《金匮要略》者知名度偏低，而通时方者患者多。他说，上海陆渊雷先生，著有《伤寒今释》《金匮今释》两部大书，在医界名气很大，但患者问津者少，门可罗雀。济南的老中医刘子瞻先生，对《伤寒杂病论》《金匮要略》深有研究，但患者不知晓，求诊者少，故生活清苦。

先生的知识来源于博览群书。如关于温病方面的知识，他首先学习叶天士、薛生白、吴鞠通、王士雄四家的温病学说，阅读《温疫论》《广瘟疫论》等。白日应诊，夜间读书。遇有疑难问题，便做重点查阅。在杂病方面，先生又参阅了张从正、刘完素、朱丹溪、李杲四家学说，《张氏医通》《医学心悟》《医学衷中参西录》等各家著作。正是深厚的功底，才使先生分析病情有理有据，使人折服。

（三）长于疑难杂症与疫证

先生长于疑难杂症与疫证，这与他的经历与所积累的经验分不开。1938年，先生参与诊治鲁西北霍乱大流行病患，针药并施，救人无数，医名大振。先生在理论方面功底扎实，他曾在1949年济南市举行的中医考试中获取第一名。他不仅对治疗内、妇、儿诸科常见病、多发病颇为拿手，而且擅治心脑血管疾病、慢性肝炎及肝硬化腹水、慢性肾炎及尿毒症、精神分裂症等疑难重症，对中医急症，特别是急性流行性传染病患者的抢救工作尤其有独到经验。如1953年救治流行性乙型脑炎流行，运用自制“清热镇痉散”治流行性乙型脑炎，取得良好疗效。1954年在河北石家庄运用此经验抢救流行性乙型脑炎患者也获得成功。1954年流行性感冒、1957年小儿病毒性肺炎、1958年麻疹并发肺炎、1960年传染性肝炎等传染病大流行，他均参加了省市组织的抢救工作，运用独到的治疗经验，使不少患者转危为安。

三、验案举隅

（一）地黄饮子治风痱证

谢××，年六十有八，博雅君子也。任济南日报社顾问。素相识。

于1980年6月中旬开始四肢乏力，继而两下肢痿软，步履艰难，渐至两足膝痿废，腿不能立，足不能履，坐而不能起。扶掖强起，则两腿不能支撑而仆倒。腿能屈伸，感觉存在。神志不乱，语言如常，胃纳好，大便调，寤寐正常，口干思饮，夜尿多。有动脉硬化史，无头痛眩晕，无口眼㖞斜及半身不遂，无肢体疼痛及高血压。发病后曾住某医院57日，诊为脑血管病变，治无显效而出院。

同年8月12日，友人邹君驱车邀予往诊。至而坐定，谢君曰，不幸而有疾，医治弗瘳，忝系知交，请赐高诊。予曰，不必客气，予虽不敏，愿尽心力而为之。问诊已如上述；脉之，切得右寸及左尺弱，其他弦滑，不任重按，每分钟80次左右；舌苔薄白，质红少津；两手握力弱，右手更弱，四肢肌肉松弛；听诊，心肺正常；血压120/70毫米汞柱。

诊毕，予曰，君所患风痱症也，疾尚可为。谢君问所以。予曰，脉右寸及左尺沉弱，右寸候肺，肺主卫，主气，卫气虚则不用，故全身痿软乏力；左尺候肾，肾属水主骨，肾虚则骨痿不能起立和行走；水不涵木则肝失所养，肝主筋，故筋缓不能自收持。他脉弦滑，重按无力，虚脉也；舌红津少，口干思饮，阴液亏也；夜尿多，肾虚也。综观全候，君之疾乃肺肾两虚，气阴双亏之候。《（黄帝）内经》曰："风痱者，身无痛，四肢不收。"《张氏医通》曰："足痿不能行，属肾气虚弱，名曰痱证也。"属现代医学脑血管病变范畴。拟予益气养阴，滋水涵木，宗河间地黄饮子加减。谢君曰：善。处方：

生黄芪20克，熟地黄20克，制何首乌12克，石斛12克，北沙参15克，麦冬15克，五味子9克，石菖蒲10克，炙远志10克，肉苁蓉12克，巴戟肉12克，菟丝子15克，续断12克，川牛膝10克。6剂。

8月18日，邹君来述，服上方6剂，患者体力增，已坐而能起，扶人徐行，但步履蹒跚。仍依上方去巴戟肉（缺），加枸杞子20克，继服6剂。

8月25日复诊：下肢痿废续轻，已能扶杖而行，步履较稳，口干轻。仍感两腿乏力，夜尿仍频。诊其脉：右寸左尺已起，六脉浮取有力，重按虚弱，76次/分；舌苔薄白，质红润；右手握力增强。谢君欣喜告予曰，蒙君诊治，效如桴鼓，真是生死人而肉白骨也，不胜感荷。予曰，昔扁鹊自言："越人非能生死人也，彼当生者，越人能起之耳。"君之疾，神不昏，志不乱，言不变，故曰可为，否则危矣。我亦不能起死人也，特君之病可治耳。今气阴渐复，但脉重按无力，本虚犹存，治宜扶正固本。药既有效，依前方加减继进。

熟地黄25克，制何首乌12克，沙参15克，石斛12克，麦冬10克，五味子9克，茯苓10克，肉苁蓉15克，盐杜仲10克，菟丝子15克，枸杞子20克，续断15克，当归12克，白芍10克，陈皮10克，川萆薢10克，川牛膝10克。6剂。

9月12日三诊：患者又服药12剂，下肢痿废基本蠲除，于室内及廊下已可弃杖而行，步履自如。夜尿频亦愈。精神、体力、营养均佳。余无所苦。诊得六脉和缓，重按较前有力，72次/分。舌苔薄白质正，津液如常。测脉症，病已近愈，处方议药仍宜谨守病机，扶正回本。依上方以台参30克易沙参，五剂合为一剂，炼蜜为丸常服，以竟全功。

1981年元旦前，邹君受谢君之托来舍道谢，询及病情，知康强如初矣。

先生按：《素问》载“内夺而厥，则为喑痱”。刘河间治风痱以补肾为本。可知风痱症为本虚无疑。辨证论治，本例乃气阴两虚，治以益气养阴，滋水涵木。甫六剂即坐而能起，扶人徐行，再六剂能扶杖而走，步履较稳，三诊则弃杖而行，动作自如。疗程短而效果好。愚虽不敢邀功，但亦觉心安理得。

（二）犀角地黄汤治鼻衄

王某，男，38岁。

初诊：1979年9月12日。

主诉及病史：鼻流血15日。1979年8月17日，突然鼻流血，最严重的一日流血5次，每次100～300毫升，继而时出时止，头昏晕痛，口渴鼻干，胸闷气逆，大便干。

诊查：脉浮大数。84次/分，舌苔薄白、舌质红。

辨证：热伤阳络，血热妄行。

治法：清肺降气，凉血止血。犀角地黄汤加减。

处方：生地黄30克，牡丹皮12克，白芍12克，玄参30克，降香

10克，酒炒大黄9克，侧柏炭10克，炒栀子12克，茜根炭10克，鲜荷叶1片（后入），藕节15克，白茅根30克，甘草3克。

二诊：服上方药3剂，鼻衄基本控制，诸症均减。于上方去大黄，加阿胶12克，继服。

三诊：上方药连服6剂，鼻衄完全停止，口渴除，胸闷瘥，仍时有头晕。脉滑，70次/分，舌苔正常。上方减生地黄、玄参量，又服6剂，病告愈。

先生按：患者素体健康，今突发鼻衄，观其来势之迅猛、衄血量之多，实系热伤阳络（即肺络）、血热妄行。辩证求因，审因论治，法宜清肺降气，凉血止血。仿犀角地黄汤意加减。唐容川谓："血之为物，热则行，冷则凝。"方以生地黄、牡丹皮、白芍、栀子、玄参凉血止血；大黄清热泻火，苦以降之，经酒制，能入血分，清热止血作用较优。以上皆取血见寒则凝之义。降香降气，尤以大黄能直降胃气，气降火亦降，趋血随气降之理。侧柏炭、茜根炭、鲜荷叶、藕节、白茅根止血兼能祛瘀，遵血见黑则止之原则，故能取效迅捷。运用之妙，在于随症加减，如衄血不止，加三七粉，功兼止血祛瘀；口渴，加麦冬、天花粉；衄血量多不止，面色㿠白，心悸气促，脉芤或寸大尺弱，慎防气随血脱，应去大黄，以沉香易降香，再加生龙骨、生牡蛎、人参、当归、五味子、制附子以镇纳固脱。

第十三节 李廷来：外科大家，主张内科外科本一体

李廷来（1919—1993），山东阳谷人。中共党员，主任中医师。历任中华全国中医学会会员，济南中医学会顾问委员会副主任委员，济南中医医院外科主任、副院长。

1947 年，先生来济南谋生，报名参加当时国民政府中医师资格考试，榜列第 11 名。后受当时济南“永安堂”掌柜周凤梧之邀，在永安堂挂牌行医。1950—1952 年在济南市医务进修学校学习。1952—1956 年在济南市第三联合诊所任中医师、医务主任、副部长等职。1957 年调至济南市立中医院后历任外科主任医师、副院长等职。1960 年、1963 年连续两次被评为山东省先进生产者。1988 年被评为“济南市名老中医”。1991 年被确定为首批“全国名老中医药专家学术经验继承工作指导老师”。1992 年被国务院授予有突出贡献的专家，享受国务院政府特殊津贴。先生应诊之余，根据自己 60 余年临证经验，编写《中医外科备览》和《中医外科秘方备要》以启迪后学，并且根据自己多年临证经验，绘制中医外科疮疡疾病图，存图谱数幅。

一、生平及成才之路

先生出身于山东省阳谷县的一个贫农家庭，由于家境贫穷，下学后即在家中务农。先生幼年丧母，寄寓舅家，其舅父王怀拘为当时阳谷疮疡科名家，数世行医，有名当世，善诊诸疮、骨折诸疾。为谋生，李先生 18 岁随其舅父

受业，知识日增。他随其舅学炼膏丹、打丸散、习方技，对外科外用药的膏、丹、丸、散的配制及炼丹技术融会贯通，大获其传，弱冠学成，成为该医学世家的第五代传人。后自立门户，悬壶乡间，救疾有誉，多负盛名。

先生自青年时代开始研读诸家名著，尤其是外科著作，如《医宗金鉴》《外科正宗》等，奠定了先生深厚的医学功底。在医学生涯中，他以朴素的工作态度，兢兢业业，任劳任怨，时刻保持为患者着想的崇高医德。先生从事中医临床近60年，他以严谨的治学态度和勤奋刻苦的学习精神，继承传统，开拓创新，由一名普通的乡村医生成为齐鲁著名的中医外科专家，不仅积累了丰富的临床经验，而且其外科学术理论深厚，有其独特的医疗风格。

在繁忙的临床、教学、科研活动中，先生不断地总结经验，以启迪后学，先后撰写《中医外科学》《实用中医外科》等著作。其论文《以中医中药为主治疗血栓闭塞性脉管炎450例疗效总结》《三期一级血栓闭塞性脉管炎173例临床分析》《1967例乳痈分析》等均在省级以上刊物发表。李先生近百万字的著作及文章，是极其珍贵的财富。

二、临证思路

先生善治外科诸症，如痈疽疮疡、周围血管病、骨疽、乳痈及皮肤病等。先生的临证思路如下。

（一）内科外科本一体

先生素来主张治疗外科病，应内服法与外治法相结合，强调治外必先治内，内外兼治，依证分型，辨证施治。

徐灵胎曰："外科之法，最重外治。"但先生认为，外治法应以内治理论为依据，正如《理瀹骈文》所言："外治之理即内治之理，外治之药亦即内治之药，所异者法耳。"一般来说，比较轻浅的疮疡，经外治可收其功。但如系大疡重症，单靠外治是不够的，必须内治和外治相结合，辨证施治，方可提高疗效，转重为轻，化险为夷。

（二）重视辨证论治

在临床实践中，先生始终坚持辨病与辨证相结合。临证辨证时，先辨阴阳、虚实，次辨经络部位，再辨局部的肿痛痒脓，不因循守旧，着眼于局部辨证，同病异治，异病同治，摸索治疗规律。如对于血栓闭塞性脉管炎的治疗，先生于20世纪60年代初即在国内首次创造性地提出了“五型辨证分类法”。依据本病发展的过程以及症状的不同，分为虚寒型、气血瘀滞型、湿热型、热毒型、气血两虚型。

虚寒型：患肢萎缩怕冷、触之冰冷、皮色苍白或潮红，麻木、酸胀，呈间歇性跛行，疼痛遇冷则加重，无溃疡或坏疽。脉象沉细而迟，舌质淡、苔薄白。

治宜温经散寒，通阳活络。

方药：阳和汤（《外科证治全生集》）

熟地黄30克，鹿角胶9克，白芥子6克，炮姜炭3克，肉桂3克，麻黄3克，甘草3克。

方解：熟地黄、鹿角胶补血填精，温补和阳；炮姜炭、肉桂、麻黄开腠理，解寒凝，温经通络，散寒止痛；白芥子祛湿化痰，有利通脉；甘草调和诸药，又能缓急止痛。合之则有温通补虚的作用。

瘀滞型：患肢畏寒，触之发凉，麻木，呈持续性固定性疼痛，局部皮色淡红或深红，肢端瘀血斑点，活动后患足则呈苍白色或苍黄色，肌肉萎缩、步态跛行，舌质暗紫。治宜活血化瘀，益气养血。

方药：顾步汤（《外科真诠》）加味。

生黄芪30克，高丽参9克，当归30克，金银花90克，霍山石斛30克，牛膝15克。

方解：方中黄芪、高丽参大补血气，以扶正气，是为气行则血行之意；当归、牛膝补血活血，引药下行；霍山石斛养阴，可治疮毒；金银花清热解毒。故有大补气血，而泄其毒之功效。可佐以桃仁、红花、地龙、鸡血藤、丹参以助其活血化瘀之力。

湿热型：患肢喜冷畏热，小腿酸胀、肿痛，肢体沉重乏力，常患有游走性静脉炎。患者面色灰或黄，胸闷食少，口渴不欲饮，小便短赤，脉象滑数或细数，舌苔白腻或黄腻。治以清热利湿，芳香化浊。

方药：茵陈赤小豆汤。

茵陈24克，赤小豆18克，生薏苡仁30克，炒苍术9克，黄柏6克，苦参12克，防己9克，泽泻9克，白豆蔻9克，佩兰9克，木通6克，川牛膝12克。

方解：方中茵陈芳香化湿以清络热，配赤小豆、生薏苡仁分利淡渗、祛湿，为主药；苍术、黄柏、苦参、防己清热燥湿，为辅药；泽泻、木通利水渗湿，为佐药；佩兰、白豆蔻芳香化湿，助脾健运；川牛膝活血行瘀，通脉消肿，引药下行。

热毒型：患肢剧痛、昼轻夜重、喜凉怕热，肢端出现坏疽或溃疡，如有继发感染，则局部红、肿、热、痛，脓液较多，并伴有恶臭；患者可有低热或高热，纳呆食少，口渴引饮，便秘溲黄，精神萎靡，屈膝危坐。舌质紫或红绛，舌苔黄面中剥，或厚黄，或黑灰苔，脉象洪数或弦数。多属坏疽继发感染期、热毒炽盛者，治以清热解毒，滋阴活血。

方药：四妙勇安汤（《验方新编》）

金银花60克，玄参60克，当归30克，生甘草18克。

方解：金银花、甘草清热解毒；玄参滋阴解毒，散结消肿；当归和血通脉，消肿止痛。

气血两虚型：患肢疼痛较轻，皮肤干燥、肌肉消瘦，疮口久不愈合、肉芽暗淡、脓液稀薄、肢体无力，精神疲惫，面容憔悴，心悸、失眠，舌质淡、苔薄白，脉沉细无力。多见于早期或恢复期、素体虚弱的患者，失于调养、气血不足。治以补益气血，扶正固本。

方药：人参养荣汤（《太平惠民和剂局方》）

高丽参6克，炙黄芪18克，土炒白术6克，茯苓12克，熟地黄30克，当归12克，炒白芍9克，远志9克，五味子3克，肉桂4.5克，陈皮6克，甘草3克，生姜3片，大枣4枚。

方解：高丽参、黄芪、白术、茯苓、甘草健脾益气；熟地黄、白芍、当归、肉桂和营补血；远志、五味子安神宁心；陈皮、生姜、大枣悦胃健脾。合之有补气养血、滋补肾阴、安神宁心之效。对脱疽伴气血不足、心虚惊及久不收口者佳。本方可加牛膝、鸡血藤以助其活血通脉。

在应用外治法时，先生亦根据患肢的不同情况和疮疡的变化进行辨证施治。他强调阴阳辨证，提出外热内痛者，属阳证，用凉药敷贴，则热毒自解，瘀滞自消；外寒内痛者，属阴证，用热药敷贴，则脾胃自壮，阳气自回；半阴半阳证，用温药敷贴，则气血自和，瘀滞自消。另外，还需注意阴阳转化。先生提出，变证不可不知也，阳变为阴者，凉剂之过也，犹可以反。故多生，阴变为阳者，热药之骤也，不复可回，故难愈。

李先生在临床治疗中以中医中药为主，改善血液循环，降低切除率。若遇到高热、继发感染严重或者疼痛难忍等情况，会适当灵活配合抗生素控制感染，注意及时切除坏死组织。

（三）多法并用，治疗外科疾病

李先生将外治法分为药物疗法、手术疗法和其他疗法三大类。临证时，应用多种外治手段同时配合治疗。如大疡痼疾，则需熏洗、溻渍、切开、筒拔、掺药、围药或盖贴膏药等配合使用。先生认为药物疗法是外治法使用最广泛的一种疗法，包括膏药、药膏、围药、掺药、熏洗药、擦药、涂药、吹药、药线等类型。对制作丹药、膏药经验独到。他主持研制的青黛膏、黄连膏、紫草油膏、红升丹等外用制剂，在治疗外科感染性疾病过程中疗效显著，被广泛应用于临床。

葛芃、迟景勋等总结了李先生外治法等方面的内容，内容涉及膏药、掺药、药线的制作、功效、适应证、注意事项等，说明先生对中药外治疗法独特功效有了较深入的认识。

如对于未溃患肢（趾）凉、酸、胀、痛者，应用熏洗药（生甘草30克、生姜60克）以疏通血管，缓解疼痛；患肢红肿有块或并发浅静脉炎者，外敷清热解毒、消炎止痛的消炎软膏（芙蓉叶120克、大黄30克、胆南星12克、升麻 15 克)。

已溃的患肢，辨证施以黄连膏、白芷散、三黄溶液、生肌玉红膏、全蝎膏等，并结合手术疗法依据病情施以坏疽清除术。

李先生强调正确的局部处理方法尤为重要，若处理得当，可以减少病痛，控制感染，使坏疽局限，促进伤口愈合。若处理不当或误治，可使病情加重或恶化，甚至导致截肢。

（四）重视脾胃的调养

脾胃为后天之本，气血生化之源，脾主四肢，主一身之肌肉。脾胃作为一身之气运转的枢纽，在疾病的防治中有着重要的作用，正如李东垣在《脾胃论·脾胃盛衰论》中所说："百病皆由脾胃衰而生也。"先生在临床诊治疾病过程中，谨遵《黄帝内经》治病必求于本的原则，尤其注意发挥脾胃功能。先生在《中医外科学·周围血管疾病》中认为正气虚弱是发病的内因，是致病的基础。脾胃功能紊乱会导致生湿、化痰、化热，如饮食失节导致脾胃运化失常，过食膏粱厚味、辛辣炙煿湿热搏结于脾，积湿下注，滞于筋脉，引发脱疽、恶脉等；或因情志不畅，思虑伤脾，脾阳不振，无力鼓动阳气输布精微于血脉，渐致气血亏损，血脉不得充盈，四肢难以禀水谷气，气日以衰，脉道不利；又或因先天禀赋不足，脾虚、脾阳虚等可以导致无脉症、雷诺病的发生等。因此，先生在治疗周围血管疾病时，注重使用调理脾胃的药物。如虚寒证，选用真武汤，湿阻中焦者加砂仁、半夏、陈皮以燥湿醒脾；湿热证，应用茵陈赤小豆汤，方中佩兰、白豆蔻芳香化浊醒脾；气血两虚证，方选八珍汤、人参养荣汤、归脾汤、顾步汤等；脾虚证，方选防己黄芪汤、香砂六君子汤等。

三、典案举隅

先生致力于周围血管疾病研究，拟定的"茵陈赤小豆汤"等一系列方剂，治疗血栓闭塞性脉管炎、动脉硬化性闭塞症、糖尿病坏疽、静脉曲张、血栓性静脉炎、雷诺病等均有较好的疗效。

（一）茵陈赤小豆汤治疗脱疽医案

李某，男，67 岁。

初诊：1985 年 4 月 6 日。

主诉及病史：因脱疽住院，素有糖尿病史。多饮善饥，尿多。诊查：患者体形肥胖，发热，右脚背红肿，右足第二趾溃烂坏死，根部溃疡向足背发展，紫黑色呈条状块，大小约 2 厘米×5 厘米。患腿肿胀按之凹陷，脉象滑数，舌苔白腻，舌边有瘀血斑。查血糖 230 毫克/升（1.67 毫摩尔/升），尿糖（+++），血常规：白细胞总数 15.6×10^9/升，中性粒细胞 87%。

辨证：此乃阴虚火旺兼有湿热下注。

治法：治宜先清湿热，再议他症。茵陈赤小豆汤加减，局部用白灵药、黄连膏纱布换药。处方：茵陈 18 克，赤小豆 12 克，薏苡仁 30 克，泽泻 9 克，（炒）黄柏 9 克，（炒）苍术 9 克，苦参 12 克，栀子 9 克，金银花 30 克，蒲公英 30 克，豆蔻 6 克，佩兰 9 克，滑石 30 克，甘草 3 克。10 日后腿肿减轻，脚背红肿有增，坏疽继续发展，溃面向足背扩大，疼痛较甚，夜眠不宁。再以四妙勇安汤加板蓝根、紫花地丁养阴清热、解毒，局部用抗生素滴浸，经治疗月余未应。右足腐烂组织已至前趾骨，溃疡面宽约 3 厘米，长约 5 厘米，筋骨暴露，脓液增多，予以残端清除。改用“五神汤”加栀子、连翘、黄柏，重用紫花地丁。10 日后病情渐趋稳定，但尿糖未减，血糖仍高，疮口长期不愈合，肉芽亦无生肌。又改知柏地黄汤加减，以冀其效。外用紫草膏纱布合生肌玉红膏纱布交替换药。处方：生地黄、熟地黄各 30 克，茯苓 9 克，怀山药 12 克，牡丹皮 9 克，山茱萸 12 克，泽泻 9 克，（盐）黄柏 9 克，（盐）知母 9 克，金银花 18 克，紫花地丁 30 克。兼服麦味地黄丸，早、晚各 9 克。而后以扶正固本，标本兼施、生肌敛口为法，嘱其长期服用知柏地黄丸或六味地黄丸及金匮肾气丸，以固肾阴。患者共住院 10 个月，痊愈出院。

（二）大剂四妙勇安汤加板蓝根治疗坏疽医案

王某，男，58岁。

初诊：1979年4月6日。

主诉及病史：患者病经四五年之久，有冠心病、动脉硬化病史，曾偏瘫过两次。右腿麻木，发凉、酸痛、肌肉消瘦，右脚踇趾紫褐，三趾及四趾干枯坏死已2个月余，曾经当地医院治疗未愈。

诊查：入院当晚心脏病急性发作，胸闷气短。呼吸短促，四肢厥逆，汗出如珠，被褥尽湿，呈半昏迷状态，脉象细数，心跳120次/分，面色苍黄。立即抢救，行输液，输氧，并予参附汤以回其阳。服药两剂，症状缓解，精神好转，稍进饮食；3剂后病情大有好转，胸闷气短已除，睡眠安宁。唯脚凉、脚痛明显，改服顾步汤大补气血，以解其毒，加玄参30克以育其阴。连服10余剂未应，脚痛、脚凉依然，坏疽有所发展，血清总胆固醇230毫克/升（1.67毫摩尔/升），白细胞总数10.8×10^9/升，中性粒细胞78%。改用四妙勇安汤加味，局部以白芷粉制剂干包。

处方：

金银花45克　当归30克　板蓝根24克　玄参45克　生甘草18克。

经过3个多月的调治，待坏疽界限清楚予以残端清除，而用血竭膏封口而愈出院。

第十四节 张珍玉：重视理论，强调脏腑辨证

一、成才之路

张珍玉（1920—2005），别号虚静，山东中医药大学教授，中医界首批硕士博士研究生导师，全国著名中医理论家、临床家。1920 年 11 月出身于山东省平度县的一个中医世家，其父悬壶青岛，在当地医名远扬。张父对其承袭家技期望高，张珍玉 16 岁中学毕业后，开始随父习医。受父亲指导，起初先熟练背诵《医学三字经》《药性赋》《濒湖脉学》《汤头歌诀》等浅显通俗之作，两年后继续攻读《黄帝内经》《难经》《金匮要略》《伤寒杂病论》等言辞古奥的经典医籍，及王冰次注《黄帝内经》、陈修园《〈金匮要略〉浅注》《〈伤寒论〉浅注》等其他医著。同时随父应诊，结合病情切实体会到中医理论知识对临床实践的指导作用，对中医经典的理解在此过程中由浅入深，为其耄耋之年进入"开口诵经典，闭目称诸家"的境界奠定了深厚的理论基础。

张珍玉幼承家学，医术高超，1941 年在青岛开业悬壶行医，至 20 世纪 50 年代已小有成就，声名在外。但他并不满足于只继承家学，张父亦希望爱子能博采众长，父子共同的心愿促使他带着强烈的求知欲望跨出家门，拜访名医求教，当时青岛颇有名气的京医谢文良先生便是其一。然而，限于当时国内"崇西贬中"的严峻形势，张珍玉访问名师的求知之路被迫中断，学习

中医之路只有刻苦自学这一条途径。

1952 年，青岛市中医进修学校成立，张珍玉作为首批优秀青年中医被安排进修，但因国内环境对中医无限贬低，学习亦以西医为主，正是这段经历，反而坚定了他投身“衷中参西、治病救人”之路的信心。1956 年，党和人民政府为振兴中医事业，山东省中医进修学校应运而生，张珍玉又作为首批师资培养对象被推荐入学，第二年留校任教。1958 年作为高水平师资培养对象，被选派赴南京由卫生部主办的中医教学研究班深造。1959 年调至山东中医学院（现山东中医药大学）从事教学、临床、科研工作，自此开始高等中医教育的执教生涯，成为该校中医基础理论学科创始人和奠基者。

学校成立初期，师资力量薄弱，同时面临着缺乏教学内容和教材的问题。为适应教学需要，张珍玉自 20 世纪 60 年代开始，先后承担了“中医基础理论”“黄帝内经”“中医诊断学”“中医各家学说”“难经”等多门中医基础课程的本专科教学工作，以及多部教材的编写工作。

1978 年晋升为副教授，并经遴选成为硕士研究生导师；1980 年晋升教授，1986 年经国务院批准为博士研究生导师。先后培养硕士研究生 17 名、博士研究生 24 名，师带徒 2 人。他的学生有 6 人成为博士研究生导师、3 人获得霍英东教育基金会全国高等院校青年教师奖，为中医药事业培养了一大批优秀人才。

张珍玉先生从事高等院校中医教育和科研工作 30 余年，著书立说，成就斐然。共编著、出版高校教材和学术著作 20 余部，多次参加全国中医药统编教材的撰写，包括《中医基础学》《实用中医基础理论学》《内经摘要语释》《灵枢经语释》《病机十九条》《谈脏腑辨证》等，其中《实用中医基础理论学》获 1987 年山东省教委科技著作二等奖。主持指导完成并获奖的省部级科研课题多项，其中“肝气逆、肝气郁两证的实验研究”获 1992 年山东省教委科技进步二等奖；“《藏象经络学》教材建设和教学法研究”获 1992 年山东省教委优秀教学成果二等奖。此外，张珍玉先生积数十年理论研究与临床实践经验，提出的“治咳之要在宣降”“气分阴阳”“脾胃分治论”“肝失疏泄包括肝气逆与肝气郁两证”等学术观点和成果，为学术界所公认。公开发表学术论文百余篇，计数十余万字，影响海内外。

张珍玉先生德高望重，多重荣誉加身。毕生荣获“全国优秀教师”“中华中医药学会成就奖”“山东省有突出贡献的名老中医药专家”“山东省名中医药专家”“山东省科技兴鲁先进工作者”“山东省卫生系统先进工作者”“山东中医药大学终身教授”等多个荣誉称号，享国务院政府特殊津贴。曾任山东省政协第四、第五、第六届委员，中国中医药学会内经、中医基础专业委员会顾问，山东省分会中医基础理论委员会主任，全国高等院校中医专业教材编审委员，第三批全国老中医药专家学术经验继承工作指导老师，山东省中医基础学科学术带头人，山东中医学会常务理事，省卫生厅医学科学委员会委员，辽宁中医学院名誉教授等10余项职务。

他还曾赴俄罗斯考察，赴韩国会诊，为学校和山东中医赢得荣誉。其个人传略及学术成就载录于《齐鲁科技精英》《名老中医之路（第2辑）》《山东中医药大学九大名医经验录》《中国百年百名中医临床家丛书内科专家卷》《中华中医昆仑（第9集）》等书目。另外，《山东省有重要贡献专家名录》《中国当代名人录》《英国剑桥大学世界名人录》等书中亦有先生之英名。

二、学术思想

张珍玉先生学术造诣深厚，临床疗效卓越，提出了诸多代表性学术思想。在治学方面，先生熟读经典，提倡“学以致用”“古为今用”，强调中医理论与临床实践互相验证与补充，二者相得益彰。在临证方面，先生擅长辨治内科、儿科、妇科病及各种临床疑难杂症，重视脏腑辨证，提出了“诸病皆可从肝治”“治咳之要在宣降”“脾胃分治，阳升阴降”等学术理论。在处方用药方面，先生严格遵循组方配伍和用药法度，善用小方，重视把握药量配伍比例，且善用对药，发挥药物性味与作用相反相成之妙用。

（一）重视理论，指导临床疗效

张珍玉先生自幼随父习医，熟读背诵《黄帝内经》《难经》《伤寒论》《金匮要略》等中医经典著述，行医、执教数十载，始终潜心研读中医典籍并记录读书心得，结合自身临床实践不断总结验证，强调中医理论与临床相得益彰。他常言，中医学之所以富有生命力，在于它理想的临床疗效，而好的疗效源于中医理论的指导，中医理论的根基就是《黄帝内经》等经典之作，这是中医理论的源头活水。因此，他反复强调中医之理源于经典，要夯实中医理论根基，必须从深入研究中医经典著作入手。提倡学习经典著作要做到“学以致用”“古为今用”，将理论与临床实践相结合，使二者能够互相验证与补充，精研理论以提高临床疗效，总结临床以深化理论学习。

比如，先生曾为一42岁女性患者治愈脱发。

患者自述头发全脱已5年余，开始梳头则脱，初不介意，至脱发稀疏露头皮始四处求医，治疗无效，渐至全脱。来诊时天气炎热仍戴帽子，帽檐四周装以假发。细询之，素日懒动，动则气短，易汗出，舌脉如常。先生根据《素问·五脏生成》“诸气者，皆属于肺”、《灵枢·经脉》“皮肤坚而毛发长”、《灵枢·本脏》“卫气者，所以温分肉，充皮肤，肥腠理，司开阖者也”等医理，辨证脱发之病机系肺气虚衰，则宣发无力，卫气不达，毛发随之而憔悴、枯槁、脱落，故提出脱发应从肺论治。观本例患者兼有周身乏力，易自汗，动则气短之象，皆气不足之征，又按《难经·十四难》“损其肺者，益其气”之说，当补肺气，肺气足则卫气充，而皮肤坚，毛发长，故自拟补益肺气为主之黄芪益气汤予之。处方：生黄芪20克，党参15克，当归9克，炒白芍9克，炒白术9克，桂枝6克，桔梗6克，茯苓9克，炙甘草3克。水煎分2次服。方中四君子汤加黄芪补气助卫，白芍、桂枝和营助卫，当归和血养血以载气，桔梗入肺为使，共奏补肺助卫实表之功。气充则精血自能生化，表坚而发自生矣。患者服20剂，头部已见细微黄发生出，知药已中的，效不更方，继服10余剂，开始生黑发且粗壮。将原方加倍量配丸剂服之，以图后效。3个月后黑发全生，一如常人。

（二）临证丰富，重视脏腑辨证

张珍玉先生临证擅长辨治内科、儿科、妇科病及各种临床疑难杂症，体现出高度重视脏腑辨证的特点，提出了“诸病皆可从肝治”“治咳之要在宣降”“脾胃分治有侧重”等一系列学术理论。

1. 诸病皆可从肝治

先生深入研究中医内伤情志致病理论与肝主疏泄之间的关系，积数十年理论研究与临床实践之经验，将肝失疏泄的临床表现分为肝气失调与失畅两方面，提出了肝失疏泄包括“肝气逆”与“肝气郁”两证的理论，重视肝病辨证，突出肝失疏泄病机，提出“诸病皆可从肝治”的观点。曾从肝论治胃脘痛、头痛、遗精、子宫肌瘤、口苦、口臭、胃中振水声、经前期综合征、痛经、前列腺炎等诸多病种。

比如从肝论治痛经一例：

> 患者痛经7年，13岁初潮，7年前出现痛经，现月经周期正常，量中等，色暗红，有血块，每于行经第1～2日，少腹疼痛难忍，痛甚则手足汗出、恶心，血块排出后疼痛可暂时缓解，怕冷喜暖，经前乳房胀痛，头晕无力，纳眠可，二便调。舌淡红，苔薄白，脉弦弱。先生诊为肝郁气滞，拟方：柴胡6克，炒白芍9克，当归9克，人参10克，炒白术9克，云苓9克，香附9克，郁金6克，炒延胡索6克，茺蔚子6克，砂仁9克，甘草3克。水煎服。嘱患者每于经前3天开始服药，连服3剂，经至停药，随后2个月服法如前。患者3个月共服9剂，痛经消失，未再复发。按：痛经主要责之于气血运行不畅，不通则痛。女子以肝为先天，肝为血海，主疏泄，调畅气血，故痛经与肝郁气滞关系最为密切，治痛经当以疏肝理气为主、调和气血为辅，气血和顺，通则痛自消。本案方中柴胡疏肝解郁，当归、白芍补血养肝，人参、白术、云苓健脾益气，香附、郁金、延胡索行气活血；茺蔚子活血调经，砂仁、甘草醒脾和中，调和诸药。

2. 治咳之要在宣降

先生对咳嗽的辨治，当首辨其外感与内伤。他总结多年的理论教学与临床实践，提出：肺之宣发，宣中有降；其肃降，降中有宣。按《灵枢经·决气》“上焦开发，宣五谷味，熏肤、充身、泽毛，若雾露之溉”之言，示肺宣而后降之理；以《素问·经脉别论》“脾气散精，上归于肺，通调水道，下输膀胱，水精四布，五精并行”之论，明肺降中寓宣之机。宣与降相应，则气机通畅。因此，咳嗽由肺失宣降而致，而失宣多由外邪所闭，不降常因内伤劳倦所为，故咳嗽分为外感与内伤两种。究其治法，亦不外两法：外感重在宣发，佐以肃降；内伤重在肃降，佐以宣发。

比如先生于1998年曾接诊一5岁小儿患者：

辨证为外感咳嗽，治以疏风清热，宣肺止咳，自拟“桑薄清宣汤”予之。处方：桑叶6克，薄荷5克，牛蒡子4克，板蓝根5克，炒山栀子4克，桔梗5克，炒枳壳4克，紫菀5克，川贝母5克，甘草3克。水煎服，2剂，日1剂，分2次温服，早、晚各1次。药后诸症愈。方中以桑叶、薄荷清肺疏风、宣散风热为主药；桔梗宣肺止咳，炒枳壳降肺下气，两者相配，宣中有降，共同调和气机升降，以复肺之宣降之职；配伍板蓝根、牛蒡子清热利咽，紫菀、川贝母止咳化痰共为辅药；并佐甘草调和。诸药合用，共奏疏风清热、宣肺止咳之功。

3. 脾胃分治有侧重

先生基于《黄帝内经》脾胃学说及李东垣、张景岳、叶天士等古代医家关于脾胃的学术观点，结合自身临床实践经验，提出“气机升降，无处不在；升降失常，多病共具”的新观点，全面继承传统“补土派”理论的精髓，完善了脾胃分治理论体系。他指出，脾与胃虽同属中焦，但二者在生理上阴阳属性、生理功能、气机升降有别，在病理上病变表现各异，故在临床治疗中应当区别对待。其要点在于区分二者阴阳属性、燥湿喜恶、气机升降而治，即治脾当升，治胃宜降，脾胃同治，各有侧重。

如先生于2004年治愈脾胃虚弱证一例：

患者郑某，女，16岁。一诊：食后胃痛日久，加重2周，曾服用消食片、快胃片等药，症状改善不明显。现食后胃痛，晚饭后尤甚，伴恶心欲呕，睡中磨牙，纳少，时头痛，大便时干。舌淡红苔薄白，脉数弱。因患者胃痛食后作，纳少，表现出明显的脾胃虚弱之征，又因胃痛多于晚饭后发作，提示天人相应，阴失阳助，故先生辨证为以脾气虚为主要机制的脾胃虚弱证，治以健脾益气、和胃止痛。处方：香砂六君子汤加减。人参10克，白术（炒）9克，茯苓9克，陈皮6克，白芍（炒）9

克，香附9克，广木香6克，砂仁6克，麦芽（炒）6克，甘草3克。3剂，水煎服，日1剂。忌寒凉。

方中以人参、白术、茯苓、陈皮、砂仁健脾益气和胃，以复脾胃纳运之职，白芍调和肝脾，香附疏肝理气，广木香行气，麦芽健脾消食且能疏肝行气。

二诊：药后食后胃痛减轻，恶心欲呕减，仍纳少，睡中磨牙，时头痛，大便时干。舌淡红，苔薄白，脉弦弱。加焦山楂6克。3剂，水煎服，日1剂。嘱其忌寒凉太过。

二诊症状表现说明脾胃气机郁滞正在解除，仍纳呆，表示脾胃虚弱尚在，故加焦山楂消食健胃，以助脾胃纳运之职。

三诊：药后胃痛消失，纳食好转，头痛未作，大便基本正常，仍睡中磨牙。舌淡红，苔薄白，脉弦弱。效不更方，仍以健脾益气和胃为治。处方：人参10克，白术（炒）9克，茯苓9克，陈皮6克，白芍（炒）9克，香附9克，紫苏梗6克，广木香6克，砂仁6克，麦芽（炒）6克，甘草3克。5剂，水煎服，日1剂。药后续服香砂养胃丸，日2次，每次1包。药后诸症愈。

三诊药后胃痛消失，纳食好转，头痛未作，大便基本正常，仍睡中磨牙。舌淡红苔薄白，脉弦弱。药后胃痛消失，纳食好转，说明疏导脾胃虚弱郁滞之机渐复，但睡中磨牙示脾胃不和之症状仍在，且虚则补之需待时日，不能仅以临床症状消失为目的，故仍以健脾益气和胃为治，并以香砂养胃丸调养脾胃以善后。

（三）配伍严谨，方简药轻效宏

先生临床处方用药时善用小方，处方简练，重视把握药量配伍比例，认为中药并非药量越大疗效越好，药量适宜而重在比例，在保证疗效的同时也能减轻患者的用药负担，不易损伤正气。其处方一般药物成人用量在6～9克；矿石、介壳类者，如生龙骨、生牡蛎、石决明等，可用至12克；气清味淡者，如葛根、首乌藤、金银花等，也可用12克左右；黄芪可用至25克，儿童用量减 1/3～1/2。如四逆散中柴胡与白芍等分，但先生在临床实践中发现柴、芍最佳比例为 2∶3；四君子汤中人参与白术为 10∶9；桑叶、薄荷、牛蒡子为 3∶2∶2 等。

先生临证处方时还善用对药，长于利用人体固有的调和机制，将性味及作用相反的药物进行组合，发挥其相反相成之妙用，从而取得更佳疗效。他指出，在运用对药时必须遵循两个原则：第一，药物的选择一定要针对病机，对药主要用于寒热不调、虚实并见、升降失常、开阖失司、燥湿同形等病证。第二，药量的比例，不能半斤八两，而是有所偏重。应用时，可根据治疗目的，通过调整剂量而达到要求，即偏重一方用量稍大，相对一方用量稍小。如果两药剂量相等，往往不能取效。先生汲取前人经验，结合临床经验进行创新，筛选了一部分行之有效的对药组合，验之临床疗效出色，现整理如下。

（1）寒热组合，如黄连与干姜（或炮姜）治疗寒热不调之腹泻；黄连与木香治疗下痢腹痛，里急后重。

（2）燥润组合，如陈皮与麦冬同用治疗咳喘频多难咳；苍术与玄参同用治疗消渴皮肤瘙痒。

（3）升降组合，如桔梗与枳壳合用治疗咳喘；菊花与生龟甲合用治疗肾虚肝逆之眩晕。

（4）收散组合，如白芍与柴胡治疗合用肝胆、脾胃病变；五味子与干姜合用治疗久病咳喘、痰涎稀薄。

（5）涩通组合，如五味子与木香合用治疗久泻腹痛；芡实与泽泻合用治疗久病虚淋。

（6）补泻组合，如白术与枳壳合用治疗中虚脘痞；黄芪与木防己合用治疗风湿痹症。

张珍玉先生从事中医临床、科研、教学工作 60 余载，学识渊博，临证丰富，医德高尚。他通达经典，毕生致力于中医理论的继承、发展与创新，主张将现代研究成果纳入中医学的思维模式中，为中医理论的传统继承与现代化研究进程的推动做出突出贡献。他医术精湛，重视脏腑辨证，提倡应用小方，处方配伍严谨，用药精简巧妙，总结提出的一系列学术观点为学界共识与借鉴，使后学受益匪浅。

第十五节 徐国仟：青灯黄卷 笔有神

徐国仟（1921—1995），山东省黄县（今龙口市）海云寺徐家村人，中国共产党党员，山东中医药大学教授，博士研究生导师，全国教育系统劳动模范，享受国务院政府特殊津贴。

一、生平经历

先生幼年时入本村私塾开蒙。1928 年因军阀混战，为躲避战乱，举家迁往烟台，先生则继续在烟台读书。由于母亲常年患病，求医甚多而疗效一般，遂立志学医。1941 年，考入华北国医学院，潜心求学，系统学习中医知识，并学习西医课程，这段求学经历为先生日后从事中医工作打下了坚实的基础。1944 年，先生以优异成绩从华北国医学院毕业，在同学孙一民的介绍下，拜施今墨先生为师。施先生博采众长，对医学孜孜以求，大医精诚，对患者亲切关怀，深深地影响了当时的徐国仟。1945 年，国民党发动内战，受战乱的影响，先生和家里失去了联系，而施今墨先生又在南京未归，为维持生计，先生先后在母校华北国医学院、工厂工作。工作之余，先生仍不忘学习。1947 年冬，先生返回烟台，经过当时国民党市政府的考试，取得了行医执照，正式开始行医。先生勤奋好学，师承名医，面对诸多疾病，往往应手而愈，因此声名大振。

1948 年，烟台解放，民众欢腾，到处充满着勃勃生机，先生的医学事业也再放异彩。先生积极投入爱国卫生运动，为群众治病，参加卫生防疫工作。1953年，为响应政府公私合营的号召，先生带头筹建烟台市第二联合诊所，担任所长职务。同年，被选为烟台市中医学会副主任。先生急患者之所急，想患者之所想，一心一意投入到治病救人的工作中，受到广大群众的好评，有越来越多的患者慕名前来就诊。先生曾当选为烟台市第一届人大代表和第一届政协常委。

1956年，先生被选派到济南参加山东省第一期中医研究班学习，在这里先生结识了很多同他一样的中医药优秀人才，对中医药的学习和研究也更加深入。1957年以优异成绩结业后，先生被分配到山东省中医药研究所任教。当时先生在烟台已经成了家，并且在临床方面取得了不错的成绩，继续从事临床工作显然比从事教学工作更容易，但先生仍然服从分配，孤身一人留在济南。当时全国掀起了西医学中医热潮，先生承担着为第一、第二届山东省西学中学员讲授《伤寒论》的工作。同年，被选为第二届山东省政协委员。

1958年，山东中医学院成立，先生成为创校之初的第一批教师。在山东中医学院，先生担任伤寒温病教研组主任，主讲《伤寒论》等，还教授过“温病学”“中医基础学”“内科学”“中药学”等，1960年成为学院最早的一批讲师之一。先生十分重视教学工作，对自己讲授的课程都要进行学习和研究，不管课程已经讲授了几次，在正式授课之前，先生还是会重新备课，书写讲稿。

1964年，山东中医学院承担了原卫生部下达的《针灸甲乙经》的校释工作，先生参加了这项工作，工作刚开展不久，就因故而被迫停止了。直到1977年，原卫生部又恢复了这项工作，为保证工作的顺利开展，学院成立中医文献研究组，由先生担任组长，带领研究组重新进行《针灸甲乙经》的校释。研究组成员夜以继日，焚膏继晷，数易其稿，1979年，校释工作圆满完成，由人民卫生出版社出版。这项成果获得了国家中医管理局科技进步二等奖，文献研究组也获得了全国卫生科技大会先进集体的光荣称号。

1978年11月，中医文献研究组改为中医文献研究室，先生担任研究室主任。先生致力于推动中医药文献事业的发展，重视对人才的培养，采用

“传帮带”的方法，积极培养中青年学术骨干。在本科学生中开设选修课，倡导创办中医文献专业本科班，为中医文献的发展储备力量。

1989 年，徐先生被评为全国教育系统劳动模范。1991 年被评为山东省高等学校优秀思想政治工作者及山东省高等学校先进科技工作者。1992 年享受国务院政府特殊津贴。1993 年，先生被评为山东省高校优秀共产党员、全国优秀教师。1994 年，被评为全省卫生系统先进工作者。先生还曾担任中华全国中医学会山东分会理事、顾问，中华全国中医基础理论学会山东分会副主任，中医高等院校全国统一教材编审委员会委员等职。

二、治学特点

（一）博学多闻，淡泊名利，诲人不倦

先生博览群书，见识广博，这来自先生几十年如一日地研读苦学。如寒暑假期间，校园空空荡荡，但先生依然每日到办公室上班，研究学问，毫不松懈。

笔者是先生招的最后一届博士生，多次至徐先生家中求教学问。笔者印象深刻的是，在昏黄的灯光下，先生依然在看书，研究学问，先生端坐读书的身影深深地印在笔者的脑海中。先生其时已七十余岁，已工作一日，晚上应是休息时间，但先生依然苦读不辍，笔者很受震撼！笔者感叹：所有能成名成家的学者，其研究工作及生活是如此自律！

先生不重视名利地位，一心投入工作。1957 年，先生参加山东省第一期中医研究班结业后，被分配到山东省中医药研究所，当时先生已经在烟台当地小有名气，但先生仍然服从分配，留在济南任教。后来面对经济大潮，不少名医下海，先生不为所动，一如既往地工作。

先生诲人不倦。在日常工作中，青年学者或研究生经常向先生请教问题，只要有人向先生请教，先生总能够立刻放下手边的工作，帮助他们解决问题，或是指导解决问题的方法和途径，或是告诉学生，可以到某书某页去找答案，有时先生还亲自帮助学生查阅资料。

先生每年义务审阅论文 50 余万字，无论研究生、本科生，还是陌生的求

教者，有求必应。他对每一篇论文都认真审阅，山东中医文献与文化研究院至今还保存着先生审阅的部分意见稿，稿件文字工整，内容翔实，足见先生用心之细致。先生在担任原卫生部中医古籍整理办公室华北、山东片评审组成员及山东评审组副组长期间，先后审阅了百余万字的中医古籍整理书稿，先生不要报酬，也不在书上署名。

（二）长于文献研究，尤精于《伤寒论》文献研究

先生长于文献研究。1964 年，山东中医学院承担了原卫生部下达的 7 本中医古籍整理研究中《针灸甲乙经》的校释工作。徐国仟先生在 20 世纪 50 年代与周凤梧、王万杰等编写了《〈黄帝内经·素问〉白话解》，受到中医界的广泛好评，因此，学院领导选派先生与张灿玾先生共同主持《针灸甲乙经》的校释工作，但当时因特殊原因被迫中断。

1977 年，原卫生部下达文件，研究工作得以继续进行。山东中医学院成立了“中医文献研究组”，重新开展整理研究工作。研究组在先生的带领下，顺利完成了百万字的研究工作，1979 年 9 月《〈针灸甲乙〉经校释》由人民卫生出版社出版。

1978 年 11 月，中医文献研究小组改为中医文献研究室，先生担任研究室主任，又带领研究室的同志与河北新医大学中医系合作完成了《〈黄帝内经·素问〉校释》的编写工作，1982 年由人民卫生出版社出版。1984 年徐国仟先生与张灿玾先生主编了山东中医学院第一部中医文献学讲义《中医文献概论》。

1985 年，山东中医学院中医文献研究所正式成立。1988 年，先生与张灿玾先生主编了山东中医学院系列教材之一《中医文献学》。后来先生和研究所的全体老师，筹划及编写了中医文献专业系列教材，并且主编《中医文献学概论》《目录学》《版本学》3 部教材，负责《中医药文献检索与利用》的审稿工作。

先生主编或参编的主要著作有：《〈伤寒论〉讲义》《〈黄帝内经〉白话解》《〈灵枢经〉语释》《〈针灸甲乙经〉校释》《〈黄帝内经·素问〉校释》《六因条辨》《〈黄帝内经·素问〉吴注》《伤寒温疫条辨》《针灸医籍选》《〈针

灸甲乙经〉校注》《中医文献学》《中医文献学概论》《目录学》《版本学》。

先生在《伤寒论》文献研究方面有很高的造诣，他苦心钻研，细致入微，字字句句，斟酌推敲。

> 如考察“大便坚”“大便硬”的“坚”“硬”二字。徐先生将赵开美复宋本《伤寒论》与《脉经》本、《千金翼方》本、《太平圣惠方》本、《金匮玉函经》本、敦煌卷子本进行比较，发现《脉经》本、《千金翼方》本、《太平圣惠方》本、《金匮玉函经》本、敦煌卷子 S. 202 本均为“硬”字，而赵开美复宋本《伤寒论》和敦煌卷子 P. 3287 本均为“坚”字。改“坚”为“硬”，是因避隋文帝杨坚之讳。于是，徐先生又对隋朝历史进行了研究。隋朝统一后，十分重视收集图书，并且“献书一卷，赍绢一匹，校写既定，本即归主”（《隋书·牛弘传》）。因此，认为避隋文帝杨坚之讳的宋本在隋朝校写或誊抄过。查《隋书·经籍志》，载有张仲景书目为“梁有《张仲景辨伤寒》十卷，亡。《张仲景方》十五卷。《张仲景疗妇人方》二卷”。可见，隋时可能校写过《张仲景方》，经唐朝传抄为《伤寒杂病论》十卷，而至宋林亿校定定型。

先生曾著《〈伤寒论〉文献研究》一部，这是他大半生研究《伤寒论》文献的心血结晶。但当时出书较难，故此书一直未付梓。笔者至今记得徐先生当时指着书稿说无法出版著作时无奈与遗憾的表情。值得庆幸的是，先生以他的著作作为博士研究生的专业教材，作为先生培养的博士生，我们听先生讲课时，每人均记笔记。其中王振国教授的笔记写得相对较全，于是笔者与研究生尹华美对此进行了整理，将于近年出版。

该书以朝代为纲，分为魏晋至隋唐时期、宋代、金元时期、明代、清代，研究各个时期《伤寒论》研究的特点、代表人物及著作等。今略举先生谈魏晋及宋金元时期《伤寒论》文献特色如下。

如先生经考证，认为王叔和曾与张仲景弟子对话，张仲景与王叔和年代交错且二人活动地区接近，王氏有可能了解或接触过张仲景，完全有可能整理张仲景著作。到王氏著《脉经》，彼时张已故去三十多年，约在 242 年。王氏仕于魏晋二朝，故王氏所整理的内容接近张仲景原貌。皇甫谧在

《针灸甲乙经》序中提到王氏整理《伤寒论》,《针灸甲乙经》成书于王叔和晚年，与王氏生存年间也有交叉，因而是可信的，由此可以推断王叔和《脉经》中《伤寒论》内容接近张仲景原貌。而孙思邈《千金翼方》则是重新编排原书之内容。

先生认为，一方面，六朝虽有一些伤寒著作，但未有注解，《伤寒论》的真正开始研究是在宋代。宋代至金，关于《伤寒论》研究的著作有60多种，大部分散佚，如钱乙《伤寒论指微》，王实《伤寒证治》，高若讷、常器之等人的著作等。现有影响较大的，有韩祗和、庞安时、朱肱、郭雍、许叔微等人的著作。当时评价最高的当属庞安时。庞安时与当时的名流，如苏东坡、黄庭坚等人结交，治伤寒有殊效，人谓“安时能与伤寒说话”。许氏的辨证和韩氏重脉象对后世影响均较大。其中保留文献资料较多的著作，首推《伤寒补亡论》，庞安时、常器之虽没有逐字逐条注解，但对《伤寒论》核心问题均做了阐发，对后世颇多启发。另一方面，宋代校正医书局整理了大量医学文献，林亿、孙兆、高保衡校伤寒，在当时《伤寒论》流传不广、传本较多的情况下，他们的整理工作对《伤寒论》起了定型的作用。

先生指出：宋代《伤寒论》研究著作虽多有亡佚，但从存世文献也可概略看出宋代研究概况。其共同特点为理论与临床紧密联系，重点对脉象和症状进行分析，理论探讨较后世少。如韩祗和《伤寒微旨论》，韩氏把伤寒中认为重要的问题分十五个专题进行论述。《伤寒微旨论》原本散失，后世引证最多的是王好古《阴证略例》，现本为辑佚书，从明《永乐大典》辑出。韩氏在辨证方面特别重视脉象，用药强调不能死守成方，认为张仲景方中有许多加减法，治疗应随症加减用药，但用药方法很机械。韩氏还指出杂病方亦可治伤寒，并创立一些方剂。在病因方面，韩氏认为伤寒之病，本于体内阳气内伏，强调凡是伤寒，虽有外因，但主因是阳气内伏，应透发阳气。总之，韩氏强调脉象，十五篇内容均较实用；治疗随症加减用药，不可泥于成方；对伤寒未备之方药做了发挥补充，如治阴黄列六个方子，其中有茵陈四逆汤、茵陈附子汤等。韩祗和《伤寒微旨论》亦有缺点，如韩氏把温暑混于伤寒，整个宋代均存在此问题。

金元时期学术氛围浓厚，名家辈出，伤寒研究方面亦有数家，但不如其他时期多。中医在理论、辨证治疗学上有重大突破，伤寒学也存在大变革。如刘完素变革了张仲景治病方法，创三一承气汤等方。宋代治热病，于辛温中加入苦寒，而金元时批评此种方法，而推崇辛凉解表治法。诸位医家通过变革争鸣，推动了医学的发展。治伤寒学从成无己始，出现了全文逐条注解《伤寒论》的著作。

总之，先生后半生致力于中医文献研究，尤其长于《伤寒论》研究。

三、临床特色

先生早先年在烟台行医，颇有医名，但医案留存不多。现根据《徐国仟学术经验辑要》将先生部分医案及临床经验整理如下。

（一）鼓胀治疗经验独到

先生认为鼓胀多由肝病或血吸虫病等引起，并与长期饮酒、营养不良和精神因素有关。这些原因均能损伤肝脾，而致疏泄、运化功能失常。鼓胀治疗重在调理肝脾，常用逍遥散。气滞重者加郁金、枳壳、香橼；血瘀者加红花、山楂、泽兰、益母草；肝脾大者最善应用柴胡与牡蛎配伍，以达解郁、软坚之功。腹水严重者，需标本兼顾，健脾温肾利水择时而用，甘遂、芫花等攻逐之品应慎用。对于脾虚肝旺症见腹有积聚、腹胀、少量腹水、足肿者，用朱丹溪小温中丸甚效。小温中丸：半夏、陈皮、茯苓、甘草、白术、香附、神曲、苦参、黄连。至于血瘀的形成，先生认为除气滞、热迫外，还有一重要原因是气虚。气虚推动无力，气血运行迟滞则血瘀。鼓胀早期以乏力为主，肋下痞块尚柔软，脾气虚是矛盾主要方面，只有补气健脾，使脾功能恢复，肿大的包块才会随病情好转而消退。此时不宜过早使用活血祛瘀药物。

先生曾治疗一中年男性肝腹水患者。病史 3 年，经常疲乏无力，饭后腹部胀满，足踝部轻微浮肿，舌淡，苔白腻，脉弦细。辨证属脾虚肝旺，予小温中丸加味：半夏 10 克，陈皮 10 克，神曲 10 克，茯苓 15 克，白术 10 克，香附 10 克，黄连 5 克，苦参 10 克，车前子（包）30 克，生甘草5克，大腹皮10克，草豆蔻5克。上方服5剂后，胀满好转，浮肿基本消退。嘱继服3剂，饮食增加，仍乏力。守方用药月余，该患者终告痊愈。

方中车前子、大腹皮利水消肿，白术、茯苓健脾渗湿，香附疏肝解郁，配伍多味燥湿药物，集利水、疏肝、健脾之功于一方，疗效明显。

患者，女，工人，50岁，肝硬化腹水5年，肝脾大，面黑，舌淡，脉细。辨证为肝脾不调，瘀血阻络。处方：柴胡10克，当归10克，白芍10克，白术10克，茯苓10克，炙鳖甲5克，三棱5克，土鳖虫5克，泽兰30克，黄精10克，丹参15克，鸡内金（研冲）3克，服药30余剂，脾缩至正常，质较前柔软，一般情况较好，恢复工作。上药6剂料，配成9克重蜜丸，每日2次，每次1丸。

方中柴胡、白芍疏肝解郁，养血柔肝，炙鳖甲、三棱、土鳖虫活血化瘀，当归、丹参养血补血，茯苓、泽兰、黄精健脾祛湿，全方调和肝脾，活血化瘀，效果显著。

（二）善用经方，师而不泥

先生善用经方治疗多种疾病，活用经方而不拘泥。如先生曾治疗一双下肢浮肿的患者张某，男，60岁，双下肢浮肿，按之凹陷半年，曾在西医院查内分泌无异常，用利尿剂暂获效，舌淡，脉沉。处方：炙麻黄6克，川附子9克，细辛3克，炒白术9克，茯苓9克，防己9克，槟榔5克。服6剂痊愈，半年未犯。此案患者肾阳不足，寒湿太盛，浮肿久久不愈，用麻黄附子细辛汤加利水药，温经扶阳，通利水道，则浮肿自消。

患者刘某，17岁。四肢抽动阵作5年，从月余一抽延至5年后隔日一抽，抽时手足微温，唇舌色淡，脉紧。徐先生认为证属脾不制水，寒气内闭，予小青龙汤加味：麻黄5克，桂枝5克，白芍9克，干姜9克，细辛3克，半夏9克，五味子9克，炙甘草5克，白术9克，附子5克。上药连用20余剂后抽搐未发，终用济生肾气丸与参苓白术丸收功。小青龙汤解表散寒，温肺化饮，一般用于治疗外寒里饮证，先生抓住此病脾不制水、寒气内闭的病机，用小青龙汤温化水饮，白术健脾利水，附子助阳散寒，临床施用有效。

总之，徐国仟先生于中医文献研究，尤其是在《伤寒论》文献研究方面卓有成就；在临床方面，长于灵活化裁经方，并在鼓胀等病的治疗方面经验独到。

第十六节 周次清：内科大家，成果丰硕

周次清（1925—2003），男，山东青岛人，中共党员。山东中医药大学终身教授、主任医师、博士研究生导师，享受国务院颁发的政府特殊津贴，全国著名中药心血管病专家。中华中医药学会老年病分会委员，中华中医药学会山东内科学会副主任委员，中华医学会山东心血管病分会副主任委员，山东省中医药科学技术专家委员会副主任委员，山东省第五、第六届政协委员，卫生部药品评审委员会委员。从事中医工作50载，临床经验丰富，成绩卓然，对伤寒、温病、内科、外科、妇科、儿科各科均有涉猎，尤擅长中医治疗心血管疾病。

一、成才之路

（一）秉承家学，矢志岐黄

1925年，周次清先生出身于山东莱西县寨户村的一个农民家庭。他的伯父周鸣岐是远近闻名的中医，深受乡亲们的尊重与爱戴。村里有条河，赶集的人得蹚水而过，只有两个人由村民争相背着过河：一个是某军阀的父亲，一个就是周鸣岐先生。后来那军阀死了，村民就只背周鸣岐先生过河。当时年幼的周次清对此印象深刻：伯父运用医术救死扶伤，为乡亲们解除疾苦，乡亲们打心底里爱戴他。人民需要中医，先生从少年时便立志

学医。

（二）师从名医，钻研医籍

1936 年，先生就读莱西县第二小学。翌年，学校为日寇所炸，周次清先生便辍学回家，跟随伯父周鸣岐老先生学医。伯父把行医的经验、医书传授给他，在伯父的指导下背诵了《药性赋》《汤头歌诀》《濒湖脉学》《医学三字经》等中医入门典籍。还在伯父的推荐下，先后从师于李月宾、王铭浩等名医，努力研读《黄帝内经》《难经》《伤寒论》《金匮要略》《神农本草经》等中医经典著作，并刻苦钻研历代医家代表著作。

（三）悬壶济世，享誉青岛

1942 年，为避战乱，先生考入莱西县立中学。1945 年，高中毕业后，经亲友资助，在青岛市开设了新生药社。1953 年，响应政府号召，先生筹建成立青岛四方区中医联合诊所，并任所长。先生以高尚的品德和精湛的医术享誉青岛。

（四）系统学习，学有所长

1954 年，先生为了进一步拓宽医学知识视野，提高业务水平，进入由青岛市创办的中医进修学校，除学习中医外，还系统地学习现代医学知识，先生买了医科大学的全套课本，既上课又自修，疑难处记下来，向医学院教授请教。为了辨别心脏杂音的细微差异，他不知多少次进入病房、门诊。著名生理学家吕运明、解剖学家沈福彭、内科专家杨枫等都是他的老师和挚友。先生刻苦求学，为他以后成为心内科中医大家打下了深厚的基础。

（五）博采众长，桃李满园

1956 年，先生被推荐到山东省中医药研究所（现山东省中医药研究院）研究班学习深造，经过一年多的学习，他的中医理论水平日益精进，思路更加开阔，业务水平有了飞跃性提高，以优异成绩结业，并留在山东省中医药研究所工作。1958 年，山东中医学院（现山东中医药大学）成立，他被调至中医学院从事中医教学工作，且继续从事临床研究。先后任伤寒温病教研室副主任和中医内科教研室副主任等职位。

20 世纪 70 年代起，先生主要从事中医内科学的临床和教学工作。早年由于教学经验不足，先生就虚心向其他有教学经验的老师请教，与其他老师讨论研究中医的教学方法，反复实践。先生还广泛涉猎中医西医、内外妇儿等古今中外医学书籍。先生认为，要教好一门课，不仅要精通本专业，凡是与本专业有关的知识都应该通晓，如此讲起课来才能得心应手。得益于渊博的知识与严谨的教学态度，先生的课总是深入浅出，生动深刻，富有新意和独到的见解，颇受学生赞誉。

十一届三中全会以后，迎来了中医事业的春天。1978 年先生成为硕士和博士研究生导师，为中医事业培养高素质人才。先生已培养博士研究生 8 名，硕士研究生 20 余名，学术继承人 2 名。先生培养的研究生大都成为中医事业的栋梁之材，为中医发展做出了贡献。

先生主编著作有《英汉实用中医临床大全·内科》《中医临床研究与进展》和高等中医院校协编教材《中医内科学》等。主校《四明心法》，还参与了 30 余部著作的编审工作。在国家和省级医学杂志上发表学术论文 50 余篇，如《冠心病的辨证论治》《高血压病的辨证论治》《慢性肺源性心脏病的证治体会》等，对中医事业发展做出了突出贡献。

先生为中医事业做出了显著的成绩和突出的贡献，党和人民给予他很高的荣誉。1983 年先生当选为山东省政协委员；1985 年光荣加入中国共产党；1986 年获省科委和卫生厅科技进步奖；1987 年由先生主持完成的“益气活血治疗冠心病的临床和实验研究”项目，抓住了冠心病“气虚血瘀”的病机特点和规律，取得了显著效果。荣获山东省科技成果二等奖，并成功研制了国家级治疗冠心病的中成药“正心泰”，获国家中医药管理局三等奖。1988 年被评为山东省优秀科技工作者和山东省首批科技拔尖人才；享受国务院颁发的政府特殊津贴；1990 年被原人事部和国家中医药管理局确定为首批全国名老中医药专家学术经验继承工作指导老师；1995 年被评为全国优秀教师。《中国中医药报》、《光明日报》、《大众日报》、《济南日报》、《山东科技报》、中央电视台、山东电视台、山东人民广播电台等均先后报道了先生的事迹。

2003 年 9 月 19 日 1 时 50 分先生因病逝世，享年 82 岁。

二、学术思想

（一）整体观念，辨证求本

整体观念的一个主要特点，是中医学关于人体自身的完整性及人与自然、社会环境的统一性认识。中医学认为人体是一个有机整体，构成人体的各部分之间在结构上是不可分割的，在功能上是相互协调、相互为用的，在病理上是相互影响的，因此，在辨证论治过程中，绝不能孤立片面地去观察疾病整体和局部的症状，应因人制宜、因时制宜、因地制宜，三者缺一不可。

先生在认识和治疗疾病时一直坚持运用整体观念和辨证论治。如治疗高血压的患者，不应该只单纯降低血压，而要从整体考虑，调整机体的阴阳平衡，以达到从根本上解决疾病的治病目的。众所周知，高血压与肝、脾、肾关系密切，因此在治疗时先生根据高血压患者的年龄、体质不同，提出了初期治肝、中期肝肾兼顾、后期治肾的原则，制定了调肝法、滋阴潜阳法、育阴涵阳法等治疗高血压的方法。

（二）贯通中西，博采众长

先生不但中医技术精湛，还通晓西医。他年轻时痛下功夫学习西医，对许多西医知识的掌握与熟练程度不亚于西医专家，先生的听诊水平就连心音图医师都惊叹不已。他积极主张中西医结合，认为“他山之石，可以攻玉”，将中医的辨证论治和西医的辨病求因、局部分析结合起来。先生还倡导利用现代科学技术和手段来研究中医和发展中医，努力探索中医辨证论治的规律和中医“证”的实质。他认为中西医相互结合，取长补短，能够提高疗效，从而更好地服务患者，并将提高中医理论水平与临床疗效。

先生在处方用药上能够遵古而不泥，敢于创新。他不仅善用中医古方治疗疾病，还参照现代药理研究而用药，如对气虚之高血压患者，在补气药中选用具有降压作用的黄芪，而不用有升压作用的人参，融贯中西，疗效甚好。

（三）药不在多，而贵在精

先生主张药不在多，而贵在精。他遣方用药，独具匠心，主张“有方有药，力戒庞杂”“少则得，多则失”。对于复杂的疾病，用药时强调抓住主要矛盾；对兼证多的患者，可尽量选用一药多效之品而统顾之。

如治疗一高血压患者，患者胸闷憋气时有胸痛、头晕头痛、食欲不振、胃脘胀，先生辨证为痰热互结，胸阳不展，胃气亏虚。用小陷胸汤加减：瓜蒌30克，黄连6克，半夏10克，党参30克，前胡15克，生山楂15克，佛手10克，葛根30克，方中加入前胡，既能宣降肺气，又能扩张冠状动脉；用生山楂，既消食化积，又能扩张冠状动脉降血压。全方配伍精妙，一药多效，用药精当，独具匠心。

三、临证要诀

周老从事中医工作五十余年，临床经验丰富，成绩卓然，对伤寒、温病及内、外、妇、儿各科均有涉猎，尤擅长中医治疗心血管疾病。今将先生心内科治疗经验略述如下。

（一）急性心肌梗死

先生认为急性心肌梗死的病变，可以是整体变化的原因，也可以是整体变化的结果。它既可以促成整体的变化，又可以是整体变化所带来的损害。因此，对急性心肌梗死的治疗，需要通过整体治疗局部，从局部调整整体。

急性心肌梗死病情危重，并发症多，死亡率高。其主要原因在于人体内部“阴平阳秘”的生理环境被破坏，而代之以“阴阳相错”，甚至“阴阳离决”的病理状态。所以，中医治疗心肌梗死的根本方法是扶正固本，调整阴阳。

1. 益气温阳

阳气是人体生命活动的根本。所以益气温阳是治疗心肌梗死、挽救危亡的首要方法。

临床应用：气虚，用《景岳全书》保元汤；阳虚，用《景岳全书》四味回阳饮；阳虚阴损，用《景岳全书》六味回阳饮；多阳虚血瘀，用《医林改错》急救回阳饮，或用自制针剂健心灵肌内注射或静脉滴注；阳虚浊痹，用王旭高加味苓桂术甘汤。遇一般情况，王旭高加味苓桂术甘汤每日一剂，水煎300毫升，分两次服。如病情危重，每日两剂，分四次服。

2. 益气养阴

心肌梗死出现阴虚，不同于热邪灼伤阴津。它有“气因精（阴精）而虚者”，亦有“精因气而虚者”，所以，心肌梗死的阴虚往往与气虚同时存在。即便表现阴虚为主，治疗时亦需益气化阴、阳药行津的资助。

临床应用：上焦心肺气阴不足，用《景岳全书》生脉散或五味子汤；下焦肝肾亏损，用自制补肾健心流膏或用《景岳全书》大补元煎。对气阴不足的治疗，急则宜补心肺，缓则宜益肝肾；急则日服两剂，缓则每日一剂。

单纯补阴、补阳，一般用于挽救危重的阴衰、阳脱，如果病情缓解，为了补偏救弊，必须遵循“阴中求阳”“阴中求阴”、阴阳双调的方法，促使机体自身发挥“阳生阴长”的修复作用。

（二）心力衰竭

先生认为心力衰竭主要表现为心肾阳虚所致的痰喘、水肿、血瘀。有效的治疗，不但在于正确运用补气、温阳、祛痰、利水、活血祛瘀等法，而且要在疾病的发生发展中善于找出各个阶段的主要矛盾。

1. 心肺气虚

早期心力衰竭，主要反映在心肺气血关系不协调上。及时诊断、治疗，可以阻止疾病发展，改善预后。

证候表现：气虚者，周身无力，神疲声怯，短气自汗，食少纳呆，舌质淡，苔薄白；肺气虚者，喘促，咳嗽，痰涎；心气虚者，心悸怔忡，心神不宁，面色灰青，唇青舌紫，脉虚或结代。

治法：①主治法。针对主症，采用治本的方法。如益元气，补肺气，养心气。②兼治法。用于因虚而致的邪实证。如祛痰，利水，活血等法。③变治法。为了益气而补血，为了养阴而扶阳的一种曲折应变的治疗方法。如补血益气、滋阴纳阳等法。

临床运用：单纯气虚症状明显，心肺症状较轻者，用保元汤；心气虚损，心失濡养，心悸怔忡，心神不宁者，宜养心汤；肺气不足，肺失肃降，痰、咳、喘促者，宜补肺汤；气阴两虚，用生脉散；气虚欲脱者，用独参汤。

2. 肾不纳气与心肾阳衰

肾为诸阳之本。肺气根于肾，心阳源于肾，故心肺阳气虚衰至一定程度必然损及肾阳。肾阳不足亦能影响心肺。所以，心衰的主要病理表现为肾不纳气和心肾阳衰。

证候表现：肾阳不足者，短气乏力，神疲形瘦，畏寒肢冷，小便清，夜尿多，舌质淡，脉细弱。肾不纳气（左心衰竭）者，喘促日久，呼多吸少，气急不续，动则更甚，甚则喘息不得卧，肢体浮肿，面色苍白，皮肤湿冷，咳吐白色或粉红色泡沫样痰。心肾阳虚（右心衰竭）者，心悸怔忡，尿少水肿，面色晦暗，唇青舌紫，肝大癥积，脉象沉涩或结代。

治法：①主治法。补肾纳气，温阳化水。②兼治法。祛痰、利水、活血化瘀多。③变治法。阴中求阳，有阴涵阳。

临床应用：肾不纳气（左心衰竭）：肺肾气虚者，宜用参蛤散、人参胡桃汤，以补肺益肾，纳气定喘。肾阴亏损、元气不足者，用大补元煎，取其从阴引阳，补元纳气。偏于肾阳虚者，宜黑锡丹温肾散寒，降逆平喘。阴虚不能化阳者，宜右归饮，取其阴中求阳，温肾纳气。阴阳俱虚者，宜金匮肾气丸，以补阳育阴，以化生肾气。水气犯肺者，宜参附汤、人参胡桃汤之类加葶苈子、车前子、紫苏子，或用小青龙汤加减。咯血者，加三七粉、冬虫夏草、紫菀等。

心肾阳衰（右心衰竭）：阳虚不能化水者，用真武汤合五苓散，温肾利水；阴阳两虚、肾衰竭不能化水者，宜济生肾气丸。

阳气虚脱（心源性休克）：用参附汤或参附龙骨牡蛎救逆汤；阳随血脱者，宜六味回阳饮；阴衰阳脱者，用回阳返本汤。

3. 心肝瘀血

临床有时可见，心力衰竭经有效治疗后，心肾阳衰基本改善，喘咳、水肿等症状得以缓解，但心肝瘀血和腹胀纳呆等现象一时难以纠正，这不但影响正气恢复，而且是心力衰竭的发病隐患。对此，应长期采用“坚者削之”“血实宜决之”“疏其血气、令其调达”等治法，使其“邪祛正自复”。

证候表现：胸胁闷满，心悸怔忡，肋下癥积，月经闭止，两颧黯红，唇青舌紫，脉象沉涩或结代。腹胀、食少纳呆，大便失调，目睛黄染等。

治法：①主治法。活血化瘀多。②兼治法。补气、理气、健脾。

临床运用：一般血瘀用桃红四物汤。兼气虚者，宜补阳还五汤。兼气滞，胸胁闷满、心悸怔忡较明显者，宜血府逐瘀汤；腹胀肝痛较显著者，宜膈下逐瘀汤。肝瘀癥积较久者，宜大黄䗪虫丸或鳖甲煎丸。腹胀食少纳呆者，加焦三仙、砂仁、鸡内金。

（三）心绞痛

先生认为心绞痛多表现为邪气较盛、正气未衰的实证，即使有正气不足之象，也多与邪实的存在有关。所以在治法上应以攻邪为主，扶正为次，使其以通为补、邪去正自安。

1. 调畅气机、行血止痛

适应证：因肝气郁结，或中气失调所致的心脉阻滞、胸闷胁痛。

临床应用：心绞痛发作频繁，疼痛较剧，或有恶心呕吐，手足逆冷，眩晕、昏厥等症者，多为气滞血瘀、寒热互结、湿浊内闭所致，宜用苏合香丸。但方药多辛香、温散，易耗气伤阴，故不可久服；尤其气阴虚者更要慎用。如病因虽有气、血、痰、火、湿、食的郁结，但症状较轻者，则宜用越鞠丸。

肝郁症状明显者，宜用枳壳煮散。兼有血瘀者，加延胡索、郁金；气郁化火者，加栀子、牡丹皮、黄芩；伤阴者，加生地黄、百合、麦冬。肝气犯胃者，可加赭石、陈皮、半夏，或用旋覆代赭汤；肝脾不和者，则加白术、茯苓、陈皮，或用逍遥散。

脾胃升降失调，清浊相干，乱于胸中者，宜用木香调气散。但必须注意：①肥人气滞必响痰（《张氏医通》），气结则生痰，痰盛则气愈结，故理气必先豁痰（《仁斋直指方》）。如症见痰气互结，加半夏、茯苓、陈皮、瓜蒌。②思则气结，结于心而伤于脾也。若初病而气结为滞者，宜顺宜开；久病而损及中气者，宜修宜补（《景岳全书》）。先生认为前人有许多治疗“胸内作痛”的验案，如用归脾汤、补中益气汤或香砂六君子汤等方治疗胸痛，是很有见地的。肝气郁结、脾胃失调所致的心胸疼痛，可用沉香降气散。

另外，使用理气之剂治疗心绞痛，初用时往往显效，继服则逐渐失效，但少佐芎、归血药，血气流通而愈，乃屡验者（《医学六要》）。

2. 化痰泄浊、活络止痛

适应证：因痰浊中阻、胸阳不宣所致的心绞痛。

临床应用：症见胸闷胸痛或胸痛彻背，喘息咳唾，舌苔白腻，脉沉弦者，宜用栝楼薤白半夏汤；多胸闷胸痛、心悸、眩晕、虚烦失眠者，宜用温胆汤。气虚加党参、白术，或用六君子汤；阳虚寒化，加干姜、桂枝，或用苓桂术甘汤；阳胜热化，加黄连、黄芩；心脾同病，兼见血瘀者，加郁金、延胡索、丹参；肝脾同病，有头痛眩晕者，加天麻、钩藤、菊花。

3. 温经散寒、活络止痛

适应证：寒邪内侵，阳气受困，心脉瘀阻，心胸疼痛。

临床应用：一般多用二姜丸。阳气受困或素体阳虚，寒证较为明显者，宜用乌头赤石脂丸；多寒凝血滞者，可用附姜归桂汤。

4. 活血化瘀、通脉止痛

适应证：心脉痹阻、心失所养所致的胸闷胸痛。

临床应用：一般血瘀可用通窍活血汤；血瘀气滞者，宜用手拈散、拈痛丸；血瘀兼寒者，选用胜金散、玄灵散；气虚不能行血者，首选黄芪桃红汤或补阳还五汤。

（四）病毒性心肌炎

1. 急性期证治

先生认为，治疗外感病的常规方法是祛邪多于扶正，而对病毒性心肌炎的治疗则扶正多于祛邪。

因为病毒性心肌炎的急性期，即便是邪盛也具有正气损伤，甚至严重到阴竭阳绝的程度。所以扶阳益阴是治疗病毒性心肌炎的根本法则。

临床应用：风热犯肺宜用辛凉清解饮清热解毒、疏表宣肺。胸闷、胸痛者，加栝楼皮、郁金；咽喉痛者，加玄参、马勃。热伤气阴，损及心肺者，宜用清暑益气汤或用清热解毒法益气养阴、清热解毒。风湿初起，表郁脾困，宜用宣疏表湿法芳香化浊、疏表胜湿。表里俱实，湿热内迫，胸满、脉促、腹泻者，宜用葛根芩连汤。湿热郁阻、脾气受困，出现发热起伏，缠绵不解，心悸、胸闷、恶心、腹泻者，宜用清热渗湿汤苦降清热、健脾利湿。

病情危重，心阳虚衰、心血瘀阻者，宜用回阳汤益气温阳、活血利水。阴衰阳脱者，宜用回阳返本汤益气养阴、温经回阳。阳气虚衰，阴寒内乘，抽搐、昏迷、肢厥者，宜用附子麻黄汤益气回阳，散寒复苏。

2. 恢复期证治

临床应用：恢复期治疗，扶正为主，祛邪为辅。气阳不足而湿邪未尽者，宜用参芪丸益气、清热、燥湿。气阴虚而热邪未尽者，宜用人参安神。微虚微实，证属阳虚冒寒者，宜用保元汤合桂枝汤益元逐寒、调和营卫，确显著效。阴虚冒暑者，宜用生脉散合清络饮。轻清缓补，实有宏功。

3. 慢性期证治

补其不足、泻其有余，调整阴阳的偏盛偏衰，是治疗慢性病毒性心肌炎的基本法则。阳气不足者，宜用参芪益气汤。兼痰阻胸阳者，合栝楼薤白半夏汤。兼有血瘀气滞者，合丹参饮。胸中气陷者，用升陷汤加人参、山茱萸肉。阴血不足者，宜用人参养营汤或用治心经虚损方。阴血少、心火旺者，加生地黄、麦冬、五味子；心气虚者，加白术、黄芪、益智仁。血瘀者，加桃仁、红花；痰浊者，加栝楼、半夏、石菖蒲，去龙眼肉、当归。阴阳俱虚者，宜用参附养营汤。

第十七节 张志远：学高身正无愧师，锦章流韵千秋誉

张志远教授，幼入私塾读书，经史子集无不涉猎，后承父命习医。年轻时曾在天津、德州等地行医。1956 年 6 月，被推荐至山东省中医研究班学习，任辅导员。1957 年 7 月在山东省中医进修学校任伤寒、温病、医史教师。1958 年至山东中医学院任医史、伤寒论、妇科、中医各家学说教师。曾任山东省卫生厅医学委员会委员，山东省人大代表、政协委员、硕士研究生导师，山东中医协会顾问。2017 年被评为“国医大师”。

一、奉命学医，师从百位名师

张志远先生，1920 年出生于德州市。先生父亲既行医，亦经商，故其从小生活在医药气氛浓厚的环境中，每日接触当归、川芎、桃仁、红花。耳濡目染，慢慢走上学医之路。先生少时并不想学医，他对物理、化学感兴趣，曾希望以后从事这方面的研究。但因其家庭是行医之家，先生父母希望其学医，因此，先生奉命学习中医。

先生学习中医的引路人，是其父亲及本族的族伯父。其学医是从《医宗金鉴》入手，其中包含有《伤寒论》《金匮要略》及内、外、妇、儿等各科内容，其中有歌诀，易于背诵。而后才学习《难经》《素问》等古典著作，

最后学习《灵枢》一书。因其父很重视药物，所以先生在学习药物知识方面下过苦功。除了《本草纲目》《本草纲目拾遗》这两本书外，先生还重点研读过《本经疏证》。

张先生曾说他有百位老师。除由其父开蒙，他曾先后求教、聆听之医林前辈约百位名家，而后拜耕读山人为师。是时耕读山人已闭门休养，经不住张志远父亲恳求，破格收归弟子。其师耕读山人上承太师杜公经验，强调处方静药、动药学说，认为补、涩、固多属静止性；通、活、泻则为流动性，习称动力药。指出人参、熟地黄、龙骨、诃子皆归静，香附、红花、大黄列入动的队伍，二者不同，各有界线。动药除促进静品发挥作用，起催化助力作用，如白通汤内之葱白、四物汤内之川芎，即是典型例子。其师还重视治疗胃气，他强调前贤“有胃气则生，失胃气易亡”之言，是临床关键。这些均为先生所牢记。

先生的老师还包括其父亲的朋友、卖药的郎中、走方医，甚至懂医的尼姑、僧侣、道士等，但凡有一技之长，均被张先生认作老师。

如其父同科辛润田先生，以《伤寒论》名家蜚声医界，处方药少量大，有“刀下见血”的称号。遇感冒出汗高热稽留不退者，只要大便不溏，辛润田先生就投白虎合小承气汤，计石膏 30～60 克、知母 15～20 克、大黄 6～9 克、厚朴 6～9 克、枳壳 6～9 克、粳米 15～30 克，加黄芩 15～20 克，水煎分 4 次服，5 小时 1 次，日夜不停。3～5 剂体温即行下降，直至恢复正常。先生师其意又添入青蒿 10～20 克。因石膏味涩，不会引发汗多，大可不必顾虑出现不良现象，先生命名为清解汤，临证应用效果可观。

先生认为许多铃医虽然理论深化程度较低，但其掌握若干验方，对针灸及外用药物颇为熟悉，手中多有几手绝技，有药到病除之效，并非全部为骗术。如先生曾从铃医处学到秘方二味汤。

1948 年，从河南来三位铃医，在山东德州行医。行医时以一大篷车载之。从三位铃医所呼喊的话中得知，其专治鼻衄、吐血症，其效立竿见影。有一胃出血的妇人求诊，铃医从药箱中拿出一包红色粗药末，放在砂勺中煮，水沸后再煮五分钟，稍凉后嘱患者服之，药下如攫。有懂医者待他们走后，仔细研究了他们抛却的药物残渣，发现此方仅有二味药：一是大黄，一是代赭石。后来先生曾将此秘方二味汤用之实践，确收捷效。

又如张先生弱冠时，曾在天津坐堂，其时，在该药店坐堂的还有陆观虎、陆观豹二位名医，他们的祖父是同治年间甲戌科中状元的陆润庠，曾祖父是陆懋修。陆观虎先生长于治疗心脑血管方面的疾病；其弟陆观豹擅长治疗消化、呼吸系统方面的疾病，张先生通过观摩他们的处方，受益良多。

在药店坐诊的过程中，先生从药店经理处也学了不少学问。有一大生堂经理莫少昆，对《伤寒论》《金匮要略》多有研究，条文方药烂熟于胸。他处方遣药别具一格，与众不同。调理肺热哮喘，投麻杏石甘汤。麻黄蜜炙，杏仁去皮尖、碾成霜、冲服，石膏用滑石粉拌炒，甘草生用。以井水煮之，兑入竹沥水 30 毫升，分两次服。莫经理云其法传自其师。其师为蒙古医生，专为皇室、王公服务，故而用药较为平妥。麻黄炙后，发汗为大减，无伤阴之弊；杏仁去油变霜，是为防止大肠溏泻；石膏炒后，降低大寒之性；滑石利尿宣通津液；甘草生者不补，避免恋邪；井水引药下行，沉坠痰涎，喘息可止。

先生说他从百多位前辈处学习到了临床成功及失败的经验，如果自己有些许成就的话，都是这些前辈赐给他的。先生感念恩师之情，让我们感动。

二、学高身正，堪为名师

自 1957 年始，张先生从教数十年，可谓桃李满天下。张先生知识面广，无论是基础类的课程，还是临床类的课程，他均可以承担。每个听过张先生讲课的人，无不敬佩先生博学多才，且脱稿讲课，有一种手中不拿课本、讲稿，但成竹在胸、口若悬河的大师气派！

先生之所以脱稿授课，是其父亲对他的要求，所以先生自年轻时即已养成这样的习惯。外地的学者请先生去讲学，先生从不带讲稿。别人有时征求他的意见，问他想讲什么，张先生说：“你想学什么你说吧，我什么都可以讲。”张先生学问之高，在山东中医学院是出了名的，全校的人均称他“活字典”，因此，张先生就是有这样的气魄！比如有一次去苏州开会，遇到上海中医学院（现上海中医药大学）的裘沛然，裘老请先生到上海讲学，希望给上海中医学院的师生讲讲徐灵胎的家世、生平和著作及对后世的影响。裘老是中午在火车上吃饭的时候向先生提出邀请的，下午就安排开讲，时间只有三个小时。裘老担心：时间这么短，突然发出邀请，张先生能准备好吗？先生的回答是没问题，稿子全在他的脑子里。因为裘老是临时提议，先生肯定没带材料。先生说："这是硬功夫。把学问搞熟了，它就在你的脑子里。"先生 96 岁时，受山东省中医药管理局邀请，上台为全省中医骨干培训班讲课，时间是一上午，接近四个小时，老人依然是讲座时不带讲稿，在台上侃侃而谈，有条有理，让人赞叹！

张先生讲课时，对本科生采取启发式教学法；给研究生或是有一些理论修养的青年教师讲课时，则采用百鸟捧日、连环跳跃法等。这些方法来源于先生的老师耕读山人及清代一些老先生讲文、史、哲时所用的方法。连环跳跃法适合给有一定医学修养的人讲，因为知识点如许多散在的珍珠，而这种方法，恰是将许多散在的珍珠用线串起来，横向联系多，呈现跳跃式，其结论也精彩，所以有医学基础的人，喜欢这种教学法。这条线就是客观存在的规律，要抓住规律及内部的逻辑性。抓不住规律及内在的逻辑性，就是一盘散沙。先生有时讲授《伤寒论》及《金匮要略》，即采用这种方法，从"横"的方面一以贯之，纵横结合，以横为主，找出内在逻辑，突出证、方、药、治。内容是以《伤寒论》为主，兼讲授《金匮要略》方面的内容；或是以《金匮要略》为主线，讲授《伤寒论》的内容。

先生除对学生在做学问方面严格要求外，对学生品德也有严格的要求。先生自身就为我们做出了很好的示范——先生一生历史清白，淡泊名利。先生常说："我希望安安静静地研究学问，对社会做点有意义的事情，此生足矣。"他说："现在的人名利思想占 80%。我收学生有个标准：德要占 90%，才能占 1/10，我不要有才无德的人。现在有些人，学历很高，但德行不高，反把这一生都误了。"

三、锦章流韵千秋誉

先生既有中医理论类的著作，也有中医临床类的著作，是集中医各家学说、中医文献、中医临床于一身的大家。先生研究中医各家学说的代表作是《中医源流与著名人物考》，全书 57 万多字，因原稿字数过多，先生整理成书时，删去了五分之二，即原稿是140多万字的巨著。先生著述此书时，为了考证医学源流及著名医家的生平、著作及学术成就，广泛搜集材料，除医学文献外，还参考了文史哲等多方面的文献资料。体现在书中，有一万余种书的参考资料，可谓引证广博，资料翔实。我们作为张先生的弟子，对先生写作此书的过程是亲见亲闻的，用先生自己的话说，是“三更灯火五更鸡，历四十年写成的”。先生利用业余时间，或是周六周日，或是暑假、寒假，到各个图书馆查阅资料。我们师兄弟最津津乐道的是，先生去图书馆查书，必定带着干粮或是烧饼，自己背着水，或是中午向图书馆的人要点热水喝，就是老人的一顿饭了。若是偶尔带点饼干，这是像过年一样的稀罕事了！先生去得最多的是山东师范大学图书馆，其他如北京图书馆（即今国家图书馆）、山东省图书馆、山东大学图书馆等也是常去的。或是去外地出差时，先生总是先做好功课，以便开会结束之后，到当地的图书馆查阅相关资料。有的图书馆，因先生去得多了，图书馆的管理员与先生熟悉了，他们中午下班，按规定，阅读者就得出阅览室（因书库与阅览室紧邻，且阅览室也有一些书，他们怕丢书）。但他们给先生行方便，将他锁在阅览室里面，准他在里面继续读书。但是有的图书馆管理较严，管理员是不给行这个方便的。总之，先生是集腋成裘，聚沙成塔，40余年的时间，获取一万多种参考文献，才著成此一巨著。

先生在临床方面的著作亦很多，如《国医大师张志远用药手记》《张志远临证七十年日知录》《张志远临证七十年医话录》《张志远临证七十年精华录》《国医大师张志远医论医话》《国医大师张志远习方心悟》《张志远临证七十年碎金录》。先生自弱冠行医，已历70余年。20世纪50年代末期，先生留在山东中医学院任教，但并未放弃临床，而是仍在临床行医，或是给学生临床带教。其97岁高龄时，仍拄着拐杖，风雨无阻，一周五个半日在门诊为患者诊病。老人去世前的20日还在上门诊！以上这些临床著作，是张先生一辈子的临床结晶。

四、不传之秘在于量

笔者曾历时半年多采访张先生，并撰《艺海航舟——国医大师张志远访谈录》一书。张先生曾对笔者说：古人为了保持自身拥有医术的独特性，或是防止徒弟“砸场子”，在传授医术时往往留一招，故有“传道不传术、传术不传方、传方不传药、传药不传量”之说。他现在年事已高，希望将不传之秘传给后人，他也好一身轻松，回归道山。

先生谈到他曾遇到一个阳虚、命门火衰的患者，是一个50岁左右的男搬运工。他认真诊断、辨证之后，开的方子是《伤寒论》四逆汤。患者服后，似乎有点作用，但患者出现浑身哆嗦的情况。先生急忙求教一个老大夫。老大夫看后说：“患者是阳虚，诊断不错，开的药也是对路的。但你开的药量不够，而且在配伍上有问题。”老先生将附子改成60克，先煮两小时，配干姜、甘草，又加60克人参。嘱患者煎后分三次服用。患者服后渐渐汗止，浑身不哆嗦了，精神、脉象转好。嘱患者将第二服药的药量减少一半，分三次服，连服两剂，患者转危为安，逢凶化吉。

又比如麻黄汤治风寒感冒的恶寒无汗，一般都有效。在用药的比例上，应注意麻黄占四成，桂枝占三成，桂枝量低于麻黄量，但两者的剂量相差不大。

根据患者之情况，也可以将桂枝的用量升上去，使桂枝和麻黄等量齐观，用同样的药量，比如都用10克或都用15克。这里有一不传之秘，即麻黄开腠理，桂枝温通血脉，以助麻黄一战成功。其作用是助麻黄解表，没有桂枝不行，如果桂枝量多了、大了，超过麻黄，发汗作用依然存在，但方子的功效便转为温里，在解决患者咳嗽、哮喘或者头痛等症状方面效果变差。因此，还是要将麻黄作为君药，放在第一位。桂枝的量尽量不要超过麻黄，最大和它相当，这样药效才能发挥出来，否则往往会影响整个方子之效果。

张志远先生还无私地传授小青龙汤中细辛、五味子等药的用量及用法，先生指出：入煎剂五味子需打碎用。

《伤寒论》中，干姜、细辛、五味子是治咳常用药。张老指出：五味子，酸甜苦辛咸五味俱全，但辛味尤为重要。张志远先生曾长期担任《伤寒论》的讲授工作。他曾给“西学中”的同行讲授此课时，大家的学习热情很高，经常细尝、研究中药之性味。有学生曾问张老：五味子之酸甜苦咸均可尝出。

但五味子应五味俱全，口尝唯缺辣味，是何原因？张老云：是因五味子没有打碎，故尝不出辣味。五味子的辣味在仁中，不打碎则无辣味儿，且不起辛散之作用，因此，用小青龙汤治哮喘，必须将五味子打碎。有学生问张老：您在治喘时，有时五味子用量达 20 克、30 克，会不会过于收敛，是否会致患者憋气？张老云：五味子打碎后之辛味，起辛散作用，故用量虽大，服用之后不会出现憋气甚至喘得更厉害之状况。

张老云：此说张锡纯先生早已有言，并非出于家传，《医学衷中参西录》曰："五味子，性温，五味俱备，酸、咸居多。其酸也能敛肺，……凡入煎剂，宜捣碎，以其仁之味辛与皮之酸味相济，自不至酸敛过甚，服之作胀满也。"

张老之所以重申此问题，原因有三：第一，科班出身的学生，很少听老师讲课之时提及此事；第二，现今著名的伤寒家亦少提及；第三，药房配药时，医生若不注明五味子应打碎，药房司药人员不会主动打碎。所以有必要提醒年轻大夫，入煎剂时，五味子须注明打碎。如果不打碎，药力得不到发挥，则难收佳效。

先生还指出：小青龙汤中细辛可过钱。

关于细辛之用量，古语云："细辛不过钱，过钱人命悬。"但张志远教授在实践过程中发现，处小青龙汤时，3 克细辛量太小，杯水车薪，救不了"火"。在复方中，张老常用 10 克，少时也要用 6 克细辛。为稳妥起见，可以陆续加量，从 4 克开始，5 克，6 克，7 克，至 10 克。

张先生又举一病案。1964 年，张老参加全国中医教材修审会议，住河北江淮旅社。其时有一服务员患老年性慢性支气管炎哮喘，请张老赐一方。张老欣然应允，诊治后，处以小青龙汤加减。其时同住一室参加教材修订的专家是山西的一位老同志，也是伤寒专家，年龄较张老大，张老开方之时，他在旁细心观看。待服务员走后，他和张老交流道：方才老弟方中细辛开 8 克，量稍少些，此位服务员服后，效果可能稍差。张老随即虚心求教，老同志云：此服务员为一老年性慢性支气管炎患者，病史长，据我之经验，细辛至少应用至 15 克，方收佳效。张老听后，心中十分感激，他知道山西老同志与其如此交流，有提携之意。张老忆及其老师、祖师爷应用小青龙汤时，常常将细辛开至18～20克。但其指出，一定要根据病情来用，谨慎较好。但也不能因“细辛不过钱，过钱命必悬”就畏手畏脚，此法在应用上是有条件的。

总之，张志远先生著述等身，道与术皆精，不愧为一代国医大师。

第十八节 张灿玾：焚膏继晷传薪火，不负胸中五车书

张灿玾（1928—2017），原名灿甲，后改灿玾，字昭华，号葆真，别号五龙山人、暮村老人、杏林一丁、齐东野老。山东省荣成市下回头村人。山东中医药大学终身教授、博士生导师。曾任山东中医学院院长，对学校的发展做出了贡献。曾任原卫生部中医古籍整理华北山东片学术牵头人、评审组组长，中华中医药学会终身理事，山东省有突出贡献的名老中医药专家，山东省名中医药专家，山东省优秀共产党员。享受国务院政府特殊津贴。2009年5月，国家人力资源和社会保障部、原卫生部、国家中医管理局联合授予张灿玾先生“国医大师”荣誉称号。

一、生平及成才之路

张灿玾先生出身于医学世家，其祖父士洲公（乳名兴，字登瀛），生于清光绪四年（1878），下学后，始务农，因家中四世同堂，丁口众多，时有患病者，且其自身两次患病，几为庸医所害，故立志学医。几年后，医名闻于乡里，皆知有兴先生，曾作为荣成县代表出席中医代表会议。其各科杂病皆能医，尤喜用简便验廉方，甚得患家赞誉。其父张树乾，字连三，以字行，人称三先生。其少入私塾，后承继家学，20岁始独立行医。首次出诊便

一战成名，获病家赞誉。

张先生少时，恰逢“废止中医”甚嚣尘上之时，先生作为一少年，心中对学习中医是有犹豫的，但祖父、父亲以中医治病的疗效坚定了他学习的信念。在父亲的严格要求下，先生将药性、方歌等熟记背诵，烂熟于心。当其祖父与父亲诊病时，张灿玾先生随侍左右，认真学习，为后来独立应诊和进一步提高医术奠定了良好的基础。

1955 年冬，张灿玾先生任荣成县崂山区联合诊所所长。1956 年 12 月，张灿玾先生被调入崂山区卫生所工作，成为所内唯一一名中医师。1958 年，先生被选送山东省中医进修学校学习，系统学习《黄帝内经》《伤寒论》《金匮要略》及内科、外科、针灸等课程。因表现优异，同年 5 月，被选送原卫生部委托江苏省中医学校开办的教学研究班学习，该研究班是为各省培养师资而设。1959 年 7 月，结束在南京的学习，同年 9 月，调至山东中医学院任教师。

二、文献整理，翰墨耕耘

张灿玾先生在中医古籍整理研究方面成绩斐然，现聊述如下。

（一）古医籍整理研究

中华人民共和国成立以后，由政府组织的有规模的中医籍整理工作有两次，分别为七本古医籍的校注语译工作及十一本古籍整理工作，张灿玾均参与其事。

1983 年，时原卫生部为贯彻 1981 年“中共中央关于整理我国古籍的指示”及“国务院古籍整理办公室”关于古籍整理会议精神，特成立中医古籍整理出版办公室。同年 4 月，先在沈阳召开了“中医古籍整理出版座谈会”，落实了原卫生部中医司中医古籍整理十一种重点课题，其中《针灸甲乙经》一书，指定张灿玾任主编。

张灿玾先生等人对本次该书的整理研究主要有以下特点。

（1）版本资料较全，把现存《针灸甲乙经》明、清抄、刊善本基本收齐。

（2）把《针灸甲乙经》经文与《黄帝内经·素问》、《灵枢经》及《黄帝内经·太素》等经文详为核定，厘清其相互关系，并注于篇目之下，使读者便于查阅。

（3）在校勘方面，取活校法，加以校断，对经文中存留已久之误文，通过大量书证加以校改。如经文“痓”“痉”二字，存误已久，且后世注家亦颇有歧义，本次经本校、对校取证，加以理校辨析，并文字书写时正体与俗体之变化与大量碑别字证实，证明“痓”为“痉”之俗写致误。故经文“痉”者，尽予改正。又如“關（关）、阖、枢”三字，今存本书及《素问》《灵枢》中，均作“開（开）、阖、枢”。参照《黄帝内经·太素》、宋人林亿《素问》新校正引《九墟》及《甲乙经》文，加以经文内证及文字书写之讹变，可证当作“關、阖、枢”为是，故据改。此不仅是对一字之校误，而是对经络之“關、阖、枢”学说的一个重大理论发现。

（4）在注释方面，坚持“不攘人善”、不“因袭旧说”的原则，对前人注释之精当者，尽按时代顺序加以原文录用，凡难以判断是非者，则众说并存；凡疑惑难解及前人明显误注之处，则充分运用医理、文理、文字、训诂等方面相关知识予以校正。

（5）凡语义隐晦，经文前后不一，历来争议较多，内容繁复者等，义有未尽者，则尽可能加“按”说明。如五音“宫、商、角、徵、羽”与五脏相应之说，自来注家均不曾注明，张灿玾通过对古代与近代乐理文献的研究，悟出此所谓“五音”，实乃古代之五声调式，而不是五个单音。凡此等按，皆系别出新义。

本书稿完成后，经审定稿会议审定通过，并得到评审专家及出版社的高度评价：“本书资料丰富，校刊翔实，训解得当，按语精辟，可谓集古今针灸研究之大成……代表了20世纪90年代初研究的最新水平。”1996年由人民卫生出版社出版发行，并得到国家古籍整理出版规划小组的资助。1997年获国家中医药管理局基础研究类二等奖。

张灿玾先生还承担了一些部级二类医籍及自选医籍的点校，出版后屡获奖励。如《经穴解》点校本获山东省教委科技进步奖三等奖，《松峰说疫》点校本获山东省教育厅哲学社会科学优秀成果奖三等奖，《黄帝内经·素问》

语释获山东省教育厅科学技术进步奖著作奖一等奖。

（二）中医文献研究理论著作

张灿玾于 1998 年完成百万字巨著、中医文献学学科理论的奠基之作——《中医古籍文献学》。这意味着中医古籍整理研究工作在大量实践的基础上已形成了理论性著作。该书特点主要有以下几个方面。

第一，对于中医文献源流的研究，本书采用断代的研究方法，每一历史时期的文献收集力求全面，其文献内容有存世的当代文献，有后世所引前代的文献，有出土文物资料，有书目著录而今已不存世的文献，在中医文献通史研究方面，具有开创性意义。

第二，首次详细阐述了中医文献的学术价值和中医文献研究的主要任务。

第三，对医学源流的研究，不仅对医书的版本进行了概述，还对作者著书的原因、学术思想、学术价值进行了研究，得出了许多很有价值的结论。如在学术流派的学术内容方面、寒食散与解散类文献方面、医论方面、医事制度方面、《伤寒论》《金匮要略》文献的研究方面、临床各科的文献总结方面、在法医学文献方面等，在此之前，尚无人对此进行如此详细、全面、系统的研究。

第四，首次对中医的文体进行了研究，指出各个时期的文字气象有所不同。对中医文献中的俗字与书刊匠字进行了研究，指出古籍中有许多常见的不规范字。

第五，首次对引书著录的形式、方式进行研究，并指出其中的文献价值。

第六，对中医文献的版本的名称、书版款式、书形称谓、历代刻本特点、版本的鉴定及源流进行了论述。

第七，集几十年校注中医古医籍的经验，对校勘的方法、注意事项等进行了研究，总结出若干条规律。

本书的问世，在学术界影响很大，标志着中医文献学理论的基本成熟，代表着国内外本专业的较高水平，该书获山东省教委科技进步一等奖。

（三）医籍研究专著

2005 年，七十八岁高龄的张灿玾，又出版了 70 余万字的医籍研究专著——《〈黄帝内经〉文献研究》。该书汇集了其 50 余年学习研究《黄帝内经》的成果，对《素问》《灵枢》的成书年代、名称及源流、引书引文、不同学派、篇文组合、学术思想、别传本等进行了全面研究。

其中关于《素问》《灵枢》中不同学派的研究颇有特色。张灿玾认为，《黄帝内经》中兼具多家学说，如“人气”的概念，一者指卫气而言，见《素问·生气通天论》；一者类后世所称“人神”之义，见《素问·诊要经终论》；《灵枢·顺气一日分为四时》中。关于经脉系统，在《素问》与《灵枢》中，有十二脉与十一脉两种系统。关于经脉走向，《灵枢·经脉》篇，就其走向而言，乃是手足阴阳十二脉自内而外、自外而内的循环式走向。《灵枢·邪客》《灵枢·经脉》篇分别记述手太阴与手心主二脉之走向：一者自内而外，一者自外而内，二者有所不同。预先诊察病者之死亡日期，《黄帝内经》中有多种说法，有据真脏脉预诊死期，见《素问·阴阳别论》《素问·玉机真脏论》中（二篇所言死期日数亦有别，其立说所本，亦必不同）。据天干计时预诊死期者，见《素问·平人气象论》《素问·脏气法时论》《灵枢·经脉》中；据患病所在之时预诊死期者，见《素问·阴阳类论》中；据脉象预诊死期者，见《素问·大奇论》中；据病变传化，结合五脏五行属性之生克关系预诊死期者，见《素问·玉机真脏论》《素问·标本病传》中；根据病情的严重程度或发展结果预诊其死亡日期者，见《素问·玉机真脏论》《灵枢·热病》《灵枢·玉版》《灵枢·痈疽》中；根据目中有赤脉上下的情况，预诊其死亡日期者，见《灵枢·寒热》《灵枢·论疾诊尺》中。其立论依据之不同，故可发现其所本有别，并非出于一家之言。

此书是张灿玾先生多年从事《黄帝内经》研究的结晶，深得同行的认可与推崇。

三、诊疗思想

张灿玾先生曾多次在附院门诊带学生实习，1964 年在济南市传染病医院中医科工作，兼带学生见习，是年夏，济南地区流行性乙型脑炎流行，对流行性乙型脑炎的治疗工作便委托张灿玾负责，他顺利完成了任务。今将张灿玾先生诊疗思想略述如下。

（一）辨证宜多面化，临证宜个性化

中医学术流派纷呈，就外感来说，有六经辨证、三焦辨证、卫气营血辨证之别；就内伤来说，有脏腑辨证、经络辨证，又有通行之八纲辨证等。内科病方面，更是学派众多，既有金元四大家别具特色，又有明代温补学派盛行一时；外科方面，有全生派、心得派、正宗派等，每一派均有自己的长处与特点。张灿玾认为不宜固守一家，宜博采众长，兼收并蓄。若某病是某派擅长的，则宜选用。治疗选方应扬长避短，应根据病症的情况选择用药。他临证既用经方，也用时方，据病情灵活选用。此所谓“辨证宜多面化”。此外，临证宜个性化，同样一种疾病，在不同体质的人身上发病，其症状表现、发展、转归均有可能不同，故治疗时应因人而异。如同一感受风寒之证，在阳盛与阳虚的人身上发病，在年老与壮年之人及小儿身上发病，其发病特点、转归均不同，不可固守一方，应灵活辨证施治。

（二）治病宜标本兼顾，急则治其标，缓则治其本

张灿玾先生认为，疾病的发展变化是十分复杂的，应分清主次缓急，采用急则治其标、缓则治其本或标本兼顾的原则进行治疗，有些疾病，如咳喘、大出血、剧痛、高热等病，若不及时治疗，会危及患者生命，应采用急则治其标的方法进行治疗。待病情相对稳定后，再考虑治疗本病。有些疾病，标病不急，可采用治本或是标本兼顾的原则进行治疗。对于久病之人，应以顾护脾胃为本，因脾胃是后天之本，若脾胃受伤，则化源不足，疾病则迁延难愈。如治荣成下回头村王××，女，二十八岁。停经3个月，忽因先兆流产大出血，如崩倒之势。患者精神不振，脉象虚弱，卧床难起。此证急需先治其血，再做其他处理。

处方：血余炭二钱，百草霜二钱，共为细末，黄酒冲服。

服药后，血渐止。约有三时之久，患者出现虚脱现象，自觉气息将竭，呼吸浅急，头昏痛，闭目无神，时将气竭。诊其脉浮而濡，乃出血亡阴，阳气无所依附，已将脱矣。盖有形之血不能速生，必生于无形之气，当速服回阳之剂以固脱壮神。

处方：人参三钱，附子二钱，水煎服。

服后半小时许，元气渐复，精神稍振。至次日，血未再下，唯觉四肢发热，此阴虚之征也。

处方：当归五钱，川芎二钱，白芍三钱，生地黄三钱，黄芪五钱，人参一钱，水煎服。

复诊：服上方后，发热略减，稍觉恶心，乃脾气不振之故。当以补血健脾之法治之。

处方：人参一钱，白术二钱，茯苓二钱，当归三钱，川芎二钱，白芍二钱，生地黄二钱，艾叶二钱，阿胶珠二钱，炙甘草一钱半，水煎服。

复诊：服后，恶心止，唯觉身体无力，患者胃气欠佳，不愿服药。乃嘱其注意调节饮食，卧床休息，后乃痊愈。

（三）用药如用兵，治病如执政

张灿玾认为，“用药如用兵，治病如执政”的思想早在《黄帝内经》中已有多处论及。治病用药如用兵，犹如排兵布阵，进退有章有法；治病又如执政，有王道与霸道之分。春秋战国时期学术繁荣，百花齐放，其学术思想有“王道”和“霸道”之论。所谓王道，在于行教化，施仁义，以儒家为代表。所谓霸道，霸道持力，在于行惩戒，施威慑，以法家为代表。陈士铎将其引入到中医治疗中，谓：“补正祛邪，王道也；单祛邪不补正，霸道也。补正多于祛邪，王道之纯也；祛邪多于补正，霸道之谲也。补正不敢祛邪，学王道误者也；祛邪又敢于泻正，学霸道之忍者。”对于外感实邪或是热毒炽盛，正气不虚者，应用霸道；内伤多为七情所伤，饥饱劳役，日积月累，正气日渐削夺，其来渐，其势缓，其伤深，应用王道进行治疗。王道荡荡，看之平常，用之奇妙，日计不足，岁计有余，日久必收奇功，此王道之法也。

如治荣成崂山屯村老年男性王××案，即用霸道法。一诊：患者于左股阴部猝发一肿疡，漫肿无头，红紫疼痛，行走不便。别无他证，平时身体康健，舌红苔黄，脉沉数。此股阴疽也。皆热毒结聚而成。当重用清热解毒之药，以破阳结。

处方：金银花半斤，蒲公英二两，当归二两，天花粉五钱，生甘草五钱。用大锅水煎，随意服用。

二诊：服上方三剂后，肿已大消，痛亦减轻。遂以本方继服三剂，肿即消散。

按：本案系热毒骤聚，虽为老年，但体力尚壮，可用重剂攻之，若勇士陷阵，可攻坚破隘，直入敌巢。本方仿《石室秘录》方义，重用金银花，药味少而用量大，取其专攻也。

又如治荣成下回头村女性小儿张×疳积病，用王道。由于饮食不节，生冷无常，伤及胃肠，食滞于中，蛔生于内，虫食并积，水谷运化功能失调，食欲不振，腹胀腹痛，大便不调，腹部痞满，面色萎黄，舌红苔厚腻，脉沉弦。此食积兼虫积也。当以消食杀虫之法以治。

处方：苍术二钱，厚朴二钱，陈皮二钱，神曲三钱，麦芽三钱，山楂三钱，槟榔二钱，鸡内金三钱，莱菔子三钱，甘草一钱。水煎温服。

三诊：服上方二剂后，食欲增加，腹胀痛减轻，此胃气已启，积滞稍减也。又因幼儿苦服汤剂，且本病需较长时间调治，故改丸剂，丸者，缓也。

处方：肥儿丸，每次二钱，早、晚各一次，温开水送服。

四诊：服肥儿丸半个月后，诸证明显见好，食欲增加，大便正常，腹部舒适，后继服此药而愈。

此案补中有消，为王道之纯者也。

（四）用药须注重双向及多向配伍

人体健康是一种阴平阳秘的状态，此为阴气平和，阳气固密，阴阳平和协调保持相对平衡。故张灿玾用药注重药性辛苦升降的平衡，注重补中有泻、泻中有补，散中有敛，敛中有散，辛开苦降并用。如治章丘男婴儿高××泄泻案。患者始患泄泻，治无效，复来济南住××医院，用西法治疗，数日后，仍无效，遂求诊。患者系未满周岁之婴儿，尚在哺乳期，大便稀溏，次数较多，稀便中夹杂未消化之食物残渣及乳瓣。体质较弱，精神不振，舌红苔薄白，脉沉细。此当系素体较弱，平日之乳食调节失当而损及脾胃，致胃肠消化及运化之功能不足，水食之分化功能失调，引发泄泻。当以甘温平和之剂以温补脾胃，佐以消导之药，以化其余滞，则不必止泻，泻可止矣。

按：本案原系因脾胃虚弱所致之消化不良性腹泻。处方参苓白术散加鸡内金。该方既有消导之力，又有收涩之功，使补中有消，助诸补剂以取效。

（五）治病善治人

张灿玾认为治病应详细询问患者的病情，决不可“相对斯须，便处汤药”。医生治疗疾病是双方互动的过程，医生不仅应认真负责，还应善于做患者的思想工作，争取患者的合作。且有的病是由情志方面的原因引起的，此时更应注意对患者情志的疏导，情志因素解决了，患者甚至可不药而愈。此即“治病善治人”。如治一老年女性宫××病案，除用药物综合调整外，亦应在精神方面加以开导，通过大量的思想工作，解开患者的心结。具体治疗过程如下。

某患者30年前曾因家事不和，生活环境欠佳，出现多种疾病。近十余年，在多家大小医院检查治疗，并因子宫肌瘤做过切除手术。据多家医院检查，患有高血压、冠心病、梅尼埃病、自主神经功能紊乱等病。现主要感觉是失眠较甚，心烦，头晕，失去生活乐趣，表现为精神不振，表情凄楚，痛苦悲伤，难以言状。饮食一般，小便正常，大便时干时稀，舌暗红，苔淡黄微干，左脉沉而有力，右脉沉弦。

据患者泣诉，原因精神创伤，后导致多种疾病，长期心情抑郁，导致脏腑功能紊乱，神志失于调节。凡此等疾病，非单靠药物即能收全功。遂详析病因，分析利害并明示治法，首在治神，次在治病。治神者，排解病因，正视现实，协调关系，为献上、中、下三策，即和、避、离。上策为正视问题，反思自己的所作所为，争取和解。中策为双方避开一段时间，让双方有冷静的时间与空间再做处理。下策为二人离婚。建议她采取上策，主动反思，以求互谅，争取和解。这需要有极大的忍耐力和诚意。再用药物以调其脏腑，疏其血气，安其神志，并治诸病证。

处方：柴胡10克，黄芩10克，制半夏10克，太子参10克，生龙骨15克，生牡蛎15克，丹参15克，百合10克，合欢皮15克，麦冬10克，五味子6克，全瓜蒌15克，檀香10克，远志10克，菖蒲10克，琥珀粉3克（分两次冲服）。水煎温服。

前后服药共30余剂，效甚好。

按：兵法有云“攻心为上，攻城为下”，故欲治此病，务在攻心，如果点破玄机，启悟迷谜，加以药物调理，始能争取转机，跳出苦海。幸在患者能谨遵医嘱，取得满意效果。

总之，张灿玾先生在教学、临床、中医文献研究方面硕果累累，尤其在中医文献研究方面终成一代宗师。

第十九节

刘献琳：经方大家，衷中参西

刘献琳（1929—2000），字璞亭，山东菏泽曹县人。刘老深耕于临床、教学、科研近50年，取得了卓著成绩，堪称中医界的一代宗师。现就其生平、成才之路及学术经验予以简要介绍，以飨读者。

一、生平及成才之路

刘献琳先生出身于中医世家，其祖父刘自醒与其父刘文翰均行医于曹县安才楼乡榆林集。二老医术精湛，活人无算，受到乡邻的广泛好评。受家庭的影响，刘献琳先生幼年时期就对中医产生了浓厚的兴趣，闲暇之余，常在父亲指导下诵读《医学三字经》《汤头歌诀》《药性赋》《濒湖脉学》等中医启蒙书籍。

1948年，刘献琳先生毕业于山东省第一临时师范学校（今曲阜师范大学的前身），后于曹县朱集完小担任教员。然而，1949年，先生为了实现夙愿，毅然辞去教职，拜当地名医李光济为师。先生白天侍诊李老左右，晚上则遵师命，刻苦研读《黄帝内经》《难经》《伤寒杂病论》《金匮要略》等典籍，历经两年，尽得李老真传。

1952年，先生担任曹县安才楼乡卫生所的基层医生。当时基层医疗卫生条件十分落后，先生在行医之余，又积极协助当地政府开办医学讲习班，为基层培养医学人才。他先后主讲的“伤寒杂病论”“金匮要略”“中医妇科学”等课程深受当地学员的好评。

1958年春，刘献琳被选拔至山东省中医进修学校学习，因成绩优异，又被推荐至江苏中医进修学校研究班深造，并以优异成绩完成学业。适时山东中医学院刚成立不久，选送到江苏南京进修的学员，是为山东中医学院培养师资。因此，刘先生结业后，被山东省卫生厅分配至山东中医学院工作。

刘先生曾先后担任山东中医学院附属医院内科副主任兼内科教研室主任、《金匮要略》教研室主任，山东省卫生厅医学科学委员会委员，山东省中西医结合研究会顾问，光明中医函授大学山东分会顾问等职。1993年，刘老被国家批准，享受国务院政府特殊津贴。

二、临证精华举隅

（一）崇尚经典，活用经方

刘献琳先生崇尚经典，尤擅运用《伤寒论》《金匮要略》的经典方剂。刘老在师法张仲景的基础上，又常别出心裁，加减运用经方，从而治愈了多种疑难重疾，现简要举出两例。

1. 大半夏汤的运用

大半夏汤出自《金匮要略》卷十七："胃反呕吐者，大半夏汤主之。"刘献琳教授指出，本方所主病机在于胃气虚弱、脾阴不足、气机上逆。方中半夏专能和胃降逆，配伍益气健脾、安中滋阴之人参、蜂蜜，有降逆化痰而不燥伤津液之妙。

《刘献琳学术经验辑要》一书进一步介绍了刘老运用大半夏汤的独特心法：①半夏需重用，量一般在15～30克。②必须谨遵原方用法，用蜜和水扬240遍后煎药。③随证加减，不拘泥于成方。呕吐甚者，合旋覆代赭汤；呃逆重者，合丁香柿蒂汤；兼肝胃郁热吞酸者，合左金丸。

验案举隅

案1

王某，男，50岁，1979年5月20日初诊。患十二指肠球部溃疡多年，经治疗上腹疼痛已缓解。近1个月来经常出现朝食暮吐，暮食朝吐，呕吐物量大，有腐败酸味，伴神疲乏力，手足不温，舌淡苔白，脉细弱。刘老采用大半夏汤加味以温中健脾，和胃降逆。处方：清半夏30克，党参18克，木香9克，砂仁9克，白术9克，茯苓15克，甘草3克，蜂蜜30克。嘱患者将水和蜜扬240遍后煎药取汁，分2次温服。6剂后诸症大减，继服20剂痊愈。

案2

王某，女，62岁，1993年12月25日初诊。一诊：患者吞咽不爽3个月，经济南市中心医院诊为“食管癌”。近来自觉吞咽梗阻加重，进食稍硬食物则咽下困难。伴呕吐泛酸，大便稍干，小便尚调，舌质略红，苔薄腻，脉弦。辨证：噎膈，证属痰瘀交阻，胃失和降。治法：祛瘀化痰，润降止呕。方药：大半夏汤加味。清半夏30克，党参30克，旋覆花15克（包）、赭石30克，西月石（即硼砂）6克，急性子30克，白花蛇舌草60克，黄连9克，吴茱萸1.5克，北沙参30克，蜂蜜60克，6剂。嘱将蜜与水和之，扬之240遍后煎药取汁，分两次服。

二诊：服药后吞咽梗阻减轻，呕吐亦轻，泛酸止。大小便调，舌质暗红，苔薄腻，脉弦。上方改隔日1剂，共服药年余，病情稳定。

按：案1符合朝食暮吐、暮食朝吐之“胃反”的表现，又兼有脾胃虚弱之症，故加温中健脾行气之品。案2表面上来看不符合《金匮要略》原文中对胃反的典型描述，然刘献琳教授一针见血地指出，噎膈患者因饮食不进与长期呕吐，往往导致胃肠气阴耗伤，故仍需运用大半夏汤，以和胃止呕。在此基础上，刘老又加旋覆花、赭石等降逆之品以及白花蛇舌草、急性子等抗癌之品。体现了刘老既能紧扣病机，又能灵活权变地运用经方的学术思想。

2. 五苓散

五苓散亦是张仲景名方，于《伤寒论》《金匮要略》中均有出现。本方中茯苓、猪苓、泽泻、白术淡渗利水，使水从小便而出；桂枝辛温扶阳，化气行水。刘老临证时，紧抓本方病机——水饮内停，浊邪上逆，并根据患者具体病状灵活化裁，常收满意疗效。

验案举隅

案3

李某，女，56岁，工人。一诊：主诉眩晕、呕吐3日。素有眩晕病史，10余年来经常发作，曾服中西药治疗，效不显。3日前，眩晕又作，自觉天旋地转，伴精神恐惧，不敢睁眼，恶心呕吐，耳中鸣响、不思饮食，大小便正常。精神倦怠。闭目不开，形体肥胖，舌质淡，苔白滑，脉弦滑。诊断：耳源性眩晕（梅尼埃综合征）。病机：水饮内停，风痰浊邪上蒙清窍。治法：化饮降逆、熄风定眩。处以天麻10克，钩藤15克（后入）、半夏15克，茯苓30克，陈皮10克，白术18克，泽泻18克，生牡蛎30克，猪苓15克，桂枝9克，五味子9克，磁石30克，甘草6克。日1剂。服药6剂，眩晕大减，恶心呕吐止。效不更方，嘱继服上方6剂。

二诊：药后诸症已平、胃纳恢复。为巩固疗效，防止复发，又将上方去五味子、磁石，加党参30克，以10倍之量共为细粉，水泛为丸，每次9克，日2次。后随访2年，病未再发。

案4

张某，女，17岁。1993年2月15日初诊。主症：1个月前因感冒发热，睑、面、四肢浮肿10余日，在济南市中心医院化验尿常规：蛋白（++）、红细胞（+），诊断为“急性肾小球肾炎”。刻下睑面浮肿，足胫略肿，小便短少，憋气，烦躁，口微干，不欲饮，纳呆，大便调，舌质略红，苔薄白，脉滑略沉。辨证：内有蕴热，风邪外袭。处以越婢加术汤合五苓五皮饮加减。方用：麻黄10克，生石膏30克，白术15克，生姜皮10克，陈皮10克，大腹皮10克，桑白皮10克，泽泻15克，猪苓15克，桂枝6克，茯苓、皮各30克，葶苈子15克，大枣10枚，水煎服。

2月22日二诊：服药7剂，睑面浮肿减轻，小便量增多，烦躁除，仍憋气、咳嗽，舌质略红，苔薄白，脉滑。上方加紫苏叶、杏仁各10克，继服。

3月2日三诊：服药7剂，憋气除，咳嗽大轻，睑面浮肿已不明显，纳食可，二便调，舌质略红，苔薄白，脉略滑。化验尿常规：蛋白(+)，隐血（+)。上方继服。守方服21剂，浮肿全消，咳嗽止，纳食可，二便调，舌质淡红，苔薄白，脉略滑。化验尿常规正常。

按：案3为眩晕，《金匮要略》痰饮咳嗽病篇云：“假令瘦人脐下有悸，吐涎沫而癫眩，此水也，五苓散主之。”在此基础上，刘老又加入牡蛎、磁石、五味子镇静宁心安神，陈皮、半夏以强化化痰之功，天麻、钩藤以熄风定眩。《脾胃论》曰：“足太阴痰厥头痛，非半夏不能疗，眼黑头旋，风虚内作，非天麻不能除。”刘老将本方定名为“半白麻钩定眩汤”，作为治疗眩晕的基础方。

本方的创制，体现了刘老深厚的经方功底，以及他博览群书，博采众家之长、兼收并蓄的治学特色。

案4为水肿，西医诊断为“急性肾小球肾炎”，治疗颇有难度。刘老在五苓散的基础上，合用越婢加术汤、五皮饮以发散风水，清热利尿，达表里双解之功。刘老还补充道，水肿一证，与感受外邪密切相关，若属风寒袭肺者，可以五苓散为底方，合用麻黄加术汤、五皮饮；若属素体阳虚者，则合用麻黄附子细辛汤。

（二）既善用小方，又活用大方

刘老认为，临床上有些疾病看似病情较重、症状纷繁复杂，然病机单一，若能抓住病机施治，即可取得良好效果。先生早年在农村行医时，遇一先兆流产后的青年妇女，大便闭，小便点滴而下，7日未食，小腹高凸，诸医治疗不效，病情危笃。刘老诊之，恰合《金匮要略》之“妇人少腹满如敦状，小便微难而不渴，生后者，此为水与血俱结在血室也，大黄甘遂汤主之”，因患者血虚体弱，加阿胶，处以大黄12克，甘遂4克，阿胶6克。药后二便俱通，后经调理而复常。

针对病机复杂的疾病，先生常用多首小方组合而成“复方”。如治疗肋软骨炎时，先生常用自拟的“肋软骨炎汤”。方药组成为：瓜蒌 24 克，薤白 15 克，木香 9 克，郁金 15 克，丹参 30 克，白檀香 3 克，砂仁 3 克，生百合 30 克，乌药 9 克，延胡索 9 克，川楝子 9 克。该方由五大名方组合而成，即张仲景的栝楼薤白白酒汤，刘河间的金铃子散，《医宗金鉴》之颠倒木金散、丹参饮及陈修园的百合汤。先生认为，肋软骨炎责之于“气滞血瘀，水饮内停”，方中瓜蒌、薤白宽胸化饮行滞；延胡索、郁金、丹参理气活血，木香、檀香、川楝子、砂仁、乌药行气止痛；重用百合，防止诸行气活血药走窜伤阴，使本方成为有制之师。

（三）精研医典，阐发己见

刘老常说，中医学者在博览群书的基础上，不断总结、归纳，反复琢磨、实践，并在理论上有所发明，方称得上进入“登堂入室”的境界。现试举两例，以管窥刘老理论研究之精深。

刘老曾在《论〈温病条辨〉之不足》一文中，结合自己的实践经验，对温病学说进行了发展、升华，列举如下。

（1）“凡温病者，始于上焦，在手太阴”一条，混淆新感与伏邪。只有暴感温病，其邪才是“专主在肺”，初起即见肺卫表证，治宜辛凉清解。而伏气温病，是邪伏于里，热自内发，治法不与暴感相同，忌用表散，以苦寒清解里热为基本大法。

（2）太阴温病恶风寒用桂枝汤不当。刘献琳教授认为，“桂枝下咽，阳盛则毙”，手太阴温病，邪在肺卫，只宜辛凉疏解。

（3）银翘散证当有恶寒。

（4）普济消毒饮不宜去升、柴、芩、连。本方所主之大头瘟、蛤蟆瘟乃感受风热疫毒之邪，壅于上焦，发于头面所致，本病病位在耳前、耳后（少阳经所主）以及面颊部（阳明经所主），故是方无升、柴则不能直达病处，无芩、连则不能泻心肺间热。

（5）《温病条辨》称“形似伤寒”为“暑温”，而用白虎汤治之，值得商榷。暑温形似伤寒，以头痛、身痛、发热、恶寒为主症。

先生指出，第一，暑温未必有形似伤寒之症，若暑温之邪至入阳明气分，则直接出现“壮热、烦渴、汗出、脉洪大”等阳明热盛的症状，此时，方可用白虎汤。若暑温不恶寒，脉洪大而芤者，应用白虎加人参汤。第二，暑温恶寒，乃壮热耗气，毛孔开泄所致，应宗张仲景“太阳中热者，暍是也。汗出恶寒，身热而渴，白虎加人参汤主之”。第三，若为暑湿兼外寒或内寒者，虽有“头痛、身痛、发热、恶寒”之候，但不可用白虎汤。兼外寒者，宜藿香正气散加香薷、杏仁；兼内寒者，宜胃苓汤加丁香、木香。

（6）新加香薷饮非发汗峻剂，若汗多者，加生石膏。

《从〈未刻叶氏医案〉探讨其用药规律》一文，刘老又归纳了叶氏常用治法——金水同治法和乙癸同治法，为学习叶天士的用药思路提供了很好的借鉴。

《未刻叶氏医案》中，金水同治法共 31 例，主要适用于肺肾阴虚之证，临床常见咳嗽咳血，咽干口燥，梦遗，脉或弦或数或细数等症状。刘老指出，滋补肾阴时，叶氏尤喜用熟地黄、石斛、天门冬；滋阴益肺，又常用沙参、麦冬等。乙癸同治法共 29 例，适用于肝肾阴虚之证，临床常见头昏头胀，耳鸣肢麻，心悸不寐烦躁，脉弦，或弦涩等症。对于本证患者，叶氏在滋补肾阴的同时，通常配伍平肝潜阳之品，如牡蛎、白芍、桑叶等。刘老强调，叶氏应用金水同治法、乙癸同治法时，均注意兼顾脾胃，多用人参、茯神、芡实、扁豆等，此配伍技巧不可忽视。

（四）衷中参西，有所发明

刘老不仅重视研究中医经典，而且坚持“衷中参西”的理念，倡导对疑难疾病的诊治，有时需结合西医学的实验室检查结果遣方用药。兹举刘老治疗病毒性肝炎的经验及案例予以说明。

刘老在《治疗病毒性肝炎的几点体会》中指出，病毒性肝炎的治疗应遵循“认清标本”的基本原则。急性黄疸型肝炎，以邪实为本，且以阳黄居多，当急治其标，以清热利湿解毒为基本治则，不可见虚就补，以防疾病反复。而无黄疸型肝炎（无论是急性还是慢性）多为正气虚弱，当调补为主，以图肝功能恢复。刘老强调，慢性肝炎患者常有肝大、质韧之表现，然有些医者不明其“标实本虚”之理，妄用攻破逐瘀软坚之剂，使正虚更甚，肝功能变差。若以调养为主，则平稳有效，有利于肝功能的逐渐恢复。

对于一些化验指标的异常，刘老也提出了三点应对措施。

（1）黄疸指数高，多属湿热毒邪蕴蒸，必用茵陈蒿、田基黄、玉米须，并酌选黄芩、黄连、黄柏、山栀子、大黄、茯苓、车前子、泽泻等品以清热利湿。

（2）血清谷丙转氨酶升高，分三种情况处理：伴黄疸者，宜清热解毒利湿，如芩、连、栀、柏、板蓝根等，配合淡渗药物；肝有郁热，多见于急性无黄疸型肝炎或慢性肝炎活动期，宜适当配伍龙胆草、秦艽、黄芩等；肝阴不足，或气阴双亏，多见于慢性肝炎活动期，可配合五味子粉以益气滋阴保肝。

（3）硫酸锌浊度、血清蛋白分类倒置、血清蛋白电泳 γ 球蛋白升高多见于慢性肝炎、肝硬化，治以健脾益气为主，禁用攻伐之品。刘老强调，此类患者黄芪、党参须重用，且需嘱咐患者坚持服药治疗。

验案举隅

案 5

李某，男，44 岁，1992 年 12 月 28 日一诊。主症：胁痛腹胀 2 年余，查肝功能：ALT（谷丙转氨酶）90～200 U、TTT（T 淋巴细胞）10～20 U，HBsAg（乙型肝炎表面抗原）1∶128，阳性，血清白蛋白 32 克/升，球蛋白 34 克/升，B 超报告“慢性肝病”。刻下两胁隐痛，脘痞腹胀，纳呆，食入不消，大便先干后溏，小便黄赤，足胫午后浮肿，时齿衄，舌暗红，苔薄黄腻，脉弦细滑。辨证：肝郁脾虚，血热血瘀水阻。治法：疏肝健脾，凉血清热解毒。方药：参芪逍遥散合犀角地黄汤加减。当归 15 克，赤芍 10 克，白芍 10 克，柴胡 10 克，茯苓 30 克，茯苓皮 30 克，白术 15 克，黄芪 30 克，党参 30 克，生地黄 30 克，牡丹皮 15 克，女贞子 30 克，墨旱莲 30 克，泽泻 15 克，川芎 12 克，焦三仙各 10 克，甘草6克，水煎服。另以虎杖500克，蜂房100克，紫草100克，龙胆草100克，豨莶草100克，僵蚕100克，槟榔100克，蝉蜕100克共为细末，水泛为丸，每服6克，日2次。

1993年1月13日二诊：服药15剂，齿衄止，右胁痛稍减，足胫浮肿见消，腹胀减轻，纳食好转，舌质暗红，苔薄白，脉弦细。上方继服。

2月25日三诊：服药30剂，胁痛隐隐，腹胀大减，纳食转好，未再齿衄，足胫浮肿消失，大便调，小便时黄，舌质暗红，苔薄白，脉弦细。上方去女贞子、墨旱莲、茯苓皮，加三七粉（冲）3克、黄芩10克、黄连10克、枳实10克，继服。

4月1日四诊：服药30剂，胁痛消失，腹部微胀，纳食可，大便调，小便稍黄，衄血、浮肿未再出现。舌暗红，苔薄白，脉弦细。复查肝功能，ALT：45 U，TTT：7 U，HBsAg：1∶64，血清白蛋白：42克/升，球蛋白：34克/升。上方继服30剂。

按：本案属慢性肝炎，证型为肝郁脾虚，应以调补为主，慎用攻伐之品。因此，刘老重用参、芪益气健脾，扶正固本。本方中尚有当归芍药散（当归、芍药、川芎、茯苓、白术、泽泻）的配伍，用以养血活血、健脾利水；柴胡功擅疏肝理气，利于肝气之条达；焦三仙以健脾助运；生地黄、女贞子、墨旱莲能补益肝肾，以利于正气恢复。此外，配合服用的丸剂为刘老的经验方虎杖散（载于《刘献琳学术经验辑要》）改变剂型而成，专用于治疗乙肝表面抗原阳性。

刘老从事医、教、研工作近50个春秋，始终兢兢业业。刘老的临证经验体现了他深厚的学术积淀，是中医药事业的一笔巨大财富，值得我们传承发扬。

第二十节 尚德俊：从西医入中医，终成国医

尚德俊（1932—2020），祖籍河南省济源县南刘庄村，参加西学中班结业后，被分至山东省中医院工作。尚老一生致力于中西医结合治疗外科病，尤其是在周围血管病领域成就斐然。1978 年，尚老被评为全国医学科研先进工作者。1988 年，被评为山东省优秀科技工作者。1992 年，尚老被国家批准享受国务院政府特殊津贴，2003 年被评为山东省名中医药专家，2014 年被评为第二届国医大师。

一、生平及成才之路

尚德俊先生晚年深情地回忆，他的幼年经历充满了悲惨和艰辛。他出生在河南省济源县南刘庄村，这是一个非常贫困的农村。他家是村里唯一一户外姓人家，生活条件非常困难。尚德俊 4 岁的时候，父亲就去世了，留下他和母亲相依为命。由于家境贫困，他们的生活非常艰难。尚老说，母亲虽然没有多少文化，但她是一个坚韧、善良、勤劳的人，尽管生活困苦，但母亲从来没有埋怨过，她默默地承受着一切屈辱和苦难。尚德俊先生 7 岁的时候，正值日寇全面侵华，但因洛阳未被日军占领，所以祖父捎信让先生前去投奔。为了不被日寇发现，尚德俊先生在村里人的引导下，深夜行到黄河岸边，直到天亮，才平安渡过黄河。

抗日战争胜利后，尚德俊先生随叔父来到上海，考到了上海浦东陆行中

学。尚老酷爱文学，他最喜欢阅读鲁迅、郭沫若、丁玲的作品，新中国成立以后还看了苏联的许多作品。1952 年，尚德俊先生 20 岁，他顺利完成了高中学业。出于对文学的热爱，尚老本想报考北大的文史专业，然而尚老的叔父认为，考医学院学医，给老百姓看病，到哪里都受欢迎。因此尚老最终还是选择了报考医学专业，后被山东医学院（今山东大学医学院的前身）录取。

尚老毕业于 1955 年，一年后，在党中央“西学中”政策的号召下，他被选调至天津参加全国首批西医离职系统学习中医班，于是走上研习中医学的道路。

尚老说：“我是半路出家学中医，中医的很多东西并不懂。”但是，他凭借着艰苦奋斗的作风以及出色的记忆能力，还是逐渐克服了中医文辞古奥难懂、语义精微深邃的困难，将中医经典著作以及内外妇儿及针灸等各科硬啃了下来。在学习中医期间，尚老每日早晨四五点钟就起床，为了不打扰同学们休息，他便悄悄地到教室背诵中医的经典著作。

尚老在刻苦攻读的同时，也非常注意对自己学习方法、心得的总结。尚老自豪地说，他是天津所办的“西学中班”（1955 年年底至 1956 年，原卫生部在北京、上海、广州、武汉、成都、天津举办了 6 个西医离职学习中医办班）第一个发表论文的人，还在班里引起了不小的轰动。当时，学习班派尚老等几名学员到南京中医学院学习针灸，在给老百姓看病的过程中，尚老逐渐体会到了针灸简便效廉的神奇之处，便与同窗好友相约写一篇关于学习针灸心得的文章出来。经过反复雕琢打磨，尚老终于发表了《学习针灸疗法的几点主要收获与体会》，这也是他发表的第一篇文章。后来，尚老又发表了《针灸疗法治愈扭伤病例介绍》。

在以优异成绩完成为期三年的学习后，尚老被评为优秀学员中的第一名，获得了原卫生部颁发的金质奖章和奖状。随后，他于 1962 年调至山东省中医院（今山东中医学院附属医院）工作。

《熏洗疗法》（1964 年 6 月第 1 版）是尚德俊教授的第一本学术专著，也是他的处女作。尚老说，他在临床工作中发现，中药煎汤熏洗患处，对治疗外科疾病、骨伤科疾病和皮肤病都有良好效果。于是，在广泛阅读历代医学名著和现代医学文献，加上所记录的各个老师的经验的基础上，尚老完成《熏洗疗法》的出版。为了撰写本书稿，先生时常彻夜不休。这本书于1964年出版，是尚德俊教授对熏洗疗法的研究成果的总结。本书详细论述了熏洗疗法的种类、应用方法、适应证、禁忌证等内容，还介绍了大量用于熏洗的效验方，主要内容涉及皮外科、男科、妇科、五官科等。

尚老深耕中医药事业六十余年，不仅在各种学术期刊上发表了大量的学术论文，还撰写了多本专著，如《中医周围血管疾病学》《周围经脉疾病学》等。他的论文和著述对于提高周围血管病以及中医外科的诊治水平和促进中医专业的发展具有重要价值。

尚德俊教授著作等身，他的学术在全国中医外科行业影响较大，是外科领域的领军人物，个中翘楚，因此，自1978年以来，尚德俊教授先后担任第五、第六、第七、第八届全国政协委员，中国中西医结合学会周围血管病专业委员会的副主任委员和主任委员、山东省卫生厅医学科学委员会委员、中华全国中医学会山东分会的常务理事和外科学会的主任委员、中华医学会山东分会的副主任委员等职务。

二、学术特色

（一）强调中西医结合诊治周围血管疾病

在诊断方面，尚老强调，要将中医辨证与西医辨病相结合。中医学具有宏观、提纲挈领的特点，其着眼点在“证”，证即是对患者所呈现的临床表现的抽象概括。但是，中医的证也具有诊断不太明确、针对性不强之短。现代医学在全面地询问病史、体格检查的基础上，又结合实验室检查，有利于更深入了解周围血管病的微观变化。因此，若将辨病与辨证结合，则既能从整体、动态的角度把握疾病，又不忽视局部的微观病变，从而使诊断更完整、更全面。

在治疗上，尚老十分重视中药与西药或者手术的配合使用。尚老指出，传统中药着眼于整体治疗，具有调节病体功能，改善患者体质，消除血管炎症，以及促进肢体创口愈合等作用。在中药治疗的基础上，尚老常配合某些西药（如氢溴酸山莨菪碱注射液、蝮蛇抗栓酶注射液、白花丹参注射液等）静脉滴注，从而达到促进血液循环、防止血液处于高凝状态的目的，且能减少并发症或后遗症的产生。

针对重症，如肢体溃烂坏疽继发感染时，尚老又强调中医整体治疗与西医手术治疗的结合。尚老认为，对此类患者医生若不及时采取手术措施清除病灶，不仅剧痛难以解除，创口难以愈合，且全身感染更加难以控制，从而危及患者的生命。同时，患者也需内服中药3～6个月，以巩固疗效。尚老在《闭塞性动脉硬化截肢手术问题（附33例报告）》一文中介绍了中西医结合治疗的佳绩：患者经中西医结合辨证论治，术前全身状况好转，肢体血液循环明显改善，创口一期愈合率达到87.9%。

（二）提出周围血管病的“治疗八法”

尚老根据多年来临床治疗周围血管病的经验，总结出周围血管病的“治疗八法”，现简述如下。

（1）活血化瘀法：尚老指出，周围血管病在发病过程中，常表现出血瘀的共性，如瘀血、缺血、血管狭窄或闭塞，甚至出现溃疡或者坏疽。因此，在治疗周围血管病的过程中，尚老十分重视活血化瘀法的运用。本法常用于动脉痉挛、栓塞、狭窄或闭塞引起的肢体缺血、血液循环障碍，静脉循环障碍，急性血管炎症（常与清热解毒法配合运用），周围血管病稳定阶段（以改善血液循环，消除血管炎症）。

（2）清热解毒法：本法适用于急性血管炎症或者寒凝瘀血久而化热，肢体溃烂、感染者。伴有湿热者，应酌加清热利湿之品；热毒炽盛者，宜清热凉血；热盛伤阴或大动脉炎活动期，则需滋阴清热。

（3）温经散寒法：本法具有扩张血管，改善血运的作用，适用于寒凝血瘀证，常与活血化瘀法、温肾法、补气养血法配合使用。临床主要表现为肢体发凉、怕冷等。

（4）温肾健脾法：本法适用于脾肾阳虚证者，常见全身（特别是四肢）怕冷，腰膝酸软，神疲乏力，纳差等症。需与补气养血法、温经散寒法，或者活血化瘀法配合使用。

（5）利水渗湿法：本法用于肢体肿胀，水湿壅盛者。常见于周围血管疾病之静脉回流受阻，充血郁滞，以及肢体坏疽继发感染、淋巴系统受累者。尚老指出，临证时，需辨明湿热之偏盛：湿盛于热者，利湿为主；反之，则以清热为主，利湿为辅。

（6）补气养血法：本法适用于素体虚弱，肌肉萎缩，皮肤干燥，或伴有溃疡久不愈合，或虚实夹杂，或处于疾病恢复期患者。尚老强调，血栓闭塞性脉管炎临床治愈后或处于稳定阶段多用本法治疗，辅以活血化瘀以巩固疗效。

（7）软坚散结法：本法适用于痰瘀阻络者，常配合镇痉通络法，以提高疗效。本法的适应证为：闭塞性动脉粥样硬化，肢体麻木、发凉，伴有发绀或瘀斑，脉弦滑或弦硬；血栓性浅静脉炎后期，肢体遗留硬结节，肿胀疼痛，不易消退；髂股静脉血栓形成，股静脉呈硬索状，疼痛；下肢静脉曲张，小腿皮肤呈现暗褐色，组织纤维硬化者。

（8）镇痉通络法：本法是尚老独具特色的疗法，适用于：血管炎症，血栓浅静脉炎、下肢深静脉炎、大动脉炎等；肢体瘀血重症、剧痛。尚老认为，血栓闭塞性脉管炎中的“炎”与“毒”、“缺血”与“瘀”、“抽痛”与“风”三者有可汇通之处，尚老据此创制了四虫丸（全蝎、蜈蚣、土鳖虫、地龙），临床常收满意疗效。王雁南等将四虫丸联合利伐沙班片组与单纯应用利伐沙班片组进行对照试验，以观察患者治疗下肢深静脉血栓的疗效，发现治疗组（四虫丸联合利伐沙班片）明显优于对照组。此外，也有学者将四虫丸的应用扩展到骨科、脑病科等领域，扩大了本方的使用范围。

（三）“活血十法”

因“血瘀”是周围血管病的重要病机，故尚老特别强调活血化瘀法在周围血管病中的运用，特提出“活血十法”，现简述如下。

（1）益气活血法：尚老指出，活血法与补气法并用，有利于促进血液循环，改善人体免疫功能。本法适用于瘀血久积，或重用及久用活血化瘀药时。此外，疾病恢复阶段而气虚体弱者亦常使用此法。常用药物包括黄芪、党参、人参等。

（2）温通活血法：适用于寒凝血瘀的患者，表现为肢体苍白、发凉、怕冷，遇寒加重。常选用温性的活血化瘀药物，包括当归、川芎等；此外还可配伍温热药物，如附子、干姜、肉桂等。

（3）清热活血法：适用于热毒炽盛、血脉瘀阻的患者，表现为肢体红肿热痛，皮色紫红光亮，伴全身发热。常选用偏寒性的活血化瘀药物，包括丹参、赤芍等；并配伍清热解毒之品，如金银花、黄芩、大黄等。

（4）活血利湿法：适用于周围血管病出现肢体肿胀者，伴有胀痛，皮色暗红，局部肿胀，按之凹陷。常用药物包括茯苓、泽泻、薏苡仁等。

（5）滋阴活血法：适用于阴虚血瘀的患者，如大动脉炎表现出低热、潮热、虚汗等症者。尚老指出，本法又常与补气养血、清热解毒法配合使用，以适应久病气阴两虚或者热毒炽盛之证。常用药物包括生地黄、麦冬、玄参、鳖甲、龟板等。

（6）行气活血法：适用于气滞血瘀者，如雷诺病常因情志刺激导致手足颜色对称性改变。常用药物包括香附、木香、枳壳、川芎等。

（7）通下活血法：适用于血瘀日久，瘀肿难消，身体壮实者；或肢体瘀肿疼痛、大便燥结者；或热毒炽盛，高热，舌黄燥甚则苔黑，伴随神志症状者。常用药物包括大黄、芒硝等，亦可选用《刘涓子鬼遗方》之大黄汤（由大黄、黄芩、生地黄、当归、芍药组成）。

（8）养血活血法：适用于血虚兼有血瘀的患者，表现为肢体麻木、疼痛，伴面色萎黄，唇甲色淡。常用药物有当归、阿胶、芍药等。

（9）活血破瘀法：适用于血瘀重证的患者，表现为肢体固定性、剧烈性疼痛、皮肤呈紫红或青紫色，肢端出现瘀点、瘀斑，或出现青筋、肿胀者。常用药物包括三棱、莪术、水蛭等。

（10）补肾活血法：适用于肾阳虚的患者，表现为畏寒肢冷、腰膝酸软无力，全身骨节疼痛。常用药物包括淫羊藿、巴戟天、肉苁蓉等。

尚老指出，在辨证的前提下，将这些方法单一运用或数法合用，可以改善血液循环和微循环，增加患肢血流量，促进组织修复，达到治疗周围血管疾病的效果。

病案举隅

周某，男，40岁。因双足凉痛、间歇性跛行6年，右小趾溃破3个月，以血栓闭塞性脉管炎于1980年2月5日住院治疗。

一诊：6年前右足发凉、怕冷、麻木、疼痛，行走50米则有间歇性跛行一继之左足亦病，足底皮肤出现瘀斑，双足凉痛加重。3个月前右小趾溃破，渐干黑坏死，夜间痛剧，夜不得寐。

症见：双足潮红，汗毛脱落，趾甲干厚，皮温低。右小趾干黑，趾根部溃烂、有脓，周围组织红肿。足背动脉、胫后动脉搏动消失。舌质红，苔白厚，脉弦滑。

辨证：湿热下注，经脉瘀阻，热盛肉腐。

治法：清热利湿、活血化瘀。

方药：应用四妙勇安汤加味。金银花、玄参各30克，当归、赤芍、牛膝各15克，黄柏、黄芩、山栀子、连翘、苍术、防己、紫草、生甘草各10克，红花、木通各6克。水煎服，日1剂。

同时服用通脉安片活血止痛。创面应用大黄油纱布换药，隔日1次。

二诊：经上治疗后足部肿胀消退，红热减轻，坏死组织分界清楚，脓液减少，患足仍疼痛。舌质红，苔白，脉弦。诸症仍为湿热之象，方用四妙勇安汤加味继服。尽早施行坏死组织切除清创术，减少异物刺激，缓解疼痛。

三诊：手术清创后疼痛缓解，创面应用清热解毒活血之大黄油纱布外敷。症见患足皮肤干燥，汗毛、趾甲生长缓慢，肢寒无力。创面肉芽组织色淡，脓液清稀。舌质淡，苔白，脉缓。此乃气血双虚、经脉瘀阻之象，法当调补气血、活血通络。应用顾步汤加减，药用黄芪、党参、鸡血藤、石斛各30克，当归、丹参、赤芍、牛膝、白术各15克，甘草10克。水煎服，日1剂。创面应用解毒祛腐、生肌敛口之生肌玉红油纱布换药。治疗3个月病愈。

（四）创制术后汤

手术是周围血管外科常用的治疗手段，而尚老观察到，术后患者多有不同程度的阴虚以及瘀血表现，如口干、发热、舌绛等。针对这一病机，尚老以“清热解毒、行气活血滋阴”为基本法则，创制了“术后汤”。

术后汤由金银花、蒲公英、生地黄、赤芍各 30 克，黄芩、当归、郁金、柴胡各 15 克，川芎、龙胆草各 12 克组成。方中金银花、蒲公英、黄芩、龙胆草功擅清热泻火解毒，生地黄、当归、赤芍、川芎滋阴养血、活血化瘀，柴胡、郁金又有理气行气之功，蕴含“气行则血行”之义。诸药合用，不仅能抗菌消炎，防止术后感染，而且有利于促进胃肠功能恢复，促进腹腔瘀血的吸收。

术后汤可用于胃大部切除术、肠切除吻合术以及动脉外膜剥脱术等身体术后恢复。尚老指出，一般手术，可术后当天服用，连服 3～6 日；腹部手术，可在术后第一日服用，至肛门排气为止。术后汤的应用，有效地减轻了患者的痛苦，促进了伤口的愈合，同时也得到了病患的广泛好评。

三、医德医风

尚老不仅具有精湛的医术，其高尚的医德亦是我们学习的榜样。尚德俊教授强调医生对患者的责任，他认为医生应该将患者的利益放在首位，对患者负责。

曾经有一位脉管炎的患者，伤口感染很重，脚趾都坏死了，整个病房都散发着恶臭气味，其他人都戴着三层口罩，甚至在口罩中间放上蘸有乙醇的纱布。而尚老却不顾这些，他亲自走到病房，耐心细致地为患者换药。患者自己都感觉不好意思，尚老却说：“做医生更不能怕脏怕累，嫌脏怎么治病救人?”

一些农村来的患者，常常因为交通不便耽误了挂号时间，或者直到尚老下班时才赶来门诊。然而，只要患者往诊室一坐，尚老就会让挂号室为这类患者加号，然后会从头到尾将病情问个仔细。尚老常说：“患者远道而来，尤其是农村来的患者，来一趟很不容易，早看了让他们早回去。”

尚老回忆道，王嘉桔教授（国家知名血管外科专家）曾寄给他一封信，让他感触很深。信中说道：“我认为值得我们安慰的是，我们尽到最大的努力，克服困难，为人民做了一些有益的事情。我们不谋私利，清白做人。”这句虽朴素无华却感人至深的话语，又何尝不是尚老一生的写照呢?

第二十一节

袁久荣：躬耕岐黄术专精，守正创新济苍生

袁久荣（1933—2020），山东省曹县人，著名中药学家、药学教育家，我国中药质量控制领域与中草药生育调节研究的开拓者和奠基人，中药学学科学术带头人，系统中药学倡导者和探路人，首批荣获国务院颁发享受政府特殊津贴突出贡献专家，山东中医药大学教授、博士生导师，兼任国家自然科学基金委员会评审专家，国务院学位委员会学科评议专家，中国药学会理事、中药及天然药物专业委员会委员，国家中医药管理局中医药科学技术奖评审委员、《中华本草》专业编委会副主任，《人参研究》杂志编委，北京中医药大学博士生导师，青岛大学教授，山东省科学技术委员会专家组成员，山东省自然科学基金委员会委员，山东省中医药专家委员会常委，山东省计划生育学术委员会委员，山东测试分析学会理事长，山东省药学会常务理事、中药及天然药物专业委员会主任委员等。为中国药学发展奖获得者，首批山东省名中医药专家，山东省千名知名技术专家，山东省首个天然药物研究机构——山东省天然药物重点实验室（天然药物研究所）和中药学博士点、药物化学学科创建人。2020 年 12 月，为表彰他为中医药事业传承发展做出的杰出贡献，山东省委、省政府于山东省中医药大会上授予其“山东省中医药杰出贡献奖”。

一、生平及成才之路

袁久荣先生出身于书香世家，他的家乡是中国“牡丹之都”，道地药材牡丹皮、芍药之乡，自古名医辈出，幼时耳濡目染，对中医药学产生了浓厚的兴趣。1956 年，还在山东大学读书的袁先生，作为全国遴选出的 200 名优秀大学生之一，提前毕业，进入国家重点高校大连工学院（现大连理工大学）工作。1961 年调山东中医学院任教，先后任山东省中医药研究所中药研究室负责人、副研究员，山东中医学院（今山东中医药大学）中药系第一任系主任、中药研究室主任、山东省天然药物重点实验室和山东中医药大学天然药物研究所创建人，天然药物省重点实验室首任主任和学术委员会主任、教授、学科学术带头人、博士生导师。

袁先生致力于中药质量控制与品质鉴定、中草药资源的合理开发与可持续利用、药效安全评价等科学研究与人才培养，潜心于中药复杂体系解析及作用机制的研探。20 世纪 50 年代，先生开展了中药矿物药的作用机制与分析鉴定研究，在研究实践中，他深深体会到中医学的博大精深，于是对中医药理论进行了深入学习，为进一步开展中草药和中药复方的研究打下了坚实基础。他亲身体会到中医药学是一个伟大宝库，是一座绮丽雄伟的学术高山。如何攀登这座高山，又如何辨识这座伟大的中医药学宝库，是他青年求学时的追问、工作的理想与目标及治学的不懈追求。先生力主中药研究立足临床，以疗效为目的，安全可控为前提，阐明机制为核心，倡导并丰富发展系统中药学，阐明“学科建设发展四要素”。将系统科学思维与多学科协同创新理念始终贯穿于其所从事的科研、教学和学科建设领域，升华形成为系统中药学学术思想，取得了一系列中药理论与技术原创性成果，提出发挥环渤海经济带区位优势建立集产学研经贸于一体的“北方中药港”的中药现代化发展战略策略建议，为中医药和卫生健康事业发展和高等教育做出了重要贡献。

二、守正创新

（一）药苑深耕

20 世纪 60 年代初，形成了依据中草药的临床疗效，以寻找治疗、预防疾病的有效成分为主线的研究思路和方法开展中药研究，合理利用中草药资源，系统研创新药，精准完成山东薯蓣资源调查，探明其储量，确定了薯蓣皂苷元含量。从调查入手，查阅大量文献，深入民间调研，到药材产地和种植基地调查，开展有效成分分离、分析、鉴定、药理、药效和临床观察等系统研究，参加“抗疟新药——青蒿素”研究，开展青蒿、黄花蒿资源调查，首先进行青蒿素及衍生物元素测试分析，确定了青蒿素分子式和分子量，为“抗疟新药——青蒿素”研究做出了关键性技术贡献，1979 年，获国家发明二等奖。

20 世纪 80 年代初，面对中药使用量激增，中药及天然药物野生资源日趋减少的现象，立足于中药资源是我国中医药事业发展最重要的战略资源，极力主张中药及天然药物资源研究与科学利用，为摸清山东中药天然药资源现状，积极配合全国中药资源普查，力主组织开展了山东中药资源普查，切实推进中药道地药材研究和人工栽培工作。

他针对中医和中药发展不平衡和“重医轻药”问题，深入分析中药及中药学科在中医药事业发展中的地位与作用，适时地提出“振兴中医事业必须同时发展中药事业”的战略思想。主持开展了 30 余种中草药和 10 余首中医经典方剂系列研究，从微观有效物质分子角度剖析构效机制，阐释作用机制。倡导中药现代化、标准化、规范化、客观化，研制成功国家首个无糖型口服液中药新药“参苓白术口服液”。1994 年，将热力学理论引入中药研究领域，采用微量量热法新技术，运用生物热效应表征黄连、黄芪药效作用机制，探索建立中药质量评价的热力学方法。开展了特殊给药方法和靶向制剂研究，“抗肿瘤药物微球的研制及增强靶向作用研究”，获 1996 年度山东省科技进步奖。组织山东道地药材及常用中药材品种整理及质量研究，建立质量标准，保障了临床用药安全，为全面系统阐释中医药学和实现中药现代化奠定了物质基础。

（二）发现棉酚

国家需求、人民需要，是袁久荣先生的根本出发点。袁久荣先生响应党的号召，把计划生育科研作为自己的重点攻关课题，充分挖掘中草药资源，承担起标准要求高、技术难度大的男性节育药的研究，成为我国最早研究避孕药物的专家之一。其成果载入《中华人民共和国科学技术大事记（1949—1988）》，其中第 142 条为“我国研制成功第一种男性节育药——棉酚”，先生为此项关系国家大计。开创世界计划生育药物研究新领域及填补国内外中医领域相关研究空白的成果诞生付出了艰苦努力和常人难以想象的心血与辛勤汗水。

20 世纪 70 年代初，他深入不育症多发区的 41 个市县开展社会调查，率先发现集中不育症人群与食用棉籽制品密切相关，提出棉籽食品可致男性不育。以全国棉酚研究协作组药学组负责人和山东省棉酚研究组组长身份主持“男用节育药棉酚”研究，在国内首先从棉籽中分离出男性抗生育有效成分棉酚，进而研制成功醋酸棉酚和高效低毒的“男性避孕药甲酸棉酚”，获 1978 年全国科学大会奖和山东省科学大会奖；由他带领的“山东省中草药避孕药研究协作组”，荣获“全国科学大会先进集体”称号。

先生在棉酚避孕临床观察的同时，组织开展了棉酚抗肿瘤、治疗附睾郁积和妇科疾病的临床研究。1979 年受国家计划生育领导小组委托，在北京执笔《棉酚、醋酸棉酚、甲酸棉酚质量标准及起草说明》，率先在山东筹建聊城制药厂，生产甲酸棉酚片，供临床使用。1980 年主编《男性避孕药——棉酚 醋酸棉酚 甲酸棉酚研究》，世界卫生组织（WHO）评价：“棉酚作为避孕药是一个新的发现，为男用避孕药研究开辟了一个非甾体类化合物的新领域。”1978 年获“山东省卫生局直属单位先进工作者标兵”称号，出席全国医药卫生科学大会。

（三）创新学说

历经 60 余年学术实践，先生深切体会到中医用药的奥妙和中药作用的真谛，提出了诸多真知灼见，形成了多项立论。面对学术界对中药概念理解不同、认识有异、表述各样的状况，着眼于中药的复杂性特征，通过对中药发生学研究和概念内涵与外延的分析探讨，系统科学地准确界定诠释了中药概念，提出“新中药”的概念与定义。他指出一个概念应有明确的内涵和外延，给概念下定义应精确、完整、严密，语言表达上在主要词语前加限定词语。药的内涵主要是“用来防病治病，养生保健的物质”；它的外延包括各种各样的药（西药、中药、藏药、蒙药等）。中药除了具有一般特点外，还有另外的特点，即中药药性、功效和配伍等。药性是指性味中的寒、热、温、凉和酸、苦、甘、辛、咸，归经脏腑、经络、三焦、卫气营血等的升降浮沉。功效是指解表、凉血、平肝、清热解毒、疏肝解郁、活血化瘀等。配伍是指君臣佐使关系、七情、十八反、十九畏、药对等。欲使中药概念明确具体，就必须采用丰富其内涵的方法对它的外延加以一定的限制。提出中药概念定义为：“凡是可以用中医药理论体系表述、使用而进行防病治病、养生保健的药物，称为中药。”进而指出：“不论是植物药、动物药还是矿物药，不论是原生药、炮制品还是加工制成品，不论是天然产物还是合成产物，不论是混合物还是化合物，也不论是中国产物还是外国进口物，只要可以用中医药理论体系表述出性味归经、升降沉浮、功效配伍等，并可用中医药理论进行防病治病、养生保健的药，均称为中药。不仅过去和现在已用中医药理论体系表述和使用的药称为中药，而且将来可以用中医药理论体系表述和使用的药亦称中药，即新中药，这便是中药品种的增多，也是中药发展的一个重要内容。”在系统科学诠释定义中药的同时，凭其对自然科学的系统认识和对中医药学的深入分析研究，立足中医整体观和临床用药配伍重全方整体药效的特点，开创性地提出“中药全成分理论”，其理论核心为中药是一个多成分（包括有机成分、微量元素成分及其络合物成分）的复杂体系（包括中药种质、中药材、中药饮片、中药制剂、中成药、中药辅料及中药土壤等），并具有多效性和整体平衡调节性。中药复方则是一个复杂的系统，中药及复方的功效并非其中一二种成分的效能，而是药物所含全部成分在人体内各成分间相互作用，通过复杂的分布、吸收、代谢过程整体综合作用的结果，是以中药全成分为基础的多种有效成分的集纳整体效能。中医方剂是中医临床用药的主要形式，是中华民族几千年文化的精华，袁久荣先生是国内外率先开展方剂配伍规律与药效物质基础和作用机制相关性研究者之一，20 世纪 80 年代，他以阐明中国特色生命科学——中医药学的本质为根本目标，开始了以中药方剂配伍规律和“方—药—证”相关性研究为核心，运用多学科研究模式，以中医方剂功效为指标，采用现代分离分析技术，剖析方剂物质基础，揭示方剂作用机制，阐明其科学内涵的艰辛求索之路。提出“中药方剂分子合式作用学说”和“中药配伍与化学关系论”，先生指出，中药汤剂多是复方，配伍煮后，各种成分多数相互作用，发生多种化学物理变化，含量上升或下降，甚至产生新物质，只有极少数成分保持原有状态，由此反应而产生的新物质，足以导致量或质的变化；汤剂进入机体内又可因配伍而产生协同作用或拮抗作用；有关中药化学成分及化学反应与中药配伍机制的研究，对阐明中药基本理论和对改进中药配伍、增强疗效、创制新的更合理的方剂均具有极其重要的意义。

（四）创立新法

先生融汇系统科学和非线性科学理念，率先开展了中药指纹图谱控制中药质量的研究，首先提出中药全成分分子动态变化整体性、综合性的质量评价与控制理论“中药质量全成分控制论”，从分子水平领域，首次创立了符合中医药整体观理论和中药自身特点规律的质量评价与控制方法“中药鉴别紫外谱线组法”，获教育部和国家颁发的中医药科技进步奖，专著《中药鉴别紫外谱线组法及应用》，开“中药光谱鉴定学”先河，获 2001 年山东省自然科学优秀学术著作一等奖和 2004 年中华中医药学会著作奖。率先开展“中药全息指纹图谱质量控制方法学研究”，创建符合中药自身规律，并能反映中医辨证用药重视整体药效特色的中药鉴定和中成药质量评价与控制方法模式——中药全成分分子动态整体性综合性质量评价控制模式。“基于全成分宏观总体效应表征参数的中药质量评价与控制方法学研究”，以微观中药全成分分子变化的总体效应为基础，以宏观呈现出的指纹谱线组特征等为依据，实现中药全成分动态变化整体性、综合性的评价与控制质量，符合中医药理论整体观和中医用药配伍规律。开展“方剂学科若干关键问题研究”，主持国家自然科学基金中医方剂四物汤研究，首先将智能色谱专家系统用于方剂分析，获山东省科学技术进步奖。

（五）续焰传薪，建言献策

先生力主中医药教育改革，优化中药专业设置、改革中药专业实验与实践教学方法，实施毕业专题实习教学，主持实施了中药专业本科生毕业专题实习导师带教制度，改毕业考试为毕业专题实习论文答辩，提高了教学质量和效果，使学生毕业后适应社会实际的需要。《中华本草》是新中国成立后第一次大型官修本草，是继《本草纲目》以来我国本草发展史上又一部巨著，当时先生年逾花甲，但由其担纲完成的研究本草化学成分的文稿编辑难度大，体现了其研究最新水平、最具时代性。

20 世纪 80 年代初，先生提出“振兴中医事业必须同时发展中药事业”。1997 年提出“山东省中药现代化发展战略设想”，2000 年建议建设集产学研经贸于一体的“北方中药港”，促进了“国家中药现代化科技产业基地”建设。作为学科专家，他参加了国务院学位委员会中医药学科博士培养质量调研，为进一步提高研究生培养质量、提升中医药教育整体水平与美誉度做出了突出贡献。“以观念、机制、制度和自主发展模式创新，增强中医药科技自主创新力”的建议获建设创新型省份建言献策一等奖和山东软科学优秀成果奖，为健康中国和中医药强省做出了卓越贡献。

（六）拓域开新

先生率先提出建立“方剂化学学科”，并诠释了学科理论内涵，继而高屋建瓴地提出建立中医方剂学的二级学科群——“方剂化学、方剂药理学、方剂质量控制学等”。牵头建立了中药学一级学科博士点，创建了全国中医院校第一个药物化学硕士点和山东省第一个天然药物重点实验室，建起一流水平科研与人才培养平台；铸品牌，主导实施中药本科生导师制，创设“中药光谱鉴定学”“中药质量控制方法论”“中药化学专论”“方剂化学”和“天然化合物结构研究法”等课程，建成中药学本科、研究生和博士后教育层次齐全的人才培养体系；育英才，培育文化底蕴深厚的复合创新型人才，都已成为国内外学科学术带头人和业界翘楚，为我国中医药学和药学教育事业做出了杰出贡献。

先生认为中医药学是中国优秀传统文化的重要载体，是一门医理与方药相辅相成的系统整体科学。医无药不能扬其术，药无医不能奏其效；医术高明，才能发挥药物效能；药物质优，才能保证医疗水平。袁先生倡导践行“广收博采、兼容并蓄、见微知著、厚积薄发”的科学精神，提出中药质量控制是一项系统工程，要探索建立包括种质、原药材、饮片、制剂、中成药、辅料及生境土壤等的多维标准规范和准确灵敏、快速简便的客观鉴别与质量评价综合集成控制方法体系，形成“系统中药学”理论方法体系。

第二十二节 张奇文：『一老一少』，传岐黄之术

张奇文，生于1935年，山东寿光广陵乡北半截河村人。他出身于世医之家，自幼受祖父影响开始习医，后学于郄秋浦、蒯仰山等名医，渐成当地名医。自1977年起，张奇文历任潍坊市中医院院长、潍坊市原卫生局局长、山东中医学院中医系主任、山东省中医药研究所所长、山东中医学院党委书记、山东省卫生厅副厅长等职。在山东中医学院任党委书记期间，张老根据名医成才的经历，于1985年在山东中医学院试行“中医专业少年班”，在人才培养方面进行了卓有成效的探索。张奇文先生退休后，又在潍坊开诊，先后创办了“本草阁”“慈幼堂”“百寿堂”，因此，人们又亲切地称他为“厅级郎中”。

一、生平及成才之路

（一）幼承家训

张奇文祖父张世恩是当地著名的中医，尤其擅长治疗小儿痘疹，受到当地群众的广泛赞誉。自幼时起，张奇文就受到祖父的教导，他刚学会识字之时，就开始背诵《药性赋》《汤头歌诀》等中医基础性读物，并在祖父的中药铺里承担称药包药的工作。其祖父开的中药铺有各种各样的中药，常常令

张先生感到好奇，惊叹中医学神奇的疗效。这段经历让他对中医药产生了浓厚的兴趣。

张奇文的祖父是中国共产党的地下党员，以开药铺为掩护，进行党的联络工作。1949 年，由于叛徒的告密，他的祖父惨遭国民党反动派杀害。祖父离世后，留下了许多书札给张奇文，给他传授一生行医的知识、经验和做人的标准。这些宝贵的精神财富深深地烙印在张奇文幼小的心灵中，确立起他继承祖业、成为一名优秀医生的志向。

（二）拜师学艺

张奇文先生 1954 年于昌潍医校学习，虽然学的是西医，但是张老始终没有放弃对中医事业的执着追求。《伤寒论》《金匮要略》《医宗金鉴》等都是张老经常翻看的医书。1957 年，张老以优异成绩毕业，获得了留校任教的机会。当时，张老负责带学生去济南实习，其间还拜访了刘惠民、韦继贤等名老中医。1958 年，张奇文先生到昌潍人民医院中医科担任医师。其间他拜郄秋浦、蒯仰山等名医为师。

郄秋浦（1881—1972），字澄然，山东省昌乐县人。郄先生 16 岁开始攻读医学，并跟随伯父学习医术，以痘疹治疗入门。经过数年学习，他开始专研中医内科，并于 1921 年开始在昌乐城里行医。他特别注重研究《伤寒论》，并摘录案例进行总结和研究。20 世纪 30 年代，郄秋浦先生在当地已经享有盛誉，求诊者络绎不绝，甚至被乡人赠予“国手无双”的匾额。1956 年，他受聘于昌潍专区中医进修班，并同时成为昌潍专区第一人民医院的中医师（选自《潍坊市人民医院志》）。

郄秋浦先生曾对张奇文说：“读书要宁涩勿滑，从无字处看出有字来。”有一次，郄老提问道：“疹宜发表透为先”的‘透’字该作何解释？”张奇文回答说：“麻疹治疗应当发表透毒为先。”郄老又问：“如何知道疹毒已透发无余？”张奇文一时语塞。郄老说：这句话的要害在“透”字上，一是用药物来透发，二是疹子何为已透。随之说了八个字，即“稀则匀稀，密则匀密”是为透，局部稀密均不为透。一席话说得张奇文连连称是，茅塞顿开。

蒯仰山（1904—1968），名洪涛，以字行，儿科名医，潍县（今潍坊市潍城区）城里郭家巷子人。蒯老的曾祖父和祖父都是清末潍县儿科名医。祖父蒯九龄喜其天资聪颖，遂传授给他医术。蒯老 19 岁就开始行医，专治婴幼疾病。由于他卓越的治疗效果，年轻时就很快声名鹊起，被人称为“小蒯先生”。蒯仰山对小儿麻、痘、惊、疳四大症有独到见解和较深造诣。他的“肺炎熨方”方简药廉，不少危重肺炎患儿用后立见奇效。他治疗小儿水肿、湿疹、百日咳、腹泻、疳积等症，常可妙手回春。用其秘方、验方研制成的“人参醒脾散”“镇惊醒脾散”“小儿扶正散”“青梅散”“五积片”等中成药，至今仍应用于临床（选自《潍坊市中医院志》）。

张奇文作为蒯仰山的弟子，负责整理蒯老的医著。张奇文不仅发表了 20 余篇论文，同时还将蒯老的治学经验编写成《蒯氏儿科学》一书。

（三）主持少年班培养人才

张奇文先生说“一老一少”是他一生中最高兴的两件事。其中，一少就是他任山东中医学院党委书记时，试行“中医专业少年班”培养模式。当时，办少年班也有种种反对的声音，但终究没有动摇张教授的决心，他征求各方意见并进行充分论证，终获山东省卫生厅、教育厅的支持，少年班终于在 1985 年招收第一批学员。张老谈到，目前中医发展遇到一个很大的问题就是后继乏人、乏术，而大多数名老中医，多是从童年或者少年时期就涉足中医，他们具有深厚的传统文化功底，再经拜师学艺，不断临床实践，从而逐步达到了“登堂入室”的境界。

少年班的学员前期学习中医基础理论知识，后期进行定向培养。张奇文教授认为，中医虽有内科、外科、妇科、儿科之分科，但中医的基础理论及治则治法方药则有其共性，因此，前期必须把中医的基本理论知识学深学透，后期在临床工作中方能左右逢源，达到一专多能的培养目标。同时，古人有云：“熟读王叔和，不如临证多。”张奇文教授也非常重视学生的实习问题，强调要让学生早临床、多实践。实习时，张教授先让学生观察老师处方诊病的思路，继而让学生协助问诊，书写简明病历。病历完成后，由老师完成诊断、处方。患者离开后，学生有不懂的问题，及时向老师询问，这样就将书本的理论知识与临床实践结合了起来，从而促进了学生临床水平的不断提高。

山东中医药大学追踪少年班学生的成长及发展情况后对此教学模式进行了高度评价：少年班学生的专业思想和专业基础扎实，成绩普遍好于普通班学生。毕业后，这些学生的综合业务水平、中医理论水平、外语水平、工作态度、动手能力、处理人际关系能力等也明显强于普通班级学生。

（四）编纂《名老中医之路》

“一老”即张奇文先生负责编纂的《名老中医之路》。国医大师邓铁涛说：“《名老中医之路》是一部20世纪当代名医的成才史，是历史学的新分支，是一部世界独有的中医教育史，也是一本20世纪中医传奇文学。因此，这本巨著是21世纪青年中医和有志于发扬中医药学的人们的必读之书，是一部值得中医教育家和高等教育行政部门深入研究的重要著作。”

《名老中医之路》一书的前身是1980年《山东中医学院学报》创办的《名老中医之路》专栏，其主要目的是总结介绍老中医的治学经验。1981—1985年，时任山东中医学院中医系主任和山东省中医药研究所所长的张奇文，与周凤梧教授、丛林编审主编《名老中医之路》，由山东科学技术出版社出版发行。全书共三辑，载近现代名老中医97位。第一、第二辑为当代名老中医的回忆文章，第三辑为门人回忆中华人民共和国成立前后故去的名老中医文章。后来，周老去世、丛林编审退休，张奇文又与柳少逸完成了《名老中医之路续编》。

张奇文教授为完成这部著作付出了极为艰辛的努力，为了约稿，年事已高的张老不得不拖着病体，自费辗转各地去考察、走访。张奇文得知卢崇汉先生是四川卢氏火神派第四代传人，善用扶阳之法，善治疑难杂症，疗效卓著，于是，他亲自远赴四川，拜访卢崇汉先生。卢先生得知来意后，不仅欣然接受了约稿，而且还与张奇文成了“忘年交”。

有一次，张奇文听说李可要来青岛出诊，他提前打听好李老先生下榻的酒店，并特意将自己的房间安排在李老隔壁，张奇文白天跟随李老出诊，晚上则与李老攀谈，总结他的经验。

《名老中医之路》向读者介绍了中国许多名老中医的故事和他们的医术以及成才之路，同时它也呼吁读者应珍视和传承中医学。这本书不仅是一部记录名老中医的传记，更是一本传递中医学智慧和精神的宝贵资料。

二、学术思想

张奇文教授曾著《从临床治疗失败的病例中看立方遣药的重要性》一文，其中有张先生临证治疗策略、对中西医结合的看法、对方剂配伍的运用等，反映了先生的学术思想，现简述如下。

（一）理法方药，环环相扣

张老指出，理、法、方、药四个环节，每个环节是环环相扣的。医者需正确运用四诊八纲的辨证知识，而不是习惯性应用顺手方子。医者必须根据患者的病情需要予以处方，而不是让患者的病情服从方药的需要。此外，医者需熟练掌握方药知识，做到理法清晰明确，方药配伍相宜，才能提高疗效。此外，还要注意炮制煎煮、药物质量等因素，否则无法总结经验。

张老进一步强调，疾病的发展变化是常态，而医生的治疗策略也常常随之调整，若初次辨证有误，医生应该在二诊、三诊时及时更改方药，以确保方药与病情相符合。在更改药物时，医生需本着变换有理、加减有则的态度，真实地记录病历，以便在治疗过程中总结经验教训。

（二）重视个体差异，注重辨证论治

张老指出，疾病的发生发展受多方面因素的影响，同一种病会因为患者的体质不同而表现出个体差异，应该根据具体情况进行辨证施治。

例如对于冠心病的治疗，有些医生会受到现代医学的影响，以活血化瘀为基本治疗大法。然张奇文先生指出，由于疾病的阶段性和个体差异，有的疾病确适用本法治疗；但是如果不顾临床表现，凡见冠心病必用丹参、川芎、赤芍、红花等活血之品，实际上是不符合科学、不妥当的。如果继续下去，那么就会使得中医辨证施治的路子越走越窄，也就无所谓因人、因时、因地制宜了。

张奇文教授发现，临床上也有部分医者受现代药理研究的影响颇深，而忽略了辨证论治。张老指出，用实验室的手段进行中草药药理实验，确实可

以证实某些中草药之抑菌、抗病毒或者降压等作用。但是由于各种因素的影响，以及中草药本身结构的复杂，体外试验并不完全符合临床应用的情况，有时甚至适得其反。因此，在使用中草药治疗患者时，不能仅仅依靠实验室所得，而应该从整体出发，以辨证施治为前提，按照理法方药进行组方。

此外，还有混淆中医的“脏腑”与现代解剖学上的“脏器”概念的现象。张老强调，“脏腑辨证”绝不能用“脏器辨证”取代，肾炎并非全为肾虚，肝炎也并非全为肝热，那种对号入座的做法是十分有害的。只有从整体观念出发，进行辨证施治，才是提高疗效的关键。

（三）不过用大方重剂

张教授十分推崇蒲辅周老先生关于方药运用的警示。蒲老说：“用药如用兵，是不得已而为之。药物本为补偏救弊之用，故当中病辄止。错用、乱用、无病用药均为扰乱，对人反为不利。目前，在某些患者甚至个别医生中，还存在一种看法，以为‘药味多，用量大，花钱多，疗效作用就强’，这是一种偏见。实际上临床疗效并不与药味多寡、用量大小、花钱多少成正比。”

张教授说，历代医家都十分强调药物相互之间的配伍关系及其用量多少对方药疗效的影响。诸如“七方”“十剂”“君臣佐使”等都是古人通过长期临床实践总结出来的成熟经验，因此，临证处方时，不可随心所欲，拿来就用，药物选用、增减、剂量都需谨慎把握。

三、医案医方选

（一）创制咽门缩桃丸

咽门缩桃丸原名“咽门摘桃丸”，义为“摘来仙桃孝母亲”。在一次兰州的医学交流会议上，王烈教授建议改为“咽门缩桃丸”，由此更能体现本方治疗扁桃体肿大等疾病的功效。

咽门缩桃丸，因其有效（统计数据显示有效率为94.3%）、服用方便而深得群众喜爱。咽喉缩桃丸的组成为爪甲、硼砂、白矾、牛黄、乌梅、象牙屑、桔梗、马鞭草、挂金灯、木蝴蝶、牛黄、麝香、羚羊粉、马勃、射干、炒牛蒡子。方中乌梅、爪甲解毒利咽，去腐生肌，为方中主药；《本草逢原》指出爪甲能治乳蛾，《本草纲目》亦称此药能治喉蛾，故而张老考虑，应用含有爪甲药物，有利于治疗扁桃体肿大。此外，应用爪甲药物，需注意制备方法：先用碱水浸泡2小时，再用清水冲洗干净，滤去水晒干，然后将滑石粉放入铁锅，炒热再将爪甲放入滑石粉中，炒至爪甲黄色，鼓起，每次用3～6克。马鞭草、射干、马勃、挂金灯、木蝴蝶、炒牛蒡子清热解毒，利咽消肿；象牙屑、麝香拔毒去腐生肌；羚羊粉、牛黄平肝息风；桔梗利咽排脓，又能载诸药上行。现特举案例2则，以证明本方之疗效。

案1

患儿孙某，男，6岁，2009－02－20初诊。主诉：反复感冒发热2年。患儿右侧扁桃体Ⅲ度大，已于2008年6月在某区医院切除。检查：咽后壁充血，起绿豆粒大的滤泡，充血、高低不平。右腭扁桃体已被切除，左侧扁桃体Ⅱ度大，引发鼻塞不通，反复感冒。扁桃体切除术后3个月，患儿出现挤眼、搐鼻、耸肩、扭颈、好动等症。患儿先后5次到慈幼堂就诊，在服用咽门缩桃丸的同时，配合中药清肺化痰、镇肝熄风之汤剂。调理2个月后，患儿服用咽门缩桃丸计300克，左侧扁桃体恢复正常，又调理半个月，患儿局限性抽动消失。

案2

患儿徐某，男，10岁，2008－12－06初诊。主诉：眼痒，反复感冒，挤眼，弄鼻。睡喜俯卧，睡觉打鼾，时腹痛，说梦话，大便干结，数日一行。曾先后到北京、济南、青岛等地治疗，但始终未得到控制。检查：两侧扁桃体Ⅲ度大，光滑，几乎与悬雍垂相连。患儿先后6次就诊，服“咽门缩桃丸”750克，每次6克，每日2次，用蜜水冲服，并加服清肺、化痰、熄风之汤药。至2008年12月21日，服咽门缩桃丸150克之后，扁桃体已回缩至Ⅰ度，伴随扁桃体的回缩，睡觉鼾声已除，挤眼等局限性抽动消失，至2009年3月7日，扁桃体已回缩至肉眼不见，观察2个月余，抽动、感冒未作。

（二）从肺脾肾肝论治遗尿

张奇文教授认为，小儿遗尿多与元气不足有关，可分肾虚遗尿、肺脾气虚、肝经郁热辨证论治。

（1）肾虚遗尿：以夜尿多、清长、畏寒肢冷或伴有记忆力差，舌淡，苔少，脉沉细为主要临床表现，方用二蛸固肾汤加减。处方如下：桑螵蛸6克，海螵蛸6克，菟丝子6克，淫羊藿6克，肉桂3克，乌药3克，核桃仁3克，炮附子3克，升麻3克，益智仁10克。此外，本证也可用五子衍宗丸或桂附地黄丸治疗。冬季宜加用缩泉丸。

（2）肺脾气虚：常表现出自汗、易感冒、便溏，舌淡、苔薄白，脉细弱无力等证。方用补中益气汤合缩泉丸加味：黄芪12克，白术7克，陈皮4克，党参9克，柴胡3克，当归4克，山药7克，乌药5克，益智仁8克，桑螵蛸8克，甘草3克。亦可用以下验方：桑螵蛸、金樱子、黄芪、益智仁、茯苓、泽泻、升麻、党参、覆盆子各10克。

（3）肝经郁热：主要表现为尿少色黄、臊臭异常、烦躁口干，性情急躁，舌红苔黄，脉滑数。常用龙胆泻肝汤加减：龙胆草2克，柴胡3克，黄芩6克，栀子6克，生地黄6克，当归3克，车前子（包）6克，白芍6克，白蔹5克，益智仁5克，甘草2克。

（三）分型论治小儿急惊风

惊风属儿科四大危急重症（痧、痘、惊、疳）之一，以高热伴抽风、昏迷为特征，临床治疗颇为棘手。张奇文指出，本病多由外感时邪或内蕴痰热食积以及暴受惊恐引起。临床上宜分9型辨证论治。

（1）风邪外袭：以发热（高热）头痛、咳嗽咽红、乳蛾红肿、烦躁不安、突然惊厥昏迷、舌苔薄黄、脉象浮数为主要临床表现。方用解表镇惊饮：钩藤6克，茯神、薄荷、天竺黄、紫苏、荆芥穗、枳壳各4.5克，黄芩、瓜蒌、连翘各6克，生甘草1.5克。若痰蒙清窍者，加石菖蒲4克。若高热、乳蛾红肿、便秘者，加大黄4克、栀子6克。

（2）食滞外感，扰动肝风：以突发高热，咽赤肿痛，腹胀拒按，或恶心呕吐，大便干结，嗳气酸腐，时时惊惕，甚则昏迷、抽痉，苔厚腻或黄腻，脉象浮弦数，指纹青紫或青黑为主要临床表现。方用表里双解饮：薄荷、豆豉、黄芩、栀子、连翘、桔梗、浙贝母各 4.5 克，牛蒡子、玄参、神曲各 6 克，甘草 1.5 克，送服紫雪散。

（3）食滞化热：症见发热，神昏抽搐，呕吐酸腐，泄泻大便酸臭，苔黄厚腻，脉象滑数，指纹青紫。此为食积致惊。方用镇惊消积汤：钩藤 6 克，龙齿 4 克，薄荷 4 克，厚朴 3 克，陈皮 3 克，焦山楂 10 克，麦芽 10 克，黄芩 5 克，栀子 5 克，连翘 5 克，甘草 1.5 克。送服小儿牛黄散，1 岁以下每次 0.3～0.5 克，2～3 岁每次 0.9 克，1 日 2 次。

（4）风寒化热，引动肝风：症见发热面赤，咳嗽气粗，喉中痰鸣，抽搐，苔薄白滑润，或白如积粉。方用清热祛痰汤：钩藤 6 克，薄荷 5 克，天竺黄、桔梗各 4.5 克，橘红 3 克，前胡 6 克，炒杏仁 8 克，栝楼 10 克，连翘心 6 克，胆南星 2 克，甘草 1.5 克。

（5）痰热壅盛：症见发热，咳嗽，气喘，鼻煽耸肩，手足抽搐，角弓反张，舌紫红，指纹暗青。方用加味麻杏石甘汤：生麻黄、橘红、石菖蒲各 3 克，桔梗、天竺黄各 5 克，前胡、紫苏子、杏仁各 6 克，生石膏 7.5 克，全蝎 4.5 克，生甘草 1.5 克。送服局方至宝丹。

（6）温邪内闭：症见高热不退，烦躁不渴，突然肢体抽搐，两目上视，神志昏迷，面色发青，甚则肢冷脉伏，舌红、苔黄腻，脉数。方用羚羊钩藤汤合紫雪散：羚羊角粉 0.6 克（分 3 次冲服），钩藤 6 克，川贝母 5 克，桑叶 4 克，菊花 6 克，白芍 5 克，生地黄 6 克，送服紫雪散。若高热者，可加栀子 9 克，黄芩 7 克。若昏迷狂躁者，可加安宫牛黄丸、醒脑静注射液静脉滴注。

（7）气营两燔：症见发病急骤，高热，抽搐，昏迷，颈项强直，狂躁不安，皮肤发疹发斑；或深度昏迷，壮热无汗，喉咙痰多，呼吸不利，大小便闭，舌红、苔黄腻，脉数。方用清瘟败毒饮：生石膏 15 克，生地黄 9 克，水牛角 10 克，黄连 5 克，栀子 6 克，黄芩 9 克，知母 9 克，赤芍 7 克，玄参 9 克，连翘 12 克，牡丹皮 7 克，淡竹叶 9 克，甘草 2 克，桔梗 3 克。

（8）湿热疫毒：症见持续高热，抽搐频繁，神志昏迷，烦躁谵妄，呕吐不止，腹痛拒按，大便黏腻或夹脓血，舌红、苔黄腻，脉象滑数。方用黄连解毒汤加味：黄连 6 克，黄芩 6 克，黄柏 5 克，栀子 6 克，白头翁 9 克，秦皮 7.5 克，生大黄 4 克，厚朴 6 克，羚羊角 0.6 克（分 3 次服），钩藤 6 克，石决明 9 克。送服紫雪散，或静脉滴注醒脑静注射液以开窍清心熄风。

（9）暴受惊恐：症见发病较急，暴受惊恐后突然抽搐，神志不清，惊叫惊跳，四肢厥冷，舌苔薄白，脉乱不齐。方用镇惊熄风汤：钩藤 6 克，天竺黄、连翘心、天麻、全蝎、茯神各 4.5 克，石菖蒲 3 克，蝉蜕 6 克，羌活 3 克，生甘草 1.5 克，羚羊角粉 0.6 克（分 4 次冲服）。

参考文献

［1］ 孔子．论语［M］．杨伯峻，杨逢彬，注译．长沙：岳麓书社，2018.

［2］ 左丘明．左传［M］．蒋冀骋，标点．长沙：岳麓书社，1988.

［3］ 荀况．荀子［M］．祝鸿杰，注释．杭州：浙江古籍出版社，1999.

［4］ 黄帝内经素问［M］．北京：中国医药科技出版社，1998.

［5］ 司马迁．史记［M］．银川：宁夏人民出版社，1994.

［6］ 吕不韦．吕氏春秋［M］．北京：线装书局，2007.

［7］ 班固．汉书［M］．郑州：中州古籍出版社，1996.

［8］ 皇甫谧．针灸甲乙经［M］．王晓兰，点校．沈阳：辽宁科学技术出版社，1997.

［9］ 甄志亚．中国医学史［M］．北京：人民卫生出版社，1991.

［10］ 纪昀，戴震，邵晋涵，等．武英殿本四库全书总目［M］．北京：国家图书馆出版社，2019.

［11］ 吴曾．能改斋漫录［M］．北京：商务印书馆，1941.

［12］ 富申．博山县志［M］．刻本，清乾隆十八年（1753）.

［13］ 孙思邈．备急千金要方［M］．魏启亮，郭瑞华，点校．北京：中医古籍出版社，1999.

［14］ 张仲景．伤寒杂病论［M］．刘世恩，毛绍芳，点校．北京：华龄出版社，2000.

［15］ 孟轲．孟子［M］．杨伯峻，杨逢彬，注译．长沙：岳麓书社，2000.

［16］ 程颢，程颐．程氏外书［M］．刻本，泉州：刘氏傅经堂清同治至民国西京清麓丛书刻本.

[17] 孔子. 孝经 [M]. 乌鲁木齐：新疆青少年出版社，1996.
[18] 戴圣. 礼记 [M]. 崔高维，校点. 沈阳：辽宁教育出版社，2000.
[19] 严用和. 重辑严氏济生方 [M]. 北京：中国中医药出版社，2007.
[20] 章楠. 医门棒喝 [M]. 李玉清，校注. 北京：中国医药科技出版社，2019.
[21] 管仲. 管子 [M]. 北京：北京燕山出版社，1995.
[22] 尚书 [M]. 北京：线装书局，2007.
[23] 四书五经 [M]. 陈戍国，点校. 长沙：岳麓书社，2014.
[24] 龚维英. 论伊尹 [J]. 社会科学家，1992，07（04）：30－35.
[25] 康殷. 文字源流浅说 [M]. 北京：档案出版社，1992.
[26] 张灿玾，徐国仟. 针灸甲乙经校注 [M]. 北京：人民卫生出版社，2014.
[27] 苏敬. 新修本草（辑复本）[M]. 尚志钧，辑校，合肥：安徽科学技术出版社，1981.
[28] 李梴. 医学入门 [M]. 南昌：江西科学技术出版社，1988.
[29] 王应麟. 汉艺文志·考证：汉制考 [M]. 北京：中华书局，2011.
[30] 张灿玾，张增敏. 张仲景医方与《汤液经法》考 [J]. 上海中医药杂志，2002，48（07）：8－10.
[31] 张大昌，钱超尘. 辅行诀五藏用药法要传承集 [M]. 北京：学苑出版社，2008.
[32] 王淑民.《辅行诀脏腑用药法要》与《汤液经法》《伤寒杂病论》三书方剂关系的探讨 [J]. 中医杂志，1998，48（11）：694－696.
[33] 马继兴. 敦煌古医籍考释 [M]. 南昌：江西科学技术出版社，1988.
[34] 柳长华，顾漫，周琦，等. 四川成都天回汉墓医简的命名与学术源流考 [J]. 文物，2017，68（12）：58－69+1.
[35] 梁繁荣，王毅，李继明. 揭秘敝昔遗书与漆人老官山汉墓医学文物文献初识 [M]. 成都：四川科学技术出版社，2016.
[36] 成瓘，成琅，邹淦，等，纂修. 济南府志 [M]. 中国地方志集成：山东府县志辑. 南京：江苏古籍出版社，1990.
[37] 韩婴. 韩诗外传集释 [M]. 许维遹，校释. 北京：中华书局，1980.
[38] 郑樵. 通志 [M]. 刻本，北京：武英殿刻本，清乾隆十二年（1747）.
[39] 徐文兵. 徐文兵讲黄帝内经前传 [M]. 南昌：江西科学技术出版社，2020.
[40] 刘燿椿，李图，纂. 毛永柏，修. 咸丰青州府志 [M] //中国地方志集成：山东府县志辑. 南京：江苏古籍出版社，1990.

［41］ 丹波康赖．医心方［M］．北京：华夏出版社，2011.
［42］ 丹波元胤．中国医籍考［M］．北京：人民卫生出版社，1956.
［43］ 李昉，李穆，徐铉，等．太平御览［M］．北京：中华书局，1985.
［44］ 宋大仁，徐春霖．伟大医学家王叔和的生平与遗迹的考察并论述其脉学成就［J］．中医药学报，1980，08（Z1）：35－41+71+2.
［45］ 田思胜．齐鲁医学与文化［M］．北京：科学出版社，2020.
［46］ 宋向元．王叔和生平事迹考［J］．北京中医学院学报，1960（1）：68.
［47］ 朱承山，陈焕孜．王叔和籍贯考［J］．山东中医学院学报，1988，12（1）：38－40.
［48］ 李家庚，李江峰，王明华，等．王叔和生平史迹考辨［J］．河南中医，2014，34（8）：1444－1447.
［49］ 张年顺，张向群．王叔和的籍贯考［J］．北京中医药大学学报，2004，27（6）：16－17.
［50］ 朱鸿铭．王叔和的学术思想及其伟大贡献［J］．安徽中医学院学报，1985，05（2）：24－26.
［51］ 李茂如，胡天福，李若钧．历代史志书目著录医籍汇考［M］．北京：人民卫生出版社，1994.
［52］ 茹东明，李富华，张生民．王叔和生平里籍考［J］．山东中医学院学报，1989，13（2）：35－36.
［53］ 山东中医学院．针灸甲乙经校释［M］．北京：人民卫生出版社，2009.
［54］ 万方．也谈王叔和任魏太医令及其卒年［J］．中医药学报，1981，8（2）：45－47.
［55］ 冈西为人．宋以前医籍考［M］．北京：学苑出版社，2010.
［56］ 范行准．中国医学史略［M］．北京：中医古籍出版社，1986.
［57］ 任醒华，李月仪，周小毛，等．医学家王叔和几个存疑问题辨析［J］．国医论坛，2018，33（5）：1－4.
［58］ 杨宽．战国史［M］．上海：上海人民出版社，2019.
［59］ 范晔．后汉书［M］．延吉：延边人民出版社，1995.
［60］ 张立文．中国哲学史新编［M］．北京：中国人民大学出版社，2012.
［61］ 吴枫，陈伯岩．隋唐五代史［M］．沈阳：辽宁人民出版社，1984.
［62］ 北京语言学院《中国文学家辞典》编委会．中国文学家辞典：第一分册［M］．成都：四川人民出版社，1980.
［63］ 萧子显．南齐书［M］．周国林，校点．长沙：岳麓书社，1998.

［64］ 长孙无忌. 隋书经籍志［M］. 北京：商务印书馆，1955.
［65］ 王振录，周凤鸣，主修. 王宝田，纂辑. 光绪重修峄县志［M］. 刻本，清光绪三十年（1904）.
［66］ 陈梦雷. 古今图书集成医部全录：第12册［M］. 北京：人民卫生出版社，1962.
［67］ 袁枚. 食经［M］. 李三，编译. 北京：中国纺织出版社，2006.
［68］ 王者悦. 中国药膳大辞典［M］. 北京：中医古籍出版社，2017.
［69］ 马钰. 马钰集［M］. 赵卫东，辑校. 济南：齐鲁书社，2005.
［70］ 宋宪章，修. 于清泮，纂. 牟平县志［M］. 济南：山东印刷局，民国二十五年（1936）.
［71］ 王陵基，修. 于家漳，撰. 福山县志稿［M］. 铅印本，烟台：裕东书局，民国二十年（1931）.
［72］ 羊华荣. 丘处机［J］. 宗教学研究，1983，02（02）：50－51.
［73］ 施鸣捷. 丘处机与成吉思汗［J］. 医古文知识，2001，18（02）：12.
［74］ 李远国. 长春济世有奇功：论邱处机对全真道的贡献［J］. 中国道教，1997，36（01）：24－28.
［75］ 朱亚非. 论丘处机［J］. 文史哲，1998，48（03）：54－61.
［76］ 刘晓峰，陈子杰. 摄生消息论　修龄要指　摄生三要［M］. 北京市：中国医药科技出版社，2017.
［77］ 戴王缙，修. 光绪德平县志［M］. 中国地方志集成：山东府县志辑8. 南京：江苏古籍出版社，1990.
［78］ 欧阳修. 新唐书［M］. 刻本，北京：武英殿刻本，清乾隆四年（1739）.
［79］ 李昉. 太平广记［M］. 上海：上海古籍出版社，1990.
［80］ 王易中. 医道同源［M］. 太原：山西科学技术出版社，2020.
［81］ 江瓘. 名医类案［M］. 北京：人民卫生出版社，1957.
［82］ 何成. 明清新城王氏家族文化研究［M］. 北京：中华书局，2013.
［83］ 夏承焘. 衍波词［M］. 广州：广东人民出版社，1986.
［84］ 赵传仁，鲍延毅，葛增福. 中国书名释义大辞典［M］. 济南：山东友谊出版社，2007.
［85］ 王焘. 外台秘要方［M］. 太原：山西科学技术出版社，2013.
［86］ 张廷玉. 明史艺文志［M］. 北京：商务印书馆，1936.
［87］ 辞海编辑委员会. 辞海［M］. 上海：上海辞书出版社，1979.

［88］《中医大辞典》编辑委员会．中医大辞典：医史文献分册［M］．北京：人民卫生出版社，1981．
［89］上海中医学院，上海市卫生局．中医儿科学［M］．北京：人民卫生出版社，1983．
［90］周一谋．历代名医论医德［M］．长沙：湖南科学技术出版社，1983．
［91］北京中医学院．中医各家学说［M］．上海：上海科学技术出版社，1984．
［92］俞慎初．中国医学简史［M］．福州：福建科学技术出版社，1983．
［93］王伯岳，江育仁．中医儿科学［M］．北京：人民卫生出版社，1984．
［94］钱乙．小儿药证直诀［M］．杨金萍，于建芳，点校．天津：天津科学技术出版社，2000．
［95］脱脱．宋史［M］．上海：商务印书馆，1928．
［96］张俊明，高雅，高智铭．钱乙生平事迹考辨［J］．河南中医，1990，15（4）：40－42．
［97］王政，修．滕县志［M］．中国地方志集成：山东府县志辑 75．南京：江苏古籍出版社，1990．
［98］苏天爵．元朝名臣事略［M］．姚景安，点校．北京：中华书局，1996．
［99］翁相，修．陈棐，纂．嘉靖广平府志［M］//天一阁藏明代方志选刊：河北省．上海：上海古籍出版社，2014．
［100］宋濂．元史［M］．影印本，上海：同文书局，清光绪十年（1884）．
［101］顾炎武．日知录［M］//钦定四库全书：子部．杭州：杭州出版社，2015．
［102］李晓峰，佘延芬．窦汉卿针灸学术思想研究集成［M］．北京：中医古籍出版社，2021．
［103］黄宗羲．宋元学案［M］．北京：商务印书馆，1986．
［104］张永臣，贾红玲，张勇．齐鲁针灸医籍集成［M］．北京：科学出版社，2019．
［105］吴澄．吴文正公集［M］．刻本，清乾隆二十一年（1756）．
［106］罗天益．卫生宝鉴［M］．北京：中国医药科技出版社，2019．
［107］徐一夔．始丰稿［M］//钦定四库全书·集部．杭州：杭州出版社，2015．
［108］谢肃．密庵集［M］//钦定四库全书·集部．杭州：杭州出版社，2015．
［109］萧良干，修．张元忭，纂．万历绍兴府志［M］．刻本，明万历十五年（1587）．
［110］许有壬．至正集［M］//钦定四库全书·集部．杭州：杭州出版社，2015．
［111］索全星．许衎、许师义墓志跋［J］．华夏考古，1995，15（04）：95－101．

［112］ 叶成炳，王明杰. 伤寒明理论阐释［M］. 成都：四川科学技术出版社，1988.
［113］ 永瑢，纪昀. 四库全书总目提要［M］. 周仁，整理. 海口：海南出版社，1999.
［114］ 张金吾. 爱日精庐藏书志［M］. 北京：中华书局，1990.
［115］ 周仲瑛，于文明. 中医古籍珍本集成：注解伤寒论［M］. 长沙：湖南科学技术出版社，2013.
［116］ 赵升. 朝野类要［M］. 石印本，上海：上海进步书局，民国时期.
［117］ 穆彰阿，潘锡恩，纂修. 四部丛刊续编：大清一统志［M］. 上海：商务印书馆，1934.
［118］ 脱脱. 金史［M］. 北京：中华书局，1975.
［119］ 洪迈. 容斋随笔［M］. 长沙：岳麓书社，1955.
［120］ 确庵，耐庵. 靖康稗史·呻吟语//己卯丛编［M］. 1939.
［121］ 赵尔巽. 清史稿［M］. 长春：吉林人民出版社，1998.
［122］ 刘奎. 松峰说疫［M］. 张灿玾，张桂珍，李心机等，点校. 北京：人民卫生出版社，1987.
［123］ 周仲瑛，于文明. 瘟疫论类编［M］. //中医古籍珍本集成：温病卷 长沙：湖南科学技术出版社，2014.
［124］ 张其凤. 刘墉家族与日照［M］. 济南：山东人民出版社，2013.
［125］ 傅海伦，韩寓群，蒿峰，等. 山东科学技术史［M］. 济南：山东人民出版社，2011.
［126］ 郭霭春. 中国分省医籍考［M］. 天津：天津科学技术出版社，1984.
［127］ 宋甲其. 清代名医黄元御［M］. 昌邑：文山诗书社，1998.
［128］ 董法进. 昌邑县志［M］. 昌邑：山东省昌邑县志编纂委员会，1987.
［129］ 孙洽熙. 黄元御医学全书［M］. 北京：中国中医药出版社，1999.
［130］ 杨必安. 黄元御学术思想及临床应用研究［D］. 北京：北京中医药大学，2016.
［131］ 保忠，吴慈，修. 李图，王大钥，纂. 道光重修平度县续志［M］. //中国地方志集成：山东府县志辑 43. 南京：江苏古籍出版社，1990.
［132］ 政协平度县文史资料研究委员会. 平度文史资料：第九辑（内部资料）［Z］. 1993.
［133］ 陈嘉楷，尹聘三. 昌邑县续志［M］. 光绪三十三年（1907）刻本//中国地方志集成·山东府县志辑 39. 南京：江苏古籍出版社，1990.
［134］ 祝嘉庸，修. 王良贵，纂. 宁津县志［M］. //中国地方志集成·山东府县志辑

20. 南京：江苏古籍出版社，1990.
［135］ 刘思诚，修. 高知止，纂. 平原县志［M］. //中国地方志集成·山东府县志辑 03. 南京：江苏古籍出版社，1990.
［136］ 李希龄，修. 邹恒，纂. 武定府志［M］. //中国地方志集成·山东府县志辑 22. 南京：江苏古籍出版社，1990.
［137］ 常之英，修. 刘祖干，纂. 潍县志稿［M］. //中国地方志集成：山东府县志辑 41. 南京：江苏古籍出版社，1990.
［138］ 魏收. 魏书［M］. 上海：汉语大词典出版社，2004.
［139］ 滑寿. 滑寿医学全书［M］. 李玉清，校注. 北京：中国中医药出版社，2016.
［140］ 岳含珍. 经穴解［M］. 张灿玾，柳长华，点校. 北京：人民卫生出版社，1990.
［141］ 沈兆祎，修. 王景祜，纂. 民国临沂县志［M］. //中国地方志集成·山东府县志辑 58. 南京：江苏古籍出版社，1990.
［142］ 鞠宝兆，曹瑛. 清代医林人物史料辑纂［M］. 沈阳：辽宁科学技术出版社，2013.
［143］ 毛承霖，修. 赵文运，纂. 续修历城县志［M］. //中国地方志集成·山东府县志辑 05. 南京：江苏古籍出版社，1990.
［144］ 联印，修. 张会一，耿翔仪，纂. 沾化县志［M］. //中国地方志集成·山东府县志辑 25. 南京：江苏古籍出版社，1990.
［145］ 李树德，修. 董瑶林，纂. 德县志［M］. //中国地方志集成·山东府县志辑 12. 南京：江苏古籍出版社，1990.
［146］ 王文彬，潘莱峰，修. 王寅山，纂. 续修广饶县志［M］. //中国地方志集成：山东府县志辑 29. 南京：江苏古籍出版社，1990.
［147］ 舒孝先，修. 崔象毂，纂. 临淄县志［M］. //中国地方志集成：山东府县志辑 08. 南京：江苏古籍出版社，1990.
［148］ 林宝. 元和姓纂［M］. 北京：中华书局，1994.
［149］ 赵超. 汉魏南北朝墓志汇编［M］. 天津：天津古籍出版社，2008.
［150］ 李延寿. 北史［M］. 北京：中华书局，1974.
［151］ 李卫星. 山东嘉祥英山二号隋墓清理简报［J］. 文物，1987，34（11）：57－60.
［152］ 李延寿. 南史［M］. 北京：中华书局，1975.
［153］ 周一良. 魏晋南北朝史札记［M］. 北京：中华书局，2007.
［154］ 黄登欣，任小行. 北齐医学家徐之才籍贯问题辑考［J］. 文物鉴定与鉴赏，

2019，163（16）：76－78.
［155］ 山东省安丘县地方史志编纂委员会. 安丘县志［M］. 济南：山东人民出版社，1992.
［156］ 臧励龢. 中国古今地名大辞典［M］. 上海：上海书店出版社，2015.
［157］ 田博，农汉才. 北齐医家“徐敏齐”当为“徐敏行”之误［J］. 中华医史杂志，2019，49（5）：294－295.
［158］ 张杲. 新安医学医说［M］. 王旭光，张宏，校注. 北京：中国中医药出版社，2009.
［159］ 李百药. 北齐书［M］. 北京：大众文艺出版社，1999.
［160］ 章红梅. 六朝医家徐氏考辨：以墓志为主要材料［J］. 史林，2011，26（3）：50－55，189.
［161］ 莫晋. 嘉庆松江府志［M］. 刻本，清嘉庆.
［162］ 张九征，陈焯. 江南通志［M］. 刻本，南京：江南通志局刻本，清康熙二十三年（1684）.
［163］ 徐象梅. 两浙名贤录［M］. 北京：书目文献出版社，1987.
［164］ 焦竑. 国朝献征录［M］. 刻本，徐象枟曼山馆，明万历四十四年（1616）.
［165］ 俞樾. 同治上海县志［M］. 刊本，清同治十一年（1872）.
［166］ 谈迁. 国榷［M］. 北京：古籍出版社，1958.
［167］ 中央研究院历史语言研究所. 明实录：明太祖实录［M］. 1965.
［168］ 韩浚，张应武，纂修. 万历嘉定县志［M］. 济南：齐鲁书社，1996.
［169］ 张文虎. 光绪奉贤县志［M］. 刻本，光绪四年（1878）.
［170］ 叶廉锷. 光绪平湖县志［M］. 刻本，清光绪十二年（1886）.
［171］ 姚光发. 光绪松江府续志［M］. 南京：江苏古籍出版社，1991.
［172］ 梁章钜. 称谓录［M］. 北京：中华书局，2018.
［173］ 高国楹，严瑞隆，沈世隆. 乾隆平湖县志［M］. 刻本，乾隆十年（1745）.
［174］ 龚肇智. 嘉兴明清望族疏证［M］. 北京：方志出版社，2011.
［175］ 陈继儒. 崇祯松江府志［M］. 刻本，明崇祯三年（1630）.
［176］ 汪瓘. 名医类案［M］. 北京：人民卫生出版社，2006.
［177］ 茅大方. 希董集［M］. 刻本，泰兴：泰兴尊经阁，清道光十五年（1835）.
［178］ 程敏政. 明文衡［M］. 上海：神州国光社影印，清光绪三十四年（1908）.
［179］ 王世贞. 弇山堂别集［M］. 清乾隆文渊阁四库全书本.

［180］ 徐常吉．古今医家经论汇编［M］．朱胤龙，校注．北京：中国中医药出版社，2016.

［181］ 查继佐．罪惟录［M］．手稿本，吴兴刘氏嘉业堂藏.

［182］ 涂山．明政统宗［M］．刻本，明万历四十三年（1615）.

［183］ 于慎行．谷山笔麈［M］．刻本，明万历四十一年（1613）.

［184］ 沈一贯．敬事草［M］．明刻本.

［185］ 王振国．山东诸城臧氏医家考［J］．山东中医学院学报，1996，20（01）：63－65.

［186］ 刘嘉树，修．苑棻池，邱濬恪，纂．光绪诸城县续志［M］．刻本，光绪十八年（1892）.

［187］ 杨士骧，修．孙葆田，法伟堂，宋书升，等，纂．宣统山东通志［M］．铅印本，济南：山东通志刊印局，民国四年（1915）.

［188］ 刘光斗，修．朱学海，纂．道光诸城县续志［M］．刻本，清道光十四年（1834）.

［189］ 任传藻，修．穆祥仲，纂．东明县新志［M］．//中国地方志集成·山东府县志辑86．南京：江苏古籍出版社，1990.

［190］ 高升荣，修．黄恩彤，纂．光绪宁阳县志［M］．//中国地方志集成·山东府县志辑69．南京：江苏古籍出版社，1990.

［191］ 魏礼焯，时铭，修．阎学夏，黄方远，纂．嘉庆昌乐县志［M］．//中国地方志集成：山东府县志辑35．南京：江苏古籍出版社，1990.

［192］ 曹梦九，修．赵祥俊，张元钧，纂．民国续修平原县志［M］．//中国地方志集成·山东府县志辑16．南京：江苏古籍出版社，1990.

［193］ 张其丙，修．张元钧，纂．民国重修博兴县志［M］．//中国地方志集成：山东府县志辑27．南京：江苏古籍出版社，1990.

［194］ 张秉志．惠民地区卫生志［M］．天津：天津科学技术出版社，1992.

［195］ 中国人民政治协商会议滕县委员会文史资料委员会．滕县文史资料：第一辑［M］．1984.

［196］ 山东省滕州市卫生局．滕县卫生志（内部资料）［Z］．1990.

［197］ 张奇文．中国膏敷疗法［M］．北京：中国医药科技出版社，2013.

［198］ 葛延瑛，吴元禄，修．孟昭章，纂．//中国地方志集成：山东府县志辑64．南京：江苏古籍出版社，1990.

[199] 中共肥城市委，肥城市人民政府．肥城文化揽胜［M］．济南：山东画报出版社，2009.

[200] 郑成尧，于庆明．泰安乡镇［M］济南：山东省地图出版社，2000.

[201] 曹县卫生局曹县医药卫生志编写组．曹县医药卫生志（内部资料）［Z］．1987.

[202] 熊宝玉．曲阜市卫生和计划生育志［M］．北京：煤炭工业出版社，2016.

[203] 陈宪民，张庆伟，庞宪清．蒙山医药史话［M］．济南：山东人民出版社，2013.

[204] 临沂地区卫生志编委会．临沂地区卫生志［M］．临沂：山东省出版总社临沂分社，1989.

[205] 黄忠，韩忠勤．沂蒙大观［M］．济南：山东大学出版社，2007.

[206] 陈宪民．眼科的卫气营血辨证［J］．山东中医杂志，1987，07（06）：9－10.

[207] 山东省淄博市博山区区志编纂委员会．博山区志［M］．济南：山东人民出版社，1990.

[208] 中国人民政治协商会议山东省淄博市博山区委员会．博山文史资料选辑：第2辑（内部资料）［Z］．1990.

[209] 朱兰，修．劳乃宣，纂．阳信县志［M］．//中国地方志集成：山东府县志辑23．南京：江苏古籍出版社，1990.

[210] 陈嗣良，修．孟广来，纂．曹县志［M］．//中国地方志集成：山东府县志辑84．南京：江苏古籍出版社，1990.

[211] 董鹏翱，修．牟应震，纂．禹城县志［M］．//中国地方志集成：山东府县志辑10．南京：江苏古籍出版社，1990.

[212] 梁秉锟，修．王丕煦，纂．民国莱阳县志［M］．//中国地方志集成：山东府县志辑53．南京：江苏古籍出版社，1990.

[213] 周尚质，修．李登明，谢冠，纂．曹州府志［M］．//中国地方志集成：山东府县志辑80．南京：江苏古籍出版社，1990.

[214] 吴璋，修．曹楙坚，纂．章邱县志［M］．//中国地方志集成：山东府县志辑68．南京：江苏古籍出版社，1990.

[215] 济南市历城区委员会文史资料研究委员会．历城文史资料：第九辑（内部资料）［Z］．1997.

[216] 杨豫修，修．阎廷献，郝金章，纂．民国齐河县志［M］．//中国地方志集成：山东府县志辑13．南京：江苏古籍出版社，1990.

[217] 宋宪章，修．邹允中，崔亦文，纂．民国寿光县志［M］．//中国地方志集成：

山东府县志辑 34. 南京：江苏古籍出版社，1990.

[218] 山东省科学技术委员会. 山东省科学技术志 [M]. 济南：山东大学出版社，1990.

[219] 胡德琳，修. 何明礼，章承茂，纂. 民国济阳县志 [M]. //中国地方志集成：山东府县志辑 14. 南京：江苏古籍出版社，1990.

[220] 谢锡文，修. 匡超，纂. 民国增修胶志 [M]. //中国地方志集成：山东府县志辑 42. 南京：江苏古籍出版社，1990.

[221] 中国人民政治协商会议文史资料委员会办公室. 胶州文史资料：第 17 辑（内部资料）[Z]. 2004.

[222] 范筑先，修. 李宗仁，纂. 民国续修临沂县志 [M]. //中国地方志集成：山东府县志辑 58. 南京：江苏古籍出版社，1990.

[223] 李敬修，纂修. 光绪费县志 [M]. //中国地方志集成：山东府县志辑 57. 南京：江苏古籍出版社，1990.

[224] 尹继美，纂修. 同治黄县志 [M]. //中国地方志集成：山东府县志辑 49. 南京：江苏古籍出版社，1990.

[225] 李修生，龙德寿，曾贻芬，等. 全元文 [M]. 南京：江苏古籍出版社，1999.

[226] 阎凤梧，贾培俊，牛贵琥，等. 全辽金文 [M]. 太原：山西古籍出版社，2002.

[227] 李濂. 医史 [M]. 俞鼎芬，倪法冲，刘德荣，等，校注. 厦门：厦门大学出版社，1992.

[228] 李东垣. 李东垣医学全书 [M]. 张年顺，吴少祯，张海凌，等，校注. 北京：中国中医药出版社，2016.

[229] 李有棠. 金史纪事本末 [M]. 北京：中华书局，2015.

[230] 赵琦. 金元之际的儒士与汉文化 [M]. 北京：人民出版社，2004.

[231] 许逸民. 金元明清诗文精华 [M]. 北京：人民文学出版社，2001.

[232] 元好问. 元好问诗词选 [M]. 狄宝心，选注. 北京：中华书局，2011.

[233] 孔颖达. 礼记正义 [M]. //十三经注疏. 北京：北京大学出版社，1999.

[234] 刘祁. 归潜志 [M]. //宋元笔记小说大观 [M]. 上海：上海古籍出版社，2007.

[235] 魏初. 青崖集 [M]. 影印本，台北：台湾商务印书馆，1986.

[236] 符友丰. 李杲脾胃学说形成及发展动因探讨 [J]. 河南中医，1995，15（2）. 68－71.

[237] 李东垣. 内外伤辨惑论 [M]. 李一鸣，整理. 北京：人民卫生出版社，2007.

[238] 张元素. 张元素医学全书［M］. 郑洪新，任艳玲，任路，等，校注. 北京：中国中医药出版社，2015.
[239] 周家齐，修. 鞠建章，纂. 光绪高唐州志［M］. //中国地方志集成：山东府县志辑 88. 南京：江苏古籍出版社，1990.
[240] 毕炳炎，胡建枢，修. 郓城县志［M］. //中国地方志集成：山东府县志辑 85. 南京：江苏古籍出版社，1990.
[241] 王锡恩，王凤章，袁松言，等，纂修. 重修商河县志［M］. //中国地方志集成：山东府县志辑 17. 南京：江苏古籍出版社，1990.
[242] 任弘烈，修. 段廷选，纂. 康熙泰安州志［M］. //中国地方志集成：山东府县志辑 63. 南京：江苏古籍出版社，1990.
[243] 倪企望，修. 钟廷瑛，徐果行，纂. 嘉庆长山县志［M］. //中国地方志集成：山东府县志辑 27. 南京：江苏古籍出版社，1990.
[244] 张在湘，蔡万江. 潍坊文化通鉴［M］. 济南：山东友谊书社，1992.
[245] 卫苌，纂修. 栖霞县志［M］. //中国地方志集成：山东府县志辑 51. 南京：江苏古籍出版社，1990.
[246] 山东省栖霞县志编纂委员会. 栖霞县志［M］. 济南：山东人民出版社，1990.
[247] 李图，纂. 道光重修胶州志［M］. //中国地方志集成：山东府县志辑 39. 南京：江苏古籍出版社，1990.
[248] 侯荫昌，修. 张方墀，纂. 民国无棣县志［M］. //中国地方志集成：山东府县志辑 24. 南京：江苏古籍出版社，1990.
[249] 潍坊市卫生局史志办公室. 潍坊市卫生志（1840—1986）［M］. 潍坊：潍坊市卫生局，1989.
[250] 裘沛然. 中国医籍大辞典［M］. 上海：上海科学技术出版社，2002.
[251] 路大遵，修. 清平县志［M］. //中国地方志集成：山东府县志辑 89. 南京：江苏古籍出版社，1990.
[252] 孙维均，章光铭，修. 马步元，纂. 民国续安邱新志［M］. //中国地方志集成：山东府县志辑 37. 南京：江苏古籍出版社，1990.
[253] 安丘县卫生局. 安丘县卫生志（1851—1984）［M］. 济南：山东人民出版社 1985.
[254] 卢朝安，纂修. 济宁直隶州续志［M］. //中国地方志集成：山东府县志辑 77. 南京：江苏古籍出版社，1990.

[255] 济宁市卫生志编纂委员会. 济宁市卫生志［M］. 济南：山东科学技术出版社，1992.

[256] 山东省鱼台县地方史志编纂委员会. 鱼台县志［M］. 济南：山东人民出版社，1997.

[257] 王志民. 山东重要历史人物［M］. 济南：山东人民出版社，2009.

[258] 卢少泉，修. 庄陔兰，纂. 民国重修莒志［M］. //中国地方志集成：山东府县志辑 62. 南京：江苏古籍出版社，1990.

[259] 姚延福，修. 邓嘉缉，蒋师辙，纂. 临朐县志［M］. //中国地方志集成：山东府县志辑 36. 南京：江苏古籍出版社，1990.

[260] 王元一，纂修. 民国桓台县志［M］. //中国地方志集成：山东府县志辑 28. 南京：江苏古籍出版社，1990.

[261] 魏徵. 隋书［M］. 刻本，北京：武英殿刻本，清乾隆四年（1739）.

[262] 沈约. 宋书［M］. 刻本，北京：武英殿刻本，清乾隆四年（1739）.

[263] 房玄龄. 晋书［M］. 刻本，北京：武英殿刻本，清乾隆四年（1739）.

[264] 颜希深，纂修. 泰安府志［M］. 刻本，乾隆二十五年（1760）.

[265] 葛邦炳. 新安县志［M］. 铅印本，民国二十七年，(1938).

[266] 姚振宗. 隋书经籍志考证［M］. 上海：开明书店，1936.

[267] 焦竑. 国史经籍志［M］. 清道光二十九年（1849）至光绪十一年（1885）南海伍氏刻粤雅堂丛书汇印本.

[268] 刘昫. 旧唐书［M］. 刻本，北京：武英殿刻本，清乾隆四年（1739）.

[269] 嵩山，修. 谢香开，纂. 东昌府志［M］. 刻本，清嘉庆十三年（1808）.

[270] 张朝玮，修. 莘县志［M］. 刻本，清光绪十三年（1887）.

[271] 姚振宗. 汉书艺文志拾补［M］. 民国二十年（1931）浙江省立图书馆排印快阁师石山房丛书本.

[272] 李时珍. 本草纲目［M］. 北京：中国文史出版社，2003.

[273] 唐慎微. 政和本草［M］. 四部丛刊景金泰和晦明轩刻本，上海：商务印刷馆，民国八年（1919）.

[274] 孟诜. 食疗本草［M］. 上海：上海古籍出版社，2023.

[275] 佚名. 唐书艺文志注［M］. 清藕香簃钞本.

[276] 孔继汾. 阙里文献考［M］. 刻本，清乾隆二十七年（1762）.

[277] 潘相，纂修. 曲阜县志［M］. 刻本，清乾隆三十九年（1774）.

［278］ 王尧臣. 崇文总目［M］. 清乾隆文渊阁四库全书本.

［279］ 储家藻，修. 上虞县志［M］. 刊本，清光绪十七年（1891）.

［280］ 赵勷，修. 攸县志［M］. 刻本，清同治十年（1871）.

［281］ 余谊密，修. 南陵县志［M］. 铅印本，民国十三年（1924）.

［282］ 王钦若. 册府元龟［M］. 明崇祯十五年（1642）.

［283］ 黄怀祖，修. 黄兆熊，纂. 平原县志［M］. 铅印本，民国二十五年（1936）.

［284］ 史兰华，张在同. 扁鹊　仓公　王叔和志［M］. 济南：山东人民出版社，2005.

［285］ 白云霄. 道藏目录详注［M］. 民国无锡丁氏排印道藏精华录本.

［286］ 岳濬，修. 山东通志［M］. 清文渊阁四库全书本.

［287］ 陈顾，纂修. 兖州府志［M］. 刻本，清乾隆二十五年（1760）.

［288］ 钱大昕. 元史艺文志［M］. 长沙：长沙龙氏家塾刻潜研堂全书本，清光绪十年（1884）.

［289］ 曾廉. 元书［M］. 刻本，清宣统三年（1911）.

［290］ 沈初. 浙江采集遗书总录［M］. 刻本，清乾隆三十九年（1774）.

［291］ 万斯同. 明史［M］. 清钞本.

［292］ 黄虞稷. 千顷堂书目［M］. 乌程：乌程张氏刻适园丛书本，民国二至六年（1913—1917）.

［293］ 过庭训. 本朝分省人物考［M］. 明天启刻本.

［294］ 黄丽中，修. 栖霞县续志［M］. 刻本，清光绪五年（1879）.

［295］ 方汝翼，贾瑚，修. 增修登州府志［M］. 刻本，清光绪七年（1881）.

［296］ 祁承烑. 澹生堂藏书目［M］. 清光绪十三年（1887）至十九年（1893）会稽徐氏铸学斋刻绍兴先正遗书本.

［297］ 殷汝孝，吕鹏云，方时化. 巨野县志［M］. 刻本，清道光二十六年（1846）.

［298］ 李贤书，裁定. 吴怡，纂辑. 东阿县志［M］. 刊本，清道光九年（1829）.

［299］ 胡德琳，修. 李文藻，周永年，纂. 历城县志［M］. 铅印本，民国十五年（1926）.

［300］ 舒孔安，修. 王厚阶，纂. 宁海州志［M］. 刻本，清同治三年（1864）.

［301］ 冯麟溎，修. 定陶县志［M］. 刊本，民国五年（1916）.

［302］ 生克中，编辑. 滕县续志稿［M］. 铅印本，清宣统三年（1911）.

［303］ 高熙哲，纂修. 续滕县志［M］. 刻本，民国三十年（1941）.

［304］ 栾钟垚，修. 赵仁山，纂. 邹平县志［M］. 刻本，民国三年（1914）.

［305］ 李经野，孔昭曾，辑．续修曲阜县志［M］．排印本，民国二十四年（1935）．
［306］ 杨润．遵生要集［M］．刻本，清嘉庆四年（1799）．
［307］ 侯荫萌，修．张方墀，纂．无棣县志［M］．铅印本，民国十四年（1925）．
［308］ 盛赞熙，修．周溥，纂．利津县志［M］．刻本，清光绪九年（1883）．
［309］ 山东省博兴县史志编纂委员会．博兴县志［M］．济南：齐鲁书社，1993.
［310］ 张承燮，修．法伟堂，纂．益都县图志［M］．刻本，清光绪三十三年（1907）．
［311］ 曹洪欣．温病大成：第4部［M］．福州：福建科学技术出版社，2008.
［312］ 袁绍昂，纂修．济宁县志［M］．铅印本，民国十六年（1927）．
［313］ 谢锡文，修．匡超，纂．增修胶志［M］．铅印本，民国二十年（1931）．
［314］ 严世芸．中国医籍通考：第3卷［M］．上海：上海中医学院出版社，1992.
［315］ 潘守廉，修．唐烜，徐金铭，纂．济宁直隶州续志［M］．铅印本，民国十六年（1927）．
［316］ 王华安，丁世恭，修．刘清如，纂．馆陶县志［M］．铅印本，民国二十五年（1936）．
［317］ 张乃史，修．钱廷熊，纂．高密县志［M］．铅印本，民国二十四年（1935）．
［318］ 张尊孟，修．曹明祥，纂．重修恩县志［M］．铅印本，民国二十四年（1935）．
［319］ 周竹生，修．靳维熙，总纂．续修东阿县志［M］．铅印本，民国二十四年（1935）．
［320］ 张湛．列子［M］．上海：上海书店出版社，1986.
［321］ 干宝．搜神记［M］．邵颖涛，卢胜志，郑孝倩，校注．长春：吉林大学出版社，2021.
［322］ 刘向，沈汾．列仙传全译：续仙传全译［M］．李剑雄，译注．贵阳：贵州人民出版社，1999.
［323］ 王子卿．泰山志校证［M］．周郢，校正．合肥：黄山书社，2006.
［324］ 宋桂俊．招远县志［M］．北京：中国国际广播出版社，2008.
［325］ 刘义庆．世说新语［M］．长春：时代文艺出版社，2005.
［326］ 孙光宪．北梦琐言［M］．呼和浩特：远方出版社，2005.
［327］ 王谠．唐语林［M］．上海：古典文学出版社，1957.
［328］ 山东省临沂地区卫生局，中华全国中医学会山东临沂分会．临沂地区中医药志［M］．临沂：临沂地区卫生局 1982.
［329］ 觉罗普尔泰．兖州府志［M］．刻本，清乾隆三十五年（1770）．

[330] 王荫桂. 续修博山县志［M］. 铅印本，民国二十六年（1937）.

[331] 徐宗干. 济宁直隶州志［M］. 刻本，清咸丰九年（1859）.

[332] 田明宝. 烟台文化遗产大观：非物质文化遗产［M］. 济南：人民出版社，2021.

[333] 郭升科. “六味地黄汤”加种子药治内眼病：学习陈明吾眼科经验札记［J］. 山东中医学院学报，1979（01）：67－68.

[334] 老子. 道德经［M］. 北京：研究出版社，2018.

[335] 王好古. 汤液本草［M］. 北京：人民卫生出版社，1987.

[336] 郦道元. 水经注［M］. 陈桥驿，注释. 杭州：浙江古籍出版社，2001.

[337] 山东省莘县地方史志编纂委员会. 莘县志［M］. 济南：齐鲁书社，1997.

[338] 聊城地区史志办公室，山东省出版总社聊城分社. 聊城风物［M］. 济南：山东友谊出版社，2020.

[339] 于钦. 齐乘［M］. 刻本，清乾隆四十六年（1781）.

[340] 刘敕，纂. 历乘［M］. 北京：中国书店，1959.

[341] 舒化民，修. 长清县志［M］. 刊本，清道光十五年（1835）.

[342] 曾巩. 曾巩集［M］. 朱国富，谢若水，整理. 北京：国际文化出版公司，2020.

[343] 山东省博物馆. 山东野店新石器时代墓葬遗址试掘简报［J］. 文物，1972（02）：25－30.

[344] 袁珂. 山海经全译［M］. 北京：北京联合出版公司，2016.

[345] 秦越人. 难经集注［M］. 北京：中国医药科技出版社，2018.

[346] 赵之兴. 泰安卫生志［M］. 济南：山东科学技术出版社，1991.

[347] 伏羲，姬昌，孔子. 周易［M］. 杨天才，张善文，译注. 北京：中华书局，2011.

[348] 范正生. 淳于意与“救女坟”考辨［J］. 泰山学院学报，2011，33（01）：64－68.

[349] 山东省邹城市地方史志编纂委员会. 邹城市志［M］. 北京：中国经济出版社，1995.

[350] 胡新立. 山东邹城西晋刘宝墓［J］. 文物，2005，56（01）：4－26+1.

[351] 诗经［M］. 天津：百花文艺出版社，2016.

[352] 姜国钧. 庄子精讲［M］. 长沙：湖南大学出版社，2018.

[353] 韩非. 韩非子［M］. 哈尔滨：北方文艺出版社，2018.

[354] 宋效永. 三曹集［M］. 向焱，校点. 合肥：黄山书社，2019.

[355] 沈括. 梦溪笔谈［M］. //历代笔记小说大观//历代-观　上海：上海古籍出版社，2015.

[356] 曹若兰. 公共建筑武梁祠的礼仪功能［J］. 上饶师范学院学报，2019，39（04）：60－65.

[357] 吕树芝. 汉武梁祠画像中的三皇五帝像［J］. 历史教学，1989，39（01）：55－56，58.

[358] 刘向. 列女传［M］. 刘晓东，校点. 沈阳：辽宁教育出版社，1998.

[359] 范绿涵. “节义”列女“秋胡妇”故事出现于武梁祠石刻之谜［J］. 中国民族博览，2017，26（03）：217－218.

[360] 张倩倩. 嘉祥武氏祠历史故事类画像石：题记、画像及文献叙事考论［J］. 东岳论丛，2016，37（04）：127－132.

[361] 郭炳利. 武梁祠汉画像石“刺客”画像研究［J］. 济宁学院学报，2011，32（04）：126－128.

[362] 刘秋晨. 儒家思想在汉代祠堂画像石中的反映：以山东嘉祥武梁祠中的历史故事画像石为例［J］. 鸡西大学学报，2012，12（04）：125－127.

[363] 刘维銡. 阿胶与水质［J］. 中成药研究，1980，03（06）：23－25.

[364] 陶弘景. 本草经集注［M］. 北京：人民卫生出版社，1994.

[365] 靳光乾，钮中华，钟方晓，等. 阿胶的历史研究［J］. 中国中药杂志，2001，47（07）：57－60.

[366] 杨俊生. 曹植王城今阿城事考［J］. 春秋，2018，76（05）：49－51.

[367] 张振东. 聊城地区医药志［M］. 济南：齐鲁书社，1993.

[368] 阳谷县地方史志编纂委员会. 阳谷县志［M］. 北京：中华书局，1991.

[369] 中共山东省委党史研究室. 中共山东编年史［M］. 济南：山东人民出版社，2015.

[370] 陈景星，修. 临沂县志［M］. 铅印本，民国二十五年（1936）.

[371] 陈君慧. 中国地理探秘：第2册［M］. 长春：吉林出版集团有限责任公司，2013.

[372] 阎盛国. 出土简牍与社会治理研究：以《银雀山汉墓竹简二》为中心［M］. 郑州：河南人民出版社，2018.

[373] 临沂金雀山汉墓发掘组. 山东临沂金雀山九号汉墓发掘简报［J］. 文物. 1977，24（11）：24－27.

[374] 临沂地区出版办公室. 沂蒙风物史话［M］. 济南：山东人民出版社，1980.
[375] 尔雅［M］. 上海：上海古籍出版社，2015.
[376] 刘向. 战国策［M］. 郑州：河南大学出版社，2010.
[377] 赵晔. 吴越春秋校注［M］. 张觉，校注. 长沙：岳麓书社，2006.
[378] 解维俊. 走进齐都［M］. 天津：百花文艺出版社，2004.
[379] 张龙海，高广举，张士在. 齐国故都观览［M］. 济南：山东新闻出版局，1993.
[380] 中共临淄区委，临淄区人民政府. 齐国故都临淄［M］. 济南：齐鲁书社，2011.
[381] 中华全国中医学会山东分会《山东中医药志》筹编办公室. 山东中医药志选（征求意见稿）［Z］. 济南：山东中医药志，1983.
[382] 王培义. 寿光传说［M］. 北京：中国文联出版公司，1999.
[383] 山东省寿光县地方史志编纂委员会. 寿光县志［M］. 上海：中国大百科全书出版社上海分社，1992.
[384] 刘完素. 刘完素医学全书［M］. 北京：中国中医药出版社，2013.
[385] 孙一奎. 孙一奎医学全书［M］. 北京：中国中医药出版社，2019.
[386] 赵献可. 医贯［M］. 北京：人民卫生出版社，2005.
[387] 列寇. 列子［M］. //诸子集成：三. 北京：团结出版社，1996.
[388] 曾敏. 独醒杂志［M］. //宋元笔记小说大观. 上海：上海古籍出版社，2001.
[389] 程迥. 医经正本书［M］. 北京：中华书局，1991.
[390] 袾宏. 莲池大师全集［M］. 张景岗，点校. 北京：华夏出版社，2011.
[391] 吴弥漫.《仓公传》"肾反肺"、"黍主肺"异于《内经》五行说［J］. 中医药文化，1992，09（2）：12－13.
[392] 戴望. 管子校正［M］. //诸子集成：四. 上海：上海书店影印出版，1986.
[393] 刘安. 淮南子［M］. //诸子集成：七. 上海：上海书店影印出版，1986.
[394] 灵枢经［M］. 北京：人民卫生出版社影印本，1982.
[395] 段玉裁. 说文解字注［M］. 上海：上海古籍出版社，1981.
[396] 扬雄. 太玄经［M］. //百子全书：四. 杭州：浙江人民出版社，1984.
[397] 王叔和. 脉经［M］. 贾君，郭君双，整理. 北京：北京人民卫生出版社，2007.
[398] 张丽，孙冰，殷晓轩，等. 王叔和《脉经》阴阳脉法初探［J］. 中华中医药杂志，2015，30（7）：2310－2312.
[399] 孙闵，孙冰，殷晓轩，等.《脉经》之阴阳脉法浅析［J］. 中华中医药杂志，2016，31（8）：2980－2982.

［400］ 张永臣，贾红玲，韩涛，等. 王叔和及《脉经》针灸学术思想探析［J］. 山东中医药大学学报，2015，39（6）：541－544.
［401］ 王旭东. 王叔和及《脉经》史实再探［J］. 中华中医药杂志，2017，32（10）：4364－4366.
［402］ 张再良，叶进. 从《脉经》看《金匮要略方论》［J］. 上海中医药杂志，2003，37（11）：39－41.
［403］ 邸若虹，吕春华，袁久林等.《脉经》中妇产科学术特点［J］. 上海中医药大学学报，2007，21（5）：23－25.
［404］ 成无己. 注解伤寒论［M］. 北京：人民卫生出版社，1987.
［405］ 孟庆云. 王叔和学术贡献与思想认识论分析［J］. 中华医史杂志，2010，40（6）：323－327.
［406］ 陈婷. 王叔和《脉经》文献研究［D］. 北京：中国中医科学院，2009.
［407］ 曾参，子思. 大学#中庸［M］. 长春：吉林文史出版社，2017.
［408］ 姚生民，姚晓平. 淳化金石文存［M］. 西安：三秦出版社，2010.
［409］ 徐家骏. 知不足轩类稿［M］. 孙仁静编. 成都：巴蜀书社，1996.
［410］ 潘显一，唐思远，汪志斌. 黄龙地区宗教文化研究［M］. 成都：巴蜀书社，2010.
［411］ 聂石樵. 楚辞新注［M］. 上海：东方出版中心，2020.
［412］ 葛洪. 抱朴子［M］. 上海：上海书店出版社，1986.
［413］ 太清导引养生经养性延命录［M］. 丁光迪，校注. 北京：中国中医药出版社，1993.
［414］ 嵇康. 难张辽叔自然好学论［M］. //全上古三代秦汉三国六朝文：全三国文. 上海：上海古籍出版社，2009.
［415］ 王晓毅. 张湛家世生平与所著《列子注》考［J］. 东岳论丛，2004，25（6）：166－170.
［416］ 陶弘景. 养性延命录［M］. 上海：上海古籍出版社，1990.
［417］ 宋亚佩，范铜钢. 宁先生导引养生法之功法源流、版本传变及复原编创［J］. 中华中医药杂志，2020，35（12）：6406－6410.
［418］ 徐凤. 针灸大全［M］. 北京：人民卫生出版社，1987.
［419］ 章原. 丘处机《摄生消息论》中的养生理念［J］. 中国道教，2015（1）：30－32.

［420］ 丘处机，冷谦，袁黄．摄生消息论　修龄要指　摄生三要［M］．刘晓峰，陈子杰，主编．北京：中国医药科技出版社，2017．
［421］ 詹石窗．百年道学精华集成：第5辑［M］．成都：巴蜀书社，2014．
［422］ 孙思邈．孙思邈医学全书［M］．张印生，韩学杰，主编．北京：中国中医药出版社，2009．
［423］ 周一谋，萧佐桃．马王堆医书考注［M］．天津：天津科学技术出版社，1988．
［424］ 汪瓘．名医类案［M］．北京：人民卫生出版社，2005．
［425］ 徐常吉．古今医家经论汇编［M］．朱胤龙，校注．北京：中国中医药出版社，2016．
［426］ 师梦雅．钱乙学术思想及其《小儿药证直诀》方药配伍研究［D］．石家庄：河北医科大学，2017．
［427］ 王广洋．钱乙学术思想及其对后世影响［J］．世界最新医学信息文摘，2018，18（43）：223．
［428］ 卢红蓉，于志静．钱乙学术思想及对后世的影响［J］．中国中医基础医学杂志，2014，20（7）：880－881+933．
［429］ 傅沛藩．万密斋医学全书［M］．北京：中国中医药出版社，1999．
［430］ 裘沛然，丁光迪．中医各家学说［M］．北京：人民卫生出版社，1992．
［431］ 张寿颐．张山雷医集［M］．北京：人民卫生出版社，1995．
［432］ 董汲．董汲医学论著三种［M］．北京：商务印书馆，1958．
［433］ 董汲．旅舍备要方［M］．杨金萍，点校．上海：上海科学技术出版社，2003．
［434］ 张永臣，宋咏梅，贾红玲．齐鲁针灸医籍集成：金元2［M］．北京：科学出版社，2017．
［435］ 王报春，刘超，何伟晔．《标幽赋》针法灸法学术思想浅析［J］．针灸临床杂志，2003，20（2）：6－7．
［436］ 陈大舜，易法银，袁长津，等．中医临床医学流派［M］．北京：中医古籍出版社，1999．
［437］ 李鼎，王罗珍，李磊．子午流注针经#针经指南合注［M］．上海：上海科学技术出版社，1998．
［438］ 王建侠，董岚．窦默的针灸学术渊源探讨［J］．陕西中医，2003（11）：1025－1026．
［439］ 钱虹．试析《标幽赋》针灸学术思想［J］．中国民间疗法，2009，17（7）：

4－5.
［440］ 张志聪. 黄帝内经灵枢集注［M］. 孙国中，方向红，点校. 北京：学苑出版社，2006.
［441］ 杨继洲. 针灸大成［M］. 天津：天津科学技术出版社，2017.
［442］ 张永臣. 窦汉卿《标幽赋》针灸禁忌浅析［J］. 针灸临床杂志，2011，27（4）：5－6.
［443］ 贺新兰，焦琳，钟根平，等.《标幽赋》学术思想浅析［J］. 江西中医药，2018，49（1）：16－18.
［444］ 刘红菊. 窦汉卿的针灸二赋学术思想分析［J］. 甘肃中医，2009，22（7）：42－43.
［445］ 张仲景. 金匮要略［M］. 北京：中国医药科技出版社，1998.
［446］ 周中孚. 郑堂读书记［M］. //清人书目题跋丛刊：八. 北京：中华书局，1993.
［447］ 刘渡舟. 伤寒论校注［M］. 北京：人民卫生出版社，2013.
［448］ 王九思，王鼎象，王友谅，等. 难经集注［M］. 北京：人民卫生出版社，1985.
［449］ 柯琴. 伤寒来苏集［M］. 上海：上海科学技术出版社，1978.
［450］ 朱肱. 活人书［M］. 北京：人民卫生出版社，1993.
［451］ 叶成炳. 伤寒明理论阐释［M］. 成都：四川科学技术出版社，1988.
［452］ 方有执. 伤寒论条辨［M］. 北京：人民卫生出版社，1957.
［453］ 程郊倩. 伤寒论后条辨［M］. 刻本，式好堂刻，清康熙十年（1671）.
［454］ 张遂辰. 张卿子伤寒论［M］. 上海：上海卫生出版社，1956.
［455］ 陶华. 伤寒六书［M］. 北京：人民卫生出版社，1990.
［456］ 成无已. 伤寒明理论［M］. //中国医学大成：三. 长沙：岳麓书社，1990.
［457］ 陆龟蒙，皮日休，聂夷中，等. 皮日休诗全集［M］. 海口：海南出版社，1992.
［458］ 朱震亨. 丹溪医集：丹溪心法［M］. 北京：人民卫生出版社，1995.
［459］ 吴谦. 医宗金鉴［M］. 北京：人民卫生出版社，1977.
［460］ 田思胜. 臧应詹《伤寒论选注》的学术价值［J］. 杏苑中医文献杂志，1994，12（1）：5－7.
［461］ 孙辉，田思胜，李明轩，等. 齐鲁医家臧应詹生平事迹考略［J］. 西部中医药，2017，30（3）：75－76.
［462］ 臧平立. 臧平立医案［M］. 西安：陕西科学技术出版社，2008.
［463］ 黄元御. 黄元御医学全书［M］. 太原：山西科学技术出版社，2010.

[464] 高长玉，杜鹃，王秀珍，等. 黄元御扶阳抑阴学术思想探析［J］. 中医药信息，2011，28（3）：9－10.
[465] 汪辉东. 试论黄元御扶阳抑阴学术思想［J］. 陕西中医，1985，6（11）：542－543.
[466] 谢观. 中国医学源流论［M］. 余永燕，点校. 福州：福建科学技术出版社，2003.
[467] 李东垣. 脾胃论［M］. 北京：中国中医药出版社，2007.
[468] 孟诜. 孟诜食疗作品辑录［M］. 孟子邹，校注. 北京：中医古籍出版社，2012.
[469] 中国科学院中国植物志编辑委员会. 中国植物志：第36卷［M］. 北京：科学出版社，2016.
[470] 故宫博物院. 二如亭群芳谱：第2册［M］. 海口：海南出版社，2001.
[471] 周凤梧，张奇文，丛林. 名老中医之路［M］. 济南：山东科学技术出版社，2005.
[472] 孔伯华. 孔伯华医集［M］. 北京：北京出版社，1988.
[473] 卢祥之. 医坛百影：名中医医论阐挥［M］. 北京：人民军医出版社，2013.
[474] 张清源，刘振广，张一杰. 济宁市卫生志［M］. 济南：山东科学技术出版社，1992.
[475] 孔伯华名家研究室. 四大名医之孔伯华医集全编［M］. 北京：中国中医药出版社，2018.
[476] 李岩. 北京四大名医研究［D］. 北京：北京中医药大学，2004.
[477] 王卓. 孔伯华五种常用中成药的运用经验研究［D］. 北京：中国中医科学院，2021.
[478] 济南市志编纂委员会办公室. 济南年鉴：1993［M］. 济南：济南出版社，1993.
[479] 济南市卫生局. 济南市卫生志：1840—2008［M］. 济南：济南出版社，2009.
[480] 济南市志编纂委员会. 济南市志资料：第5辑［M］. 济南：济南市志编纂委员会，1984.
[481] 李昶亮. 德州地区卫生志（1840—1985）［M］. 天津：天津科学技术出版社，1991.
[482] 内教两部审议“国医条例原则草案”及“国医条例草案”之意见［J］. 中华医学杂志，1933（5）：819－820.
[483] 浇天磐. 汪精卫先生废弃国医国药之检讨［J］. 国医评价，1933（2）：1.

[484] 山东省地方史志编纂委员会. 山东省志：卫生志［M］. 济南：山东人民出版社，1995.

[485] 张志远. 国医大师张志远医论医话［M］. 北京：中国医药科技出版社，2017.

[486] 张志远. 国医大师张志远习方心悟［M］. 北京：中国医药科技出版社，2017.

[487] 山东省地方史志编纂委员会. 山东省志：人物志［M］. 济南：山东人民出版社，2004.

[488] 王锡彤. 抑斋自述［M］. 郑州：河南大学出版社，2001.

[489] 季羡林. 清华园日记［M］. 北京：人民文学出版社，2015.

[490] 中国人民政治协商会议山东省委员会文史资料委员会. 山东文史资料选辑：第26辑［M］. 济南：山东人民出版社，1989.

[491] 济南市卫生局，济南中医学会. 济南中医药志（内部资料）［Z］. 1989.

[492] 周凤梧，张奇文，丛林. 名老中医之路：第3辑［M］. 济南：山东科学技术出版社，2015.

[493] 吴少怀医案整理组. 胆胃证治［M］. 济南：山东人民出版社，1978.

[494] 王允升，张吉人，魏玉英. 吴少怀医案［M］. 济南：山东科学技术出版社，2021.

[495] 王东梅，冯建华，孙以渭，等. 山东中医学院附属医院院志［M］. 济南：山东中医学院附属医院，1985.

[496] 黄杏林. 一代名医韦继贤［N］. 齐鲁晚报，2013-05-16（A24）.

[497] 邵念方. 简述韦继贤处方用药规律［J］. 山东医药，1980，24（11）：25-26.

[498] 庄严，赵升田，李伟. 岐黄厚德［M］. 济南：山东科学技术出版社，2018.

[499] 刘裕钊. 韦继贤医案三则［J］. 山东中医杂志，1981，01（1）：56-58.

[500] 临沂地区卫生局，中华全国中医学会山东临沂分会. 临沂地区中医药志［M］. 临沂：临沂地区卫生局，中华全国中医学会山东临沂分会，1982.

[501] 张镜源. 刘惠民学术评传［M］. 北京：中国盲文出版社，2015.

[502] 刘惠民. 刘惠民医案［M］. 济南：山东科学技术出版社，1978.

[503] 黄树则. 深藏在心中的记忆：为老一辈革命家当保健医生［M］. 北京：中央文献出版社，1993.

[504] 张锡纯. 医学衷中参西录［M］. 北京：中医古籍出版社，2016.

[505] 中国人民政治协商会议济南市历城区委员会文史资料研究委员会. 历城文史资料第5辑［M］. 济南：政协济南市历城区委员会文史资料委员会. 1991.

［506］ 刘龙秀. 王玉符医案［M］. 济南：山东科学技术出版社，2020.
［507］ 李莱田，刘龙秀. 王玉符老中医经验拾零［J］. 山东中医杂志，1985，05（04）：31－32.
［508］ 傅山. 傅青主女科［M］. 欧阳兵，张成博，点校. 天津：天津科学技术出版社，1999.
［509］ 彭怀仁. 中医方剂大词典：8［M］. 北京：人民卫生出版社，1996.
［510］ 孙相如. 心如明镜　朗照后人：名医孙镜朗先生医迹述略［J］. 中医药文化，2011，6（5）：4－7.
［511］ 时鉴. 孔孟之乡名人名胜名产［M］. 济南：山东大学出版社，1996.
［512］ 政协济宁市郊区文史资料委员会. 济宁郊区文史资料：第5辑［M］. 济宁：山东省出版总社济宁分社，1991.
［513］ 魏治平，沈恬. 医林翰墨［M］. 上海：上海科学技术出版社，2016.
［514］ 太平惠民和剂局. 太平惠民和剂局方［M］. 陈庆平，陈冰鸥，校注. 北京：中国中医药出版社，1996.
［515］ 张仲景. 伤寒论［M］. 上海中医学院中医基础理论教研组，校注. 上海：上海人民出版社，1976.
［516］ 孙相如. 济宁名医孙镜朗先生处方赏析［J］. 中医药文化，2010，5（1）：37－39.
［517］ 张奇文，王默然，张振宇，等. 中国当代名医验方选编：内科［M］. 北京：中国中医药出版社. 2014.
［518］ 夏勇. 刘墉祖籍日照考［J］. 中国地方志，2005，25（7）：54－55.
［519］ 周凤梧. 中国医学源流概要［M］. 太原：山西科学技术出版社，1995.
［520］ 刘镜如，祝长坦. 刘季三医案［J］. 山东中医学院学报，1980，14（4）：67－68.
［521］ 金世刚. 李克绍临床思维和方法研究［D］. 济南：山东中医药大学，2016.
［522］ 李克绍.《伤寒解惑论》四讲［M］. 北京：中国中医药出版社，2015.
［523］ 姜建国，李嘉璞，李树沛. 山东中医药大学九大名医经验录系列：李克绍［M］. 北京：中国医药科技出版社，2018.
［524］ 魏治平，谢恬. 医林翰墨［M］. 上海：上海科学技术出版社，2016.
［525］ 李克绍. 伤寒解惑论［M］. 济南：山东科学技术出版社，1978.
［526］ 尚云冰.《伤寒解惑论》学术思想与治学特色研究［D］. 济南：山东中医药大

学，2014.
［527］ 叶发正. 伤寒学术史［M］. 武汉：华中师范大学出版社，1995.
［528］ 刘持年，武继彪. 山东中医药大学九大名医经验录系列：周凤梧［M］. 北京：中国医药科技出版社，2018.
［529］ 吴瑭. 温病条辨［M］. 北京：科学技术文献出版社，2010.
［530］ 周凤梧，李广文. 实用中医妇科学［M］. 济南：山东科学技术出版社，1985.
［531］《中国当代中医名人志》编辑委员会. 中国当代中医名人志［M］. 北京：学苑出版社，1991.
［532］ 乔鸿儒. 忆一代名医李乐园［N］. 齐鲁晚报，2015-05-14（A21）
［533］ 李乐园. 青囊黄卷五十年［J］. 山东中医杂志，1984，04（3）：32-35.
［534］ 李乐园. 风痱治验三例［J］. 山东中医杂志，1981，01（1）：53-56.
［535］ 李历城. 李乐园血证治验四则［J］. 山东中医杂志，1983，03（6）：33-34.
［536］ 唐容川. 血证论［M］. 上海：上海人民出版社，1977.
［537］ 徐灵胎. 医学源流论［M］. 北京：中国医药科技出版社，2018.
［538］ 吴师机. 理瀹骈文：外治医说［M］. 赵辉贤，注释. 北京：人民卫生出版社，1984.
［539］ 王天锡. 泉城名中医经验选粹［M］. 济南：济南出版社，1992.
［540］ 葛芃，迟景勋. 周围血管病名医学术思想与验案［M］. 北京：中国中医药出版社，2018.
［541］ 李群，包文辉，于淑芳. 传统医药［M］. 济南：山东友谊出版社，2008.
［542］ 张竞之，柯宗贵. 全国名中医医案集粹［M］. 广州：中山大学出版社，2019.
［543］《中国现代名中医医案精粹》选登（34）：李廷来医案［J］. 中医杂志，2012，53（10）：900.
［544］ 国家中医药管理局. 全国名老中医药专家传承工作室建设成果概览：第1辑［M］. 北京：中国中医药出版社，2016.
［545］ 迟华基，张安玲，武继彪. 山东中医药大学九大名医经验录系列：张珍玉［M］. 北京：中国医药科技出版社，2018.
［546］ 迟华基，魏凤琴. 中国百年百名中医临床家丛书 内科专家卷：张珍玉［M］. 北京：中国中医药出版社，2017.
［547］ 刘西建，魏凤琴. 张珍玉学术思想及临证经验研究［J］. 山东中医药大学学报，2018，42（5）：379-380.

[548] 魏凤琴，王小平，张惠云. 张珍玉医学文集［M］. 北京：科学出版社，2015.
[549] 王新陆. 徐国仟学术经验辑要［M］. 济南：山东科学技术出版社，2000.
[550] 中共山东省委宣传部. 山东改革明星列传科教篇［M］. 济南：山东人民出版社，1989.
[551] 尹国有，郭新民. 高血压病辨证与成方治疗［M］. 北京：科学技术文献出版社，2006.
[552] 邱德文. 中国名老中医药专家学术经验集 4［M］. 贵阳：贵州科学技术出版社，1997.
[553] 高洪春，杨传华，周建国，等. 山东中医药大学九大名医经验录系列：周次清［M］. 北京：中国医药科技出版社，2018.
[554] 周次清. 急性心肌梗塞的中医治疗［J］. 山东中医学院学报，1983，07（2）：1－7.
[555] 周次清. 心力衰竭的辨证论治［J］. 山东医药，1980，24（12）：40－43.
[556] 周次清. 冠心病的辨证论治［J］. 山东医药，1980，24（8）：34－37.
[557] 周次清. 病毒性心肌炎的证治体会［J］. 山东中医学院学报，1985，09（4）：22－26.
[558] 张锡纯. 医学衷中参西录［M］. 王云凯，校点. 石家庄：河北科学技术出版社，1985.
[559] 陶汉华. 刘献琳学术经验辑要［M］. 北京：人民军医出版社，2015.
[560] 刘献琳. 金匮要略语释［M］. 北京：中国医药科技出版社，2014.
[561] 刘献琳，王秀清. 论《温病条辨》之不足［J］. 山东中医学院学报，1989，13（4）：2－5.
[562] 刘献琳. 从《未刻本叶氏医案》探讨其用药规律［J］. 山东中医学院学报，1978，02（1）：31－34+51.
[563] 刘献琳. 治疗病毒性肝炎的几点体会［J］. 山东中医杂志，1981，01（1）：4－6.
[564] 尚德俊. 熏洗疗法［M］. 济南：山东人民出版社，1964.
[565] 尚德俊. 尚德俊外科学术研究手稿［M］. 济南：山东科学技术出版社，2015.
[566] 尚德俊，秦红松. 闭塞性动脉硬化截肢手术问题：附 33 例报告［J］. 山东医药，1990，34（3）：11－12.
[567] 尚德俊. 周围血管疾病治疗八法［J］. 山东中医杂志，1990，10（04）：2－4.

［568］ 王雁南，李松杰，李素丽，等．四虫片联合利伐沙班治疗下肢深静脉血栓形成慢性期患者随机对照研究［J］．中国中西医结合杂志，2022，42（11）：1307－1311.

［569］ 山蕾，刘朝霞，赵媛媛．尚德俊大师所创“四虫片”在骨髓增殖性肿瘤中的应用［J］．中医临床研究，2022，14（28）：47－49.

［570］ 辛铭正．基于络病理论应用四虫片治疗瘀血阻络型分水岭脑梗死的临床观察［D］．济南：山东中医药大学，2022.

［571］ 尚德俊，秦红松，张恒龙．周围血管疾病与血瘀症及活血化瘀法［J］．医学研究通讯，1992，21（6）：12－18.

［572］ 刘政，秦红松，刘明等．浅析国医大师尚德俊“活血十法”治疗周围血管疾病的经验［J］．河南医学研究，2019，28（22）：4139－4140.

［573］ 陈柏楠，秦红松，刘明．国医大师尚德俊［M］．北京：中国医药科技出版社，2016.

［574］ 张成博，李玉清．山东当代名老中医口述史研究（已与人民卫生出版社签订合同，书稿待出版）

［575］ 王汝柏．但愿人长寿　不惜药生尘——记潍坊市政协副主席、省红十字会副会长张奇文［J］．春秋，1994（3）：36－38.

［576］《潍坊市人民医院志》编纂委员会．潍坊市人民医院志建院一百一十周年［M］．潍坊：潍坊市人民医院志编纂委员会，1991.

［577］ 周颖．厅级郎中张奇文［M］．北京：中国中医药出版社，2013.

［578］ 潍坊市中医院．潍坊市中医院志（内部资料）［M］．潍坊：潍坊市中医院，2005.

［579］ 刘成友．寻访曾经的中医少年班［N］．人民日报，2018－02－23（16）.

［580］ 张奇文．从临床治疗失败的病例中看立方遣药的重要性［C］//中华中医药学会．中医药学术发展大会论文集.

［581］ 张奇文．从咽门缩桃丸研制谈中医儿科临床研究的思路［J］．中国中西医结合儿科学，2009，1（5）：424－428.

［582］ 王默然，李佳，张奇文．张奇文教授用爪甲治疗扁桃体肿大的经验［J］．光明中医，2015，30（10）：2078－2079.

［583］ 张奇文．益气清热治遗尿［N］．中国中医药报，2010－03－29（5）.

［584］ 张奇文．惊风病情急　治疗应分型［N］．中国中医药报，2010－03－25（5）.

图书在版编目（CIP）数据

中医流派传承丛书. 齐鲁医派 / 陈仁寿，王琦主编 ;李玉清分册主编. -- 长沙 : 湖南科学技术出版社，2024.11
ISBN 978-7-5710-2916-6

Ⅰ. ①中… Ⅱ. ①陈… ②王… ③李… Ⅲ. ①中医流派－研究 Ⅳ. ①R-092

中国国家版本馆 CIP 数据核字(2024)第 098224 号

中医流派传承丛书　齐鲁医派
名誉总主编：颜正华　周仲瑛
总　主　编：陈仁寿　王　琦
分 册 主 编：李玉清
出　版　人：潘晓山
策　　　划：陈　刚　何　苗　兰　晓
责 任 编 辑：何　苗　兰　晓
装 帧 设 计：谢　颖　刘　谊
出 版 发 行：湖南科学技术出版社
社　　　址：长沙市芙蓉中路一段 416 号泊富国际金融中心
网　　　址：http://www.hnstp.com
湖南科学技术出版社天猫旗舰店网址：
http://hnkjcbs.tmall.com
邮 购 联 系：0731-84375808
印　　　刷：长沙超峰印刷有限公司
（印装质量问题请直接与本厂联系）
厂　　　址：宁乡市金洲新区泉州北路 100 号
邮　　　编：410600
版　　　次：2024 年 11 月第 1 版
印　　　次：2024 年 11 月第 1 次印刷
开　　　本：710 mm×1000 mm　1/16
印　　　张：40.5
字　　　数：613 千字
书　　　号：ISBN 978-7-5710-2916-6
定　　　价：149.00 元